名老中医方药心得丛书

白兆芝临证经验集萃

主　　编　白宇宁　白震宁

副 主 编　王海萍　白　煜　张润顺

编　　委　（按姓氏笔画排序）

王美玲　王洪艳　王　健　王海萍

白　煜　白宇宁　白震宁　张彦敏

张润顺　陈　英　胡明丽　寇永锋

科学出版社

北　京

内 容 简 介

本书是《名老中医方药心得丛书》中的一本。全书内容除学术思想外，分医论辑要、临证经验辑要、医案辑要、经验方辑要四大部分，搜集了白兆芝教授多年来积累的临床资料，包括不同时期的论文、临证经验、医案及经验方，并总结临床心得。本书特点是注重临床辨证及用方，学验俱丰，不失为一部值得研读的临证专著。

本书可供临床医师，教学及科研人员阅读，也可供中医爱好者、病患者及家属阅读。

图书在版编目(CIP)数据

白兆芝临证经验集萃 / 白宇宁，白震宁主编．—北京：科学出版社，2013.10

(名老中医方药心得丛书)

ISBN 978-7-03-038797-4

Ⅰ. 白… Ⅱ. ①白… ②白… Ⅲ. 中医学-临床医学-经验-中国-现代 Ⅳ. R249.7

中国版本图书馆 CIP 数据核字(2013)第 236912 号

责任编辑：郭海燕 / 责任校对：邹慧卿

责任印制：肖　兴 / 封面设计：范璧合

科学出版社出版

北京东黄城根北街 16 号

邮政编码：100717

http://www.sciencep.com

北京凌奇印刷有限责任公司印刷

科学出版社发行　各地新华书店经销

*

2013 年 9 月第　一　版　　开本：787×1092　1/16

2013 年 9 月第一次印刷　　印张：19

字数：474 000

POD定价：**88.00** 元

(如有印装质量问题，我社负责调换)

序

名医传承是支撑中医学术发展的脊梁，虽经年移代革而授学犹存，名医学术的传承起了重要的作用。名老中医将中医理论和临床实践相结合，他们的学识和经验体现了中医学术发展的特色和水平，是中医学术创新的基础和源头。党和政府历来重视名老中医学术经验的传承和研究。特别是在当前，中医药面临极好的发展机遇，但也存在着一些影响发展的严重问题。特别是中医优势和特色淡化，中医理论创新不足，中医诊疗水平亟待提高，名老中医学术经验的传承研究就更显得十分必要和紧迫。近年来国家出台和采取了一系列政策措施，以加强名老中医学术经验的传承。从1990年开始，国家人事部、卫生部和国家中医药管理局已经遴选了五批全国名老中医药专家作为师承制工作指导导师，推进师带徒工作；并从“十五”时期开始，将名老中医学术的传承研究列入国家重大科研计划；国家和各省市设立专项资金，建立名中医研究室，加强名老中医学术经验的传承研究。

白兆芝教授早年毕业于北京中医药大学，1978年考取中国中医研究院中医硕士首届研究生，师从我国著名中医学家施奠邦教授。他同我既是山西同乡，又是本科校友及研究生同学。他担任山西中医学院及其附属医院领导多年来，为山西中医药事业的发展贡献良多，其为人诚笃质朴、谦逊好学，工作踏实认真、不尚浮华，治学严谨，且勇于创新，为同事及同学所称道。兆芝教授学承内经仲景，而于洁古、东垣之学多所钻研，别有心得，对脾胃学说潜心研究，尤有造诣。他曾对小肠生理病理及临床疾病的辨治进行系统研究，著有《现代中医小肠病学》，是当代最早研究小肠病的专著。兆芝教授在继承前人学术的基础上，勤于临床实践，博采众长，融汇新知，40年来形成了自己独特的学术见解，积累了丰富的临床经验。2008年，他被聘为第四批全国老中医药专家学术经验继承工作指导导师；2011年，国家中医药管理局批准成立“全国名老中医白兆芝主任医师传承工作室”，为总结传承他的学术经验创造了条件，奠定了基础。

该书主编白宇宁博士，自幼受其父兆芝教授熏陶，钻研中医药学，其孜孜不倦的精神一如其父。大学本科毕业后，继续攻读中国中医科学院硕士、博士学位，成为我的研究生和徒弟，这使我们有机会相互学习、共同切磋。他同弟白震宁硕士以及兆芝教授的弟子同仁，对白兆芝教授的学术经验进行了系统性总结，数易其稿，辑成《白兆芝临证经验集萃》一书。该书内容除学术思想外，分医论辑要、临证经验辑要、医案辑要和经验方辑要四部分，对白教授的学术特色、理论建树、临证经验进行了全面的总结。其医论部分既有对张元素、李东垣等脾胃大家的学术思想的研究，更有其个人对脾胃学说特别是小肠腑的生理病理的深入探讨，如小肠气化学说等更多新的见解，这是对中医脏腑学说的发展和贡献。其临证经验部分主要总结了白教授在辨治脾胃病方面的学术特色和经验，同时对其他疑难病证的诊治思路也进行了总结，其中不乏独到卓识之处。每有所论，必附以验案佐证，可谓有论有案，有法有方，言之有据。前后汇集内、外、妇、儿、五官、皮肤等科疾病诊治验案200余例，并附经验方17首。这些诊治经验及方药，都是白教授几十年临床经验的结晶，故命之曰“临证经验集萃”。

该书的出版，是名老中医学术传承的重要成果。这些经验的学习推广，对启迪后学、嘉惠医林、发展中医学术、提高临床诊疗水平，定可发挥重要的作用。我衷心祝贺该书的出版，并希望业界同仁为传承中医学术共同努力。有感于此，爰为之序。

2013 年 3 月 3 日于中国中医科学院

目　　录

第一部分　医论辑要

第二部分　临证经验辑要

第三部分　医案辑要

第四部分 经验方辑要

白兆芝学术思想

白兆芝,男,汉族,1945 年 11 月生,山西省阳曲县人,中国中医研究院研究生部首届硕士研究生。现任山西中医学院教授、主任医师、博士研究生导师,第四批全国老中医药专家学术经验继承工作指导老师。2011 年,国家中医药管理局确定成立“全国名老中医白兆芝主任医师传承工作室”。兼任中华中医药学会内科分会常务委员、中华中医药学会脾胃病分会常务委员、山西中医药学会副理事长、山西中医药学会脾胃病专业委员会主任委员。从事中医内科临床、教学、科研工作 40 余年,重视脾胃后天之本,运用中医传统方法,研究完善脾胃肠病学说,在中医药治疗消化系统疾病和中医内科疑难病方面有较深的造诣,积累了丰富的临床经验。主持完成省部级科研项目 3 项。发表学术论文近 40 篇,出版学术著作 10 余部,代表著作《现代中医小肠病学》。曾获中国国际医学交流基金会林宗扬医学基金奖,2010 年被授予山西省“科技兴晋突出贡献专家”称号。

一、勤求古训,继承整理易水学派学术思想

从医 40 年来,白兆芝教授始终坚持对中医古典医籍的学习。20 世纪 70 年代后期在中国中医研究院研究生部攻读硕士研究生期间,系统研读了中医四大经典原著,听取了任应秋、刘渡舟、方药中、董建华等老师的授课,为自己的中医理论功底打下了坚实的基础,并与同学们集体编著了《黄帝内经注评》、《伤寒论注评》、《金匮要略注评》等著作。在临床实习阶段,系统学习了导师施奠邦教授治疗消化系统疾病和内科疑难病的学术思想和临床经验,同时在施老师的指导下,系统阅读了金元四大家的著作。从研究生毕业至今 32 年的时间里,他仍一直坚持读书学习,长期开展脾胃学说的研究,系统学习研究金、元、明、清时代医家的有关论述,汲取精华,开拓思路。曾系统整理研究脾胃学说创始人张元素、李东垣等的学术思想和临证经验,对李东垣的脾胃为元气之本、内伤脾胃百病由生、补脾胃泻阴火的治疗法则等有深刻理解。在此基础上,他撰写发表了多篇相关研究论文,如《脾胃论辨证论治特点探讨》[1]、《李杲临床辨证用药特点探讨》[2]、《李杲内伤发热辨治探讨》[3]等。

张元素是我国金元时期的一位卓有成就的医学名家,中国医学史上著名的易水学派的创始人和代表人物,对后世脾胃学说的形成和发展奠定了基础,可以说他是脾胃学派的鼻祖。其著作甚多,但大多残缺。白教授在研究脾胃病学说的时候,对易水学派学术思想形成的源流,特别是对张元素的学术思想与经验进行了系统整理,编著出版了《易水学派宗师张元素》[4]一书,参考了国内所能收集到的张氏的各种遗著及其弟子的著作,首次系统地整理发掘了张氏的学术思想、学术成就、理论建树及临证经验,就张氏养胃气为本的治疗思想、脏腑辨证说、药性理论、制方遣药、内外妇儿各科临床经验等进行了深入阐述、整理、研究。提出了一些新的见解,其中许多内容对于现代中医临床工作及理论研究均有重要参考价值。

二、发皇古义，深入阐发胃肠病病机学说

胃肠病病机，是指胃肠病发生、发展与变化的机理，主要包括脾胃、大小肠的功能失常所导致的各种不同病机，这是白教授多年来研究的一个重要课题。他在前人论述的基础上，提出胃肠病的主要病因有：六淫疫病所伤、饮食所伤、情志失调、劳逸过度及他脏病变累及。结合多年临床实践体会，他认为胃肠均属六腑，以通为用，气机阻滞，升降失司，传化失常，每致病生。脾运又为胃肠之统领，湿浊、痰饮、宿食等为胃肠病变过程中最常出现的病理产物，其中又有偏寒偏热之别。气分波及血分，出现出血、瘀血的病理变化。随着病情的发展，脾胃肠功能进一步失常，虚者愈虚，实者愈实，终至气血乖戾、阴阳失衡、脏腑传变、虚实夹杂、寒热错杂等复杂病机。他归纳、总结出胃肠病的 8 个方面的病机特点：①气机阻滞；②湿浊困阻；③痰饮内停；④寒热失调；⑤升降失司；⑥瘀血内阻；⑦阴阳失调；⑧虚实传变。特别注重对胃肠病病机转化规律的探讨和研究，并在此基础上合作出版了《中医胃肠病学》[5]（副主编，撰写胃肠病病因病机部分）。在深入研究胃肠病总体病机的基础上，白教授对一些临床常见胃肠病，如慢性萎缩性胃炎、胃癌前病变、溃疡性结肠炎、肠易激综合征等疾病的病机亦做了深入研究，探讨其病机特点及病机转化规律，把握这些疾病的临床辨证施治规律，努力提高临床疗效。

三、探索新论，率先开展中医小肠腑病学的研究

小肠是消化系统的重要脏器，小肠病作为临床常见病，中医辨证论治有其独到之处。历代医家关于小肠及小肠病的论述颇多，但常以脾胃来概括小肠。直至今日，一些明明是小肠虚寒的病，许多医者临床辨证仍为“脾胃虚寒”，似乎中医的小肠不存在了。所以一般人们对脾胃及其病证论之甚详，而对小肠则似有忽略。由于《内经》有“大肠小肠皆属于胃”的说法，所以常以脾胃的辨证论治来概括小肠疾病的辨证论治，从而导致了对小肠腑的生理病理认识以及小肠腑病的辨证论治不易深入。故在前人论述的基础上，系统整理小肠理论及其证治规律，是理论研究和临床实践的需要[6]。白兆芝教授在国内首次开展了对“中医小肠病病机及证候的研究”（国家中医药管理局科技项目，课题编号 02-03JP09）。在广泛进行古今文献研究的基础上结合临床进行了系统研究。首次在国内对中医小肠腑的生理功能[7]、病机特点[8]及证候理论[9]进行了系统深入的整理和总结。

白教授在他主编的《现代中医小肠病学》[10]一书中，在深入阐发小肠生理功能和病机特点的同时，提出了小肠病四个方面的发病特点：①内外相召，湿邪为患；②易虚易实，虚实相兼；③或寒或热，寒热互见；④可急可缓，病情缠绵[11]。在深入研究古代医籍的基础上，提出了小肠腑病的症状特点，并结合当代临床实际，归纳出小肠腑病的 10 余个主要病证。拟定出小肠腑病的 10 个基本证候，即：小肠气滞证、小肠实热证、食滞小肠证、寒凝小肠证、小肠湿热证、小肠寒热错杂证、饮留小肠证、小肠瘀血证、小肠津亏证、小肠虚寒证。这 10 个基本证候，除小肠实热、小肠虚寒前人明确提出外，其他 8 个证候虽未明确提出，但其内容散见于各家的有关论述之中。

同时，对小肠腑病的基本证候和临床用药进行了一系列研究，包括专家问卷调查，北京、山西数家大型中医院住院患者病案的小肠证候分布统计分析，组织临床高年资医师在门诊或病房进行临床证候分布规律及基本用药观察统计等。通过 913 例较大样本的小肠病临床证候调

查和临床用药调查,初步总结出小肠腑病的10个基本证候的分布规律及其基本用药规律[12,13]。

四、博采众长,努力提高临床疗效

实践出真知。古人亦云:"熟读王叔和,不如临证多"。40多年来,白教授一贯注重临床,一直坚持在临床一线工作,在学习前人及当代医家经验的基础上,自己不断在临床工作中总结经验,探索临床辨治思路,努力提高临床疗效。尤其擅长治疗消化系统疾病和某些内科疑难病。

(一)治疗消化系统疾病,注重调理防治

消化系统疾病是临床常见病多发病,多年以来,白教授在临床治疗过程中,结合山西地区的发病特点,归纳、摸索、总结出一套治疗这类疾病的思路和方法。认识到现代许多慢性胃肠病往往由饮食失节、情志失调、劳累过度积渐而来,多存在胃肠功能失常的问题,其病机到一定阶段往往较为复杂,存在本虚标实、虚实夹杂,气血同病,寒热错杂,痰、湿、瘀、热等病理产物瘀滞的状况,所以治疗上常须逐步调理,使胃肠功能逐步恢复,否则欲速则不达。如慢性浅表性胃炎、功能性消化不良,根据其脾虚气滞、虚实寒热夹杂的复合病机,拟定出健脾疏肝、调理寒热、和胃降逆的治法和方剂,研制了院内制剂胃力合剂,在临床上取得了较好疗效。对慢性非特异性溃疡性结肠炎,针对其病程长、易复发的特点,和肝脾失和、寒热夹杂的病机,拟定了连理痛泻汤为基本方,临床据证加减,配合中药灌肠治疗,使该病的临床治愈率明显提高,复发率下降,并使一些较顽固的病例得到缓解[14]。20世纪80年代末,肠易激综合征在临床上逐年增多,在详析其病因病机的基础上,根据临床表现的不同,白教授对该病的治疗,采用辨证论治方法,根据病机的不同,配以某些专药,亦取得了较为满意的疗效。近20余年来,慢性萎缩性胃炎、胃癌前病变一直是消化系统疾病中较为难治的常见病种之一。在总结前人经验、汲取当代各家经验的基础上,对其发病机制进行了系统分析,认为慢性萎缩性胃炎多属本虚标实,虚实夹杂之证,本虚以脾虚为主,标实多属气滞、痰湿、血瘀为患,而脾虚气滞、胃络瘀阻常为其基本病机,并可出现气血、寒热、虚实转化的病机转化规律,而胃络瘀阻常贯穿于病变的全过程。认识到这类疾病(特别是胃癌前病变)是全身疾病的局部反应,在治疗上应通过调整患者的机体状况,全面调节身体内环境的平衡,调动内在抗病力而达到治疗目的。中医药对胃癌前病变的治疗,应从整体观念出发,通过多途径、多层次的综合调节作用,调整脏腑及全身的功能活动,来促使胃黏膜的癌前病变逆转,根据病机及证候的不同施以不同的治法,既可促使临床症状得到明显改善,又可在不同程度上使肠化或异型增生减弱或消退,并具体归纳为益气健脾、活血解毒法;益气养阴、活血解毒法;疏肝和胃、化瘀解毒法;清化湿热、化瘀解毒法4法为基础来治疗该病,取得了较好的疗效[15,16]。承担的山西省科学技术委员会研究课题"胃安泰胶囊治疗胃癌前病变的临床及实验研究",已顺利完成。随着老年性胃肠病的发病率增高,白教授深感消化系统脏器衰老对机体衰老有重大影响,从而推测防治胃肠脏器衰老,可延缓机体的衰老。近年来,他在国内首次把胃衰老概念引入中医药范畴,并率先开展了中医药防治胃衰老的研究[17],从基础理论到临床及实验研究做了大量工作。承担山西省科技厅科研项目"中医药防治胃衰老的实验研究"(项目编号2006031083-05)目前已完成。

(二)治疗内科疑难急重病,探求证治规律

在临床工作中,白教授发现有不少疑难病用常规疗法甚难取效,因而在对疑难病的研治中也倾注了大量心血。白教授认为疑难病尽管病机复杂,治疗困难,但总有其规律可循。因此把重点放在了探讨这类病证的辨治思路和方法上,把握其证治规律,冀以提高临床疗效。如曾以活血化瘀、降逆止呃;通腑行气,降逆止呃;益气养阴,和血降逆等不同的方法治疗老年顽固性呃逆取得了良好的效果[18]。白教授通过临床实践,总结出临床辨治疑难病的8法,即从肝论治、从痰论治、从瘀论治、燮理升降、久病间治、急则治标、治病求本、知常达变等,并撰写发表论文《疑难病临床辨治体会》[19]。与此同时,白教授通过长期临床实践,运用经方治疗急重病总结出不少经验。他运用不同的通下方法,治愈了不少急重症。如运用加味大小承气汤曾治愈多例肠梗阻患者,其中治愈1例急性腹膜炎并发肠梗阻、急性肾功能不全的病例;运用活血通下的桃核承气汤加味治愈1例急性腹痛伴高热持续20余天,最后确诊为急性盆腔脓肿的病例等[20]。并曾以大柴胡汤加味治疗内科急性发热、呕吐、腹痛、淋证、眩晕、头痛、黄疸、尿血、癌症手术后并发症等多种急重病证[21]。在临床工作中,或以一方治多种急症病证,或以多方治一种急症病证,如《癃闭验案并体会》[22]及《白兆芝从小肠论治小便异常病证经验》[23],介绍了他治疗内科急症癃闭的几种变法。以上所得,皆源于对中医基本理论和各家经验的深入学习,通过大量临床实践感悟而来。

(白震宁　王海萍　白宇宁 整理)

参考文献

[1] 白兆芝. 脾胃论辨证论治特点探讨. 中国中医研究院硕士论文,1980
[2] 白兆芝. 李杲临床辨证用药特点探讨. 山西中医,1985,1(2):7~9
[3] 白兆芝. 李东垣内伤发热证治探讨. 中医药研究杂志,1985,2(2):10~11
[4] 白兆芝. 易水学派宗师张元素. 北京:中国科学技术出版社,1991
[5] 李乾构等. 中医胃肠病学. 北京:中国医药科技出版社,1993
[6] 白兆芝,张润顺. 应重视小肠病机及其证候的规范化研究. 中医杂志,2003,44(5):386~387
[7] 白兆芝,白宇宁. 小肠生理功能探微. 山西中医,2005,21(1):3~5
[8] 白宇宁,白兆芝. 试论小肠病机特点. 中医杂志,2006,47(6)增刊:4~7
[9] 白宇宁,白兆芝,姚乃礼. 中医小肠病证候规律的研究. 中国中医基础医学杂志,2010,16(9):737~739
[10] 白兆芝. 现代中医小肠病学. 北京:中国中医药出版社,2006
[11] 白兆芝,白宇宁. 试论小肠疾病的发病特点. 山西中医,2006,22(1):1~3
[12] 白宇宁. 中医小肠病证治的临床研究. 中国中医科学院硕士论文,2008
[13] 白宇宁,张润顺,白兆芝. 中医小肠病治法及用药的临床研究. 中国中医药信息杂志,2010,17(8):88~90
[14] 白兆芝等. 连理痛泻汤治疗溃疡性结肠炎的体会. 山西中医,1992,8(5):26~27
[15] 白兆芝等. 胃安泰胶囊治疗慢性萎缩性胃炎癌前病变的临床研究. 上海中医药杂志,2005,39(2):16~17
[16] 白兆芝,白震宁. 中医药对胃癌前病变基因缺失及点突变的调节作用与辨治思路. 山西中医,2000,16(6):8~10
[17] 白兆芝,张润顺. 胃衰老的中医防治思路. 中医杂志,2003,41(9):702~703
[18] 白震宁. 白兆芝治疗老年顽固性呃逆经验. 中医杂志,2004,45(12):901,916
[19] 白兆芝,刘东岩. 疑难病临床辨治体会. 中医杂志,1992,33(7):13~16
[20] 白兆芝. 蓄血证一例治验. 中医杂志,1983,24(8):74
[21] 白震宁. 白兆芝运用大柴胡汤治疗内科急症经验举隅. 山西中医,2010,26(7):5~7
[22] 白兆芝. 癃闭验案并体会. 山西中医,1986,2(4):13~16
[23] 白宇宁. 白兆芝从小肠论治小便异常病证经验. 中医杂志,2010,51(9):781~782

第一部分
医论辑要

第一节　中医小肠腑病学新论

小肠是消化系统的重要脏器，小肠病作为临床常见病，中医辨证论治有其独到之处。小肠理论及小肠病的辨证论治是中医理论和临床实践的重要组成部分，也是中医脏象学说和脾胃学说的重要内容。历代医家关于小肠及小肠病的论述颇多，但常以脾胃来概括小肠。一般人们对脾胃及其病证论之甚详，而对小肠则似有忽略。由于“大肠小肠皆属于胃”，所以常以脾胃的辨证论治来概括小肠疾病的辨证论治，从而导致了对小肠腑的生理病理认识以及对小肠腑病的辨证论治不易深入。小肠作为六腑之一，有着重要的生理功能，小肠腑病的病机、证候及辨证治疗亦有许多自身的规律和特点。系统整理小肠理论及其证治规律，是理论研究与临床实践的需要。

一、小肠及小肠腑病源流

早在《内经》时期，对小肠的解剖，已有详细的记载，《灵枢》详细描述了小肠的大小、重量以及受纳水谷的数量等。同时《内经》对小肠的受盛、化物、主水道等功能均进行了论述。对小肠病的病因、病机、病位、病证等方面已有初步阐述，为后世临床治疗小肠病奠定了基础。

值得注意的是，《内经》在论述人体消化全过程时，特别注重脾胃。可以说，《内经》中的脾胃功能，几乎可以代表整个消化系统的功能，所以在《灵枢·本输》中提出“大肠小肠皆属于胃”的论点。这一论点的提出，导致后世注重脾胃，而忽略大小肠，常以脾胃的生理功能来概括小肠的生理功能，许多医者常详于脾胃而略于小肠。

汉代张仲景《伤寒杂病论》中，很少提到小肠，但其中许多内容都涉及了小肠的病证及治疗。《中藏经》在论述小肠病的虚实寒热辨证时，提出了“小肠实”、“小肠寒”等证候。隋代巢元方《诸病源候论》对小肠病的病证有详细的记载，其中有“小肠蒸”、“下血”、“小肠咳”、“大便难”、“小便不通”、“小便血”、“腹痛”、“腹胀”、“积聚”、“宿食”、“癥瘕”、“寒疝腹痛”、“流饮”、“霍乱”等。并从病原学角度对小肠虚实病候进行论述，其中包括“小肠热”、“小肠之气实”、“小肠不足”、“小肠气之虚”等。唐宋时期，唐代的《千金要方》、《千金翼方》、《外台秘要》，宋代的《太平圣惠方》、《普济本事方》、《太平惠民和剂局方》、《圣济总录》、《幼幼新书》、《三因极一病证方论》、《仁斋直指附遗方论》、《肘后备急方》、《严氏济生方》等书籍中，对小肠病的病因病机及病证的临床表现、治法方药方面都有相当多的论述。至此，中医小肠腑病学说已经初步形成。

金元时期，在张元素、李东垣、王好古等医家的努力下，脾胃学说逐步创立，推动了小肠腑病学说的发展。李东垣在《脾胃论》中提出“大肠小肠五脏皆属于胃，胃虚则俱病”的论述，显然是和《内经》一脉相承的。正因为这样，所以在李氏的《脾胃论》、《兰室秘藏》等医著中对小肠病的论述，涉及不是太多，也就是说，李氏所说的脾胃，实际涵盖了脾胃、大小肠整个消化系统的功能。

明清时的医家对小肠理论有许多新的建树，对小肠泌别清浊的重要功能；脾气主升、小肠主降，升降配合完成机体运化功能；小肠主气化的功能；化生气血、荣养周身的功能；主水道的功能已有了相当的认识，使小肠腑病学说进一步完善。明代李时珍在历代医家论述的基础上，对小肠病证进行了系统的归纳，分为“本病”与“标病”两部分。关于小肠病证候，明清医家基本上还是沿袭前人论述，不出“小肠实热”、“小肠虚寒”范畴。值得我们高度注意的是，前人有关中医小肠证候论述，虽然明确提出的较少，但在历代许多医著中，在论述小肠病因病机和有关疾病的治疗中，涉及小肠证候的内容却非常多。同时明清众多医著中，记载了许多治疗小肠病的经验，充实了对小肠病辨证论治的内容，进一步完善了小肠病的治法。

现代对小肠及小肠病证候的认识较为粗略，目前尚未见有学者对小肠理论及其证治进行系统深入的研究。

综上所述，前人关于小肠生理病理和证候的论述，至明清时期已有较大的发展，虽然受“大肠小肠皆属于胃”的影响，存在着详于脾胃而略于小肠的倾向，但从总体来看，有关小肠理论的内容相当丰富，并在临床辨证论治方面积累了大量经验。其中许多内容散见于多种医著之中，后世缺乏系统的发掘整理。特别是有关小肠证候的内容比较笼统而简单，与小肠腑复杂的生理功能及病理变化比较起来，仅“小肠实热”、“小肠气滞”、“小肠虚寒”几个证候很难概括小肠复杂的病理变化。直到现代，仍然存在详于脾胃而略于小肠的倾向。归纳起来，主要存在如下问题：①论述比较散在，不够系统。②某一生理功能在数脏皆具的情况下，出现功能论述含糊的问题。③病机理论论述较笼统，不够深入。④证候不够全面。结合现代临床实际，有必要对小肠腑病理论及证候加以系统地整理、总结、归纳、补充和完善，使之能适应当代临床的需要。

二、小肠腑病理论研究

（一）小肠腑的生理功能探微

1. 受盛化物，与脾同主运化而各司其职

《素问·灵兰秘典论》指出：“小肠者，受盛之官，化物出焉。”张景岳在《类经·藏象类》注云：“小肠居胃之下，受盛胃中水谷而分清浊，水液由此而渗于前，糟粕由此而归于后，脾气化而上升，小肠化而下降，故曰化物出焉。”可以看出，小肠将经过胃初步消化后的食物进一步消化、吸收，分清泌浊，与脾共同参与了饮食物消化吸收的全过程，二者主运化而各司其职。从饮食物消化的全过程来看，消化吸收的具体脏器及场所主要在胃、小肠及大肠，其中胃主受纳腐熟，大肠主传导，小肠在其中起着更为重要的作用。而脾在整个食物运化过程中不是一个具体的实施脏器和场所，而是作为“运化”过程的动力。前人所谓的“脾主运化”，实际涵盖了脾、胃、小肠诸脏腑的共同功能。

李梴《医学入门》指出：“脾与小肠相通”，说明小肠与脾在生理功能方面相通，同主运化而各有侧重，小肠的重点在于“化”，脾的重点在于“运”；也就是说，小肠主要是侧重于对饮食物的具体消化、吸收；脾主要是帮助小肠进行消化吸收，并且将所化生的水谷精微运输到全身，即所谓“脾气散精”。《素问·五脏别论》云：“五藏者，藏精气而不泻也，……六腑者，传化物而不藏。”饮食物消化、吸收、磨运，都属于传化物的功能；而水谷精微的输布与散精，则应属于藏精气的范畴。故前者应是小肠腑的主要功能，后者应是脾脏的主要功能，脏腑功能分明，由此可以明辨。

2. 泌别清浊，完成“生清”的全过程

小肠的泌别清浊的功能是指在小肠“化物”功能的作用下，将食物进一步消化，分别为水

谷精微和食物残渣两部分，并将水谷精微加以吸收，由脾向上转输至心、肺，化生气血，营养周身，把食物残渣输送到大肠。小肠的分清泌浊功能，为脾脏化生气血、升清降浊、营养机体创造了先决的物质条件，二者在功能上既不能互相代替，又必须密切协同。可见，小肠的泌别清浊在前，脾的升清在后；“清”的产生场所在于小肠，“清”的转输动力在于脾；小肠别清是源，脾之升清是流。可以说，机体生清的全过程是由小肠来完成的。因此，没有小肠的泌别清浊，脾则无清可升，小肠泌别清浊是脾在升清前的重要的前处理阶段，是饮食物消化吸收的重要环节。涂蔚生云：“小肠能以生脾亦能病脾，脾为小肠所生，亦能滋益小肠”（《推拿抉微·脏腑通治》），其所谓的小肠“生脾”，即是指出了小肠与脾的这种源流关系。

3. 小肠主液，是津液生成、输布、调节的重要器官

《灵枢·天年》云：“六腑化谷，津液布扬，各如其常，故能长久”，说明六腑具有生成与输布津液的功能。而在六腑之中，小肠起着非常重要的作用。李东垣在《脾胃论》中指出：“大肠主津，小肠主液，大肠小肠受胃之营气，乃能行津液于上焦，灌溉皮毛，充实腠理。”小肠主液，是指小肠通过泌别清浊而生成、吸收津液与输布、调节津液。一方面，由胃而来的饮食与水分进入小肠后，经过小肠的消化、磨运，使之转化为可被人体直接利用的津液；另一方面，小肠又能吸收津液，并在脾气的动力作用下，输布于全身，并将水液代谢产物经肾送入膀胱，而这些功能的完成都离不开小肠自身的气化功能。由此可见，脾之运化水液的功能与小肠的“主液”功能密切相关。

4. 小肠主水道，与肾、膀胱共司人体尿液的正常排出

《灵枢·经水》曰：“手太阳外合于淮水，内属于小肠而水道出焉。”小肠主水道的功能主要表现是，膀胱中的尿液大多数由小肠泌别清浊，吸收清者后，浊者中的水液渗入膀胱而成。《医碥·杂证·脏腑说》曰：“……小肠受三焦之气化，泌别清浊，糟粕趋大肠以出，水饮渗入膀胱，为尿以出。”并进一步解释说：“小肠与膀胱，虽皆无窍相通，而得气运化，腠理可以渗灌。”可见膀胱中的尿液主要由小肠泌别清浊以后的水液渗入而形成。因此，小肠泌别清浊的功能正常则尿量正常，功能异常则小便频数而清长，或水液偏渗于大肠而小便短少，小肠热结则小便不通甚则癃闭。小肠主水道的功能与三焦、膀胱、肾的功能密切相关，《辨证奇闻》曰：“夫小肠之开阖，……半由于膀胱，半由于肾气。”正是在诸脏腑的互相配合之下，其主水道的功能才能正常完成。

5. 小肠主降，与脾胃同为机体升降之枢纽

小肠作为六腑之一，传化物而不藏，以通为用，故小肠亦主降，与脾胃同为机体升降之枢纽。小肠虽然主降，但降中有升，其原因一是小肠的消化过程中也有吸收水谷精微、津液的作用；二是小肠虽然主降，其气不降为病，而降之太过亦为病，其“升”是为了保证“降”的功能正常发挥，使之不致降之太过。小肠之气通降，固不为病，若只降不升，胃所受纳、小肠所受盛的食物须臾即下，怎能在一定时间内完成消化、磨运、吸收？所以小肠虽然主降，而降中有升。小肠的“升”的功能与脾气密切相关，辅佐脾气完成脾的升清作用。倘若没有小肠的这种降中有升，则脾气之升就体现不到胃、大小肠这些具体脏器上，也就不能完成其升清作用。

6. 小肠气化，存在于生命活动的全过程之中

前贤对小肠的气化运动有颇多认识。《景岳全书·传忠录下》云：“……水谷气化于小肠”。清代叶霖更指出：“经言小肠者，受盛之官，化物出焉者，实指小肠之气化也。”可以看出，小肠的气化运动存在于其生理活动的全过程之中，其气机虽然主降，但降中有升是其气化运动的基本规律。如前所述，小肠与脾同主运化，在“主运化”的基础上所形成的化生精、气、血、津液等营养物质供养周身的功能，也无不与小肠的气化功能密切相关。《读医随笔》曰：“人之饮食必待入小肠，始能化精气以行脉中，化悍气以行脉外，气管血管皆由小肠上达心肺，而内通脏腑，外布周身。”这些营养物质的输布与调节亦离不开小肠的气化。

综上所述，小肠的生理功能与脾胃的生理功能关系密切，但各有侧重，小肠的气化运动是一个极其复杂的运动过程。在人们深入研究脏象学说、病机学说及证候学说的时候，应该重视小肠的生理病理及其证候的研究，如研究脾气虚证时，应该考虑到小肠在其中的病理变化。一切医学科学研究都应该以机体的客观存在和客观的运动规律为依据，研究中医脏腑的生理功能和病理变化，要重视其功能的研究，但不能完全脱离中医的具体脏器和解剖基础。

（二）小肠腑病的病机特点

小肠腑病的病机，是指小肠腑病的发生、发展与变化的机制，主要包括小肠腑功能失常所导致的寒热、虚实、痰瘀以及气血、阴阳失调等不同病机。其病机特点主要有如下八方面。

1. 气机阻滞

各种内外因作用于小肠，皆可导致气机阻滞。气机阻滞可引起小肠之运化、泌别清浊功能失常而形成各种病证。如风寒湿热等外邪侵犯小肠，或实热、痰饮、宿食、湿浊、瘀血、虫积等病理产物阻于小肠，皆可阻塞气机，如《医学入门・卷四・杂病分类》所谓“气滞不行辨新久，湿热痰积是其因。”或因情志失调，气机郁滞，波及小肠，均可使小肠气机通降失司，气不能上下，而引起腹痛肠鸣，腹胀嗳气，大便失调等症。可见小肠病的腹痛、腹胀，积聚、便秘等病证，皆与气机不通有关。

值得注意的是，某些小肠病在虚的基础上亦可出现气机阻滞。如素体阳气虚弱，脾阳不振，寒湿内停小肠；或中气衰惫，运化不力，脾虚气滞于小肠；或湿浊内停，损伤脾气，湿阻小肠；或素体脾虚，容易感受外邪，内外合邪，腑气不通，均可导致小肠气机发生阻滞而出现多种病证。或因患热病，热邪耗伤小肠津液；或久病气血阴阳亏虚，小肠失于濡润，涩而不行，功能不能正常发挥，亦必然兼见气机失畅之候。

2. 湿浊困阻

小肠病的形成与湿邪关系甚为密切。湿邪致病，有内外之分，无论外受湿邪或湿从中生，均可困阻脾与小肠。通常所谓的“湿困脾土”，实际其容邪之处当属小肠。内外湿邪互相关联，外湿可直接犯及小肠，必致小肠湿浊壅滞；内湿停滞，又常易招致外湿侵袭。同时脾与小肠虚衰亦易感受外湿。在病理上又可出现寒化和热化两种倾向。如素来脾与小肠虚寒，或过用寒凉者，则湿邪易于寒化，在临床上表现为小肠寒湿证象。如属小肠积热，或妄加温燥者，则湿邪易于热化，在临床上表现为小肠湿热证象。

3. 痰饮内停

《景岳全书》曰：“饮惟停积肠胃，而痰则无处不到”。脾与小肠虚弱，升降失常，运化不健，气化无力，水谷不归正化，则水湿聚而为饮为痰。《诸病源候论》曰：“劳伤之人，脾胃虚弱，不能克消水浆，故为痰饮也。”痰饮既成，不仅可反过来阻遏脾与小肠气机，损伤脾与小肠功能，而且可以变生多种疾病。痰阻小肠，可见腹痛，腹胀，大便失调，或溏、或秘、或便而不爽；饮留小肠，则可见水走肠间，沥沥有声，腹满，便秘，苔腻等症。痰饮阻于小肠，日久在病理演变上多有化热趋势。

4. 寒热失调

寒热失调为小肠病变过程中重要的病理变化。小肠之热的形成，可因暑、热之邪侵犯肠腑，或风寒湿燥等邪入于小肠，或饮食积滞，劳倦内伤，七情过度，影响及于小肠，均可化热，而形成小肠热证，而且其他脏腑之热亦可传入于小肠。小肠邪热郁结，气机阻滞，失其通降，可出现腹痛、便秘等症；热邪灼伤血络，迫血妄行，可致便血；并可耗伤阴液，而致小肠津亏。

小肠之热有实有虚，属于虚者，当属"阴火"范畴。李东垣将"脾胃气衰，元气不足"所导致的病理之火称为"阴火"。关于阴火，虽然历来认识不一，但阴火应包括小肠虚火在内。阴火在小肠病中的表现，除脾虚气衰的证候外，又可兼见口干，口疮，肌热面赤，心烦不安，腹满，大便不畅，大便干结等。

寒邪为病，既可直中小肠，或过食寒凉，形成小肠之实寒证；又可由脾与小肠阳虚，寒从内生，而出现小肠之虚寒证候。寒客小肠，或小肠虚寒，其化物、分清泌浊功能发生障碍，水谷不得聚集、变化、吸收，而出现肠鸣、泄泻、腹痛等症。

小肠病的寒热可以相互转化，寒邪郁久可以化热，由寒证转化为热证，热证过用寒凉，也可转为寒证。同时，小肠病常有寒热错杂之病机，多见于寒热相互转化的过程中。

5. 升降失司

小肠气机主降。但降中有升是其气化运动的基本规律。小肠气机阻滞不通，实际上就是小肠失于通降的结果。同样，寒、热、湿、食、痰、饮、瘀等邪气阻滞于肠道，亦可使小肠主降的功能失常而出现多种肠道病证，如腹痛、腹胀、便秘、泄泻等。而小肠气机不降，运化转输无能，又可导致痰、饮、水、湿等病理产物的形成或进一步堆积，出现多种病证。脾与小肠升降失常，则水谷不能化生气血，气血乏源，而渐致气血双亏，精气衰少，甚至全身衰竭。此外，如小肠降之太过，只降不升，则出现泄泻，完谷不化，清浊不分，甚至滑脱不禁。

6. 出血瘀血

小肠病之出血病证主要是便血。引起出血的病机，有虚实寒热诸端。阴虚火旺，虚火伤络；或肠道积热或湿热，使肠络受损，可致便血。脾气亏虚，统摄无能；或脾与小肠虚寒，血行不畅；或瘀血阻于小肠，使血不循经，均可致小肠出血，引起便血。小肠病之出血，前人称为远血。张景岳曰："血便在后者，其来远，远者或在小肠，或在于胃"（《景岳全书》）。

小肠病出血之后，离经之血若不能及时排出消散，而停滞于小肠，可形成小肠瘀血。瘀血的形成又可使出血不止。同时，小肠出血日久或血出过多，必致气血俱虚，气虚血不得摄，从而加重出血；血虚伤及阴分，渐致阴血亏虚；气伤过甚，可气损及阳，阳气虚衰，转为脾肠虚寒。出血过多者，可致气随血脱，转为脱证，危及生命。因此，血去既多，则其病机每多转化，实者转虚，虚者愈虚。

小肠病之瘀血多由气机郁滞进而波及血分所致，即所谓"初病在气，久必入血"（《临证指南医案》），"气结则血凝"（《血证论》）。同时，热邪内积小肠，亦能引起瘀血，热邪灼伤阴血，血受薰灼则易于瘀塞。此外，小肠病之瘀血的形成常与脾肠虚衰有关。如脾肠气衰，无力推动血液运行，血必因之而发生瘀阻；气虚不摄，则血不循经而溢于脉外，离经之血不得消散，蓄而为瘀；脾肠虚寒，寒凝脉络，脉络拘急，血流不畅，涩而成瘀；脾肠运化失常，痰浊内生，阻于血络，血滞成瘀等。

小肠瘀血单纯血瘀者少，往往是在气血阴阳亏虚的基础上兼见瘀血病机。且小肠瘀血容易导致出血、便血，使出血不止；瘀血不去则新血不生，又可导致血虚；瘀血积于小肠，日久可逐渐形成有形之积，如积聚、肠蕈等。

7. 阴阳失衡

小肠有无阴阳之虚？从任何脏腑皆寓阴阳的观点来看，小肠亦有阴虚阳虚之别。小肠有虚寒病机，虚寒皆为阳气虚所致，小肠阳气虚（虚寒）多由脾肾阳虚，肠道失于温煦；或过投苦寒攻下，损伤肠中阳气；或寒邪直中肠间所致。小肠既有阳气之存在，则必有阴液的存在，既有阳气虚，则必有阴分虚。但习惯上人们一般不提小肠阴虚，而以小肠液涸来述其阴虚病机。小肠阴液亏虚（小肠津亏液涸）多由脾胃阴虚，不能下及于小肠所致，脾既不能为胃行其津液，则也不能为小肠行其津液。同时，小肠有燥热或积热，或伤寒热病之后，余热留恋，或心火移热于小肠，均可耗伤小肠阴液，导致肠道失润，出现大便干结、难于排出等症。小肠津亏，日久亦每可伤及脾阴。

8. 虚实传变

所谓虚实传变是指小肠的虚实病机转化及其与其他脏腑之间的传变规律。小肠病在病理演变方面，除由气及血、寒热转化外，同时具有虚实传变转化的特点。在虚实转化的过程中，又常常出现虚实夹杂的复杂病机。小肠病机传变特点有如下几方面：

（1）小肠疾病，虚实转化：小肠病变过程中，极易出现实证与虚证，但其虚实病机并非固定不变，而是经常转化的，首先是小肠本腑的虚实转化。其次是脾胃大小肠之间的虚实转化，小肠之实可以向胃实转化，小肠之虚可以向脾虚胃虚转化。同时，小肠之实可以转化为脾虚。

从临床实际来看，小肠病初期多以实证为主，随着病情的发展，脾气受损，在病机上逐渐发生转化，而出现虚实夹杂的病理变化，最终由于气血生化乏源，脾气虚惫，阴阳耗损，由实转虚。一些慢性小肠疾患，如腹痛、泄泻、积聚等，尽管病程长短不一，病情轻重有别，但在其病变过程中，大体均存在虚实病机转化的规律。

（2）小肠疾病，累及他脏：小肠与心、脾、胃、大肠、三焦、肝、胆、肾、膀胱等脏腑在生理上密切相关，在病理上相互影响，故小肠病变可累及这些脏腑。

（三）小肠腑病的症状特点、主要病证与基本证候

（1）小肠腑病的症状特点：凡病变部位在脐腹部及脐下小腹部，出现脐腹部疼痛、胀满、畏寒等症或伴有大便泄泻、完谷不化、肠鸣、便秘、便血的病证，均可纳入小肠腑病范围。

关于小肠腑的病位，自《内经》以降，历代医家都认为是在脐腹部及脐下、小腹部。《灵枢·四时气》曰："邪在小肠者，……结于脐。"《灵枢·邪气脏腑病形》曰："小肠病者，小腹痛。"直至明清诸医家对此认识都比较一致，《医原》曰："当脐及小腹按痛，邪在小肠。"《读医随笔》曰："脐乃小肠之部"。可以看出众多医家对小肠腑病定位在脐腹及脐下小腹部是毋庸置疑的。

（2）小肠腑病的主要病证：小肠腑病的主要病证有：腹胀（小肠胀）、腹痛（小肠气）、泄泻、便秘、小肠痹、肠鸣、霍乱、便血、小肠虫证、小肠痈、小肠积聚（肠蕈）、小便异常、口糜等。

（3）小肠腑病的基本证候：根据前人有关论述及对小肠腑病的病机分析，结合现代临床实

际，我们拟定出小肠腑病的十个基本证候，即：小肠气滞证、小肠实热证、食滞小肠证、寒凝小肠证、小肠湿热证、小肠寒热错杂证、饮留小肠证、小肠瘀血证、小肠津亏证、小肠虚寒证。这10个基本证候，除小肠实热、小肠虚寒前人明确提出外，其他8个证候虽未明确提出，但其内容散见于各家的有关论述之中。临床比较常见的有：小肠气滞证、小肠实热证、小肠寒热错杂证、小肠湿热证、小肠瘀血证、小肠虚寒证等。此外，还有其他一些复合证候。

（四）小肠腑病的发病特点

脏腑发病，由于其生理病理的不同，而有其各自不同的发病特点。小肠为六腑之一，有其自身的生理病理特性，其发病情况，归纳起来具有如下特点，即内外相召，湿邪为患；易虚易实，虚实相兼；或热或寒，寒热互见；可急可缓，病情缠绵。

1. 内外相召，湿邪为患

小肠作为空腔脏器之一，最易容邪。如李东垣所说“肠胃为市，无物不受，无物不入，若风、寒、暑、湿、燥一气偏胜”均可致病（《脾胃论》）。诸邪之中，湿邪不但易于伤脾，而且易于伤小肠。如长夏深秋，多雨季节，气候潮湿，或感受雾露之邪，或久居潮湿，涉水淋雨，或水中作业，皆可感受外湿。湿邪留滞于小肠可使小肠的受盛化物、泌别清浊功能受影响而出现腹胀不适、肠鸣泄泻、头重肢倦等症。饮食失节，嗜食肥甘油腻之物，可壅塞肠道气机，进而聚湿生痰；或过食生冷，损伤小肠阳气，化生寒湿，亦可出现上述诸症，此为内湿。《先醒斋医学广笔记》中提出：“人身之气不调，则肠胃失其转输，外则风寒暑湿之交侵，内则饮食劳倦之不节，肠胃因之而变，此泄泻之由也”。值得注意的是，内湿和外湿常可互相影响，内湿存在时，往往容易感受外湿，如章虚谷所谓：“湿土之邪，同气相召”也。小肠湿邪郁久，在病机上常可出现寒热变化。如素体虚寒，或过用寒凉，或感受寒湿之邪，则湿邪易于寒化，在临床表现为寒湿征象，可致腹痛腹胀，肠鸣泄泻等症。如素来肠胃积热，或妄加温燥，则湿邪易于热化，在临床上表现为湿热征象，可致便秘溲赤、泄泻不爽、腹中胀满、肠鸣腹痛等症。《临证指南医案》中指出：“湿热壅痹，致小肠火腑失其变化传导之司，二便闭阻。”

2. 易实易虚，虚实相兼

由于“小肠……多气少血”（《古今医统大全》），故小肠疾病在临床上极易出现虚实证候及虚实夹杂证候。《诸病源候论·小肠病候》指出：“小肠象火，主于夏，手太阳其经也，心之腑也，水液之下行为溲便者，流于小肠，其气盛为有余，则病小肠热，焦竭干涩，小腹膜胀，是为小肠之气实也，则宜泻之；小肠不足，则寒气客之，肠病惊跳不言，乍来乍去，是为小肠气之虚也，则宜补之”。《黄帝内经素问注证发微》谓：“小肠居胃之下，脾之运化者，赖以受盛，而凡物之所化者，从是出焉”。《推求师意·伤食》中认为：“……下脘消化糟粕，入大小之肠，如食入于肠胃有停留不化者，有食物已去而害其脾胃转运之气者，因之而致其清浊不分者。”《千金要方》提出：“小肠实则伤热，……虚则伤寒……”。人体每天都要进食，进食则必经小肠，通过小肠的受盛化物，泌别清浊，进一步消化，在脾的作用之下输送至全身各部。如脾肠虚弱，或饮食不慎，很容易饮食停滞于小肠，小肠壅滞不通，出现腹痛、腹满、便秘或泄泻等症。此即《临证指南医案》所谓：“大便不通，小溲甚少，部位在小肠，屈曲有阻乃痛，……火腑之壅结。”进一步发展，还可出现一系列病理变化，或化热化火，或形成痰湿，或者动血，而出现肠鸣腹胀、便秘、泄泻、便血等症；湿热之邪又可耗气、伤阴，使病情缠绵难愈。“人之饮食必待入小肠，始能化精气以行脉中，化悍气以行脉外，气管血管皆由小肠上达心肺，而内通脏腑，外布周身”（《读医随笔》)。小肠功能一旦低下,则不能化生气血营养脏腑与周身,从而出现周身脏腑虚衰与气血不足证候。因此,小肠病变进一步发展,并不仅限于本腑,而多可波及他脏他腑。从实的一面来说,小肠可以移热于大肠,引动心火,病及膀胱;从虚的一面来看,小肠功能失调,可以导致脾气虚衰,甚至波及于肾。故小肠疾病易虚易实。

同时,小肠疾病多出现虚实夹杂的病理变化,《重订严氏济生方》指出:“夫泻痢两证,皆因肠胃先虚,虚则六淫得以外入,七情得以内伤,至于饮食不节,过食生冷,多饮寒浆,洞扰肠胃,则成注下……”。《张氏医通》认为:“小肠气者,小肠经为病,小腹引睾丸连腰脊而痛,盖小肠虚则风冷乘间而入……”。不仅在小肠本腑出现虚实夹杂的证候,而且小肠与其他脏器之间亦可出现虚实夹杂的证候。如《太平惠民和剂局方》曰:“小肠气、膀胱奔豚疝气等疾,皆因肾气虚弱,膀胱久冷,风湿乘之……”。由于小肠与脾关系甚为密切,二者相互配合,共同完成化物功能,“脾气化而上升,小肠化而下降,故曰化物出焉”(《类经》),在脾虚的情况之下,小肠更易实易虚,出现诸多病证。

3. 或寒或热,寒热互见

寒热是小肠病非常重要的病机。《素问·举痛论》记载了“寒气客于小肠”可致泄泻、腹痛,“热气留于小肠”可致腹痛、便闭不通。小肠热在临床上可引起各种病证,如小肠痈、腹痛、便秘、便血、小便涩痛,甚或癃闭等。如《金匮钩玄》谓:“小肠痹热而渴……”;《景岳全书》说:“大便下血,多由肠胃之火,……血在便后者其来远,远者或在小肠或在于胃”;《冯氏锦囊秘录》云:“有痛而便不通者,必热气留于小肠,乃肠中作痛”。再如“小肠泄不已,变而为肠澼,……此热乘湿之变也”(《儒门事亲》),“火郁小肠,溺短而痛”(《类证治裁》),“小肠火者,小便必闭塞如淋”(《辨证奇闻》)等。《太平圣惠方》总结说:“小肠实则生热,热则心下急痹,口张,舌上生疮,身热来去,汗出,心烦身重,小腹胀急,小便赤涩不利,则是小肠实热之候也”。小肠热不仅可表现在腹部,甚至可表现于体表,出现痈疖之类病证。如《医学发明》曰:“东南二方者,在人则为丙小肠热,甲胆风,小肠与胆皆居其下,其性炎上,其疮外有六经之形证,内无便溺之阻隔,饮食如故,清便自调,知不在里,非疽疮即痈疖也”。

在病机转化方面,小肠热不仅可化燥,“燥热太甚而肠胃郁结”(《素问玄机原病式》),而且还可伤阴、伤血,“小肠热结则血脉燥”(《丹溪手镜》)。并可波及他脏,“小肠热而心亦热”(《辨证奇闻》),“小肠热以传入大肠,两热相搏,则血溢而为虙瘕也”(《医学启源》)。

小肠寒亦为常见,历代医家论述颇多,《金匮要略》云:“小肠有寒者,其人下重便血。”《金匮心典》注云:“……下重,谓腹中重而下坠,小肠有寒者,能腐而不能化,故下重”。《千金要方》谓:“小肠虚寒,……病苦颅际偏头痛,耳颊痛,名曰小肠虚寒也。小肠虚寒痛,下赤白,肠滑”。《素问·举痛论》曰:“寒气客于肠胃之间,膜原之下,血不得散,小络急引故痛”。《医学启源》认为:“小肠寒则下肿,……病气发则使人腰下重,食则窘迫而便难,是其候也”。《重订严氏济生方》指出:“小肠虚冷,小便频多”。《冯氏锦囊秘录》认为:“小肠为受盛之府,寒邪客之,则不得结聚,故传入大肠,所以痛泻也”。《儒门事亲》谓:“小肠寒而湿其泄也”。可见小肠寒可引起腹痛、腹胀、泄泻、尿频、便血、后重甚至头痛等。张景岳在《景岳全书·杂证谟·心腹痛》中明确指出:“……宾按本篇论(腹)痛总计十三条,所言寒气与炅气相薄及热气留于小肠,闭而不通者,止两条为热证,而其他皆属于寒,则此证之概可知,学者当思所辨矣。”说明小肠热证与寒证之中,寒证更为多见。同时,小肠寒证在阳虚的基础上更易发生,如《景岳全书》说:“下虚腹痛必因挟虚挟寒,或阳虚中寒者乃有之”。

在病机转化方面,小肠寒证可郁而化热,即《张氏医通》所谓:“寒邪积聚于小肠,总郁化而为热。”寒邪内积于小肠,亦可进一步损伤脾阳或肾阳。虽然刘完素说:“俗言寒热相兼,其说犹误。岂知水火阴阳寒热者,犹权衡也,一高则必一下,一盛则必一衰,岂能寒热俱甚于肠胃?”(《素问玄机原病式》)但究之临床,某些慢性小肠病确有寒热错杂者。其形成原因多为脾肠虚寒的基础上,产生湿浊之邪化热;或小肠有寒,过用温热;或小肠有热过用寒凉所致。临床可见腹痛,腹胀,腹部喜暖,喜食热食,口舌生疮,口黏口干,大便失调,或溏或秘,小便短赤,苔黄或黄白相兼,脉弦或弦数。此外,《黄帝素问宣明论方》所说的“胃热肠寒证”及“胃寒肠热证”亦均属寒热错杂证候。

4. 可急可缓,病情缠绵

小肠疾病的发病,可急可缓。急者诸如霍乱、急性腹痛及小肠痈等,其发病多很突然,且有的病情相当急重,如霍乱之发,《诸病源候论》指出:“霍乱者,由人温凉不调,阴阳清浊二气,有相干乱之时,其乱在于肠胃之间者,因遇饮食而变,发则心腹绞痛。其有先心痛者则先吐;先腹痛者则先利;心腹并痛者,则吐利俱发……”。又如《辨证奇闻》专列“小肠痈门”,指出:“人有腹痛骤甚,小便流血,而足不能伸,人以为小肠生痈也,谁知是小肠之火毒炽盛乎!……小肠受火煎熬,则肠中逼迫,肠不能舒,而左足应之……”。《临床指南医案》谓:“暑风湿热秽浊痹塞,宿垢尚在小肠,旬日间渐变痉厥,是为险机”。说明某些小肠病的发病相当危重。小儿急性腹痛,多由盘肠气使然,《古今医统大全》曰:“小儿盘肠气者,……是小肠为冷气所搏然耳。其证口闭、脚冷、上唇干者是也”。以上说明某些小肠病具有发病急的特点。

有些小肠疾病则发病缓慢,如小肠积聚、小肠泄泻、小肠饮病、小肠鸣、小肠胀等。如《灵枢·五变》所云:“人之善病肠中积聚者,何以候之?……积聚乃伤肠胃之间,寒温不次,邪气稍至,蓄积留止,大聚乃起”。《儒门事亲》云:“《经》曰:春伤于风,夏为飧泄,故风宜出汗。肠中鸣者,风以动之,动而有声,慎不可用罂粟、豆蔻、干姜太燥之药,病渐者燥之,去其湿则愈。”某些小肠病一旦发病,则病情迁延,缠绵难愈,因其是在脾肠虚弱的基础上发生的。如李东垣《内外伤辨惑论·卷下》云:“内伤肠胃,是谓六腑不足之病”。因此,对于某些慢性小肠疾病,在治疗上不能急于求成,只可缓图。

三、小肠腑病的临床证治用药

(一)小肠腑病基本证候的证治

1. 小肠气滞证

临床表现:脐腹疼痛,腹胀肠鸣,胀痛随矢气而稍减,或脐腹部有气瘕攻冲作痛,情志不舒时疼痛加重。舌苔薄白,脉弦。

治法:行气消胀,理气止痛。

方用:理气顺肠汤(自拟):

广木香 10g 厚朴 10g 陈皮 10g 白芍 12g 乌药 10g 元胡 15g 川楝子 10g 枳壳 10g 大腹皮 30g 炒莱菔子 30g 砂仁 6g 甘草 6g 生姜 3 片

文火煮半小时,取药液 200ml,为头煎。再加水煮开后半小时,再取药液 200ml,为二煎。两煎合并,分 2 次,早晚温服。

典型病例

曲某,男,23岁。2007年2月27日初诊。主因腹胀4年,加重1个月来诊。患者于4年前因饮食不慎,出现腹胀,之后反复发作,曾在多处医院就诊,诊为肠功能紊乱。近1个月症状加重来诊。刻下症见:脐腹部及脐下腹部胀满较甚,偶有腹痛,伴肠鸣,嗳气,大便不规律,时干时稀,舌偏红,苔白根偏厚,脉弦。证属小肠气滞,治宜行气消胀。方用理气顺肠汤加半夏9g、茯苓15g、白蔻仁6g、生薏仁30g。服药1周后,腹胀明显减轻,矢气增多,肠鸣减,嗳气消失,大便尚可,但自述口臭,又腹部喜暖,乃以前方去枳壳、元胡、川楝子,加黄连6g、炮姜6g,再服10余剂,诸症消失。

按 本例腹胀以脐周和脐下腹部胀满为主,故属小肠气滞。方中以广木香、川朴、枳壳、大腹皮、陈皮、乌药等理气散满,行气消胀;以炒莱菔子配砂仁为消胀散,功专行气消食消胀;更以白芍敛阴,使理气香燥之品不致伤阴。若有兼寒兼热之倾向,可适当配合祛寒清肠之品。

2. 小肠实热证

临床表现:脐腹胀满,灼热,疼痛,甚或拒按,或有恶心呕吐,身热心烦,口干口渴,口舌糜烂,小便短赤,或灼热制痛,或大便秘结,甚或便血、尿血。舌红,苔黄厚,脉滑数。

治法:清热通腑。

方用:加味大承气汤(自拟):

生大黄10g 枳实15g 川朴15g 芒硝10g 黄连6g 黄芩10g 赤白芍各12g 广木香10g 败酱草30g 丹皮10g 甘草6g 生姜3片

煎服法同上。

典型病例

吕某,女,53岁,干部,2006年9月26日初诊。患者于半月前出现腹痛,发热,当时去某医院急诊,诊为急性化脓性阑尾炎,行手术治疗。术后继用抗感染治疗1周,病情好转。3天前又出现腹痛加重,来院就诊。刻下症见:脐腹部疼痛较甚,拒按,伴发热,午后加重,口干,恶心欲吐,纳呆,大便秘结,三日未行,舌红,苔黄厚,脉弦滑数。查:体温38.3℃,血白细胞12.3×10^9/L。证属小肠实热,治宜清热通腑。方用加味大承气汤加桃仁10g、半夏9g、元胡15g、生薏仁30g、冬瓜仁30g。3剂后,大便已通,腹痛明显减轻,体温正常,恶心消失。舌红,苔黄根偏厚,脉弦。继用前方去芒硝、半夏。至10月3日三诊,诸症明显好转,纳食增加,大便正常,自觉腹痛消失,但仍有压痛。继用前方去大黄,加炒莱菔子30g调理。

按 本例患者为腹部手术后肠粘连所致之腹痛。方中以大承气汤行气通下腑实,配以黄连、黄芩清肠中郁热,丹皮、赤芍凉血活血,并合大黄牡丹皮汤配败酱草解毒排脓。本方较大承气汤治疗肠粘连、肠道感染所致之腑实证用药更有针对性,不仅具有通下腑实的作用,兼能清肠凉血活血解毒。

3. 小肠湿热证

临床表现:脐腹疼痛胀满,大便黏稠臭秽,泻而不爽,肠鸣,口干口苦,不欲饮水,或伴身热,或有纳呆呕恶,或伴小便短赤,尿道灼痛。舌质红,舌黄厚腻,脉滑数。

治法:清肠化湿。

方用:清肠化湿汤(自拟):

葛根15g 黄连8g 黄芩10g 生薏仁30g 秦皮10g 苦参15g 广木香10g 川朴12g 炒白芍12g 生地榆30g 败酱草30g 白蔻仁6g 甘草6g 生姜3片

煎服法同前。

典型病例

孟某,女,85岁,农民,2008年5月12日初诊。主因腹泻、腹痛1个月来诊。患者于1个月前出现大便泄泻,近10天加重。刻下症见:大便溏泻,黏稠不爽,日行10余次,便中无脓血,伴脐腹部疼痛,肛门灼热下坠,纳可,口干,舌红,苔黄厚腻,脉濡数。大便常规:红细胞(+),白细胞(++)。考虑肠道感染。证属小肠湿热,治宜清肠化湿。方用清肠化湿汤加白头翁10g,马齿苋30g,茯苓15g。4剂后,大便次数明显减少,日行3~4次,腹痛减轻,原舌面黄厚腻苔变薄。继用前方去败酱草、葛根,加炒白术10g、太子参15g,再服4剂,大便已正常,腹已不痛,改用健脾化湿,清其余热,以善其后。

按 本例泄泻,伴脐腹部疼痛胀满,故病位在小肠。大便黏稠不爽,肛门灼热,苔黄厚腻,必小肠湿热之证。方中以黄连、黄芩苦寒清肠中郁热;秦皮、苦参、地榆清热化湿,兼能止泻;木香、川朴理气消胀,生苡仁、白蔻仁渗湿化浊,兼能醒脾;更用葛根升阳止泻,白芍生津敛阴,以防湿热伤其阴津。全方共奏清肠化湿、敛阴止泻之功。

4. 食滞小肠证

临床表现:脐腹部胀满,疼痛拒按,厌食,嗳腐酸臭,或呕吐酸馊食物,吐后腹痛得减,肠鸣矢气,大便臭秽如败卵,泻下不爽,或痛而欲泻、泻后痛减,或大便秘结不通,甚者或有发热。舌苔厚腻,脉滑。

治法:消导食滞,佐以通腑。

方用:加味枳实导滞丸:

枳实15g 大黄10g 黄连6g 黄芩10g 白术10g 茯苓15g 焦三仙各15g 焦槟榔10g 炒莱菔子30g 半夏9g 陈皮10g 广木香10g 甘草6g 生姜3片

煎服法同上。

典型病例

武某,男,75岁,退休干部。1982年9月6日初诊。主因脐腹部疼痛3日会诊。患者平素嗜食肥甘厚味,3天前因过生日,食油腻之物较多,当晚即开始脐腹部疼痛胀满,伴恶心欲吐。昨日家人送其急诊住入某院外科,查:体温38℃,血白细胞$15\times10^9/L$。当时考虑肠道不全梗阻,给予静脉输液、抗感染、胃肠减压、禁食等治疗,未见好转。于今日要求中医会诊。刻下症见:脐腹部疼痛拒按,阵发性加重,伴腹胀,叩之如鼓,恶心欲吐,嗳腐酸臭,发热,午后加重,厌食,口干苦,大便秘结,三日未行,舌红,苔黄厚腻,布满全舌,脉弦滑数。证属食滞小肠,腑实不通。治宜消食导滞,佐以通腑。方用加味枳实导滞丸加川朴15g,服1剂后,当晚泻下恶臭粪便3次,量多。翌日即腹痛腹胀明显减轻,继用前方。3天后,腹痛、腹胀、恶心消失,体温正常,食欲渐渐恢复。继用前方去大黄,又服3剂,告愈。

按 本例患者虽年事已高,但见证实脉实,又有明确的饮食失节病史,故非用枳实导滞丸消导通腑不能取效。且其腹痛腹胀部位主要在脐腹部,故证属食滞小肠,郁而化热无疑。值得注意的是,临床所见的食滞小肠证大多均已化热,可能是食滞于肠已有一定时日所致。

5. 小肠寒热错杂证

临床表现:脐腹疼痛,时而加重,胀满不适,腹部畏冷,喜食热食,口干口苦,或口舌生疮,大便干结,或时干时溏,小便短赤。舌苔黄,或黄白相兼,脉弦或弦数。

治法:寒热并调,佐以理气和血。

方用:椒梅宁肠汤(自拟):

当归12g 白芍12g 元胡15g 川楝子10g 川椒10g 广木香10g 乌药10g 黄连6g

炮姜 6g 乌梅 10g 太子参 15g 甘草 6g 生姜 3 片

煎服法同上。

典型病例

张某,男,47 岁,2004 年 8 月 23 日初诊。自述间断性脐周腹部疼痛 3 年,时有脐腹部胀满,平素腹部喜暖畏冷。近在本院行肠镜检查示:结肠未见异常。西医诊为肠易激综合征。刻下症见:脐周疼痛,胀满不适,腹部喜暖,喜食热食,口干口苦,纳食一般,大便多为稀便,有时大便干结,小便黄赤。舌红,苔微黄,脉弦数。中医诊断:腹痛,证属寒热错杂。治宜平调寒热,辛开苦降,理气止痛。方用椒梅宁肠汤加细辛 3g、黄芩 10g、广木香 10g、陈皮 10g、茯苓 15g。3 剂,脐腹部疼痛显著减轻,随症加减调理 1 个月后,诸恙悉除,随访至今未见复发。

按 腹痛为肠易激综合征临床常见症状。本例腹痛日久,寒热错杂,气血失和,故治以辛开苦降、寒温并用、理气和血。方中用川椒、细辛辛热止痛,黄芩、黄连清热,与川椒、炮姜相合,一辛一苦,一热一寒,既可以温脏祛寒,又可以清其郁热。乌梅、细辛、黄连三者苦辛酸合用,增强止痛效果;太子参益气,当归、白芍养血和血,广木香、乌药、川楝子理气止痛,共奏理气和血之功。方中实际还配合香连丸行气清肠,金铃子散行气止痛,芍药甘草汤缓急定痛,从而取得良效。

6. 寒凝小肠证

临床表现:脐腹冷痛,痛势急迫,遇寒加剧,得温则减,口淡不渴,大便泄泻清稀,或腹胀便秘,恶寒肢冷。舌苔白润,脉沉紧。

治法:祛寒止痛。

方用:加味良附丸(自拟):

高良姜 10g 香附 10g 川椒 10g 桂枝 10g 广木香 10g 附片 10g 乌药 10g 砂仁 6g 白芍 12g 元胡 15g 甘草 6g 生姜 3 片

煎服法同上。

典型病例

刘某,男,30 岁。2007 年 1 月 18 日初诊。主因脐腹部疼痛 1 周来诊。患者既往有慢性胃炎,经常胃脘胀满或疼痛,反复发作。近 1 周来,因外出受凉后出现脐腹部疼痛,阵发性加重,伴腹部明显畏冷,嗳气,大便偏稀,纳减。舌苔白,脉沉。证属寒凝小肠。治宜祛寒止痛法。方用加味良附丸加吴茱萸 6g、陈皮 10g、半夏 9g、茯苓 15g。1 月 22 日二诊,服药 4 剂,脐腹部疼痛消失,腹中畏冷亦明显好转。继用前方去附片,加党参 15g,再服 3 剂,痊愈。

按 因本例患者主要是脐腹冷痛,且有明显的受凉病史,疼痛又较剧,故属寒凝小肠证。加味良附丸是在良附丸的基础上加桂枝、附子温里祛寒止痛;川椒、元胡散寒止痛;木香、乌药、砂仁、香附理气,助祛寒药得以温通;更用白芍酸收,以防诸辛热药过燥而伤阴。该方可在运用时适当加减,寒邪不甚时可去附子,胃气不降者可加陈皮、半夏、茯苓、吴茱萸,如有化热者可加少量黄连。总之,临床用药贵在据证灵活变通。

7. 小肠瘀血证

临床表现:脐腹部刺痛,痛有定处,痛无休止,痛处拒按,入夜尤甚。或见腹中包块,腹胀,大便色黑,或见便血,肌肤甲错。舌质紫暗,或有瘀斑,苔白,脉细涩,或弦细。

治法:活血化瘀,佐以理气止痛。

方用:少腹逐瘀汤加减:

当归 12g 赤白芍各 12g 川芎 6g 桃仁 10g 元胡 15g 川楝子 10g 五灵脂 15g 没药

10g　乌药10g　广木香10g　小茴香10g　甘草6g　生姜3片

煎服法同上。

典型病例

闫某，女，14岁，学生。2006年11月7日初诊。主因脐腹部疼痛1个月来诊。患者于1个月前出现腹痛，以脐周为著，反复不愈，逐渐加重。曾在省儿童医院等就诊，经用西药无效，前来就诊。刻下症见：脐腹部疼痛较著，拒按，夜间加重，经常疼醒，纳差，腹部喜暖，大便偏干，舌红苔白，脉弦细。查血常规正常范围，体温正常。当时考虑为小肠寒热错杂证，给予椒梅宁肠汤进行治疗，服药3剂，症状不减。细思夜间痛甚，应是血分瘀阻，遂改用少腹逐瘀汤加减。服3剂，腹痛消失，纳食增加，大便正常。继用前方去没药，再服5剂，痊愈。

按　本例腹痛经西医检查未能确诊，为腹痛原因待查。病初前医已用消食导滞法无效。来诊时初用寒热并调，理气和血止痛法仍未缓解，后据夜间痛醒这一症状，考虑可能为瘀血内阻小肠，阴邪旺于阴分所致。虽然患儿未见明显瘀血舌脉，但用活血化瘀法确实收功。可见胃肠病有些血瘀证，当瘀血内阻仅仅是局部时，不一定完全能从舌象、脉象上反映出来。

8. 饮留小肠证

临床表现：腹中肠鸣，沥沥有声，腹胀，或有腹痛，便秘，口干舌燥，肢体沉重，纳差。舌苔白厚腻，脉沉弦。

治法：通腑逐饮。

方用：加味己椒苈黄丸：

防己10g　椒目10g　葶苈子15g　大黄10g　川朴15g　广木香10g　大腹皮30g　炒莱菔子30g　苍术10g　陈皮10g　半夏9g　茯苓15g　甘草6g　生姜3片

煎服法同上。

典型病例

徐某，女，53岁，干部。1998年9月13日初诊。主因腹胀、肠鸣、便秘，反复发作5年，加重半月来诊。患者于5年前患盆腔结核，后经抗结核治疗好转。之后，经常腹胀、腹痛，反复发作，经数家医院诊为小肠粘连。半月前自觉症状加重，经西药治疗无效，要求中医治疗。刻下症见：腹部胀满，以脐腹部为甚，叩之如鼓，腹部拒按，肠鸣辘辘，伴恶心厌食，大便秘结，3日未行，口干，舌暗，苔黄白厚腻，脉沉弦。证属饮留小肠，腑气不通。治宜通腑逐饮，行气消胀。方用加味己椒苈黄丸加桃杏仁各10g，黄连6g。3剂后，大便已通，腹胀好转，肠鸣减轻。继用前方去大黄，加砂仁6g，再服6剂，诸症消失。改用当归芍药散加广木香、大腹皮、川朴、炒莱菔子、桃杏仁、砂仁等继续调理。

按　小肠粘连患者在某些情况下，可出现饮留小肠的证候。此时的治疗，一方面要攻逐水饮，一方面要理气消胀通腑，同时应适当配合活血药，如桃仁，大黄本身亦有活血作用。但本病在临床上极易反复，故需平时注意饮食调摄，并配合中药进行调理预防。

9. 小肠虚寒证

临床表现：脐腹隐隐疼痛，时作时止，喜温喜按，腹部及四肢恶冷，面色无华，神疲乏力，纳差，肠鸣，小便清长或频数，大便溏薄，甚或便血。舌淡，苔薄白，脉沉细。

治法：温肠健脾。

方用：香砂温肠汤（自拟）：

党参15g　炒白术12g　茯苓15g　桂枝10g　炒白芍12g　炮姜10g　广木香10g　砂仁6g　乌药10g　小茴香10g　川椒10g　甘草6g　生姜3片

煎服法同上。

典型病例

李某，女，32岁，银行职员。2006年10月15日初诊。主因腹部畏冷不适伴乏力3个月来诊。患者自幼体弱，3个月前因宫外孕在山西省活血化瘀研究所服用中药治疗，之后出现腹部畏冷。刻下症见：腹部畏冷，隐隐作痛，伴腹胀，自觉腹中有冷气上逆，手足发凉，纳食少，周身乏力，易疲劳，嗜卧，面色㿠白，大便干，舌淡，苔薄白，脉细弱。证属小肠虚寒。治宜温肠健脾，益气散寒。方用香砂温肠汤加鸡内金15g、炒白术改用生白术30g。4剂后，腹中畏冷好转，纳食增加，腹中气逆未再发作，手足亦转温。继用前方，再服10剂，精神纳食转佳，脐腹部畏冷及隐痛均消失，大便正常。以前方进退又服10余剂，诸症痊愈。

按 本例患者除脐腹部畏冷、隐痛、胀满外，兼见乏力、肢凉、舌淡、脉弱，故属小肠虚寒证。香砂温肠汤以四君健脾益气，理中汤温中健脾，小建中汤温中缓急补虚，川椒、炮姜、小茴香温肠散寒定痛，且小茴香入小肠经，广木香、乌药、砂仁理气和中，共奏温肠健脾、祛寒暖中之效。由于脾肠同治，故取得较好疗效。

10. 小肠津亏证

临床表现：脐腹隐痛，或有腹胀，腹中微感灼热，口干口渴，大便秘结，干涩难下，纳谷不香，身体消瘦。舌红少津，苔少，脉细数。

治法：养阴增液，生津润肠。

方用：增液润肠汤（自拟）：

生地24g　元参30g　麦冬24g　玉竹30g　太子参15g　生白芍15g　枳壳10g　陈皮10g　火麻仁30g　当归12g　生首乌15g　甘草6g　生姜3片

煎服法同上。

典型病例

胡某，男，75岁，退休干部。2008年3月15日初诊。主因便秘，反复不愈3年，加重1个月来诊。患者于3年前出现便秘，经治反复不愈，近1个月来症状加重。经在某医院住院检查未见肠道器质性病变。刻下症见：大便干结，7～8日一行，无便意，或便而不畅，每须用开塞露方能排出。伴脐腹部胀满不适，纳少，精神欠佳，口干，舌暗红，苔少，欠润，舌面有裂纹，脉弦细稍数。证属小肠津亏证。治宜养阴增液，生津润肠。方用增液润肠汤加柏子仁15g、桃杏仁各10g。服用10剂后，已能自行排便，大便不干，日一行，继用上方调理。

按 老年性顽固性便秘为临床难治病证。本例患者除便秘外，又伴脐腹部胀满不适，故属小肠津亏证。增液润肠汤以增液汤加玉竹养阴生津，润肠通便；并加太子参益气养阴，当归、白芍养血和血，使气血得充，肠腑得养，兼能润肠；枳壳、陈皮调理气机；生首乌、火麻仁润肠通便，全方具有益阴生津，润肠通便之功。但老年性便秘极易反复，须调整较长时间，方能巩固。且本病亦有属他证所致者，临床须注意辨清证候，方可放心使用。

（二）小肠腑病临床用药经验

小肠腑病临床常用理气、消食导滞、通腑泻下、理血、利湿化饮、健脾升清、养阴生津、温阳祛寒等类药物，这些药物的运用需根据小肠腑病的证候特点来选择配伍。

1. 理气药的运用

临床上小肠气滞证用理气药有轻重之分，轻者用木香、厚朴、陈皮、大腹皮即可；气滞较甚者可加槟榔、乌药、枳实。气滞腹痛常选用元胡、川楝子、香附、乌药、木香；肠腑不通除用大黄等通腑外，常须配厚朴下气除满，枳实行气消痞。

(1) 理气药的临床配伍规律：伴食滞小肠者常配焦三仙、莱菔子、鸡内金、半夏曲等消食之品；伴化热者常用黄连、黄芩等清热之品；伴湿滞小肠者常选用薏苡仁、藿香、佩兰、白蔻仁、茯苓、泽泻、猪苓、木通等芳化利湿之品；伴寒邪内阻者选加干姜、肉桂、附子、小茴香等温阳散寒之品；伴肝气郁结者选加柴胡、白芍、枳壳、郁金等疏肝解郁之品；伴瘀血者常选加桃仁、赤芍、五灵脂、丹参、没药、当归尾、川芎、红花等。

(2) 理气药在运用时要注意：①脏腑虚衰者慎用，即使运用也是在用补益药的同时，佐以少量理气之品，使之不致呆滞。②血分瘀阻者可配用，以气行则血行，但出血患者慎用。③理气药的运用必须在辨证的基础上选用，不可滥用。④理气药大多辛温香燥，易于耗气伤津，故气虚、阴虚当慎用，且应避免长期大量应用。

2. 消食导滞药的运用

消食导滞药为小肠病常用药，如神曲、山楂、莱菔子、谷芽、麦芽、鸡内金等。一般而言，山楂善消肉食，莱菔子善消面食，神曲善消酒食。食滞腹痛、腹胀者常须配伍行气止痛药，如木香、槟榔、枳实等；伴便秘者须配伍大黄、枳实、厚朴、牵牛子；伴泄泻者须配伍木香；化热者加黄连、黄芩；寒积者加干姜、肉桂；伴呕吐者加陈皮、半夏、生姜；湿浊内阻者可配芳香化湿药。

消食导滞药在运用时须注意：①脾虚者常须配白术、茯苓、山药。②消食导滞药在无食滞的情况下一般不宜用。③食欲缺乏时可少量选用消食药，但属阴虚应选用生麦芽以升发胃气。

3. 通腑泻下药的运用

通腑泻下小肠实热内结者常用大黄、芒硝，配枳实、厚朴等行气散满之品；属小肠寒结者常用大黄，配干姜、附子，或用巴豆、牵牛子；属食积肠腑者常用大黄，配以枳实、槟榔等行气之品及消食导滞之品；属湿热壅滞肠腑者在运用黄连、黄芩、生苡仁、杏仁、厚朴、白蔻仁、滑石、栀子等清化湿热药的同时，可配大黄以清热通腑；属瘀血内结肠道者在运用当归、赤芍、桃仁、川芎、五灵脂等活血化瘀药的同时，配大黄、芒硝以活血通腑；属饮邪结滞肠腑者宜在用防己、椒目、葶苈子、泽泻、茯苓等利水药的同时，加大黄等以加强攻逐水饮的作用。

通腑泻下药在运用时需注意：①通腑泻下药药力较猛，正虚体弱者慎用。②老年虚弱患者，或肠道血虚津亏所致的肠燥便秘，可用火麻仁、桃仁、杏仁、炒莱菔子、肉苁蓉、郁李仁、当归、生地、何首乌等养血生津润下之品。

4. 理血药的运用

临床常用活血、养血、止血药。活血化瘀药如赤芍、丹参、桃仁、红花、泽兰、没药、元胡、生蒲黄、五灵脂、丹皮、莪术等。养血药如当归、白芍、川芎、生地、阿胶、制首乌、枸杞子等。止血药如仙鹤草、炮姜炭、生地榆、槐花、白及、侧柏叶、茜根、黑蒲黄、三七参、伏龙肝等。

(1) 活血化瘀药常用于小肠瘀血腹痛及癥瘕积聚等病证。偏寒者宜加桂枝、干姜、小茴香；偏热者宜加黄连、丹皮、栀子；兼气滞者宜加枳壳、香附、广木香；兼痰阻者宜加陈皮、半夏、茯苓、浙贝母、制南星。但属于气血阴阳亏虚者须慎用，兼气虚者宜加黄芪、党参、白术、山药；兼血虚者宜加当归、白芍、川芎、生地；兼阴虚者宜加沙参、麦冬、生地、石斛、白芍。

(2) 养血药常用于血虚小肠失于濡养的病证，如腹痛、便秘、腹胀、便血、积聚等。小肠病运用养血药除了在辨寒热的基础上，酌佐散寒、清热之品外，常需佐以少量行气药，使之补而不滞，以利于肠道之通降。同时，要配合助脾肠运化之品，使补血作用能够作用于小肠并加以吸收。伴便血者宜酌加止血药;成积聚者当配活血化瘀、消坚散结之品。

(3) 止血药常用于小肠出血证,临床仍需辨证选药。在辨证的基础上,分别运用清热、养阴、益气、温阳、化瘀之品,配合止血药。热伤肠络或阴虚虚火灼伤肠络者当用清热凉血止血药,如丹皮、茜根、侧柏叶、地榆、槐花等;气虚不摄者当选用收涩止血药,如白及、仙鹤草、三七参等;虚寒出血者当选用温中止血药,如炮姜炭、白及、伏龙肝等;小肠瘀血伴出血者当选用化瘀止血药,如三七参、黑蒲黄等。

5. 利湿化饮药的运用

常用利水渗湿药如茯苓、猪苓、泽泻、车前子、薏苡仁、冬瓜仁、防己、赤小豆等。常用攻下逐饮药如葶苈子、椒目、甘遂、大黄、防己等。常用健脾化饮药如半夏、生姜、桂枝、白术、茯苓等。

临床运用此类药物治疗小肠病时,须辨寒热虚实。如属化热者需配合黄连、黄芩等清化湿热之品;如为湿浊所致者需配合藿香、佩兰、苍术、厚朴、白蔻仁等芳香化湿燥湿之品;偏于寒湿者当配合干姜、附子、草蔻仁等温化寒湿之品;伴气虚者当加黄芪、党参、白术等益气之品;伴阳虚者当加附子、肉桂、巴戟天等温阳之品。

利湿化饮药在运用时需注意:①阴虚津亏者禁用,正气虚弱者慎用。②攻逐水饮的药物只宜暂用,不可久服,过则伤正。

6. 健脾升清药的运用

属脾肠虚衰者,临床常用白术、党参、茯苓、山药、黄芪等;属脾虚下陷、清气不升者,临床常在运用补气健脾药的同时,加用升麻、柴胡、葛根、羌活、独活、防风等升清之品。属脾肠虚衰兼有气滞者,当配木香、陈皮、砂仁等调气之品;属脾肠虚寒者,当配干姜、附子、肉桂等温里之品;属脾肠虚衰伴有热象者,当配黄连、黄芩等清热之品;属脾肠虚衰兼有湿邪阻滞者,当配茯苓、薏苡仁、泽泻、猪苓等淡渗利湿之品;属脾肠虚衰伴有血分瘀阻者,当配泽兰、当归、桃仁、五灵脂等活血化瘀之品;如脾肠虚衰、大便滑脱失禁者,当配诃子、赤石脂、罂粟壳、乌梅等收涩止泻之品;如属脾肠虚衰、气虚不能摄血、大便出血者,当选加仙鹤草、白及、三七参、地榆等。

7. 养阴生津药的运用

小肠阴津亏耗常致便秘、腹痛、便血等病证,常用的养阴生津药如元参、沙参、麦冬、生地、石斛、玉竹、乌梅、白芍、五味子等。如属肠道津亏便秘者,须重用生地、元参、麦冬,一般用量在20~30g,必要时加大黄;如属小肠津亏、伴虚火内灼者,可加黄连、丹皮、栀子;腹痛明显者,加白芍、川楝子、元胡;伴腹胀者,酌加调气之品,如陈皮、枳壳,尽量不要选用香燥的理气药;小肠津亏伴便溏者,治疗上颇为棘手,除用小量的沙参、麦冬、生地外,常须配合酸甘化阴之品,如乌梅、木瓜、白芍、山药、甘草之属;伴气虚者当配合益气药,如黄芪、太子参、黄精等;小肠津亏、虚火灼伤血络导致便血者,宜加茜根、丹皮、地榆、侧柏叶等凉血止血之品。

临床运用养阴生津药时需注意:①肠道有水饮及湿邪阻滞者宜慎用,必须用时也当配合淡渗利湿之品。②养阴生津药多属甘寒之性,脾肠虚寒者禁用。③养阴生津药性多甘寒滋腻,脾肠运化失健时应慎用。必要时应配合健运脾肠之品,如白术、茯苓、山药之属。

8. 温阳祛寒药的运用

温里祛寒药常用附子、肉桂、干姜、高良姜、川椒、吴茱萸、草蔻仁、荜茇、荜澄茄、小茴香;温阳助阳药除附子、肉桂外,常用补骨脂、葫芦巴、锁阳、仙茅、仙灵脾、肉苁蓉、益智仁等。

温里祛寒药临床运用时,如属冷汗淋漓、亡阳厥逆者,当用附子、干姜配合人参、龙骨、牡蛎;如肠道大量便血之后引起手足厥冷、汗出脉微者,可用附子配合龙骨、牡蛎、人参、麦冬、五味子;伴脾阳虚者,用附子、干姜配合党参、白术等;伴寒湿者,当以附子、干姜、草蔻仁配合苍术、白术、生薏仁;腹痛者,常选用肉桂、附子、高良姜、小茴香、葫芦巴、川椒,配合元胡、川楝子、白芍、广木香;寒热错杂者,常用附子、干姜配黄连、黄芩;脾肠虚衰日久、气血大虚者,常在大补气血的基础上,加肉桂以温营血助气化,鼓舞气血,促使阳生阴长。

温阳助阳药临床运用时,如属脾肾阳虚、小肠虚寒泄泻者,当用补骨脂、益智仁、肉豆蔻、吴茱萸等,配合党参、白术、茯苓、干姜、甘草;如属阳虚便秘,当用肉苁蓉、锁阳、附子,加当归、火麻仁、枳壳、牛膝等。

(白宇宁、白震宁、王海萍、王健整理,部分内容载于《山西省著名中医临床经验选粹》一书)

第二节 试论张元素治学方法与思路

张元素是我国金代在医药理论研究方面多有建树的医家。他从当时的社会实际出发,通过认真地研究总结,提出“运气不齐,古今异轨”的论点,力排众议,创立新说,“自为家法”(《中国医籍考》)。他丰富发展了脏腑辨证说,创立了制方大法与药物升降浮沉说,发明了药物归经及引经报使说,对后世中医学术的发展具有重要和深远的影响。其所提出的扶养脾胃与“养正积自除”的治疗思想,在临床上有很大指导意义,实为后世脾胃学说之创始人。他在学术上遵经而不迷于经,对于各家学说有继承有发扬,经过艰苦地努力,终于创立了一个新兴的医学流派,为易水学派之开山。李时珍曾给予他很高的评价:“大扬医理,《灵》、《素》之下,一人而已”(《本草纲目·序例》)。

张氏之所以能在医学上取得重大成就,与他勇于创新探索的治学精神、探本穷源、勤求博采、理论与临证实践相结合的治学态度分不开;特别是他能努力地运用科学研究的思维方法,进行创造性思考,这是他在学术上成功之关键。他观察精细,思考敏锐,善于从前人积累的浩瀚的理论与方药中探索总结新的理论与用药规律。其科学的思维方法使他继承发展了《内经》有关调节阴阳的观点;其运用逻辑推理的方法,使他在医药科学研究中作出了不平凡建树,取得了一系列成就。

一、调节观的新发展

《内经》云:“谨察阴阳所在而调之,以平为期”(《素问·至真要大论》)。基于此,元素认识到“一阴一阳之谓道,偏阴偏阳之谓疾,阴阳以平为和,以偏为病”(《医学启源·内经主治备要》)。因而在理论和实践中十分重视“顺时令而调阴阳”(《洁古家珍·风门》)。这种调节阴阳的观点,主要表现在他对药性理论的研究方面,我们将之归纳为定向调节、定位调节、定性调节、动静调节等四方面,加以讨论。

1. 定向调节

根据《内经》关于阴阳升降出入和气味厚薄阴阳的理论,元素创造性地提出“用药升降浮沉”(《医学启源 · 用药备旨》)的学说。药物的升降浮沉作用,实即一种定向调节作用。它是针对机体阴阳气机升降失调的病理状态(即病势)而提出的。《素问 · 六微旨大论》云:“非升降则无以生长化收藏,是以升降出入,无器不有。”《素问 · 气交变大论》亦云:“五运之政,犹权衡也,高者抑之,下者举之,化者应之,变者复之,此生长化成收藏之理。”元素据此认识到,升降失常是阴阳失调的一种表现形式,是阴阳失调在病势方面的具体化。在一定程度上讲,临床治病,就是运用药物的升降浮沉之性,纠正机体升降失常功能,使之恢复正常。运用药物升其清阳,降其浊阴,使阴阳恢复动态平衡,此即定向调节作用的基本内涵。

2. 定位调节

药物归经及引经报使所起的治疗作用,实即一种定位调节作用。疾病的发生,内而五脏六腑,外而四肢肌肤,无所不至,然其范围不外脏腑经络系统。也就是说,人体脏腑经络系统阴阳失调是确定病位的基础。正因如此,元素提倡以脏腑辨证说来概括各种疾病病证,从而适应临床辨证论治的需要。他说:“凡治病,必求其所在,病在上者治上,在下者治下,故中外脏腑经络皆然”(《医学启源 · 用药备旨》)。即指推求其病位,根据病位进行定位调节性治疗。因而在药性理论上,他创造性地提出了归经学说及引经报使说,使临床用药时能有针对性地对病变脏腑经络起主要治疗作用,而直达病所。这种定位调节在辨证用药中具有重要的临床意义。

3. 定性调节

所谓“定性”,即辨别病症的性质。疾病的发生,根本在于邪正斗争引起的阴阳失调,故病性亦无非阴阳的偏盛偏衰。阳盛则热,阴盛则寒,故病性具体表现在寒热属性上。而虚实是邪正消长、阴阳盛衰的反映,亦是构成病变性质的一个重要方面。药物定性调节作用,亦即针对机体病性而发挥治疗作用。而药物定性调节作用的发挥,则主要是由药物的性味来决定的。关于这点,元素说得很明白:“夫药有寒、热、温、凉之性,有酸、苦、辛、咸、甘、淡之味,各有所能,不可不通也”(《医学启源 · 用药备旨》)。这就是说,药物的性味,乃是药物定性调节的基本依据。又说:“凡药之五味,随五脏所入而为补泻,亦不过因其性而调之,……辛能散结润燥,致津液,通气;酸能收缓敛散;甘能缓急调中;苦能燥湿坚软;咸能软坚;淡能利窍”(《本草纲目 · 序例》),“病气热,则除其热;病气寒,则退其寒;六气同法。泻实补虚,除邪养正,平则守常,医之道也”(《医学启源 · 用药备旨》)。因此,药物的定性调节作用,乃是用以调节阴阳、泻实补虚、平调寒热的重要手段。临床治病用药,只有定向、定位调节,仍不能完全解决疾的病理状态,必须合以定性调节,方能起到治疗作用。元素深阐药性之气味厚薄阴阳,实即重视药物定性调节的作用。

4. 动静调节

在讨论《治法纲要》时,元素指出:“动必有静,胜必有复,乃天地阴阳之道也”(《医学启源 · 用药备旨》)天地自然界任何事物都有动静的状态,人体疾病有动静之别,故药物亦当有动静之异。基于对药物性能的全面认识,元素在临床用药中积极探索药物性能的另一方面是对药物作用动静状态的观察。如某些药物其性“走而不守”,而某些药物其性“止而不走”。动病治以静,静病治之以动,动静失常则调之以动静配合。尽管这些认识还是初步的,但无疑对后世临床用药给以莫大启发。

在元素看来,药物作用的发挥,对机体病理状态的调节,主要是依靠定向、定位、定性三者。而三者往往又是密切联系,不可分割的。定位调节中宜分定性、定向调节,同入于某经的药物,既有升降之异,又有寒热、补泻之别;定向调节中宜别定位、定性调节,同为升药,亦有归经不同及温凉、补泻之分;定性调节中又宜辨其定向、定位调节,同为温补药,既有归经之差,又有升降之殊等。由此可见,元素调节机体阴阳的方法极其灵活,运用于临床可应变无穷。

值得注意的是,元素对药物定向、定位、定性调节作用的认识,并非一成不变。如某些药物通过加工炮制和处方中配伍方法的不同,可改变其原有的性质,使其定向、定位、定性调节作用随之改变。而且,元素既重视每一药类的共同效能,也重视每一味药物的特殊功效,在一般中寻特殊,特殊中求一般。如他通过实践认识到某些药物既可升又可降,在定向上存在二重性。这种辨证地而不是僵死地看问题的方法,实属可贵。

二、逻辑推理的运用

综合分析张元素在医药理论上的种种创建,都是他能在医药科学研究中努力运用逻辑方法的结果。尽管他自己在当时并未能认识到这一点,但我们从现代方法论、逻辑学的角度加以分析,确是如此。

1. 归纳法

在自然科学的理论研究中,归纳推理的方法,就是从实验和观察的事实材料、实验数据出发,得出理论性的一般结果或规律。因而,也就是"从特殊到一般、由实验事实到理论"的推理方法[1]。张元素在自己的医学研究中,运用这种推理方法,取得了很大成就。譬如,他的脏腑辨证说的形成,就是在吸取前人学术经验的基础上,通过自己临床反复验证,从观察到的大量资料出发,最后归纳得出的系统性理论概括和临床疗效规律性总结。脏腑标本寒热虚实用药式,亦是通过总结前人和自己大量的临床用药经验而归纳得出的新的临床用药规律。如通过大量实践观察,认识到当归、白芍、川芎、续断可补肝血,龙胆草、黄芩、猪胆、苦茶可泻肝火,香附、青皮、橘皮可行肝气,白附子、蝉蜕、僵蚕、防风、白花蛇可搜肝风,故分别将它们归纳于补肝血、泻肝火、行肝气、搜肝风的用药式中去。

归经学说及引经报使说的发明,亦是元素运用归纳法推理而得出的结论。他在总结前人用药经验的基础上,通过长期临床实践,发现某种药物既可治甲病,又可治乙病,而这些病证又均属于某一脏腑或经络的病变,故将之归于某经。如桔梗,可利咽痛、利胸膈,而咽及胸膈皆属于肺,故桔梗归肺经。这些认识和经验长期大量积累下来,就形成了其归经新说。此外,元素关于药物的"根升梢降"、"熟升生降"、"可升可降"(双向调节),以及药物动静走守特性等的发现,都是通过长期大量临床实际观察而总结归纳得出的结论。

2. 类推法

类推法就是利用事物之间关系的类似点进行推理的方法(《科学研究的方法论》)。元素在医学科学研究中十分重视类推的方法。他成功地将《内经》的有关基础理论类推、引申到临床辨证施治和药性理论等的研究方面。前已述及,《内经》早有关于阴阳升降出入的理论,元素由此受到启发,类推于药物,认识到药物亦有升降浮沉之性,它可针对机体阴阳升降失常而起到定向调节的治疗作用,从而提出了药物升降浮沉说。

根据《内经》"味厚者为阴,薄为阴之阳;气厚都为阳,薄为阳之阴;味厚则泄,薄则通;气薄则发泄,厚则发热,……气味辛甘发散为阳,酸苦涌泻为阴"的理论,元素进一步加以分析,类推于药物的性味,认识到药物气味,各有厚薄,性用不等,应从气味中分厚薄阴阳,并以药物的气味厚薄阴阳来决定药物的升降浮沉作用，从而创造性地发展了药物性味学说。

元素根据《素问·至真要大论》中六气之邪内淫而病的治疗原则，类推、引申到制方，制定出制方大法，并据此创制新方。

此外，元素还将仲景六经辨证类推、引申，运用于内伤杂病的辨治之中；将刘完素研究五运六气专从病机方面发挥的方法加以类推，形成其研究运气学说专从临床治病用药方面发挥的特点等。凡此，均说明元素很善于将经典医籍中的一些原则性的理论，灵活地类推于临证实践和具体用药中去，古为今用，值得效法。

3. 演绎法

演绎推理的方法，就是从一般的规律出发，着重运用数学演算或者逻辑证明，得出特殊的具体例子所应遵循的规律。因而，演绎法就是"从一般到特殊"的推理方法（《科学研究的方法论》）。元素根据《内经》五脏苦欲补泻的理论具体地制定出"脏气法时补泻法"，此实即运用演绎法推理而得出的结论。《内经》云："肝苦急，急食甘以缓之"，甘草味甘，故甘草可缓肝急。《内经》云："肝欲散，急食辛以散之"，川芎味辛，故以川芎散肝等。

对药物的分类，元素亦运用演绎法进行分析归纳。凡是"味之薄者，阴中之阳，味薄则通，酸苦咸平"之类的药物，均属风升生类。防风气温味辛，味甘纯阳，气味俱薄，故属风升生类药；升麻性温味辛，气味俱薄，阳也，亦属此类等。至于某种药物，其升降浮沉之性具体是升是降，亦是由演绎法分析而得出的结论。元素认为药物的升降浮沉性质是由气味厚薄阴阳来决定的。凡属味之厚者，阴中之阴者，皆属沉降之品。大黄味苦气寒，气味俱厚，故而沉降；泽泻味咸性寒，气味俱厚，故沉而降等。

综上所述，元素继承发展了《内经》等经典著作中有关朴素唯物论和辩证法的内容，在其科学研究活动中深入探讨了调节阴阳的理论在治病用药中的具体实施，从定向调节、定位调节、定性调节、动静调节诸方面深入开拓，形成了自己在理论和经验方面的独特风格；并从逻辑学的角度，运用比较合理的推理方法，总结出了许多崭新的理论，促进了中医药学的发展。张氏的这些治学方法和思路，直到今天，仍然值得我们学习借鉴。

（本文发表于《山西中医》1987 年第 4 期）

参 考 文 献

[1] 陈衡. 科学研究的方法论. 北京：科学出版社，1982

第三节　试论张元素治重扶正与养胃气为本的治疗思想

张元素是我国历史上一位颇有创新精神的医学家。他力排众议，创立新说，提出"运气不齐，古今异轨，古方新病不相能也"（《金史本传》）。在这种创新思想的指导下，张氏立足于实践，在一系列医学研究中作了一些努力：一是将前人的论说加以整理，使它成为更系统、更完善的理论，并付诸临床实践。如脏腑辨证说、脏腑标本寒热虚实用药式，以及对五运六气的创见等。二是鉴于当时社会上脾胃内伤病流行，以及医生滥用攻伐所造成的种种弊端，提出了以养胃气为本的治疗思想。三是根据临床实际需要创立新的学说，如在药性理论的研究中创立药物升降浮沉、归经以及引经报使说。四是提倡创立新方，反对厚古薄今。但他所谓"古方新病，甚不相宜”，并非废弃古方，实际上是重视新用，主张在运用古方时，力求符合客观实际，避免生搬硬套。值得注意的是，元素生活的时代（公元十二世纪），医学界崇古之风日盛；在这种情况下，要提出古今异治的论点，必须敢于承担“离经叛道”的罪名。这种追求真理、力主创新的思想，给后世医生很大启发和影响。可以说，金、元时期诸家争鸣、医道中兴局面的形成，在一定程度上是受张氏影响的。李时珍说他“大扬医理，《灵》、《素》之下，一人而已”（《本草纲目·序例》）。

一、治重扶正

张元素的治疗思想注重内因。在治病过程中，特别注意扶助正气。他谆谆告诫人们：“血气者，人之神，不可不谨养也。”（《卫生宝鉴·中风论》注中说：出《洁方家珍》），指出保养人体气血的重要性。对内伤病的治疗，他力主扶正为主，认为“养正积自除；犹之满坐皆君子，纵有一小人，自无容地而出。今令真气实，胃气强，积自消矣。”（《卫生宝鉴·名方类集》）如其创制枳术丸一方，即以补养胃气为主，而达到化其食积所伤的目的。

张元素“养正积自除”的治疗思想，着重强调了扶正的一面，指出补养正气在于调整或重建脏腑阴阳气血的平衡，是消除疾病发生、发展的基础。元代杜思敬在《济生拔萃·序》中说：“近代医术，谓洁古之书，医中之王道，……其要以扶护元气为主”。说明扶护元气乃是元素调治疾病的基本出发点，对后世“扶正祛邪”理论的发展给以深刻的影响。

基于注重扶正的治疗思想，张元素认识到药物为攻邪之物，气味必有偏胜；无病轻易服药，必然戕伤正气。他恳切地告诫人们：“无病服药，乃无事生事”（《卫生宝鉴·药误永》）。

对于五脏病证的治法，也可体现出其扶助正气的思想。张氏曾说：“假令五脏胜，各刑已胜，补不胜而泻其所胜，重实其不胜，微泻其胜。”（《卫生宝鉴·医验纪述》）指出了通过运用补益法，补所不胜的一脏，就能制其所胜的一脏。这正是张元素养正除积思想的具体运用。

二、养胃气为本的治疗思想

1. 对脾胃生理功能的阐发

张元素既研究脏腑辨证，又强调脾胃在人体中的重要意义。对脾胃的生理功能有颇为深刻的认识，认为脾可以“消磨五谷”，“养于四旁”，对其他各脏腑组织器官都有滋养作用。同时，“胃者，脾脏之腑也，又名水谷之海，与脾为表里。胃者，人之根本。胃气壮，则五脏六腑皆壮也。”（《医学启源·五脏六腑除心包络十一经脉证法》）突出了脾胃在五脏六腑中的重要地位，并指出：“五脏更相平也，一脏不平，所胜平之，此之谓也。故云：‘安谷则昌，绝谷则亡；水去则荣散，谷消则卫亡；荣散卫亡，神无所居。’又仲景云：‘水入于经，其血乃成；谷入于胃，脉道乃行。’故血不可不养，卫不可不温，血温卫和，荣卫乃行，常有天命。”（《医学启源·用药备旨》）进一步说明了养脾胃的重要意义。

2. 重视脾胃内伤病理变化

张元素继承《内经》“饮食自倍，肠胃乃伤”的论点，认识到“外有风寒暑湿，天之四令，无形者也；内有饥饱劳逸，亦人之四令，有形者也”（《医学启源·四因之病》）；“水谷之寒热感，则害人六腑”（《医学启源·三感之病》）；如“伤西瓜、冷水、牛乳寒湿之物”，或“伤羊肉、面、马乳皆湿热之物”,都能内伤于脾胃而致病;除饥饱劳逸外,“悲恐喜怒,想慕忧结”等七情因素,也是导致“病生于内”的重要病因。内伤脾胃在临床上可出现多种病证,如腹痛、心下痞、胃脘痛、肠鸣、腹胀、食不消化、胸中不利、腹中畏寒、霍乱、呕吐、呃逆、泻痢、水泄、米谷不化、肠澼、下利赤白、便脓血、大便闭结、内伤发热、水肿、小便不利、小儿疳癖、慢惊、黄疸、消渴、虚损、臌胀、留饮、癖食、腹中窄狭、怠惰嗜卧、肢体沉重等。在《医学启源》等书中,详细叙述了脾胃内伤后所出现的寒热虚实证候,以及各种不同的临床表现。

张元素综合前人所论,结合实践体会,加以发挥,而创“内伤论”;认为“饮食反过其节,肠胃不能,气不及化,故伤为脾”。指出饮食不节,损伤脾胃,为内伤病的主要病因之一。并从临证的角度,详辨内伤三阴病之脉证;根据气口脉象,以别三阴受病之轻重,进而创制了消导、吐、下等治疗法则。此实为后来李东垣创脾胃内伤学说的基础。

3. 调治脾胃,重在扶养

在调治脾胃虚实病证方面,元素经验丰富,方法颇多。元素在对脾喜温运、喜燥恶湿和胃喜润降的生理特点已有一定认识的基础上,分别制定了治脾宜升、宜补、宜燥,治胃宜和、宜降、宜攻等法则。

张氏对脾胃病的治疗,其主导思想是以扶养为主,祛邪为辅。如其所创制的枳术丸一方,白术用量重于枳实,则功效以补养脾胃为主,兼治痞消食,实为其注重扶正治疗思想的具体体现。特别是对脾胃虚弱者,用药除“补母”外,重点强调了“补气”、“补血”两方面,补气用人参、黄芪、甘草、陈皮、升麻、葛根、扁豆、木香、砂仁等;补血用白术、苍术、白芍、大枣、木瓜、蜂蜜、胶饴、乌梅等;健脾燥湿则用白术、苍术、橘皮、半夏、吴茱萸、南星、草豆蔻等。用方则习用补脾益气之剂,如四君子汤、钱氏白术散、人参黄芪汤、钱氏益黄散、白茯苓陈皮丸、加减冲和汤等。

4. 临证用药,顾护脾胃

在临床治病用药中,张氏十分注意保护脾胃。其经验是:①慎用寒凉。他经常提示人们:“此药大寒,宜斟酌用之,恐损人胃气”。如论石膏时指出:“此药能伤胃气,令人不食,……胃弱者不可服”(《医学启源·用药备旨》)。②慎用峻利药。对脾胃虚弱而内伤饮食者,强调“不可用峻利食药”。所谓峻利食药,就是攻下食积的峻下药。脾胃既虚,安得再用虎狼之药损伤它?李杲解释说:“其峻利药必有情性。病去之后,脾胃安得不损乎?脾胃既损,是真气、元气败坏,促人之寿。”治当“先补脾胃之弱”,“而后化其所伤”(《内外伤辨惑论·辨内伤饮食用药所宜所禁》)。③慢性病以扶养脾胃为本。元代刘驷序罗天益《内经类编》说:“近世医有易州张氏学,……其用药,则本七方十剂而操纵之;其为法,自非暴卒,必先以养胃气为本而不治病也”(引自《中国医籍考》)。“自非暴卒”的病,犹如今天说的慢性病,说明张元素在慢性病的治疗上,扶养脾胃是其最基本的治疗原则。④注重药物炮制,保护脾胃。如治“久弱之人”,大黄须煨,黄柏、知母须酒浸曝干,“恐寒伤胃气也”(《医学启源·用药备旨》)等。

总之,张元素在学说上重视脾胃。其以养胃气为本的治疗思想,为其整个学术思想的重要组成部分;不仅在临床上有很大指导意义,并且作为易水学派相传的“家法”,对整个学派的形成起了极为重要的作用。他被称为后世脾胃学说的鼻祖。

(摘自《易水学派宗师张元素》,中国科学技术出版社,1990年第2页)

第四节　张元素临床用药经验探讨

张元素不仅对药性理论的研究卓有成就,而且临床用药经验也相当丰富。在《医学启源》一书中,列有《用药备旨》专篇,载药140味,除讨论药性理论外,更详细地论述了临床用药心得体会。另外《主治心法》篇中,亦有“随证治病用药”及“用药凡例”二节,都是介绍其临证用药经验。现探讨归纳于下。

一、用药法度严谨

元素临床用药,界线分明,有一定规矩。如云:“太阳初病,未入阳明头痛者,不可便服葛根发之,若发之,是引贼破家也。”又说:“用此(指葛根)以断太阳入阳明之络,即非太阳药也,故仲景治太阳阳明合病,桂枝汤内加麻黄、葛根也。又有葛根黄芩黄连解肌汤,是知葛根非太阳药,即阳明药”(《汤液本草·卷中·草部》)。说明葛根系阳明经药,病在太阳,未入阳明,则不可用,否则后患无穷。又如石膏善治阳明“本经头痛,若无此有余之证,医者不识而误用之,则不可胜救也”;厚朴虽“能除腹胀,若元气虚弱,虽腹胀,宜斟酌用之”(《医学启源·用药备旨》)。其用药谨慎,严守法度,于斯可见。

二、药物配伍经验

主要有如下一些特点:

1. 通过调节药量进行配伍

同样的药物进行配伍,药量不同,则其效用有别。如橘皮的配伍,“少用同白术则益脾胃,其多及独用则损人”(《医学启源·用药备旨》)。

2. 通过调节药味进行配伍

同一药物,伍以不同的药味,则能取得新的配伍效果。如当归,“若全用,在参、芪皆能补血,在牵牛、大黄皆能破血,佐使定分,用者当知。从桂、附、茱萸则热,从大黄、芒硝则寒”(《汤液本草·卷中·草部》)。又如人参,如伍以升麻,则可“补上升之气”;如伍以茯苓,则“补下焦元气,泻肾中之火邪”(《医学启源·用药备旨》)。

3. 寒热药的配伍

根据不同的临床需要,在运用辛热药或寒凉药时,也主张进行适当的配伍。如“凡用辛热之药,或以寒凉之药佐之尤妙”;而在用寒凉药时,亦“或以微加治风辛热药”为妥。并进一步指出:“凡用纯寒、纯热药,必用甘草,以缓其力也;寒热相杂,亦用甘草,调和其性也”(《医学启源·主治心法》)。说明了运用寒药或热药,宜佐以药性相反、或中和之品,以缓其药力单纯峻烈伤正之弊。

4. 药对的配伍

张元素在临床上十分重视药对的配合应用,可以说,他实为临床运用药对者之先驱。如:

人参得麦冬则生脉,得干姜则补气。独活与细辛同用,治少阴头痛,头运目眩,非此不能除。羌活与川芎同用,治太阳、少阴头痛,透利关节,治督脉为病,脊强而厥。芍药与姜同用,温经散寒通塞,利腹中痛,胃气不通。附子配以白术,乃除寒湿之圣药。当归伍以红花能生新血。干姜与半夏等分同用,治心下急痛。木香与槟榔同用,疗中、下焦气结滞。白豆蔻与吴茱萸相配,消宿食。藁本与木香同用,治雾露之清邪中于上焦;与白芷同作面脂,既治风,又治湿也各从其类。此外,龙胆草配柴胡,治睛赤肿胀,痛不可忍。五倍子配地榆治小儿脱肛。元素用药配伍,既严格且灵活,值得效法。

三、"血药"的运用

凡治血分病证的药物,张元素称为"血药"。其运用特点归纳于下。

1. 据证选药

"凡血受病",则用血药,分别选用补血、破血、凉血、止血诸法。养血补血常用当归身、阿胶、熟地黄、甘草等,并用白芍药"和血";活血破血常选用桃仁、苏木、红花、茜根、玄胡索、郁李仁(破血润燥)、王不留行(利血脉)、琥珀(消瘀血)、瞿麦(下闭血)、川芎、常山(破血)等,并认为枳实能"散败血"、"去脾经积血",黄芩"酒炒上行,主上部积血",为"瘀血壅盛,必用之药"。凉血则用生地黄、丹皮、地骨皮、地榆等,其中生地黄兼能凉血补血止血,丹皮凉血活血止血,"专治胃流血凝血"(《珍珠囊》),地榆清热凉血止血。另外,阿胶兼能补血止血,白及性收涩,能"止肺血"。

2. 入药部位的选择运用

某些血药,不同的入药部位,而有不同的功效。如和血用当归,宜"详上下用根梢",其"头止血,尾破血,身和血,全用则一破一止也"。并进一步解释说:"凡血受病,必须用之,血壅而不流则痛,当归之甘温能和血,辛温能散内寒,苦温能助心散寒,使气血各有所归"(引自《本草纲目·草部》第14卷)。

3. 据病变部位用药

治疗出血性病变,当注意出血之部位。出血部位有上、中、下之分,上部血,用防风使牡丹皮、剪草、天麦二门冬;中部血,用黄连使;下部血,用地榆使。

此外,还根据出血色泽来选用不同的药物,如"新血红色",用生地黄;"陈血瘀色",用熟地黄等。

四、同一病证的选择用药

同一病证部位不同,则选药不等。如疼痛一证,巅顶痛用藁本;眼痛用黄连、当归;风湿肢节痛用羌活;腹痛用芍药;小腹痛用青皮、肉桂、小茴香;胃脘痛用草豆蔻;气刺痛用枳壳;茎中痛用甘草梢;血刺痛用当归;胁下痛,往来寒热,用柴胡(引于《医学启源·主治心法》)。这里不仅强调了每味药的适应范围,而且说明辨证用药应有一定的选择性。

五、三焦用药法

元素按病变所在的上、中、下三焦不同部位,总结出了三焦用药法。如"去上焦湿及热,须用黄芩……；去中焦湿与痛，用黄连……；去下焦湿肿及痛，并膀胱火，必用汉防己、草龙胆、黄柏、知母”（同上）。如防风“除上焦风邪”，干姜“治中焦有寒”，大黄“除下焦湿”、“荡涤肠胃中热”等。这种三焦用药法对后来罗天益独详三焦辨证用药很有影响。

六、对药效作用的新发挥

元素对许多药物的药效作用多有发挥。如其论玄参时指出：“玄参乃枢机之管领，诸气上下肃清而不浊，风药中多用之，故活人书治伤寒毒玄参升麻汤，治汗下吐后毒不散，则知为肃清枢机之剂。以此论之，治空中氤氲之气，无根之火，以玄参为圣药”（引自《汤液本草》）。指出玄参具有肃清枢机，降无根之火的功效，其论确属独到，而发前人之所未发。

又如“黄芪无汗则发之，有汗则止之”（引自《本草纲目·草部》）。白术既能止泻利，又可治便秘；既能“去脾胃中湿”，又能“和脾胃、生津液”。实为双向调节在药效作用方面的又一重要内容，深刻地揭示了药物本身所固有的性能及其作用于人体后的不同效应。

此外，某些药物如“牡丹皮入手厥阴、足少阴，故治无汗之骨蒸；地骨皮入足少阴、手少阳，故治汗之骨蒸”。“王不留行下乳引导用之，取其利血脉也”。“肺寒者，用人参；肺热者，用沙参代之，取其味甘也”（同上），以及“发汗用桂枝，补肾用肉桂”（《珍珠囊》）。均为元素首先加以阐发。

张元素在讨论心病证治时曾说：“心欲软，软以芒硝之咸”，提出了“芒硝软心”的说法，这点曾受到多人指责。据今人沈仲理氏考证，认为它是具有实验根据的。此说乃依据《内经》“心欲软，急食咸以软之”和“热淫于内，治以咸寒”的论述，引申出来，以之治心火亢盛之证的。李时珍曾说明，局方紫雪（丹）、红雪（通中散）、碧云（丹），皆以芒硝配入方内，主治一切积热，心烦懊侬，伤寒心下痞坚，温病谵狂等热郁心经等证。据此可知，“芒硝软心”的功用，是无可置疑的（《上海中医药杂志》，1963 年第 5 期）。

对某些药物的特殊功效，多为前人所未论之及者，张元素也加以发挥。如云射干“去胃中痈疮”；鼠粘子“可出痈疽疮头”；白豆蔻治“赤眼暴发，白睛红”；肉桂“排脓”；“胆痹非柴胡梢不能除”；“脾痹非升麻不能除”；羌活“除痈疽败血”，亦能“温胆”；知母治“热厥头痛，下痢腰痛，喉中腥臭”（《医学启源·用药备旨》）等，值得今后深入研究探讨，以发掘药物更多更广的用途。

七、外用药及单验方的运用

（一）外用药

元素于临床除重点运用内服药外，亦常用外用药，略举数例。

治肾肿（指阴茎肿）用失笑散，方用荆芥穗 1 两，朴硝 2 两，共为粗末，萝卜、葱同煎汤淋洗。

治蝎蜇痛用一上散，方用生半夏（为细末）、雄黄（另研）各一字，巴豆一个（去皮、研如泥）。和匀，敷患处。

治牙寒痛，用露蜂房、小椒各等分，共为粗末，水煎漱口。

治项侧少阳经中疙瘩，不辨肉色，不问大小及日月深浅，或赤硬肿痛，用生山药 1 挺（去皮)、蓖麻子 1 个,共捣烂,摊在布上,贴之如神。

治男子妇人阴部湿淹疮,用五倍子(细研)5 钱,白矾 1 钱,铜绿少许,轻粉 1 字,乳香 0.5 钱,共为极细末,洗净患部,掺之。

(二) 单验方

治小便淋涩经验,用葵花根洗净,剉,水煎三五沸,服之立愈。

治时疾不相染,用雄黄丸。方由雄黄(研)一两,赤小豆(炒熟)、丹参、鬼箭羽各二两组成。共为细末,炼蜜为丸,梧桐子大,每日空心以温水下 5 丸。"可与病(人)同床,传着衣服,亦不相染矣"(《洁古家珍·杂方》)。

治咽喉疼痛用无比散,方由青黛、白僵蚕、甘草、马牙硝、板蓝根、紫河车(草河车)、薄荷、桔梗各等分组成。用法:共为细末,用炼蜜为丸,噙化。

治偏头痛连睛痛,用石膏、鼠粘子(炒)共为末,茶酒调下,食前服。

综上所述,张元素在临床药物学方面做出了巨大贡献,其临床用药经验为后人广泛重视;但并非已达完美无缺的境地。如其所谓黄柏辛润,熟地味苦气寒,厥阴引经在下用柴胡等,均不无可商榷之处。

(摘自《易水学派宗师张元素》,中国科学技术出版社出版,1990 年第 2 页)

第五节　李杲临床辨证用药特点探讨

金元时期的李杲是辨治内伤病之大家,所创脾胃内伤学说对后世影响深远,在临床辨证用药方面有丰富经验。今就其代表著作《脾胃论》中临床辨证用药特点试作探讨。

一、用药必先审病,论治尤重辨证

李氏临床用药,提倡"审其病而后用药","观证用药,宜详审焉",明确提出了辨证论治的用药原则。强调临床用药必须注意"察病神机","气伤脏乃病,脏病则形乃应"。只要认真观察病情的动静、变化,分析其外在的临床表现与内在的病机联系,就可以认识病证之实质。

既强调辨证的准确性,又重视用药的灵活性,这是李氏辨证用药的特点之一。他主张根据病情灵活地制方用药,即"分经随病制方""随症用药"。内伤病的病机既然是以"脾气虚陷"、"阳气不足"为主,故升发脾阳就成了治疗脾胃内伤病的主要方法。李氏创造了一整套补中升阳的方剂,随证选方用药,在方剂之后,又列有加减诸法,如补中益气汤后列有二十五条,调中益气汤后列举十五条等,示人临床用药,当随证情变化,灵活运用,不可拘泥。

其用药虽偏于温补,然仍以辨证论治为原则,并没有忽视应用寒凉药。常用黄连、生地治心火亢盛;用桑皮、黄芩治肺火上逆;用龙胆草、黄芩治肝火妄动;用知母、黄柏治肾火旺盛;用石膏、寒水石、黄连治胃火等。由于苦寒可伤胃气,故强调使用恰当,中病即止。

在内伤病程中,由于气火失调、升降失司诸因素,往往导致气血阴阳平衡失调,形成血虚、血燥、血瘀、出血等证候。李氏常用养血化瘀类药物调治,如红花、桃仁、当归、川芎、丹参、苏木、三棱、虻虫等。

升降失司,气运失常,故胸膈脘腹常因气滞出现一系列证候。李氏在辨证论治的基础上常配以行气药进行调理。如清浊相干,气乱于胸中者,则用橘皮;胸中气滞者,则用青皮;气滞大甚,或用补药太过者,则用木香;中满腹胀或喘满者,则用厚朴;胸膈以下气实者,则用枳实。凡此种种,在于调理气机,使之运行畅达,升降功能恢复。

至于养阴之法,李氏虽未做重点讨论,但已有认识,“虚者滋其化源,人参、五味子、麦门冬,酸甘微寒……”,提出了益气养阴的治疗大法。

对实证的辨证用药,李氏也有相当丰富的经验,常根据不同情况,本着辨证论治的原则,应用大黄、巴豆、牵牛等以峻泻荡积。不仅强调治疗伤食要分辨所伤之物的寒热性质,而且指出伤饮伤食,病因不同,治法亦异。同为伤食,轻重有别,治法亦殊。

李氏还十分注意疾病发展过程中虚实的传变与转化,“若病久传变,有虚有实,各随病之传变,补泻不定。”在辨证用药中能够常变结合,通权达变。内伤病有其一般的发病规律,但也有其特殊的变化,以常法治其一般,以变法治其特殊,知常达变,灵活掌握。李氏这些辨证用药的原则性和灵活性紧密结合的见解,有其深刻的临床意义。

二、内伤用药大法,所贵强人胃气

脾胃“主生化之源”,为精气升降运动之枢纽。李氏强调“脾主五脏之气”,“五脏皆属于胃,胃虚则俱病”。内在的元气是健康之本,元气的产生全在脾胃,所以脾胃是元气之本。脾胃的盛衰在一定程度上说就是正气的盛衰。李氏在内伤病的辨证用药中刻刻顾护胃气,指出:“内伤用药之大法,所贵服之强人胃气”,提出了升阳泻火、甘温除热、调脾胃以治五脏等用药原则,对祖国医学治疗学的发展具有重大贡献。

升阳气、泻阴火是李氏治疗内伤病的基本用药原则。它是根据内伤病脾胃虚衰,清阳不升而下陷,阴火不降而上冲的病理特点提出的。因为“火与元气不两立,一胜则一负”,只有使脾阳升发,元气才能充沛,阴火才能敛降;只有阴火潜降,脾阳才可升发,元气方能充足。升阳、泻火二者,升阳气是主要的一面,泻阴火是从属的一面,在内伤病的某些病程的发展阶段中,当气虚与阴火之间的矛盾上升为主要矛盾时,必须在升阳补气的同时辅以泻降阴火之品。如李氏所创升阳益胃汤、黄芪人参汤、补脾胃泻阴火升阳汤、益胃汤、清暑益气汤等,都是以补中升阳药为主,辅以泻降阴火药的方剂。

甘温除热法实即补气升阳法。主要用于内伤脾胃,元气虚衰,谷气下流,阴火上乘,身热而烦,脾虚不能生肺,肺的卫外功能失司,故皮肤不任风寒而生寒热等虚热证。根据《内经》“劳者温之,损者温之”之旨,李氏从病机的基本矛盾出发,创甘温除热法,立补中益气汤,“以辛甘温之剂,补其中而升其阳”。本证脾气虚陷为主要病机,阴火为次,故在治疗上须重点解决脾胃气虚这个矛盾的主要方面,使下陷之清阳得升,虚衰之元气得复,则气血流畅,阴火敛降。用药不能妄投辛热以助阴火;亦不可多用苦寒更伤脾胃,法当以黄芪、人参、甘草益气补中,白术健脾,当归补血,辅以升麻、柴胡、陈皮升清降浊。这种以温治热用药法的创立,正说明李氏对内伤病辨证之精详,病机之纯熟,抓住了主要矛盾,为内伤病的治法另辟蹊径。

调脾胃以治五脏,是李氏在用药大法上的又一创新。如云:“盖脾胃不足,不同余脏,无定体故也,其治肝心肺肾,有余不足,或补或泻,惟益脾胃之药为切。”明确告诉我们脾气行于四脏是无定体的,脾胃元气不足,反应在四脏病机中,治疗四脏有余或不足之证,或用补法或用泻法,用药必须保护脾胃。只有胃气恢复,才有利于他脏病变的恢复。换言之,在许多情况下,通过调理脾胃,可治愈他脏病变。故无论脾胃病波及他脏,或他脏病波及脾胃,均当重视调理脾胃。李氏曾云:“心生凝滞,七情不安,……善治斯疾者,惟在调和脾胃。”强调养心安神须注意调治脾胃。余如以升阳益胃汤治肺之脾胃虚;以神圣复气汤治肾之脾胃虚;以麻黄人参芍药汤治虚人感冒;清神益气汤、助阳和血补气汤之治目疾;当归补血汤之治血虚发热等,都贯穿了调治脾胃,升发阳气的基本原则。

三、升降浮沉配合,用药法度严谨

李氏继承了张元素临床用药经验,重视药物升降浮沉的配合。他指出:“阳气衰弱不能生发,……当从《脏气法时论》中升降浮沉补泻法用药”,并借春夏之生发特性说明人体阳气主升发,用药“当升当浮,使生长之气旺”;借秋冬之沉降性说明阴火当敛降,用药当“泻阴火”。无论升阳或是降火,主要是为了恢复脾胃的正常功能,使阴阳之气归于平衡,即所谓:“先补其阳,后泻其阴,脾胃俱旺而附于中焦之本位,则阴阳气平矣”。他用自己的亲身体会来说明用药若不明升降浮沉之理,就会违反人体内部阴阳升降的规律,造成治疗上的误差。

在药物的配合应用上归纳起来有如下一些特点:一曰升补配合法。把升散药与补益药配合应用,以补益药来控制升散药“损人元气”之弊;以升散药来补救补益药之呆滞,二者并用,升而不伐,补而不滞,相得益彰。特别是在脾胃气虚,清气下陷时,甘温补中类药物必须伍以升阳散风药,才能更好地发挥作用,如升阳益胃汤之黄芪、人参、甘草,配以羌活、独活、防风、柴胡;补中益气汤之黄芪、人参、甘草,配以升麻、柴胡。这种升补配合法还用于升阳散风药与滋补阴血药的配伍应用上。二曰甘苦配合法。把甘温药与苦寒药配合应用,以甘温药监制苦寒药助阴伤阳之弊;以苦寒药降阴火而间接协助甘温药益元气。如黄芪人参汤之黄芪、人参、甘草配以黄柏。三曰升降配合法。把升阳散风药与苦寒泻火药配合应用,以升阳散风药防止苦寒泄降伤脾胃阳气之弊;而以苦寒泻火药来消除升阳散风药升散太过的不良反应,二者并用,一升一降,一辛一苦,相反相成。如补脾胃泻阴火升阳汤之柴胡、升麻、羌活配以黄连、黄芩、石膏。此外,升阳药与降浊药之配伍,亦属升降配合法。如益胃汤之柴胡、升麻与陈皮、半夏相配,升清降浊,脾胃同治。四曰动静配合法。把行气药与补气药配合应用,则行气而不伤正气,补气而不至呆滞。行气药皆动,走而不守;温补药皆静,守而不走;行气药之动可助温补药发挥作用,补而不滞;温补药又可消除行气药久用伤气的短处。如调中益气汤之黄芪、人参、甘草配以橘皮、木香。这种动静配合法还用于活血化瘀药与滋补阴血药的配伍应用上。五曰气(药)血(药)配合法。以大量补气药配适量养血药,诸阳气根于阴血之中,故可使诸甘温药补气有根;“甘温之剂生阳,阳生则阴长”,又可通过益气而补阴血,如补中益气汤之人参、黄芪、甘草配当归;当归补血汤之黄芪配当归。此外,补气药与活血化瘀的配伍应用,理气药与养血药的配伍应用,均属于这种气血配合法之范畴。至于各种药的选用,药量之多少,则贵在权衡矣。所有这些,都寓有深刻的道理在内,值得今后深入研究。

李氏对用药宜禁十分重视,在《脾胃论》一书中专列《用药宜禁论》、《脾胃虚不可妄用吐药论》等题目进行讨论,提出:“凡治病服药,必知时禁、经禁、病禁、药禁,”教人注重辨证用药,做到有的放矢。在用药禁忌方面,李氏论述很多,试归纳如下:①血虚口干者,禁用淡渗;②汗多禁利小便;③小便多禁发汗;④咽痛禁发汗、利小便;⑤若大便快利,不得更利;⑥血燥便秘,禁用燥药;⑦吐多不得复吐;⑧吐而大便不通,乃浊气上逆,当以通利大便为宜,禁用辛温之品;⑨胃寒忌用甘酸;⑩血虚发热禁用寒凉;⑪小便数不可更利;⑫用峻药不可过剂;⑬肺虚慎用辛散;⑭脾胃虚不可妄用吐下;⑮脾胃虚弱大忌苦寒之药。此皆李氏临证实践之结晶,值得学习借鉴。

此外,李氏每于方剂之后对服药、煎药方法,服药时的饮食、禁忌等,均予以详细说明,处处考虑保护脾胃,足见其临证用药,法度严谨,用意至深。

(本文发表于《山西中医》,1985年第2期)

第六节　李东垣内伤发热证治探讨

金元时代医学家李东垣为辨治内伤热病大家,他在继承《内经》、《伤寒杂病论》和其师张元素等的学术思想基础上,对内伤热病的病因病机等的学术思想和辨证论治进行了深入研究,以"内伤脾胃"立论,创立"阴火"学说及"甘温除热"等治疗大法;在治疗内伤热病方面独树一帜。深入探讨李氏辨治内伤发热的理论和经验,具有临床实际意义。本文拟从李氏对内伤发热的治疗法则方面归纳,探讨如下。

(一)甘温除热法

本法主要用于气虚发热。脾胃气衰,元气不足,阴火上乘,脾虚不能生肺,阴火上盛刑肺,出现气高而喘、身热而烦、脉洪大而头痛等症,根据《内经》"劳者温之"、"损者温之"之旨,立补中益气汤,"以辛甘温之剂,补其中而升其阳"。

(二)升阳泻火法

升阳气、泻阴火是李氏治疗内伤发热的主要方法之一,它是根据内伤病脾胃气虚,清阳不升而下陷,阴火不降而上乘的病理特点提出的。一般情况,升阳补气就可降阴火(火与元气不两立,元气旺则阴火降),如补中益气汤之甘温除热,而在某些病程发展阶段,气虚与阴火之间的矛盾已上升为主要矛盾,此时必须在升阳补气的同时辅以泻降阴火,二者并用,一升一降,一辛一苦,相反相成,则元气得升,阴火以平,发热可除。如李氏之补脾胃泻阴火升阳汤、升阳益胃汤、黄芪人参汤等都是以益气升阳为主,辅以泄降阴火的方剂。

(三)升阳散火法

本法用于火郁发热。由于"此病多因血虚而得之,或胃虚过食冷物,抑阻阳气于脾土",出现"四肢发热、肌热、筋痹热、骨髓中热、发困、热如燎、扪之烙手"等症,根据《内经》"火郁发之"的原则,创升阳散火汤,以升、柴、羌、独、防、葛之类升阳散火,火散则热退;生甘草、白芍酸甘化阴,散中有收;人参、甘草甘温补中,散中有守。余如柴胡升麻汤、火郁汤等亦属此类方剂。

(四)益气补血法

本法用于血虚发热。劳倦过度,内伤脾胃,气血生化乏源,阴血亦亏,且"脾胃既虚,不能升浮,为阴火伤其生发之气,营血大亏",阳气阴血不能依附,故见发热。故立当归补血汤,气虚得补,血虚得充,则虚热可除。从广义上说,本法亦属于甘温除热的范围。

(五)泻血退热法

本法用于瘀血发热。由于内伤诸因,导致升降失常,气火失调,气机逆乱,热瘀于血分,故可致瘀血发热,其证"发热昼少而夜多",李氏立泻血汤,以蒲黄、桃仁、丹参活血化瘀,地黄、当归养血和营,少佐柴胡、羌活以散其热,则血瘀得消,热得以泻,发热可退。

(六) 健脾除湿法

本法用于脾虚湿困发热。"湿能助火,火旺,郁而不通,主大热",其症"头闷,劳动则微痛,不喜饮食,四肢怠惰,燥热短气,口不知味,肠鸣,大便微溏,黄色,身体昏闷,口干不喜食冷",治用益胃汤以健脾升清,除湿降火。另饮酒过多,易"伤元气",故亦致发热,亦属本法范畴。

(七) 滋阴退热法

本法用于阴虚发热。素阴虚,或热病经久不愈,致阴液亏损,不能制火,"阴虚则内热",从而引起发热。李氏治用六味地黄丸。肾水虚心火盛者,用三才封髓丹以"降心火,益肾水"。如属阴虚火盛之发热,兼见盗汗者,则用当归六黄汤以滋阴泻火。属气阴两虚之发热,遇夜则甚者,用退热汤;气阴两虚,症见虚热能食而渴者,宜白虎加人参汤。

(八) 清热泻火法

本法用于脏腑实火发热,属肺热者,轻者泻白散,重者凉膈散、白虎汤、地骨皮散;心热者,宜黄连泻心汤、导赤散、朱砂安神丸、清凉饮子;脾热者,宜泻黄散;肝热者,宜泻青丸、柴胡饮子;属肾热者,宜滋肾丸;属三焦者,宜三黄丸;属胃热者,宜清胃散等。

(九) 消食化痰法

本法用于食积或痰饮郁久化热所致之发热者。凡饮食不节,过食生冷,或"食膏粱之物过多,"积之日久,可致"烦热满闷";痰饮为患,亦发为寒热。治宜消积化滞,去饮化痰。李氏不仅强调治疗伤食要分辨所伤之物的寒热性质,而且指出:"伤饮伤食,其治不同,"示人伤饮伤食,病因不同,治法亦异;同为伤食,轻重有别,治法亦殊。

(十) 温阳散寒法

本法用于阴寒内盛,虚阳外(上)越之发热。其症上热如火,下寒如冰,头痛阵作,目中流火,视物䀮䀮,耳鸣耳聋,头并口鼻,或恶风寒,……少气不足以息等肾中有寒,元气不足之证,用神圣复气汤,以温阳散寒、益气养血、升清退热。

(本文发表于《中医药研究杂志》,1985 年第 2 期)

第七节 中医病因学说应当研究的新课题

人类生活于自然界之中,其生理病理无不受自然环境的影响,"天人相应"正是古人对这种认识的高度概括。《内经》云;"故治不法天之纪,不用地之理,则灾害至矣。"可见中医学历来重视自然环境对人体的影响。随着时代的变迁,出现了日趋严重的环境污染,形成了新的致病因素,使广大人民的健康和生命受到严重威胁。这种新的致病因素有其特点和规律,中医病因学说应重视对环境污染致病因素的研究,才能使中医学术水平不断发展提高,更有效地防治疾病,为人民造福。

一、环境污染是一种新的致病因素

什么是环境污染？一般认为：由于人为的因素，环境的构成或状态发生了变化，与原来的情况相比，环境素质恶化，扰乱和破坏了生态系统和人们的正常生活条件，就叫做“环境污染”。具体来讲，环境污染是指：有害物质对大气、水质、土壤和动植物的污染，并达到了致害的程度，生物界的生态系统遭到不适当的扰乱和破坏……[1]。随着现代工业的发展，自然环境出现了各种严重的污染，如大气污染、水质污染、废渣污染、农药污染、酸雨污染、土壤和动植物的污染、噪声污染等。我国的环境污染已经相当严重，是世界上污染物排放量最多的国家之一。1982 年全国废气中污染物排放总量为 4100 万吨，废水排放量为 310 亿吨。据统计，全国大江河的干流有 12.7% 受到了污染，支流有 55% 受到了污染。工矿废渣和城市生活垃圾的堆弃在环境中占去了大量的土地，对土壤、水体和大气造成了严重的污染危害。同时我国的自然环境也受到了比较严重的破坏，由于森林资源的破坏，造成了许多地区气候异常，生态平衡失调，自然灾害频繁；由于植被的破坏，加剧了水土流失，致使我国现在水土流失面积达到 150 万 km^2，是世界上流失量最大的国家之一。随着人口的激增，人类活动对气候的影响正在加剧。应该看到，我国环境污染对人体健康已经造成了一定的危害，就以大气和水污染为例，大气污染导致呼吸道疾病发病率的增长，在我国部分地区的呼吸道疾病（肺结核、肺炎、鼻咽黏膜疾患）发病率和死亡率比大气污染较轻的地区高 50% 左右。上海、温州等城市不到 10 年，肺癌死亡率上升了 50% 以上。水污染地区消化系统癌症发病率和死亡率明显上升[2]。可以说，环境污染已经成为新的致病因素，严重地威胁着人民的健康，而这恰恰是古代医家在当时的社会条件下所未遇到的课题。

面对这种严重的现实情况，除了国家制定环境保护法进行综合治理外，作为医学科学的一门——中医学，应该对此有所认识，并在自身传统理论的基础上对新的致病因素的特点、性质、规律及治疗有新的认识，逐步深化，进一步充实和完善自身的病因学说。

二、环境污染致病因素的内容与特点

环境污染致病因素的内容相当广泛。大气污染对人类环境威胁较大的主要是煤粉尘、二氧化硫、一氧化碳、二氧化碳、碳化氢、硫化氢和氨等，其污染可引起或加重呼吸道疾病，如支气管炎、支气管哮喘，肺气肿、肺癌等。近年随着工业的发展，不少有毒重金属混入大气，如铅、镉、铬、锌、钛、锰、钒、钡、砷、汞等。这些重金属都有可能引起人体慢性中毒，引起心脏病、动脉硬化、高血压、中枢神经系统疾病，慢性肾炎、癌症等[1]。水源污染除含有众多有毒化学品如铅、镉、汞、砷、氰化物等可致人体中毒外，尚有多种有机化学品，这些毒品进入食物链而富集于生物有机体内，如长期过量摄入，会引起急性或慢性中毒，对人体健康造成急性的或潜在的威胁，可致胎儿畸形、发育不全、早产、死胎、癫痫、肝病、血液病、溃疡病、肠出血、癌症等，有的甚至可遗传后代[2]。同时，污水中所含致病微生物、病毒等，可造成传染病的蔓延。噪声污染，可致头晕、失眠、心慌、记忆力减退等症状以及心血管、耳鼻喉疾病等[1]。此外，由于自然环境的破坏，生态平衡的失调，以及人类活动、大气污染等均可造成气候的反常变化，而使人致病。由此可见，环境污染致病因素所造成的疾病是多方面的，既可侵害人体脏腑、经络、筋骨、肌肤，又可伤及人体阴阳、气血、津液；既有外感病证，又有内伤病证；关系到内、外、儿、妇等各科及各个系统。中医临床工作中，如能把环境污染致病因素考虑进去，在治疗时能有的放矢，则对于提高临床疗效无疑会有好处。

应该看到，环境污染致病因素是极其复杂的，它既可作为外因侵犯人体，又可在侵入人体后造成人体内部阴阳偏颇、正气虚衰等致病条件。一般情况，环境污染致病因素对人体的损害是缓慢的，甚至是潜移默化的。虽然一般不会突然致病，但它污染了正常水、气来源，人体吸取这些有害毒物进入体内，日久累积中毒，如汞、镉、铬、铅等重金属化合物的污染，要经过较长的时间积累才显示出症状，它们常常通过食物链的逐渐富集，最后才进入人体[1]。它们不仅能直接侵害机体而致病，同时可使机体发生阴阳偏盛偏衰、脏腑气血功能紊乱、人体抗病能力减低等，造成了致病的内因条件，一旦外邪再侵犯人体，则其病缠绵，顽固难愈。

环境污染较重的地区（城市为多），一般人群发病率比未受污染地区高，而且发病后治疗效果亦较差。临床医师都有这样的体会，同样的疾病，农村患者治疗效果往往要比城市患者好，而且快，虽然原因是多方面的，但足以说明受污染地区一般人群抗病能力较差。

一旦环境污染剧烈，人体摄入大量有毒物质，则可发生急性中毒现象。同时，环境污染使大气、水质以及气候发生变化，造成了一些特定条件，使人们容易罹患某些特殊的疾病，如癌症等。

总之，环境污染是作为外因影响人体的。但在某些情况下，它可导致机体内部阴阳、气血、脏腑功能失去平衡，造成致病的内因条件。故环境污染对人体的危害是极其严重的，不可不引起重视。

三、从中医病因学角度研究环境污染致病因素

中医历来重视改造和适应自然环境，早在《内经》时期，就提出了“虚邪贼风，避之有时”，“避其毒气”的预防思想。历代医家在长期临床实践中已观察到了环境污染的致病因素，如在《王氏医存》中介绍了“水土性烈者，偏生异病”，“姑苏阊门水垢甚”，“大梁水斥卤”等；《温疫论》中也提到“地之土石有雄、硫、硇、信”等。100 多年前，清代王孟英在《霍乱论》就认识到霍乱的形成多由饮水污浊所致。前人总结出了不少防治毒物污染的有效措施，如《本草纲目》中记载了治疗“金石毒”、“砒石毒”、“水银毒”、“轻粉毒”、“锡毒”、“铁毒”、“硫黄毒”，“雄黄毒”、“丹砂毒”及“草木毒”、“果菜毒”、“虫鱼毒”、“禽兽毒”等的众多药物。其中仅治“砒石毒”的药物就列有 26 味。这些不仅说明前人对环境污染致病因素已有初步认识，而且无疑为我们今后防治这类疾病提供了不少可靠依据。

中医学一贯主张“辨证求因”、“审因论治”，即通过分析疾病的症状、体征来推求病因，从而为治疗用药提供依据。环境污染致病因素作用于人体，必然会引起机体病理变化，出现一系列临床表现。“有诸内而必形诸外”，这就需要我们认真观察各种环境污染致病的临床证候，进行归纳、总结，得出规律。也就是说，用中医的理论和辨证的方法去探求、摸索这类疾病的发病规律，综合、归纳其证候特点，为临床提供治疗用药的依据。对一些慢性积蓄中毒患者，在其发病之前，如能运用中医辨证手段，发现一些特殊的证象，而做出早期诊断，并以中药给予必要的预防性治疗，无疑是一较大的贡献。众所周知，中药既可协调平衡机体功能活动达到扶正目的，又能祛邪外出达到解毒目的，且其不良反应小，均为其独特的优点。可以预言，中医药对这类疾病的治疗前景是十分广阔的。

我们认为,传统的“六淫”、“疫疠”及“毒”的概念,是可以对环境污染致病因素加以综合和概括的。“尽管还不十分细致,但却是一个较为正确的途径[3]。”而进一步使之深化、升华,则是我们今天所应该做的。至于各种毒物所致病证的发病规律、传变途径以及辨治方法等,均值得今后系统深入的研究。除了运用传统的中医辨证论治治疗之外,亦有可能发现新的治疗方法、新的药效,以及专方专药的发掘与发现。

事实上,近年来各地对于环境污染致病因素(如农药中毒等)所致病证运用中医药治疗而取效的验案报道并不少见,说明人们已经或正在运用中医药理论及经验对这类病证进行有效地防治。也说明中医中药在治疗这类病证方面是大有潜力可挖的。

(本文发表于《山西中医》,1990 年第 5 期)

参考文献

[1] 中国科学技术情报研究所. 国外公害概况. 北京:人民出版社,1975
[2] 曲格平. 中国环境问题及对策. 北京:中国环境科学出版社,1984
[3] 北京中医学院. 中医学基础. 上海:上海科学技术出版社,1978

第八节　胃衰老的中医防治思路

衰老是机体随年龄的增长,出现脏腑功能衰退,气血阴阳失调,发生全身性、多系统、循序渐进的功能衰退。脏器衰老是衰老的必然过程,其中胃衰老占有重要地位。早在《内经》中即有“阳明脉衰,面始焦,发始堕”的记载,说明胃衰老是导致衰老的重要原因。

近年来的研究表明,随着年龄的增长,胃黏膜形态的变化以及由此引起的胃液分泌的改变都将大大影响老年人的胃消化功能,同时也可能是胃发生病理性改变的基础。从老化胃黏膜结构的变化来看,以往认为胃黏膜萎缩的发生率增加时,胃黏膜处于增生低下状态,但新近的研究结果却表明老化的胃黏膜增生更为活跃。目前认为固有层胶原组织的增生是老年胃黏膜变化的基本病理改变。虽然老化的胃黏膜处于增生活跃状态,但其对损伤的抵抗与修复却处于劣势,很多研究表明,同样的损伤后,老化胃黏膜的修复远远落后于非老化者。从老化胃黏膜分泌功能的变化来看,健康老年人的胃酸分泌并不减少,而胃黏膜衰老的老年人胃酸分泌减少,由于幽门螺杆菌(HP)感染导致促胃液素增加又可导致老年人胃酸分泌增加。此外,也有人发现健康老年人胃和十二指肠黏膜前列腺素(PGE_2)含量比青年人明显降低,黏液分泌和黏液细胞均减少。以上可能是老年胃溃疡发病率增加的主要原因。从老年人胃排空的变化来看,衰老可以影响胃的调节机制,但对胃的排空结果很不一致,多数认为衰老可引起胃平滑肌胆碱能受体减少,斜行肌层的变化使胃底收缩减弱,老年人胃适宜的舒张遭到破坏,从而导致胃排空减慢[1]。总之,随着年龄的增加,胃黏膜逐渐萎缩,胃蠕动功能减弱,胃腺体萎缩,分泌减少,食物停滞时间延长,从而临床易出现诸多病症。

中医历来重视脾胃与衰老的关系,《内经》中“水谷皆入于胃,五脏六腑皆禀气于胃”的理论,对后世有着极大启发。脾胃学说的创始人李东垣强调脾胃虚衰是衰老的重要原因,指出“脾胃既损,是真气、元气败坏,促人之寿”(《兰室秘藏》);“凡有此病(脾胃)者,……已损天年”,“调理脾胃,老年当先”(《脾胃论》)。此后,李中梓指出“后天之本在脾”,张景岳认为“养生家必当以脾胃为先,……善养脾胃之道,所以便能致寿。”胃气衰弱,后天失养,精气不足,既可使全身各脏器失于供养,又可使气血生化乏源,且气虚行血无力又可致瘀;胃气失于通降,受纳无权,又可致痰湿阻滞,终致精、气、血亏虚,痰瘀阻滞,从而加速衰老过程。因此,胃衰老常是衰老的先导,是导致全身衰老的重要原因,而通过调理脾胃延缓胃之衰老对防治衰老具有非常重要的意义。

如何防治胃衰老是抗老防衰的一个重大课题。我们认为应从以下几方面加以思考。

一、重视未病先防

1. 科学的饮食习惯

《素问·痹论》曰:“饮食自倍,肠胃乃伤”,老年人胃的功能减退,故饮食宜富有营养且易于消化,使每日由膳食提供的热量和机体每日的总耗能量保持平衡。应荤素杂食,多吃易消化的高蛋白膳食,避免脂肪摄食过多致热量过剩引起肥胖,并多吃蔬菜、水果,以保证足够的维生素供应。尤忌饮食失节,饮食偏嗜。

2. 保持乐观的情绪

要保持乐观稳定的情绪,以积极的态度待人处世,避免激烈的情绪波动和过重的心理负荷,学会情绪调节,提高心理健康水平。避免肝气郁结横逆,克犯脾土。

3. 良好的生活习惯

良好的生活习惯,包括合理休息、充足睡眠、控制嗜好等方面,特别是力戒吸烟,控制饮酒,合理喝茶,坚持适宜的体育锻炼。

二、积极防治胃病

影响人类寿命的个体因素中,以疾病为最重要。消化系统疾病虽不属于老年病,但有不少疾病在老年人中的发生率比青年人高,如胃食管反流性疾病、慢性萎缩性胃炎、溃疡病、胃癌等。而且由于机体衰老,消化器官在解剖学和生理学上都发生了一系列变化,使得老年人器官功能减退,储备能力下降。因此,与青年人相比,老年人消化系统疾病具有症状不典型、病程长、恢复慢、并发症多、死亡率高等特点,这就使药物治疗变得困难而复杂。

中医对消化系统疾病方面的治疗积累了丰富的经验,在胃衰老性疾病的防治方面亦有不少探索。我们以为对胃衰老性疾病的防治,应注意把握以下几方面。

1. 注意明确病机特点

老年人由于脏器衰老,胃之受纳腐熟通降功能减退,再加上饮食不节,劳倦内伤,情志失调,损伤脾胃,以致加重了胃衰老的程度,并在此基础上出现了各种胃衰老性疾病。总的来说,这类疾病病机复杂,基本病机多属脾胃虚弱(气虚或阴虚),脾运不及,胃失腐熟受纳之功,并在虚的基础上形成气滞、食积、痰湿、瘀血等病理变化,从而出现虚实兼夹的证候。因此,胃衰老性疾病的发生虽有不同的病因,但与青年人相比较,其发病机制又有自身的特点,即易虚易实、虚实兼夹、本虚标实。本虚多为脾胃气虚、脾胃虚寒或脾胃阴虚,标实多为气滞、食积、痰湿、瘀血为患。明确这些病机特点,对胃衰老性疾病的防治具有重要指导意义。

2. 把握病机转化规律

任何疾病的病机都是处于不断变化的过程之中，胃衰老性疾病也是如此，然而这种病机转化又有其规律可循。归纳起来，有以下几方面：一是虚实转化。尽管胃衰老性疾病多表现为虚实相兼，本虚标实，但在不同的病变阶段，又有偏实偏虚的不同。初期多以实证为主，随着病情发展，脾胃之气受损，出现虚实夹杂的病理变化，最终由于气血生化乏源，脾胃之气衰惫，阴阳耗损，而由实转虚。在气虚的基础上又容易导致饮食停滞、痰湿阻滞、瘀血内停等实的证候，即因虚致实。二是由气及血。老年人胃病日久，多可由气虚、气滞或痰阻，致血行不畅，出现血分瘀阻之象，但单纯血瘀者较少，往往是在气血阴阳亏虚的基础上兼见瘀血病机。如老年性慢性萎缩性胃炎、胃癌前病变均可不同程度地出现瘀血征象。三是寒热转化。胃本多血多气之腑，当人进入衰老阶段，胃之气血皆少，从而变得较为“娇嫩”，不仅不耐寒热，而且寒热病机转化比较明显，寒邪郁久可以化热，由寒证转化为热证；热证过用寒凉，也可转为寒证；而在临床上又常可见到寒热错杂之候。此外，气郁、痰湿、瘀血等病理产物又多可化热，化热后进一步发展又可伤阴。四是波及他脏。从中医整体观念出发，胃衰老的本腑衰老不是单一的，脾胃为后天之本，气血生化之源，灌溉五脏六腑，“胃虚则脏腑经络皆无以受气而俱病”（《脾胃论》），胃发生病变，常可波及他脏他腑，如脾、肝、肾、大小肠、胆等。

三、胃衰老性疾病的中医治疗用药注意事项

由于老年人反应迟钝，患病后缺乏典型症状和体征，这就给诊断带来困难，如诊断不明，则难以对症下药。胃衰老性疾病也是如此，对此类疾病应尽量明确西医诊断，并在此基础上进行中医辨证施治。

由于胃衰老性疾病多属虚实夹杂之证，故在治疗时要注意虚实兼顾。在分清以虚为主或以实为主的基础上，进一步明确气血阴阳之虚以何者为主，气郁、痰湿、瘀血、积滞之实以何者为要，辨明证候的主要矛盾和矛盾的主要方面，对证用药，虚实并用，分清主次。

尽管虚是胃衰老性疾病的主要病机，补虚是治疗此类疾病的重要方面，但祛邪亦不可忽视。在某些情况下，邪实已成为矛盾的主要方面，所以恰当地运用祛邪法，诸如清化湿热、化痰蠲饮、消食导滞、行气降气、活血化瘀等，亦为治疗此类病证的重要一环。特别是有时应根据复合病机的需要，以上诸祛邪法，又当相互配合运用。

治疗过程中要时时注意保护胃气。由于老年人机体代谢、更新、再生修复能力低下，疾病转归和恢复较慢，因此相对来说病程较长，用药时间也长。如消化性溃疡，同样的治疗条件下老年组比青年组治愈时间要长1倍。在这种情况下，应用中医药治疗此类疾病时，要重视调理脾胃，逐步恢复脾胃功能。脾胃功能的恢复，不仅有利于胃腑疾病的恢复，而且有利于其他脏器功能的恢复。同时，在治疗用药过程中，要常注意保护胃气，如清热化湿要注意防止苦寒太过而伤脾败胃；疏理气机也不宜久用破气耗气之品；消食导滞、化痰蠲饮不宜攻伐太过；活血通瘀不宜过用破血散血，以免耗伤气血。即使运用补益，亦不可过于滋腻，以免滞其胃气。

把握好整体调节与局部调节的关系。人是一个有机的整体，由于脏腑相关，胃衰老可以加重其他脏器的衰老，其他脏器的衰老也可影响到胃。防治胃衰老可以延缓整体衰老，调节整体功能或其他脏器功能也可对胃衰老的防治起到积极作用。因此，在具体施方用药时，既要着眼于胃的局部用药，又要善于进行全身性调理，即通过各种直接或间接的治疗方法，对胃之衰老

进行有效地防治。

（本文发表于《中医杂志》,2003 年第 9 期）

参考文献

[1] 张洪泉,余文新. 中华抗衰老医药学. 北京:科学出版社,2000

第九节　中医药对胃癌前期病变基因缺失及点突变的调节作用与辨治思路

胃癌是我国最常见的恶性肿瘤,每年死于此病者超过 16 万人,约占全部肿瘤死亡的 1/5。胃黏膜发生癌肿不是由正常细胞“一跃”而变成癌细胞,而是一个由量变到质变的多步骤癌变的过程,即慢性胃炎→胃黏膜萎缩肠化→异型增生→胃癌。这一模式过程已为国外多数学者所赞同。胃癌发生的早期阶段,胃黏膜组织常可呈现不同于正常细胞的形态学、免疫学、组织化学和代谢等改变,这些局灶性损伤被认为是癌前病变,包括不同程度和分级的肠化和非典型增生,这些病变具有癌变的倾向。癌前病变是一个非特异性过程,具有细胞退化及增殖长期共存的特点,虽然其细胞的代谢,特别是核酸的代谢、DNA 的损伤及修复会出现欠缺,甚至出现某些基因的活化,但这些都是可逆的过程。根据内镜随访研究的文献报告,轻度异型增生的癌变率为 2.53%,中度为 4% ~8%,重度为 10% ~83%。目前胃黏膜异型增生已被公认为是胃癌的癌前病变,多数学者认为含大量硫酸黏液的不完全型肠化(亦称Ⅲ型、Ⅱb 型,或结肠型)与胃癌关系密切,文献报告肠化随访的 1 ~10 年的癌变率为 1.9%,从初步随访结果来看,Ⅲ型肠化确系有较高潜在癌变危险性的类型。若能及早识别和治疗这些病变,不失为防治胃癌的有效途径。

随着研究工作的深入,已经从注重研究分析癌细胞本身的特性,开始更注重对正常细胞演变为癌细胞过程的研究。近年来北京市肿瘤研究所分子肿瘤学课题组以肠型胃癌癌变机制为主攻方向,系统研究了肠型胃癌发生发展过程中基因变异的规律,确定胃癌癌变过程中有多种基因和抗癌基因发生结构和表达异常。其中 *p53*(抗癌基因)不仅在肿瘤细胞中有高频率突变及缺失,而且在肠化和异型增生中也可检测到。众多研究表明,*p53* 基因在细胞增殖调控过程中起重要作用,*p53* 基因的缺失和突变可引起细胞的恶性增殖导致肿瘤的发生。因此 *p53* 基因的变异与多种人类肿瘤的发生发展有密切关系,对胃癌的研究也进一步证明了这一点。同时,在单纯性肠化和异型增生病例中也发现 *p53* 基因的点突变,*p53* 基因变异会发生在癌变的早期。因此,对有 *p53* 基因变异的胃黏膜病变进行监测,可成为胃癌预防和早期诊断的有效手段。

1994 年加拿大 Schipper 对经典肿瘤模式提出了新认识:癌是一个发展过程而不是形态学实体,个体癌瘤形成了机体内的单个细胞,其细胞结构大都正常,恶变特征是由于少数基因和环境变化的结果,癌变过程特点是调控失常,而不是充分的自主性,并且这种癌变过程有潜在逆转的可能。杀伤癌细胞可损害机体的正常反应性,破坏机体内环境平衡,致使本已失衡的机体调控作用愈加恶化。在这种新模式原则思路指导下,提出了有关新模式的三项推论:①机体的反应性对癌症治疗最为重要,由它来决定宿主的最后命运;②癌的自然生长的速度是可变的;③有效的治疗并不只是肿瘤的完全消退。

以上论述表明肿瘤的生长转移过程必须和宿主之间有充分地相互作用。这种完整的调控通路的存在,同样也能为宿主对肿瘤控制功能的重新建立提供条件。中医认为,肿瘤是全身疾病的局部反应,在治疗上最突出的特点是通过调整患者的机体状况,全面调节身体内环境的平衡,调动内在抗病力而达到治疗目的。新模式认为机体的反应性对癌症治疗最为重要,对癌症的治疗应通过调整机体对它们的控制,而不是必须(也不可能)把所有的癌细胞杀绝。这种认识与中医的观点颇有相似之处。

基于上述认识,中医药对胃癌前病变的治疗,也可通过多途径、多层次的综合调节作用,阻断、迂回或再调节那些信号传递线路出现偏差的物质,调整脏腑及全身的功能活动,来促使胃黏膜的癌前病变逆转。目前,西医对本病尚缺乏疗效确切、不良反应小的药物,中医药通过增强胃黏膜屏障、调节胃肠运动、阻止胆汁反流、抗 HP 感染、调节免疫功能等综合作用,可能促使萎缩腺体恢复正常,异型增生和肠化消退,这一点已为目前大量临床实践所证实。近 10 年来,我们临床运用中医药治疗了部分胃癌前病变患者,从初步临床观察来看,不少患者在治疗后不仅可使临床症状得以改善、消失,同时可使肠化或非典型增生的程度得以减轻,甚至消失。由此引申到采用中医药对胃癌前病变 *p53* 基因缺失及点突变进行调节治疗作用,无疑对胃癌的防治有重要现实意义。

中医药治疗本病应注意整体观念及辨证论治。从整体出发,通过调整脏腑及全身的功能活动,来促进癌前病变的逆转,根据病机及证型的不同,施以不同的治疗方法,既可促使临床症状得到明显改善,又可在不同程度上使肠化或异型增生减弱或消退。

本病病位在胃,但与肝脾关系甚为密切。病机特点属本虚标实,寒热错杂。本虚为脾胃气虚或脾胃阴虚,标实多为气滞、血瘀、湿热(浊)为患。其在病机上又每可出现转化,而形成多种复合病机。对本病的治法,大体可归纳为以下诸法。

(1) 益气健脾,活血解毒法。主要用于脾胃气虚,又兼血分瘀阻证,常用药如黄芪、白术、茯苓、陈皮、丹参、莪术、三七参、白及、白花蛇舌草、甘草等。

(2) 益气养阴,活血解毒法。主要用于脾胃阴虚,又兼血分瘀阻证。常用药如太子参、百合、麦冬、石斛、川楝子、生地、白芍、丹参、莪术、三七参、白花蛇舌草、白及、甘草等。

(3) 疏肝和胃,化瘀解毒法。主要用于胃癌前病变之属气滞血瘀证。常用药如柴胡、赤白芍、枳实、青陈皮、丹参、郁金、莪术、三七参、白及、白花蛇舌草、黄连、五灵脂、苏梗、甘草等。

(4) 清化湿热,化瘀解毒法。主要用于胃癌前病变之属湿热蕴结,血分瘀阻证。常用药如陈皮、半夏、茯苓、枳实、竹茹、黄连、浙贝母、瓜蒌、薏苡仁、白蔻仁、丹参、莪术、白花蛇舌草、甘草等。

由于本病病程较长,在病机上常可发生许多转化。一是由气虚导致血瘀,或由气及血而由气滞发展为瘀血。故临床上多数胃癌前病变均可不同程度地出现瘀血证象。二是脾胃虚弱,不能运化水湿,聚而成湿;湿浊又可化热,变生湿热。故临床多见胃癌前病变患者常伴有湿热证象。三是湿热或热邪日久,每可耗伤阴液,而出现气阴两虚证象。本病治疗用药,宜虚实兼顾。通过益气健脾或益气养阴,调整胃泌素的分泌功能,调节胃蛋白酶的活力,提高机体免疫功能,改善机体抗病能力。通过运用活血化瘀药改善微循环,增加血流量,使局部缺血缺氧得到改善,有利于炎症的吸收,萎缩腺体的恢复,肠化和异型增生的消退。通过运用理气消痞之品,促进胃运动功能,以冀改善临床症状。此外,配合运用清热解毒之品,不仅对幽门螺杆菌有抑制或杀灭作用,而且部分药物有不同程度的抗癌作用。

中医药对胃癌前期病变的疗效已为临床所肯定,那么反过来也证实了中医药对胃癌前期病变的基因缺失及点突变具有调节作用。至于其作用机制及规律,以及探索总结有效方剂,则是今后研究的重要课题。

(白震宁、王海萍整理;发表于《山西中医》,2000 年第 6 期)

第十节　应重视小肠病机及其证候规范化研究

历来人们对脾胃病机论之甚详,而对大小肠病机,特别是小肠病机则较为忽略,因此,对小肠病机理论及其证候规范化进行深入研究,不仅是临床的需要,而且对发展中医病机学说和证候学说具有重要意义。

一、小肠病机特点概述

1. 气机郁滞

六腑以通为用,小肠属腑,故亦以通为顺。各种内外因作用于小肠,均可导致小肠气机阻滞。如风寒湿热等外邪侵犯小肠,或实热、痰饮、宿食、湿浊、瘀血、虫积等病理产物阻滞肠道,皆可阻塞肠道气机。同时,小肠虚寒,化物失常,可致郁滞中生;或寒湿内生,郁而化热;或外邪乘虚而入,内外合邪,腑气不通,均可导致小肠气机阻滞而出现多种病证。此外,热邪耗伤肠道津液,或久病气血亏虚,阴阳失滋,肠道失于濡润,涩而不行,其功能不能正常发挥,亦可兼见小肠气机失畅之候。

2. 痰湿阻滞

痰饮水湿作为一类重要病理产物,其生成与肺脾肾三脏功能失调有关,其中以脾胃功能失调占主导地位。而小肠功能障碍,或肠运无力亦为湿浊饮邪内生的重要原因。通常所说的湿困脾土证,实际有相当部分与小肠有关。痰阻小肠可见腹胀,大便或溏或秘或不爽。饮留于肠可见水走肠间、沥沥有声,腹满、便秘、苔腻等症。无论外湿内湿,皆可导致小肠为病,湿热或寒湿郁阻于小肠,可致腹痛、腹胀、肠鸣、泄泻等。

3. 寒热失调

小肠之热,多由风寒暑湿燥邪入于小肠而化热,邪热郁于小肠,气机失于通降,可致腹泻、便秘、邪热灼伤血络,迫血妄行,可致便血。《如素问·举痛论》所言:“热气留于小肠,肠中痛,瘅热焦竭,则坚干不得出,故痛而闭不通矣。”寒邪可直中小肠,形成小肠实寒证,又可因中阳虚而寒从内生,出现小肠虚寒证,其化物、分清泌浊功能发生障碍,水谷不得聚集、变化、吸收,而出现肠鸣、泄泻、腹痛等症。小肠之寒热可相互转化,或寒热夹杂为患。寒热错杂,互相搏结,影响肠道气血运行,而出现腹胀、肠鸣等症。

4. 出血瘀血

便血是小肠血证的主要表现。引起出血的病机有虚实寒热诸端,如小肠积热,或湿热,灼伤肠络;或脾肠虚寒,血失统摄,或小肠虚寒,血行不畅;或瘀血阻滞肠道,血不归经,均可导致便血发生。然而小肠出血,属于远血范畴,湿热与寒湿均可导致。

小肠瘀血,多由小肠气机郁滞,日久波及血分所致;亦可由热邪灼伤阴血,血受熏灼而成。

同时,脾虚不摄,血不归经而外溢,离经之血不得消散;或寒凝小肠,脉络拘急,血流不畅;或小肠津亏,阴虚生热,热邪煎熬津液,血质稠黏,难以流通;或痰浊阻滞小肠,气机失于宣通,阻于血络,皆可致血滞成瘀。小肠瘀血为小肠病久,在气血阴阳亏虚的基础上兼见者居多,且小肠出血,离经之血瘀滞,也可形成瘀血。瘀血形成,又可使出血不止。出血日久,或出血过多,又可导致气血俱虚。

5. 升降失司

小肠气机以通降为顺,如其气机不得通降,则可致小肠气机阻滞。然而小肠之气主降,是相对而言。确切地说,应是降中有升,其气不降为病,降之太过亦为病。其"升"是为了保证"降"的功能正常发挥,使之不致降之太过。小肠之气通降,固不为病,若只降不升,胃所受纳、小肠所受盛的食物、水谷精气,须臾即下,怎么能在一定时间内完成消化、磨运、吸收?所以说小肠之气虽主降,而降中有升。小肠之气的这种"升"的功能与脾气密切相关,可以说它辅佐脾气而完成脾的升清作用。倘若没有小肠的降中有升,则脾气之升就体现不到小肠这一具体脏器上,也就不能完成其升清作用。可以说脾气是从总体来统帅、把握、控制、协调的,而小肠的降中有升,是从本腑的角度来配合脾气之升的。

小肠失于通降不能受盛、分清泌浊,则可导致宿食、痰饮、水湿、积热等病理产物形成并堆积,而出现腹胀、腹痛、肠鸣、泄泻等病证。小肠之气降之太过,水谷不得运化、吸收,可致泄泻、大便完谷不化,久之不仅可致脾气衰惫,不升下陷,气血双亏,甚至可致脾肾两虚,全身衰竭。

6. 阴阳失调

从阴阳学说的观点来看,任何脏腑皆有阴阳,小肠亦有阴虚阳虚。小肠虚寒为常见病机,虚寒皆为阳气虚所致,故小肠虚寒证即小肠阳气虚所致。小肠既有阳气,则必有阴液存在,既有阳气虚,则必有阴分虚。但习惯上人们一般不提小肠阴虚,而以小肠津亏或小肠液枯涸来述其阴虚病机。小肠阳虚(虚寒)多由脾肾阳虚,失于温煦;或过投苦寒,或寒邪直中小肠所致。小肠阴虚(津亏液涸)多由脾胃阴虚,不能下及,脾既不能为胃行其津液,则也不能为小肠行其津液。同时小肠有燥热或积热、湿热或痰热蕴积,均可耗伤其阴液,出现大便干结等症。李东垣云:"大肠主津,小肠主液,大肠受胃之营气,乃能行津液于上焦,灌溉皮毛,充实腠理。若饮食不节,胃气不及,大肠小肠无所禀受,故津液涸竭焉"(《脾胃论》),明确指出了小肠津液亏竭的病理变化,而且其形成与胃气、营气不足密切相关。

二、小肠证候规范化的研究思路

基于上述对小肠病机特点的认识,不难看出,小肠病机是非常复杂的,其证候也是多种多样的,应该广泛收集资料,结合临床,特别是借用现代医学流行病学的研究方法,深入开展对小肠证候的研究,使小肠证候系统化规范化,以适应临床辨证论治的需要。我们在系统深入研究的基础上初步提出小肠的 8 种证型。

1. 小肠实热

脐腹胀满,灼热疼痛,甚或拒按,或有恶心呕吐,心烦,口舌生疮,口渴,小便短赤,大便干结,或便血,舌红,苔黄厚,脉滑数。

2. 小肠湿热

脐腹胀满疼痛，痛则欲泻，下而不爽，大便黏稠臭秽，肠鸣，口苦，口干不欲饮水，恶心，呕吐，纳食不香，或伴肛门灼热，小便短赤，舌质红，苔黄腻而厚，脉濡数。

3. 小肠气滞

脐腹疼痛，胀满不适，胀痛随矢气而稍减，或脐腹部有气瘕攻动作痛，情志不舒时疼痛加重，舌苔薄白，脉弦。

4. 小肠瘀血

脐腹刺痛，痛有定处，痛无休止，夜间尤甚，或见腹中包块，腹胀，大便色黑，或见便血，肌肤甲错，舌质紫暗，或有瘀点瘀斑，脉细涩。

5. 饮留小肠

腹中肠鸣，沥沥有声，腹痛，呕吐清水痰涎，肢体沉重，纳差，头昏，乏力，舌淡、苔白滑，脉滑。

6. 寒热失调

脐腹疼痛，时而加重，胀满不适，喜暖喜按，喜食热食，口干苦，或口舌生疮，大便干结，或时干时溏，小便短赤，苔黄或黄白，脉弦数。

7. 小肠津亏

腹中隐痛，微感灼热，口干口渴，大便干涩难下，纳食不香，身体消瘦，肢体倦怠，舌红少津、苔少，脉细数。

8. 小肠虚寒

腹痛绵绵，时作时止，喜温喜按，腹部及四肢畏冷，面色无华，神疲乏力，纳差，便血色淡，肠鸣，大便溏薄，小便清长，舌淡，苔薄白，脉细弱。

（本文发表于《中医杂志》，2003 年第 5 期）

第十一节　试论小肠气化功能

气的新陈代谢运动变化及其伴随发生的物质转化和能量转化的过程称之为“气化”。人体的脏腑经络、周身组织，无不在不同的角度、范围与深度上参与了这类气化运动，包括人体内精微物质的消化、吸收、转输、敷布以及将其代谢产物排出体外的一系列代谢，故气化为生生之本。小肠气化在机体的生命活动中具有极其重要的地位，以往人们认为脾胃为后天之本，气化之根，用脾胃的生理功能来概括小肠的生理功能，而忽略了小肠的生理尤其是小肠的气化功能，从而导致了对小肠的生理、病理乃至疾病的认识不够深入。故深入探讨小肠的气化功能，无论对研究脏象学说，还是指导临床实践，均有重要意义。

一、小肠气化的运动形式

小肠作为六腑之一，其气化运动存在于生命过程的始终。其运动形式主要表现为主降，而降中有升。

(一) 小肠主降,与脾胃同为机体升降的枢纽

人体的生命活动无一不是脏腑升降出入运动的表现。在脏象学说中常以脾升胃降来概括整个消化系统的生理功能,即所谓“脾宜升则健,胃宜降则和”(《临证指南医案》)。胃主通降是指饮食物通过胃的腐熟后下行至小肠,通过小肠的进一步消化吸收,将食物残渣下输于大肠,最后排出体外。小肠作为六腑之一,传化物而不藏,以通为用,故小肠亦主降。若小肠不能通降,则胃气不降,大肠不能传导,糟粕难出。因此,小肠与脾胃互相配合,升清降浊,共同完成一系列消化吸收传输功能,同为机体升降之枢纽。

(二) 降中有升,小肠气化运动的基本规律

小肠主降,但降中有升。其原因一是饮食物在小肠的消化过程中有吸收水谷精微和津液的作用;二是小肠虽然主降,其气不降为病,而降之太过亦为病,其“升”是为了保证“降”的功能正常发挥,使之不致降之太过。小肠之气通降,固不为病,若只降不升,胃所受纳、小肠所受盛的食物须臾即下,则不能完成消化、磨运、吸收等诸多生理功能;三是小肠的“升”的功能与脾气密切相关,辅佐脾气完成脾的升清作用。倘若没有小肠的这种降中有升,则脾气之升就体现不到胃、大小肠这些具体脏器上,也就不能完成其升清作用。可以说,脾的“升”是从总体上来统帅、把握、控制、协调的,而小肠的“升”是从本腑的角度来配合脾气之升的。因此,小肠气机虽然主降,但降中有升是其气化运动的基本规律。

二、小肠气化的重要作用

小肠的气化运动存在于其主运化、别清浊、主津液、主通降等生理活动的全过程之中,可以说机体的消化系统的所有生理功能的完成,包括气血、津液等营养物质的生成与转化,都离不开小肠的气化功能。

(一) 化物出焉,与脾同主运化而各有侧重

小肠是一个相当长的管状器官,《灵枢·胃肠》已经明确记载了其解剖位置与形态。关于小肠的生理功能,《素问·灵兰秘典论》指出:“小肠者,受盛之官,化物出焉。”受盛,即接受,以器盛物之意。化物,即消化、化生、吸收之意。饮食物经过胃的初步消化之后,即进入小肠,在小肠的气化功能的作用之下,经过相当时间的停留,将之消化为可被人体利用的精微物质,并加以吸收。小肠的这种功能与脾主运化的功能有着非常相似之处。《中医基础理论》(六版教材)解释脾主运化说:“运,即转运输送;化,即消化吸收。脾主运化是指脾具有把水谷化为精微,将精微物质吸收转输至全身的生理功能。”可以看出,小肠与脾共同参与了饮食物消化吸收的全过程。《素问·六节脏象论》云:“脾、胃、大肠、小肠……,仓廪之本,营之居也,名曰器,能化糟粕,转味而入出者也”。这种“转味而入出”的生理功能的完成,离不开各自的气化功能。在这个过程中小肠和脾起了什么作用,其各自功能的重点是什么,概括如下。

中医传统上所说的“脾主运化”功能实际是一个非常复杂的过程,它既要有一定的物质基础与动力,也要有具体的实施脏器。就脏器而言,饮食物由胃进入小肠,通过进一步消化,将剩余的糟粕传于大肠而排出体外。可见机体运化过程中消化吸收的具体脏器及场所主要在胃、

小肠及大肠,小肠在其中起着更为重要的作用。就物质基础而言,精、气、血、津液等营养物质,既充养于脾、胃、大小肠,而又由脾、胃、小肠所化生的水谷精微转化而成,这些物质的生成、代谢、吸收、转化亦无不与小肠的气化功能密切相关。就动力而言,除了脾气在整个运化过程中起着非常重要的动力作用之外,小肠的气化功能也作为动力之一而起着重要作用。

《医学入门》指出:"脾与小肠相通",说明小肠与脾在生理功能方面相通,同主运化而各有侧重,小肠的重点在于"化",脾的重点在于"运";也就是说,小肠主要是侧重于对饮食物的具体消化、吸收;脾主要是帮助小肠进行消化吸收,并且将所化生的水谷精微运输到全身,即所谓"脾气散精"。《素问·六节藏象论》云:"五脏者,藏精气而不泄;六腑者,传化物而不藏。"饮食物消化、吸收、磨运,都属于传化物的功能;而水谷精微的输布与散精,则应属于藏精气的范畴。故前者应是小肠腑的主要功能,后者应是脾脏的主要功能。而小肠这种"主运化"功能的完成,主要靠小肠的气化运动。

(二) 泌别清浊,参与完成生"清"的全过程

清,指水谷精微;浊,指食物的糟粕;泌,即分泌;别,即分别。小肠的泌别清浊的功能是指在小肠气化功能的作用下,将小肠消化后的饮食物,分别为水谷精微和食物残渣两部分,并将水谷精微加以吸收,把食物残渣输送到大肠。脾气上升,将水谷精微向上转输至心、肺,再通过心、肺的作用化生气血,以营养周身,此即所谓"脾主升清"。《素问·经脉别论》云:"饮入于胃,游溢精气,上输于脾,脾气散精,上归于肺……。"也就是说,脾依靠散精功能将小肠所化之精微物质源源不断地上输于肺而灌注于四旁,并为小肠进行新的饮食物的消化吸收打下了良好基础。小肠的分清泌浊功能,为脾脏化生气血,升清降浊,营养机体,创造了先决的物质条件,二者在功能上既不能互相代替,又必须密切协同。可见,小肠的泌别清浊在前,脾的升清在后;"清"的产生场所在于小肠,"清"的转输动力在于脾;小肠生清是源,脾之升清是流。因此,小肠泌别清浊是脾在升清前的重要的前处理阶段,是饮食物消化吸收的重要环节。涂蔚生云:"小肠能以生脾亦能病脾,脾为小肠所生,亦能滋益小肠"(《推拿抉微·脏腑通治》)。可见小肠与脾的关系至关密切,其所谓的小肠"生脾",即是指出了小肠与脾的这种源流关系。

(三) 参与水液代谢,生成吸收输布调节津液

一般认为,津液的生成来源于脾胃的运化,这是一种非常笼统的说法。《灵枢·天年》云:"六府化谷,津液布扬,各如其常,故能长久",说明六腑具有生成与输布津液的功能。而在六腑之中,小肠起着非常重要的作用。《脾胃论》指出:"大肠主津,小肠主液,大肠小肠受胃之营气,乃能行津液于上焦,灌溉皮毛,充实腠理。"小肠主液,是指小肠通过泌别清浊而生成、吸收、输布及调节津液。一方面,由胃而来的饮食与水分进入小肠后,经过小肠的消化、磨运,使之转化为可由人体直接利用的津液;另一方面,小肠又能吸收大量的津液,并在脾气的动力作用下,输布于全身,而这些功能的完成都离不开小肠自身的气化功能。《灵枢·本脏》云:"六腑者,所以化水谷而行津液者也。"由此可见,脾之运化水液的功能与小肠的"主液"功能密切相关。通常所说的脾在人体水液代谢过程中具有推动和调节作用,实际上小肠的气化功能在水液的调节与输布过程中也起了至关重要的作用。

此外,小肠泌别清浊后,其浊者即水液代谢的产物在小肠气化功能作用下,渗入膀胱而成尿液。有人把这种功能称为"小肠主水道"。

三、小肠气化失常的病理变化

1. 气机郁滞，升降失司

各种内、外因作用于小肠，均可导致小肠气化功能失常而气机阻滞。张洁古云："阻滞也，谓肠胃隔绝，而传化失常"（《医学启源》）。这里所说的"肠"包括大小肠在内，指出了气机阻滞的结果是引起胃肠受纳、受盛、化物、传导功能失常而形成各种病证。如风寒湿热等外邪侵犯小肠，可阻塞肠道，气机失于通降；或情志抑郁，肝气郁滞，气不得上下，腑气不通，均可使小肠气化功能失常而出现腹痛、腹胀、肠鸣、呕吐、大便失调等症。小肠气机失于通降，则不能正常完成其受盛化物、分清泌浊等功能，从而导致宿食、痰饮、湿浊、积热、虫积、瘀血等病理产物的形成或堆积，而出现腹胀、腹痛、肠鸣、泄泻、便秘等病症。同时，小肠之气降之太过，水谷不得充分吸收，混杂而下，可致泄泻，大便完谷不化，甚至滑脱不禁。

2. 化物失常，诸症丛生

前已述及，小肠的化物实即与脾同主运化的功能。一旦由于某些病因，如饮食、情志、外邪侵袭、病后体虚或其他脏腑波及，均可使小肠气化功能失常，不得生"清"，消化吸收功能发生障碍，饮食物得不到充分的消化，水谷精微不能很好地吸收，从而出现腹胀、便溏或完谷不化、食欲缺乏等症；在此基础上其化生水谷精微等营养物质的功能进一步减退，继而出现面色萎黄、头晕目眩、消瘦乏力等气血亏虚证候，甚至导致脏腑经脉肌肤九窍失养或全身阴阳失衡的严重证候。

3. 清浊不分，混杂而下

当小肠气化功能减退时，泌别清浊的功能失职，一方面可以使"生清"的功能不能正常完成；另一方面可以出现清浊不分，混杂而下，大便异常，泄泻下利等症。

4. 津液不生，输布障碍

李东垣《脾胃论》指出："小肠主液……，若饮食不节，胃气不及，……小肠无所禀受，故津液涸竭焉。"指出由各种原因可导致小肠主液的功能失常，使小肠津亏液涸。小肠气化功能失常后，其泌别清浊功能发生障碍，一方面津液的生成不足，轻者可出现大便干结，重者进而可导致全身性津液亏虚，出现口干咽燥，目干鼻干，舌上少津，皮肤干燥，毛发焦枯等症；另一方面如肠运无力，小肠吸收、输布与调节津液的功能发生障碍，则可导致水液停留，进而形成痰饮水湿等病理产物。饮留小肠，可见水走肠间、沥沥有声、腹满、便秘、苔腻等症；湿阻小肠，可见腹痛、腹胀、肠鸣、泄泻等。

小　　结

小肠的气化运动是人体生命活动的重要组成部分，它存在于小肠主运化、别清浊、主津液等生理活动的全过程之中，降中有升是其运动的基本规律，一旦气化运动失常，则会发生一系列病理变化。深入研究小肠气化功能，必将对进一步完善脏腑学说、气化学说和指导临床实践起到重要作用。

（白宇宁整理；发表于《中医杂志》，2006 年第 6 期）

参考文献

[1] 王琦. 中医藏象学说. 北京：人民卫生出版社，1997

[2] 吴雄志. 中医脾胃学. 北京：中医古籍出版社，2001

[3] 白兆芝. 大小肠病机特点探讨. 山西中医，1998，14（2）：1～3

[4] 吴敦序. 中医基础理论. 上海：上海科学技术出版社，1995

[5] 刘子志，刘友章. 脾、小肠运化功能探析. 安徽中医学院学报，2001，20（4）：8～9

[6] 秦云峰. 试论小肠当属中焦. 北京中医学院学报，1985，8（1）：34～36

第十二节 小肠腑病临床基本证候用药规律的研究（摘要）

一、目 的

（1）对古代文献中有关小肠病证候治疗用药的论述，进行整理、归纳、分析，并为今后的研究提供文献学基础。

（2）通过对21位中医专家进行咨询论证，以了解现代临床对小肠腑病的症状范围、基本证候的认识，以及基本证候的分布情况及用药情况。

（3）通过临床调查，进一步确定小肠腑病的症状范围和基本证候的分布规律，总结出小肠腑病基本证候的用药规律。

二、方 法

（1）资料收集法。古代文献包括从数百部中医古籍中有关小肠的相关论述、相关医案、方药等。现代文献包括新中国成立以来有关期刊的报道资料及有关中医药和中西医结合的现代书籍。

（2）专家调查法。制定了“小肠病临床基本证候及其治疗用药规律的研究”专家咨询表，对21名中医内科专家进行咨询论证，分别了解专家对小肠病的症状范围、基本证候的认识，以及基本证候的分布情况和用药情况，为小肠病临床研究提供依据。

（3）临床调查法。在文献研究基础上，结合专家咨询调查，修正“中医小肠病证候规律调查表”，对符合纳入标准的960例小肠病患者进行调查。利用结构化临床诊疗信息采集系统，建立中医小肠病数据库，对小肠病证候及用药进行统计分析，得出小肠病常见证候及治疗用药的规律。

三、结 果

（1）通过系统整理历代中医古籍对小肠的相关论述，认为现代常以脾胃的辨证论治来概括小肠病的辨证论治，存在着详于脾胃、而略于小肠的倾向。且前人对小肠病证候用药的记载较多，积累了丰富的治疗用药经验，但多散见于各种医著之中，对小肠病的用药缺乏系统整理，目前尚未见到有关小肠证候及用药的系统研究。

（2）通过专家问卷调查得出：小肠病主要症状为脐周疼痛、脐腹胀满、大便溏泄、脐腹部畏寒、完谷不化、肠鸣有声、少腹部拘急等；小肠气滞、小肠湿热、寒热错杂、小肠实热、寒凝小肠、小肠虚寒等为临床常见证候，而饮留小肠、小肠瘀血、食滞小肠、小肠津亏较为少见；同时认为腹痛、泄泻、腹胀、肠鸣等是小肠病的主要病证。

（3）临床调查。通过对960例小肠病患者的调查得出：中医小肠病主要证候为小肠气滞、小肠湿热、寒热错杂、小肠瘀血、小肠虚寒等，另外还有小肠津亏、小肠实热、寒凝小肠、食滞小肠、饮留小肠、小肠寒湿、小肠湿阻等其他证候，且小肠病的证候不是孤立存在的，常可出现复合证候；小肠病各证候的临床表现总是以脐周疼痛、脐腹胀满、脐腹喜暖恶寒、大便溏薄、肠鸣、纳差等基本症状为中心内容，同时结合各自的证候特征，构成了小肠病的各类证候群；小肠病临床治法多种多样，但归纳起来不外以“理气血、调寒热、除湿滞、和肝脾、平阴阳”为其基本治则；小肠病临床用药以木香、陈皮、黄连、厚朴、生甘草、白芍、茯苓等药物为主，同时也明确了各证候的用药特征，分别是：①小肠气滞证。厚朴、木香、陈皮、莱菔子、延胡索、大腹皮、川楝子、乌药、炒枳壳等理气之品。②小肠实热证。厚朴、大黄、炒枳实、黄芩、芒硝、黄连、败酱草、槟榔等泻热通腑之品。③寒凝小肠证。炮姜、乌药、小茴香、花椒、干姜、附子、高良姜等散寒温肠之品。④食滞小肠证。陈皮、法半夏、莱菔子、炒神曲、焦麦芽、焦山楂、焦神曲、生山楂、炒枳实、连翘等健脾和胃、消食导滞之品。⑤小肠湿热证。黄连、黄芩、厚朴、陈皮、茯苓、薏苡仁、法半夏、苍术等祛湿清热理气之品。⑥小肠寒热错杂证。黄连、生甘草、炮姜、花椒、乌梅、黄芩、法半夏、干姜等寒热并调之品。⑦小肠瘀血证。当归、赤芍、桃仁、大黄、川芎、丹参、郁金等活血化瘀之品，另厚朴、木香、陈皮、炒枳壳、莱菔子、川楝子、大腹皮、乌药等理气之品也较为常用，可见血瘀与气滞关系密切，活血必先行气。⑧饮留小肠证。陈皮、茯苓、桂枝、干姜、泽泻、防己、木瓜、生薏仁、椒目、姜半夏、细辛等蠲饮利湿之品。⑨小肠津亏证。麦冬、白芍、生地黄、太子参、玄参、火麻仁、北沙参、百合等滋阴增液之品。⑩小肠虚寒证。炒白术、生甘草、炮姜、党参、花椒、附子、乌药、小茴香、干姜、吴茱萸、桂枝、高良姜等健脾温肠散寒之品。⑪小肠寒湿证。茯苓、陈皮、厚朴、法半夏、砂仁、乌药、藿香、干姜、苍术、薏苡仁、黄连、紫苏叶、附子等祛湿散寒之品。⑫小肠湿阻证。陈皮、茯苓、炒白术、厚朴、薏苡仁、黄连、苍术、砂仁、豆蔻、藿香、法半夏等健脾祛湿之品。

四、结　　论

（1）初步拟定小肠病10个基本证候，小肠气滞证；小肠实热证；寒凝小肠证；食滞小肠证；小肠湿热证；小肠寒热错杂证；小肠瘀血证；饮留小肠证；小肠津亏证；小肠虚寒证。

（2）探讨了中医小肠病的证候分布规律，通过对其病机论述结合临床实践，发现小肠病的辨证呈多样性，病理演变有其自身的规律。疾病初期阶段以小肠气滞为主，随着病情继续发展，小肠功能失常所导致的寒热、虚实、痰瘀以及气血、阴阳失调等不同病机随之出现，中医证候也随之改变，出现上述多种证候。

（3）根据历代医家的论述得出的小肠病常用药物与现代临床调查得出的结论不尽相同，我们分析主要是从古至今理论与实践、气候与环境、体质与身心都发生了较大变化，应辨证地对待古人的用药经验，不断丰富临床用药经验，提高临床用药水平和治疗水平，为小肠理论及小肠病证治规律的进一步完善发展，打下了较为坚实的基础。

五、讨　　论

（一）古代文献有关小肠病证候治疗用药的论述

关于小肠腑病的治疗用药情况，早在汉代张仲景《伤寒杂病论》中已涉及。如《伤寒论》所述论的“胃家实”及三承气汤证，实际是肠道燥屎闭结，不可能与小肠实热无关；其所论述的“胃家虚”及理中汤证，实际也包括了小肠虚寒。《金匮要略》对常见小肠疾病如腹满、寒疝、宿食、下利、腹痛、下血等从病因病机、辨证立法、处方用药、预后等方面都进行了较为系统的论述，明确提出：“小肠有寒者，其人下重便血”，并据证创立许多方剂。如治疗泄泻，虚寒用理中汤、四逆汤、真武汤；寒热错杂用泻心汤、乌梅丸；湿热用葛根芩连汤；久泻肠滑用诃黎勒散。治疗腹痛，寒性腹痛用附子粳米汤、大建中汤、大乌头煎；虚性腹痛用当归生姜羊肉汤、小建中汤、黄芪建中汤。治疗饮留于肠用已椒苈黄丸等。这些都成为后世调治小肠病组方用药的基础和规范。隋代巢元方在论述“五脏六腑病”时，从病原学角度对“小肠病候”进行论述，其中包括“小肠热”、“小肠之气实”、“小肠之气虚”、“小肠不足”等，并记载了“小肠蒸”、“小肠咳”等10余个小肠病证。

唐宋金元时期，随着社会、医学理论及临床的发展，许多医家从不同的方面，对小肠病证候的治疗用药进行了论述。如《太平惠民和剂局方》中专列“论小肠气疾”，创制了如藿香正气散、不换金正气散、化气汤、蟠葱散、茴香圆、丁香豆蔻散、葫芦巴丸、大沉香圆等数十个治疗小肠病的方剂；严用和《严氏济生方》除专论“小肠虚实论治”之外，对常见的小肠疾病如腹痛、便血、癥瘕、宿食、胀满、泄泻、秘结、霍乱等的证治也分别进行论述，并创制了治疗“小肠虚冷”的椒附丸，治疗“小肠实热”的赤茯苓汤；《太平圣惠方》中对小肠实热的治疗，根据不同的临床表现而采用不同的方药；《三因极一病证方论 · 卷之八 · 心小肠经虚实寒热证治》中使用清脉汤、温脾汤治疗小肠实热和小肠虚寒；《圣济总录》中记载了小肠疝气、小肠受寒、小肠受邪等病证，治疗予吴茱萸散、延胡索丸、丁香丸、木香散、失笑散、金铃散等方剂。金元时期张从正强调治疗肠道疾病用通下的方法。如《儒门事亲 · 卷二 · 凡在下者皆可下式十六》曰：“陈莝去而肠胃洁，癥瘕尽而荣卫昌。不补之中，有真补存焉。”又曰：“若腹中满痛不止者，此为内实也，……不计杂病伤寒，皆宜急下之。”另《儒门事亲 · 卷十五 · 小肠疝气第十》中对小肠气痛提出“治小肠气痛，全蝎、茴香。”对小肠泄指出：“夫小肠泄者，溲而便脓血，少腹痛。宜寒剂夺之，淡剂、甘剂分之。”

在金元时期众多医著中，记载了许多治疗小肠病的经验，进一步完善了小肠病的治法，特别是某些医家把调补小肠作为调补脾胃的根本方法，如李东垣《脾胃论 · 脾胃胜衰论》曰：“虚则补其母，当于心与小肠中以补脾胃之根蒂也。甘温之药为之主，以苦寒之药为之使，以酸味为之臣佐。”这种提法寓有深刻的实际意义。

明清医家在临床实践的基础上，创立了不少治疗小肠病的方剂，仅在《普济方》中明确记载治疗小肠病的方剂就有数十首。诸家积累了丰富的治疗小肠病的用药理论和临床用药经验。李时珍《本草纲目 · 第一卷》中专列“脏腑虚实标本用药式”，在小肠条下记载：“实热泻之，气：木通、猪苓、滑石、瞿麦、泽泻、灯草。血：地黄、蒲黄、赤茯苓、栀子、牡丹皮。虚寒补之，气：白术、楝实、茴香、砂仁、神曲、扁豆。血：桂心、玄胡索。本热寒之，降火：黄柏、黄芩、黄连、连翘、栀子。标热散之，解肌：藁本、羌活、防风、蔓荆。”并在“引经报使”一节中引“洁古珍珠囊”提示“手太阳小肠”的引经药为“藁本、黄柏”。此外，李氏还认为，“乌药：治小肠疝气。”“桑白皮：有泻肺热，利大小肠降气散血之功”。“栀子：《名医别录》谓，以能治疗赤热痛、心胸烦闷、大小肠大热。”张景岳《景岳全书 · 本草正》记载，续随子、紫苏、丹皮、海金沙、乌药、川楝子、栀子、郁李仁、麦芽、神曲、吴茱萸等可用来治小肠病。《医宗必读 · 本草徵要》记载，木通、车前子、独活、细辛、防风、砂仁、淡竹叶、牵牛子、海金沙、茯苓、琥珀、巴豆、赤小豆皆可入小肠经。

可见,古人对小肠病证候的治疗用药已有较多的记载,但内容多散见于多种医著之中,有些医家在论述小肠病的病因病机和证候时提及治疗用药,而未见系统的整理,从而使有关小肠病证候治疗用药的内容显得比较笼统而零散。

(二) 小肠病常见证候的分布规律

通过临床调查统计分析,属小肠范畴的证候共有12个,依次排列为:小肠气滞、小肠湿热、寒热错杂、小肠瘀血、小肠虚寒、小肠津亏、小肠寒湿、小肠湿阻、小肠实热、寒凝小肠、食滞小肠、饮留小肠。此外,中医小肠病证候并不是孤立存在的,往往出现复合证候。其中,小肠气滞兼小肠瘀血证,小肠气滞兼小肠湿热证出现频率高,这在某种程度上反映了中医小肠病的证候分布特点。

另外,根据临床证候调查结果与专家咨询论证结果有所不同,一是小肠瘀血在临床证候调查中属于主要证候范围,而专家调查中则为少见证候,其原因考虑是临床证候调查中的瘀血多与其他证候兼夹,并非单纯的瘀血证,如临床调查中小肠气滞所占比例较大,血瘀常与气滞相伴,故瘀血出现频率也较高,数据分析中瘀血的比例增多。二是对小肠病的辨证标准多以自拟,具体证名较混乱,辨证要点不统一,导致证候的诊断标准不规范,故研究结果会出现差异。正是因为这些情况,才说明进一步研究小肠病证候的重要性。

(三) 专家临床用药调查与临床基本证候用药调查结果分析

1. 小肠病的主要治法

据调查表明,小肠病的临床治法主要有:理气、祛湿、止痛、调和肝脾、清热、温运祛寒、活血化瘀、平调寒热、涩肠止泻、通腑、养阴增液、润肠通便等。其中理气法又包括:行气、消胀、益气、降逆;祛湿法又包括:化湿、利湿、燥湿、渗湿;温运祛寒法又包括:散寒、温肠、温中、温补脾肾、温化水饮;调和肝脾法则又包括:健脾、疏肝等。

小肠病虽然有多种不同的治法,但根据其病机规律及基本证候,归纳起来不外以“理气血、调寒热、除湿滞、和肝脾、平阴阳”为基本治则。

2. 小肠病用药规律及特点

(1)小肠病临床用药规律:据调查表明,小肠病以生甘草、木香、陈皮、黄连、厚朴、白芍、茯苓等药物为主要药物;另外常用药物还有:延胡索、当归、炮姜、川楝子、生姜、炒莱菔子、花椒、砂仁、炒白术、防风、党参、薏苡仁、大腹皮、法半夏、黄芩、乌药、枳实、大黄、桃杏仁、炒枳壳、香附、高良姜、生地、麦冬、苍术、藿香、佩兰、扁豆、山药等。从这些药物的种类、性味及配伍组合上反映了小肠病的病机特点及证候用药规律。总之,通过上述研究,大体可以归纳出小肠病基本证候的用药规律:

小肠气滞多用厚朴、木香、陈皮、莱菔子、延胡索、大腹皮、川楝子、乌药、炒枳壳等理气之品。

小肠湿热多用黄连、黄芩、厚朴、陈皮、茯苓、薏苡仁、法半夏、苍术等祛湿清热理气之品。

寒热错杂多用黄连、生甘草、炮姜、花椒、乌梅、黄芩、法半夏、干姜等寒热并调之品。

小肠瘀血多用当归、赤芍、桃仁、大黄、川芎、丹参、莪术等活血化瘀之品,另厚朴、木香、陈皮、炒枳壳、莱菔子、川楝子、大腹皮、乌药等理气之品也较为常用,可见血瘀与气滞关系密切,活血必先行气。

小肠虚寒多用炒白术、生(蜜)甘草、炮姜、党参、花椒、附子、乌药、小茴香、干姜、吴茱萸、桂枝、高良姜等健脾温肠散寒之品。

小肠津亏多用麦冬、白芍、生地黄、太子参、玄参、火麻仁、北沙参、百合等滋阴增液之品。

小肠寒湿多用茯苓、陈皮、厚朴、法半夏、砂仁、乌药、藿香、干姜、苍术、薏苡仁、黄连、紫苏叶、附子等祛湿散寒之品。

小肠湿阻多用陈皮、茯苓、炒白术、厚朴、薏苡仁、黄连、苍术、砂仁、豆蔻、藿香、法半夏等健脾祛湿之品。

小肠实热多用厚朴、大黄、炒枳实、黄芩、芒硝、黄连、败酱草、槟榔等泻热通腑之品。

寒凝小肠多用炮姜、乌药、小茴香、花椒、干姜、附子、高良姜等温肠散寒之品。

饮留小肠多用陈皮、茯苓、桂枝、干姜、泽泻、防己、木瓜、炒薏仁、花椒目、姜半夏、细辛等蠲饮利湿之品。

食滞小肠多用陈皮、法半夏、莱菔子、炒神曲、焦麦芽、焦山楂、焦神曲、生山楂、炒枳实、连翘等健脾和胃、消食导滞之品。

另外,从临床调查统计结果看,有些证候的用药情况与本证治疗上不相符合,例如,小肠瘀血证,使用频率最高的是厚朴;小肠虚寒,使用频次最多的是茯苓。分析其原因,主要是:①计算机分析只统计药物出现的频率,而分辨不出处方中的君臣佐使用药。如诸家大多用甘草来调和诸药,其出现频次最多,排列在最前面,但它并不是治疗某证的主药。②中医治病,强调辨证论治、随症加减。有些小肠病极易发生病机转化,故在临证用药时要加入一些相应药物。比如常见的小肠气滞证,其用药里常有黄连,而黄连并无理气行气之功,往往是气滞日久化热,针对化热而加用的黄连,但不能说黄连是治疗小肠气滞的主药。

(2) 小肠病临床用药的配伍特点:通过专家调查及临床用药调查,可以看出小肠病基本证候的配伍特点。

小肠气滞证临床常配伍运用的药有:①清热药如黄连。这是因为小肠气郁日久可能化热,为防止化热从而佐以清肠之品。②止痛药如元胡、川楝子,因气滞不通而痛。③养血药如当归、白芍,因小肠乃多气少血之腑,气滞日久,血分亦不和。④温里散寒药如炮姜、砂仁,用之者多为寒凝气滞。

小肠湿热证临床常配伍运用的药有:①理气药如木香、厚朴、陈皮、枳实,因湿热阻滞而致气滞失畅。②健脾药如白术,可加强运脾功能,有助于湿热的清化。③敛阴药如白芍,为防止湿热伤阴。

小肠寒热错杂证临床常配伍运用的药有:①理气药如木香、厚朴、乌药、大腹皮,因寒热互结,气机阻滞。②止痛药如元胡、川楝子、川椒、白芍,因寒热互结多致腹痛。③益气药如党参、太子参,多于伴气虚时用。

小肠瘀血证临床常配伍运用的药有:①理气药如香附、木香、厚朴、乌药、枳实等,因血分瘀阻,以致气机失畅,且为使气行则血行。②清热药如黄连、黄芩,多为血瘀化热。③通腑药如大黄、芒硝,多为肠腑瘀热内结较甚时用。④温性药如小茴香、砂仁,多用于血分有寒,血得温则行。

小肠虚寒证临床常配伍运用的药有:①益气健脾药如党参、白术,因小肠虚寒多伴脾虚。②少量理气药如陈皮、木香,因小肠虚寒者,常因虚致气机失畅。

小肠津亏证临床常配伍运用的药有:①养血药如当归、白芍,因此等证候阴津亏虚,血亦不足。②配以少量理气药如陈皮、枳壳,因阴津亏虚,气机失畅。③益气养阴药如沙参、太子参,常于伴气虚时配合。

小肠寒湿证临床常配伍运用的药有:①理气药如川朴、陈皮、大腹皮,因湿邪黏腻,易于阻碍气机。②止痛药如元胡、川椒,因寒凝气滞,不通则痛。③温里散寒药如干姜、草蔻仁、附子,用之者多为寒湿伤阳。

小肠湿阻证临床常配伍运用的药有:①理气药如川朴、陈皮、枳实,因湿邪阻滞而致气滞失畅。②健脾药如白术,可加强运脾功能,用于脾虚湿盛。③清化湿热药如黄连、黄芩,为防止湿邪化热。④温化寒湿药如苍术、白术,用之者多为湿邪寒化。

小肠实热证临床常配伍运用的药有:①通腑药如大黄、芒硝,多为肠腑郁热阻滞气机,致腑实内结时用。②清热凉血药如丹皮、赤芍、紫草,因小肠热盛动血,迫血妄行。③清热解毒药如栀子、败酱草、银花,用于热毒内结。

寒凝小肠证临床常配伍运用的药有:①理气药如香附、木香、乌药,因寒凝气滞。②止痛药如香附、高良姜、小茴香、细辛,用于寒邪内结肠腑所致腹痛。③活血药如川芎、红花,因寒凝血瘀。

饮留小肠证临床常配伍运用的药有:①健脾药如白术、茯苓,可加强运脾功能,用于脾虚饮停。②少量理气药如陈皮、木香,因饮留小肠者,常饮停而致气机失畅。

食滞小肠证临床常配伍运用的药有:①健脾药如党参、白术、茯苓,因食滞小肠者多伴脾虚。②理气药如木香、槟榔、枳实,多用于饮食积滞,气机不畅。③止呕药如半夏、陈皮,用于食滞胃肠,胃腑失降。

3. 相关西医小肠疾病的分布情况及用药情况

据调查表明,小肠病相关西医疾病主要有:肠易激综合征、腹痛原因待查、急性肠炎、腹胀原因待查、腹泻原因待查、慢性结肠炎、习惯性便秘、功能性消化不良、便血原因待查、吸收不良综合征等。

常见西医小肠疾病的用药情况:肠易激综合征所用药物以理气药为主,辅以调和肝脾药、活血止痛药,有枳实、川朴、陈皮、白芍、黄连、广木香、白术、防风、当归、元胡等。腹痛原因待查所用药物较多,包括理气药、活血药、调理寒热药、散寒药、清热药等,因其病因较复杂,主要用药有:当归、元胡、白芍、川楝子、黄连、陈皮、五灵脂、川朴、广木香、砂仁等。

(四) 关于小肠的归经用药

由于历代人们详于脾胃而略于大小肠,所以有时前人把有些小肠病当做是脾的病变,从而把一些治疗药物归之于脾经。因此归脾经的药物常常用来治疗小肠病。从小肠病的专家用药调查和临床调查结果来看,治疗小肠病的药物中,有部分药物归脾经,具体如下。

补气健脾药:党参、白术、太子参、茯苓等。

养血药:当归、白芍等。

祛风升清药:独活、防风、羌活、紫苏等。

燥湿清热药:黄连、黄芩、苍术、砂仁、薏苡仁等。

温里散寒药:炮姜、花椒、干姜、桂枝、附子、小茴香、吴茱萸等。

理气行气药:厚朴、木香、陈皮、乌药、枳壳、川楝子等。

消导药:莱菔子、神曲、麦芽、山楂、枳实、槟榔等。

活血药:元胡、赤芍、川芎、丹参、莪术等。

化痰药:半夏等。

可以看出,上述许多归脾经的药都能用治小肠病。我们认为随着时代的不断进步,中医的归经学说也将根据当代的用药规律进行必要的充实和修订,使之更能符合当代临床的需要。小肠的归经用药,也将随之而进一步扩大其范围。

(五) 古今小肠病临床用药比较

通过对专家小肠病临床用药咨询调查及临床小肠病基本证候用药规律的调查,大体总结出了当代小肠病各种证候的中医用药规律。同历代医籍中相关记载,特别是宋元明清医家治疗小肠病的用药经验加以对照,大致可以看出古今用药的不同特点。

古代用药特点主要是:①运用温热药较多。如丁香、草豆蔻、肉豆蔻、葫芦巴、附子、川乌、大茴香、砂仁、吴茱萸、肉桂、毕拔、荜澄茄、小茴香、高良姜、干姜等。②运用温性泻下药亦偏多。如巴豆、续随子、牵牛子、大戟等。③运用利小便药治疗小肠病。如赤茯苓、木通、车前子、石韦、泽泻、葶苈子、海金砂、猪苓、灯草、瞿麦、滑石、白茅根、赤小豆、竹叶等。④常用祛风药治疗小肠病。如独活、细辛、防风、藁本、蔓荆子、羌活、紫苏等。⑤用补气药、或甘温、酸温之品治小肠虚。如人参、黄芪、麦冬、五味子、山茱萸、益智仁、牡蛎、巴戟天等。其形成原因可能一方面是古代气候环境的因素,另一方面与前人认为小肠泌别清浊、主水道,小便异常多与小肠有关。

现代的临床用药与前人相比,其特点为:①常用理气类药。如木香、厚朴、枳实、川楝子、大腹皮、元胡、陈皮、乌药、炒莱菔子、香附、槟榔等。②运用健脾运脾类药较多。如白术、茯苓、砂仁、薏苡仁、苍术、党参、太子参等。③用调理寒热药。如黄连、黄芩、炮姜、乌梅、干姜、吴茱萸、川椒等。④用调和肝脾药。如白芍、白术、茯苓、当归、川楝子、枳壳等。⑤用活血化瘀类药。如当归、赤芍、桃仁、五灵脂、元胡、丹参、大黄、川芎等。

古今治疗小肠病的一些证候用药,虽然存在一些差别,但这是很正常的事。中医学发展到今天,理论与实践,气候与环境、体质与身心与古代相比,发生了较大变化,作为中医工作者,应当努力提高自身的理论水平,提高用药理及药性理论水平,不断丰富临床用药经验,对古人的用药经验去粗存精,去伪存真,汲取精华,不断提高临床用药水平和治疗水平。

(六) 存在问题及今后的工作思路

本研究尽管做了不少努力,从查阅古今文献,专家问卷调查到临床基本证候的用药调查,取得了阶段性成果,但也同时存在一些问题:

(1) 由于研究时间及条件所限,尽管已调查 960 例小肠病患者,但还不够全面,病例数偏少。

(2) 开展调查的医院有地域的局限性。

今后工作思路:在不同地域开展多中心、大样本的小肠病临床用药调查,并开展临床疗效观察,使所总结的小肠病临床用药规律更加全面。

(白宇宁、胡明丽 整理)

第十三节 中医小肠腑病小肠气滞证的理论与临床研究(摘要)

目的:①对古今文献中有关中医小肠腑病小肠气滞证的论述,进行整理、归纳、分析,并为今后的理论及临床研究提供基础。②通过对20位中医专家进行咨询论证,以了解现代临床对小肠气滞证的症状范围的认识及其治疗用药情况。③通过临床调查研究,进一步确定小肠气滞证的证候特点,并总结出其证候分布特点和治疗用药规律等。

一、理论研究

方法:①资料收集。古代文献包括从二百余部中医古籍中收集的关于小肠气滞证候的论述。现代文献包括新中国成立以来的有关小肠气滞证的期刊报道及相关中医药和中西医结合的现代书籍等。②理论研究。通过对古今大量文献资料进行整理、分析、归纳、总结,深入阐发小肠气滞证概念、病因病机及病机转化规律,结合古今治疗用药经验,归纳中医小肠气滞证的相关病证及相应治法与用药思路。

由于古今皆有不少对小肠气滞证的论述,说明小肠气滞证候确实存在,且临床较为常见。但古今对于小肠气滞证的论述均较为分散,且常与小肠气、小肠胀、疝气等相混。小肠气滞有广义和狭义之分。广义而言,由于寒热、痰湿、水饮、瘀血等病理产物所导致的小肠许多病证,如腹痛、腹胀、便秘、小肠痹、肠鸣等病证及小肠疝气,都有可能伴随小肠气滞证;狭义的小肠气滞证是指以气机阻滞于小肠为主要病机的证候,为具体意义上的小肠气滞证。我们所要研究的小肠气滞证即为后者。由于受《内经》"大肠小肠皆属于胃"的影响,重脾胃而轻小肠的现象长期存在,不管在理论上还是实践上均没有对小肠气滞证做深入系统地研究。基于以上原因,有必要对小肠气滞证的概念、临床特征、病因病机及治法用药等做深入系统地研究,从而进一步丰富小肠气滞证的理论,也为小肠气滞证的临床治疗提供重要参考。

(一) 小肠气滞证的概念

《圣济总录》曰:"气结于腹内,胀满不通,而大小肠俱闭塞矣。"《医学心悟·卷三·小腹痛》曰:"气聚于小肠,则曰小肠气,……小肠气,矢气则快。"《杂病源流犀烛》:"小肠气,小肠经病也。小腹引睾丸连腰背而痛。"可见前人已有关于小肠气滞概念的相关论述,指出小肠气滞为气机阻滞于小肠所致。但前人多把小肠胀、小肠气、小肠疝气相混淆,如《医碥》云:"……疝由小肠经得者,旧名小肠气"。实际上小肠气滞为小肠病的一个证候,与小肠胀、小肠气、小肠疝气等病证是有区别的。

1. 小肠气滞证与小肠胀

前人有关小肠胀的论述,如《灵枢·胀论》:"小肠胀者,少腹䐜胀,引腰而痛。"《医学入门》:"……小肠胀小腹引腰痛。"可见小肠胀表现为少腹胀满、疼痛,并牵及腰部。从病位和症状来看,小肠胀与小肠气滞证较为相似。但小肠胀为古代的小肠病证,小肠气滞是小肠病的一个证候。由此可见,小肠胀的主要病机是小肠气滞,小肠气滞证为小肠胀主要证候。

2. 小肠气滞证与小肠气

小肠气作为一个病证,前人有较多的相关论述,如《医学心悟·卷三·小腹痛》曰:"气聚于小肠，则曰小肠气，……小肠气，矢气则快。”此处小肠气的主要病机是小肠气滞。而小肠气滞证是小肠气的主要证候。但古人对小肠气有疝气和非疝气两种论述，如《医碥》亦曰：“……疝由小肠经得者，旧名小肠气。”还有《赤水玄珠》云：“……小肠气俗称横弦、竖弦，绕脐走注，小腹攻刺，……与疝气之有形如瓜，有声如蛙，或上于腹，或下于囊者不同也。”可见小肠气与小肠气滞证不完全相同，前者为病证，后者为证候，在概念上宜以区分。

3. 小肠气滞证与小肠疝气

小肠气滞证与疝气既有区别又有联系。疝气是由于各种原因导致的肝脉气机阻滞所致的病证，临床表现为少腹疼痛控引睾丸，偏坠肿胀，或在胯腹部有软的肿块突起，有时还伴有肠鸣。如《赤水玄珠》云：“小肠气，小肠之病，膀胱气，膀胱之病，疝气，肝经之病，三者自是不一。……小肠气与疝气之有形如瓜，有声如蛙，或上于腹，或下于囊者不同也。”这里的“有形如瓜，有声如蛙，或上于腹，或下于囊者”为疝气的典型临床表现。但疝气作为独立的病证，有时又可出现小肠气滞的证候。如《太平惠民和剂局方》曰：“小肠气膀胱奔豚疝气等疾，……气滞不散，小腹刺痛。”《脉因证治》曰：“寒疝入腹卒痛，小肠膀胱气绞……”但张仲景在《金匮要略》中所说的“寒疝”并非后世所言之“疝气”，而是指寒性腹痛：“腹痛，……邪正相搏，即为寒疝，寒疝绕脐痛，若发则自汗出，手足厥冷……。”可见历来有关“疝气”的说法很多。总之，小肠疝气为一病证，小肠气滞证为一证候，小肠疝气过程中常可出现小肠气滞的证候。

通过查阅历年文献，我们发现小肠气滞证多因情志不遂或寒饮凝滞，气机郁滞不畅所致。由周仲英教授主编的第七版全国高等中医药院校规划教材中，在“脏腑病证辨治概要”一节中，明确提出小肠证治分类实证中有“小肠气滞”证候。其临床表现有两种情况。一种是“小腹疼痛如绞，腹胀肠鸣，得矢气稍舒”，此为气机阻滞于小肠所致，为具体的小肠气滞证；另一种是“或疼痛连及睾丸、腰胯等处，坠重不舒，行走不便，或在胯腹部（腹股沟）有软的肿块突起，甚则一侧阴囊肿胀，或睾丸偏坠，形寒怯冷”，显然此处指小肠疝气，是一种病证。我们研究的是前一种，即小肠气滞证候。

（二）小肠气滞证的病因、病机及其转化规律

小肠气滞证的病因主要为感受外邪、饮食所伤、情志失调、他脏病变等，如《脾胃论》云：“肠胃为市，无物不受。”《素问·痹论》曰：“饮食自倍，肠胃乃伤。”《医学入门·卷四·杂病分类》曰：“小肠多气少血之经，忿怒忧思起于肝，而心气因之郁结，心与小肠为表里，膜外气聚无出，……所以病发，……小腹作痛，或绕脐痛。”《难经经释·十难》：“心脉微急者，胆干小肠也；心脉微大者，小肠自干小肠也；心脉微缓者，胃干小肠也；心脉微涩者，大肠邪干小肠也；心脉微沉者，膀胱邪干小肠也”等，皆是关于小肠病因的论述。

小肠气滞证的病机主要责之于风寒湿热，饮食积滞或情志内伤导致小肠气机阻滞、升降失常等。小肠气滞证可发生如下几方面的病机变化：

1. 气机郁闭

《类证治裁·卷七·二便不通》曰：“……至前后不通，气机闭塞，胀满不食，气逆喘急，危候也。……揆其所由，有因三焦热结者，……有小肠气痹者。”明确指出“小肠气痹”的原因是“气机闭塞”。小肠气机郁闭，壅滞不通，可出现腹胀不食，气逆喘急、肠鸣、二便不通等病证。如《冯氏锦囊秘录》曰：“腹中水鸣而痛，亦有因于火，有因于郁者。”《医碥·杂证·肠鸣》云：“大抵气与水两相冲击而成声，气多则响高，水多则响沉，或无水而有痰食之闭塞，气闭忽通，

则鸣也……。是故气之和平而流畅者，不鸣也。”

2. 传化失常

《素问·五脏别论》云：“……六腑者，传化物而不藏。”《素问·灵兰秘典论》曰：“小肠者，受盛之官，化物出焉。”小肠为六腑之一，故有传化物的功能。小肠传化物的功能主要表现为消化吸收，在机体对饮食物的消化吸收全过程中具有重要的作用。当小肠气机阻滞时，小肠的分清泌浊及消化吸收功能不能正常完成，如《医学启源》所谓：“阻滞也，谓肠胃隔绝，而传化失常。”传化功能失常，常可导致腹胀、泄泻等病证。

3. 气化失常

《景岳全书》曰：“水谷气化于小肠。”指出水谷的消化吸收有赖于小肠的气化功能。若小肠气机阻滞，受盛化物及通降功能失常，则导致小肠气化失常，进而可致小肠阻塞不通而致二便不通。《医碥》云：“小肠与膀胱，虽皆无窍相通，而得气运化，腠理可以渗灌，为尿以出。……若气不施化，则闭塞不通矣。”又曰：“小肠受三焦之气化，泌别清浊，……若气不施化，则闭塞不通而疾矣。”可以看出，小肠的气化功能亦与小肠气机阻滞与否有着密切关系。

4. 升降失常

小肠气机阻滞，可使小肠之气不得上下，升降失常。小肠升降失常，可致多种病证。《类经》云：“小肠属火，膀胱属水，邪结小肠则阳气不化，邪结膀胱则津液不行，下不通则上不运，故为隔塞之病。”《辨证奇闻·卷七·痢疾门》曰：“夫清气上升，则浊物自降。惟清阳之气，既不能上升，则浊阴之物，必留滞于肠中而不化……。”《侣山堂类辨·辨七门》指出：“大小肠会为阑门，……所谓门者，有开有阖，有旋转之枢，神气之有出有入，皆由此门。夫人之所以养生者，莫先于饮食，如饮食不下，二便闭癃，多有因于气机不转。人但知降下，而不知升提，……故曰：将欲下之，必先举之，此之谓也。”

临床上小肠气机阻滞可发生下列转化：一是气滞日久可兼见化热征象；二是气滞日久，可波及血分兼见血瘀征象；三是气滞不行，致水液不归常化，可兼见痰饮、水湿征象等。所以小肠气滞证日久可伴随湿阻、食积、热郁、血瘀等证。

（三）小肠气滞证的临床表现

关于小肠气滞证的临床表现，前人相关论述颇多，如《灵枢·胀论》：“小肠胀者，少腹䐜胀，引腰而痛。”《赤水玄珠》曰：“小肠气，……绕脐走注，小腹攻刺。”《证治准绳》：“小肠气，俗谓之横弦、竖弦。绕脐走注，少腹刺痛。”《医学心悟》：“小肠气者，脐下转痛，矢气则快。”可见小肠气滞为气机阻滞小肠而出现的一组症状，主要表现为腹胀、腹痛、肠鸣、矢气等，且矢气后症状减轻。

结合前人论述与现代临床实际，我们认为小肠气滞证主要表现为脐周腹部疼痛，腹胀，肠鸣，胀痛随矢气而稍减，或脐腹部有气瘕攻冲作痛，情志不舒时疼痛加重，舌苔白，脉弦。其中脐周腹部不适为必有症状，且小肠气滞证的症状变化可受情志的影响。

（四）小肠气滞证所涉及的病证

小肠气滞证所涉及的病证主要有腹痛、腹胀、小肠痹、便秘、小肠聚证、泄泻、肠鸣等。

(1) 腹痛：小肠气滞引起的腹痛临床较为常见，前人有相关论述，如孙一奎《赤水玄珠》曰：“小肠气，……绕脐走注，小腹攻刺。”小肠位于脐腹部，故小肠气滞所致的腹痛也应在脐腹或脐下。情志不舒，恼怒伤肝，气机失畅，乘脾犯肠，升降失司，常可致小肠气机阻滞，而出现腹痛。秦景明《症因脉治》中将腹痛分为外感内伤两大类,而内伤腹痛又分为十种,其中有“气结腹痛”。张景岳《景岳全书》在论述腹痛时指出:“痛有虚实,凡三焦病证,唯食滞、寒凝、气滞者最多……。”同时指出:“无形者痛在气分,凡气病而为胀为痛者,必或胀或止而痛无常处,气聚则痛而见形,气散则平而无迹,此无形之痛也,则宜顺气,气顺则痛自愈矣。”明确指出,气机阻滞之腹痛当以理气顺气为主。内科疾病中,小肠病变引起的腹痛主要有急慢性小肠炎、肠易激综合征、小肠梗阻、小肠粘连等。

(2) 腹胀:小肠气滞引起的腹胀临床最为常见。《灵枢·胀论》中指出:“小肠胀者,少腹䐜胀,引腰而痛。”明确指出小肠气滞可引起腹胀。其发病多因忧思恼怒,伤及肝脾,肝脾气结,波及肠腑,而致腹胀。气机阻滞于小肠,上下不通,必致胀满。小肠气滞所致之腹胀,当治以理气消胀。由小肠病所致之腹胀,临床常见有功能性消化不良、慢性小肠炎、肠神经功能紊乱、肠道菌群失调、小肠粘连等。

(3) 小肠痹:前人认为小肠痹主要是“小肠气痹”,这种“气痹”实际上是以小肠气滞为主要病机。如《圣济总录》中指出:“大小肠气痹,水道不通,故虽多饮而不得溲便,……使糟粕不化,故中气喘争,时发飧泄也。”《张氏医通》指出:肠者,兼大小肠而言,肠间病痹,则下焦之气不化,故虽数饮,而小便不得出,则本未受病,故与中气喘争,盖其清浊不分,故时发飧泄也。”以上可以看出,小肠痹是指小肠的气机痹阻,导致多饮而小便不利或飧泄的病证。

(4) 便秘:大小肠病变均可引起便秘,其中由小肠气滞引起的便秘临床亦不少见,称为气秘。小肠气机阻滞,其化物及通降功能失常,可致便秘。前人相关论述如《奇效良方》中指出:“气秘者,因气滞后重迫痛,烦闷胀满,大便结燥而不通。”《医碥》云:“气秘,气壅滞不通,不升不降,其人多噫。”此外,小肠气滞日久化热,煎熬津液,使肠道津液不足,亦可致便秘。

(5) 小肠聚证:《灵枢·五变》曰:“积聚乃伤肠胃之间,寒温不次,邪气稍至,蓄积留止,大聚乃起。”此处之肠胃,应该也包括小肠在内。《景岳全书》云:“……聚者,聚散之谓,作止不常者也。”故小肠聚证应为脐腹部的或胀或痛,触之时而有形时而无形之病证。其病因多为情志所伤、饮食失节、外邪侵袭等,其中以情志所伤从而导致气机阻滞小肠者较为多见。气滞日久易波及血分,致气滞血瘀,从而易由小肠聚证发展为小肠积证。

(6) 泄泻:小肠的主要功能为受盛化物、泌别清浊,故小肠气机阻滞,受盛化物及泌别清浊功能失调,可致泄泻的发生。情志失调可导致小肠气机阻滞,功能失调而致泄泻。气机阻滞,化物功能失调,可导致泄泻。小肠气机郁滞形成的泄泻,常由肝气郁结乘克脾土,使小肠泌别功能失常所致。临床常见的有急慢性小肠炎、肠易激综合征、吸收不良综合征等。

(7) 肠鸣:小肠气滞导致的肠鸣临床并不少见,肠鸣作为一个症状,多与其他病证合并出现。风、寒、湿、热等邪侵及小肠,小肠气机不畅,可致肠鸣。《医碥》中指出:“大抵气与水液相冲击而成声,气多则响高,水多则响沉,或无水而有痰食之闭塞,气闭忽通,则鸣也。……必其或热或寒,有塞有通而后鸣。”可见,肠鸣必有肠道的气机阻滞。《医学入门》:“肠鸣作声,或时激痛,……以至肚、腹胀急,皆心风入小肠也。”此处之肠鸣为邪气阻滞小肠,小肠气机阻滞,而致腹胀、肠鸣,也可看出肠鸣与小肠气滞证的关系。

(五) 小肠气滞证的治法及用药

1. 小肠气滞的治法

小肠气滞证的治法主要以理气法为主,常用的理气法有疏通气机法、疏肝理气法、理气降逆法。

（1）疏通气机法：此法是小肠气滞证中最常用的理气方法，症见脐腹胀满较甚，或腹痛肠鸣，矢气后胀痛减轻等症状者，皆可运用此法。常用方剂有木香顺气散、天台乌药散等。正如《证治准绳》中所说："……气滞作痛，痛则腹胀，其脉必沉，宜木香顺气散。"

（2）疏肝理气法：肝气郁滞，可波及小肠，导致小肠气机通降失常。疏肝理气法主要用于肝郁波及小肠，导致小肠气滞的证候，如《血证论》曰："……小肠气痛，多借肝药治之。"临床可见除脐腹部胀满疼痛外，还伴有胸胁不适等症。代表方剂有柴胡疏肝散、四逆散、逍遥散等。

（3）理气降逆法：理气降逆法主要用于除小肠气机失调、阻滞不通外，还伴有小肠气机上逆的病证。临床常见脐腹部胀满疼痛，嗳气时作，或恶心欲吐，或自觉腹中气逆等症状。临床常用方剂为五磨饮子、沉香降气散等。

另外，临床根据病情需要，还可配合运用活血化瘀、清热、利湿、健脾、化湿、通腑、散寒、调和肝脾等治法。

2. 小肠气滞证的用药

古代记载理气类药物中入小肠经或用来治疗小肠气滞所致疾病的药物有：

（1）紫苏：《景岳全书》："……通大小肠。"

（2）柴胡：《本草衍义补遗·柴胡》："《本草》治心腹、肠胃中结气，推陈致新。"

（3）茴香：《东垣试效方》："……理小肠气。"

（4）木香：《日华子本草》："治心腹一切气……。"

（5）香附：《本草纲目》："气病之总司。"

（6）乌药：《古今医统大全》："治小肠气痛不可忍者，用乌药……。"

（7）荔枝核：《本草衍义》："治心腹及小肠气。"

（8）川楝子：《用药法相》："入心及小肠，止上下部腹痛。"

（9）大腹皮：高学敏主编的《中药学》："归脾胃大小肠经。"

（10）砂仁：《本草从新》："亦入大小肠经。"

（11）桔梗：《本草纲目》："下一切气，止霍乱转筋，心痛胀痛……。"

（12）延胡索：《本草纲目》："治心气小腹痛，……。"

（13）橘核：《本草纲目》："小肠疝气，……。"

从上述记载可以看出，归小肠经的药用于治疗小肠气滞所导致的病证的药并不多，其原因主要是历代受"大肠小肠皆属脾胃"的影响所致。清代唐容川《血证论》云："小肠气病多借肝药治之"、"小肠燥屎多借胃药治之"，说明前人对此已有充分认识，并常用肝药来治疗这类病证。这里所说的肝药主要是指疏肝理气药，而非镇肝、平肝、泻肝、凉肝、暖肝、清肝之类。归经学说是前人总结临床经验而制定出来的，历代均有不断地发展和新的认识。随着时代的变迁，人们对归小肠经的药物的认识也可能会有新的发展。

宋代《太平惠民和剂局方》专列"小肠气疾"一节进行论述，指出："小肠气……等疾，皆因……气滞不散，小腹刺痛。……未可骤用补药，先用疏导发散。可与……蟠葱散、盐煎汤、川楝散、大沉香圆、茴香圆。"仅就该书所记载的治疗"小肠气"的10余个处方来看，其用药有：

（1）理气药：川楝子、枳壳、槟榔、沉香、木香、青皮、陈皮、草果仁、厚朴、乌药、香附、檀香、甘松、元胡。

（2）温里散寒药：茴香、附子、胡椒、丁香、桂心、干姜、肉豆蔻、高良姜、花椒、川乌、荜澄茄、吴茱萸。

(3) 健脾胃药:山药、苍术、茯苓、麦芽、砂仁。

(4) 祛风药:羌活、防风、威灵仙、白芷。

(5) 养血活血药:川芎、姜黄、莪术、三棱。

(6) 补肾药:破故纸、葫芦巴、山萸肉。

从以上用药情况可以看出,前人在治疗小肠气一类疾患时的一些用药规律,即在运用理气药的同时,根据证候的不同情况,常配合运用温里散寒药、健脾补肾药、养血活血药及祛风通络药等。虽然我们今天所谈的小肠气滞证与古人所谈的"小肠气"在概念上有所区别,但毕竟二者亦有一定的共同点,即"小肠气"一类的病证,常常具有小肠气滞证的证候特点。所以从这一点来说,古人的用药经验亦值得我们今天在临床上借鉴。

通过学习借鉴古今医家临床治疗经验,结合多年自己的临床体会,白兆芝老师拟定了治疗小肠气滞证的基本处方—理气顺肠汤(药物组成:木香、厚朴、陈皮、白芍、乌药、元胡、川楝子、枳壳、大腹皮、炒莱菔子、砂仁、甘草、生姜),该方具有疏通气机,理气消胀的功效,用之于临床,取得了较好的效果。

二、临床研究

1. 专家调查

制订了"小肠气滞证主要症状与治疗用药专家咨询表",对20位中医内科专家进行咨询论证,了解专家对小肠气滞证的证候特征的认识及治疗用药的情况,为小肠气滞证的临床研究提供依据。

2. 临床调查

在古今文献研究的基础上,结合专家咨询调查,对符合纳入标准的1062例小肠病患者进行调查。并建立中医小肠病数据库,对小肠病各证候的分布情况及小肠气滞证的治疗用药等进行统计分析,得出小肠气滞证的证候分布特点和用药规律等,从而进一步完善小肠病的辨证论治规律。

3. 结果

通过专家调查得出,小肠气滞证主要症状为脐周腹部不适,可有腹痛、腹胀、肠鸣、矢气、纳差、或大小便异常等表现。临床常用药物有:木香、莱菔子、枳壳、枳实、陈皮、厚朴、乌药、砂仁、元胡、大腹皮等理气之品。通过对1062例小肠病患者的调查得出:小肠气滞证在小肠10种基本证候中为临床最常见的证候之一,占36.62%。小肠气滞证临床所涉及的中医病证主要为腹痛、腹胀、泄泻、便秘、肠鸣、小肠结、小肠积聚等。小肠气滞证与西医疾病腹痛原因待查、腹胀原因待查、肠易激综合征、不全性小肠梗阻、小肠粘连、习惯性便秘、功能性消化不良等相关。在治疗上,对于小肠气滞证临床主要以疏通气机、理气消胀为主,并根据其兼夹证候佐以清热、止痛、化湿、活血、健脾、温里散寒等治法。临床用药方面,小肠气滞证的临床主要用药为木香、陈皮、厚朴、枳壳、元胡、莱菔子、乌药、大腹皮、川楝子等理气之品,并根据兼证的不同情况分别配合健脾药、祛湿药、和血药、清热药、通腑药、消食药等。

4. 结论

①初步得出中医小肠腑病小肠气滞证候的主要临床表现,为脐周腹部疼痛,腹胀,肠鸣,胀

痛随矢气而稍减,或脐腹部有气瘕攻冲作痛,情志不舒时疼痛加重,舌苔白,脉弦。其病变部位主要在脐腹部。②小肠气滞证的病机主要为小肠气机阻滞,通降失常。可见于腹胀、腹痛、泄泻、便秘、肠鸣、肠结、聚证等病证过程中。③小肠气滞证为小肠病各证候中最常见的证候之一。且小肠病初期多以小肠气滞为主,随着病情发展,可能会出现小肠功能失调所致的寒热、虚实、痰瘀及气血阴阳失调等各种病机变化,从而出现一些复合证候。④小肠气滞证的治法主要是疏通气机、理气消胀。⑤小肠气滞证的用药虽以理气行气药为主,但在临床上常根据小肠腑的生理病理特点与病机方面的变化进行适当加减。

三、讨　　论

(一) 小肠气滞证概念

关于小肠气滞证的概念,在前人许多医著中均有相关记载。早在《灵枢·胀论》即提出:“小肠胀者,少腹䐜胀,引腰而痛。”明确提出“小肠胀”的病是“小肠”的病,病位在“少腹”,临床表现主要是“少腹䐜胀”。其后历代医家亦有不少相关论述。如《圣济总录》:“气结于腹内,胀满不通,而大小肠俱闭塞矣。”《证治准绳》曰:“小肠气,俗谓之横弦、竖弦,绕脐走注,少腹攻刺。”《医学心悟·第三卷·小腹痛》曰:“气聚于小肠,则曰小肠气,……”及“小肠气者,脐下转痛,矢气则快。”所谓“气结于腹内,胀满不通”、“绕脐走注”、“气聚于小肠”,以及“脐下转痛,矢气则快”,显然是气滞于小肠。这些论述虽然是阐述小肠胀、小肠气这些小肠病证的形成机制和临床表现,但都说明了它们具有小肠气滞证候的特点。

前人多把小肠气(包括小肠气痛、小肠盘肠气病)、小肠疝气、小肠胀这三种病证与小肠气滞证这一证候相混淆。小肠气滞证为气机阻滞于小肠而形成的一个证候,与小肠气、小肠疝气、小肠胀等小肠的病证是有区别的。但小肠气滞证作为一个证候,可出现在这几种病证的过程中。

(二) 小肠气滞证的临床表现

查阅古代文献结果可以看出,小肠气滞证的病位以脐周腹部为主。前人相关论述颇多,如《灵枢·四时气》曰:“邪在小肠者,……结于脐。”《读医随笔》曰:“脐乃小肠之部。”20位专家调查显示,选“脐周胀满”者为100%,选“脐周疼痛”者为90%。周仲瑛主编的第七版《中医内科学》教材亦指出小肠位于脐周腹部。以上可见,古今皆认为小肠气滞证的病位在脐周腹部。

关于小肠气滞证的证候特征,古代文献、专家调查及临床研究结果等可以看出,小肠气滞证主要以脐周腹部不适为主,表现为腹痛、腹胀,或脐腹部有气瘕攻冲作痛,可伴有肠鸣、矢气,矢气后腹部不适减轻,舌苔白,脉弦等。

(三) 小肠气滞证的病机转化规律

小肠气滞证在病机上可发生如下转化:一是气滞日久,郁而化热;二是气滞日久,波及血分;三是气机郁滞,化生痰湿。

此外,从临床治法用药方面也能反映出小肠气滞证的病机转化规律。从治法方面来看,在389例小肠气滞证患者的521个诊次中,由于波及血分而配合运用和血活血法的有119个诊次,占22.84%;由于伴有痰湿而配合运用化痰祛湿法的有110个诊次,占21.11%;由于气郁日久,出现化热趋势而配合运用清热法的有99个诊次,占19.00%等。

(四) 小肠气滞证所涉及的病证

前人论述中关于小肠气滞所涉及的病证主要有腹胀、腹痛、小肠痹、便秘、小肠聚证、泄泻、肠鸣等。此外,由于前人对小肠气滞概念的混淆,还涉及小肠气、小肠胀等。

通过临床研究,我们发现389例小肠气滞证患者所涉及的病证有腹痛、腹胀、泄泻、肠鸣、便秘、小肠结、小肠积聚等。

研究显示,389例小肠气滞证患者与西医的腹痛原因待查、腹胀原因待查、不全性小肠梗阻、肠易激综合征、小肠粘连、习惯性便秘、吸收不良综合征、急性小肠炎、肠痉挛、小肠憩室等相关。

(五) 小肠气滞证的治法及用药情况

1. 小肠气滞证的治法

据调查研究结果显示,小肠气滞证的治法古今皆以理气为主。在389例小肠气滞证患者、521个诊次中,用到理气法的有501个诊次,占96.16%。其他尚有配合运用止痛、活血、化湿、清热、散寒、健脾、通腑、平调寒热、润肠通便、调和肝脾等,但总以疏通气机、理气消胀为主。

2. 小肠气滞证的用药情况及其处方配伍规律

基本用药:从调查研究结果可以看出,小肠气滞证以理气药为主,常用木香、厚朴、陈皮、枳壳、枳实、乌药、大腹皮、川楝子、青皮等。这些药物大多性温,味苦、辛,气芳香,有辛散、苦降、温通、芳香疏泄的作用,故具有理气消胀的功效,临床运用多根据证候的不同情况及轻重程度而选择运用。一般小肠气滞证轻者,常用木香、厚朴、青皮、陈皮、大腹皮等,重者可加枳实、乌药、槟榔等。

配伍用药:在小肠气滞证的临床治疗中,常根据证候特点来配伍用药。如属肝气郁滞波及小肠,则配柴胡;如伴有小肠气逆者,则配槟榔、沉香等;如腹痛者,配伍元胡、川椒等;波及血分者,配伍当归、白芍、川芎、桃仁等;化热者,配伍黄连等;兼寒者,配伍炮姜、小茴香、砂仁等;伴脾虚者,配伍太子参、白术、百合、茯苓等;兼痰者,配伍半夏、浙贝、瓜蒌等;伴食滞者,配伍莱菔子、鸡内金等;腑气不通者,配伍大黄等。

值得注意的是,小肠气滞证在临床上治疗用药并不是一成不变的,而往往是随证候的变化而变化。当气滞证候明显好转或症状基本消失时,必须减少理气药味或改易他法,因理气药多辛燥,易于耗气伤津。这就是我们在临床观察时出现太子参、白术、百合、当归、白芍等这些补益药的原因。

(六) 存在问题

本研究虽然做出了不少努力,从文献研究、专家咨询到临床调查,对小肠气滞证的特点、治法及用药规律,做了大量工作。但仍有不足之处,如研究的时间及条件都很有限,病例还不够多;开展调查的医院有地域的局限性等。

(陈　英 整理)

第二部分
临证经验辑要

第一节　治疗慢性萎缩性胃炎、胃癌前病变的经验

慢性萎缩性胃炎(CAG)是一种以胃黏膜的炎症、萎缩以及肠上皮化生、异型增生为主要病理改变的消化系统疾病。由于CAG发病率高,且常伴有异型增生等癌前病变,故已受到医学界的广泛关注。本病以脾虚气滞、胃络瘀阻为基本病机,治疗多用健脾益气、养阴益胃、理气活血之类药物,常取得较好疗效。

一、详析病机,把握病机转化规律

本病病程较长,致病因素较多,常可出现虚实夹杂的证候,而且在病机上常可出现转化。但CAG总属本虚标实的证候,本虚主要是指脾胃气虚、脾胃阴虚,标实主要是指气滞、痰湿、食积、寒、热、瘀血等;基本病机为:脾虚气滞,胃络瘀阻。

1. 脾胃虚弱是CAG发病的基础

CAG属于中医痞满、胃痛、嘈杂等范畴。常因饮食不节,情志失调,劳倦过度等因素导致脾胃受戕,运化无力,生化无权,气血俱虚,胃体失养,使局部防御因子减弱,黏膜屏障功能低下,易感染幽门螺杆菌而发为此病。在临床上本病常有上腹部痞满或疼痛,消瘦乏力,面色少华,纳差,便溏,舌边齿痕及舌体胖大,脉细弱等脾胃虚弱的症状和体征,故脾胃虚弱是本病发生的基础。

2. 胃气阻滞是CAG的关键

胃以通降为顺,在脾胃虚弱的基础上复加饮食、情志、劳倦等病理因素均可导致痰、湿、寒、热、瘀等病理产物形成,使胃气失于通降,胃气阻滞,而出现上腹部痞满、嗳气、纳呆、食后症状加重等症。

3. 胃络瘀阻贯穿CAG始终

由于本病反复迁延不愈,故常波及血分,导致胃络瘀阻。正如《临证指南医案》谓:“初病在经,久痛入络”。瘀血的形成实则由气及血,气滞则血瘀;或胃热灼津,血受熏灼而瘀结;或感受寒邪,使血行涩滞而成瘀。虚则可由阴虚,胃失濡养,而血行瘀滞;或中气虚损,运血无力,则胃络血行不畅;或气虚及阳,阳虚寒凝而胃络瘀阻。临床上多数CAG的患者都有舌质紫黯或黯红,或黯淡或有瘀斑,故胃络瘀阻证候在CAG中是非常常见的,贯穿在病变的全过程中,只不过在不同阶段轻重有所不同。

4. CAG的病机转化规律

CAG在病变过程中,其病机在不断发生着变化。其病机转化有以下规律:①虚实转化。本病病久可导致脾胃运化失常,气血生化无源,日久而脾胃气虚;或湿郁日久化热,或气郁日久化火伤阴形成胃阴亏虚。脾胃气虚或胃阴亏虚又易遭受外邪而形成虚实夹杂的证候。②由气及血。《脾胃论》谓:“脾胃不足,皆为血病”,除上述各种虚实原因可致胃络瘀阻外,CAG由气及血常表现为一个慢性过程,有时表现为气血同病,有时表现为单纯血瘀。但CAG更多的是

表现为在脾胃气虚或胃阴亏虚的基础上兼见胃络瘀阻。③寒热转化。本病在病变过程中常见胃气阻滞,气郁日久而化热;同时,脾胃虚弱又极易化生湿、痰、瘀等病理产物而化热。然而胃气虚衰或胃阴不足,又易感受寒邪而使中阳受损,使病情缠绵,故本病在临床上常表现为寒热虚实夹杂的复合病机。

二、治法用药,注重调补气血阴阳

(一) 益气健脾,佐以调气活血

由于 CAG 病程较长,日久不愈,在临床上常出现一系列脾胃虚弱的证候。同时,由于脾胃气虚,运化迟滞,胃失和降,故在虚的基础上又极易出现气机郁滞,波及血分,胃络失畅。故治疗脾胃虚弱的 CAG,应以益气健脾为主,佐以调气活血。临床常用黄芪、太子参、白术、茯苓、陈皮、姜半夏、广木香、砂仁、浙贝、白芍、鸡内金、甘草等,加丹参、莪术、五灵脂等。

典型病例

如治张某,男,56 岁。2005 年 9 月 27 日初诊。主因上腹部反复胀满伴疼痛 8 年来诊。患者于 8 年前出现上腹部胀满,伴经常性上腹部疼痛,反复发作。近 2 个月症状加重。于 2004 年 8 月 10 日行胃镜检查,诊断:慢性萎缩性胃炎伴增生肠化。病理诊断:(胃窦部)慢性中度萎缩性胃炎,腺体局灶性增生肠化。刻下症见:上腹部胀满疼痛,纳食后症状加重,伴消化迟缓,脘中畏冷,精神欠佳,大便偏稀,舌暗,舌边齿痕,苔白微黄,脉虚弦。证属脾胃虚弱,兼气滞血瘀。治宜益气健脾,佐以调气化瘀。方用自拟健脾消痞汤加减:

黄芪 18g 太子参 15g 白术 12g 茯苓 15g 陈皮 10g 姜半夏 9g 广木香 10g 砂仁 6g 白芍 12g 丹参 15g 莪术 10g 五灵脂 15g 鸡内金 15g 枳实 10g 甘草 6g 生姜 3 片

上方用 18 剂后,上腹部疼痛消失,仍感脘痞,夜间明显,继用前方进退。再服 30 余剂,自觉症状明显好转,纳食正常。上腹部无明显不适,精神尚好,大便正常。继用前方加减。前后共服药 170 余剂,自觉一般情况良好,于 2006 年 9 月 26 日复查胃镜诊断:糜烂性胃炎。其后又间断服药数十剂,至 2008 年 6 月 5 日复查胃镜,诊断:慢性胃炎(胆汁反流)。

(二) 滋养胃阴,不忘顾护脾胃阳气

李东垣指出:“善治者调其脾胃”。胃阴亏虚是 CAG 临床较为常见的证候,常用养阴益胃之法。临床上常见许多患者上腹部痞满或疼痛,伴脘中灼热,口干,纳呆,舌红,苔少或无苔,舌面或有裂纹,为典型的胃阴亏虚证,但患者又常表现为上腹部明显畏冷,此时如纯用养阴生津、滋补胃阴之品,患者服后常感脘中满痛更甚。所以在养阴益胃的同时常加用顾护脾胃阳气的药物,临床上常选用黄芪、太子参、百合、麦冬、玉竹、黄精、石斛、生地等药物配伍砂仁、乌药、桂枝等。

典型病例

如治张某,女,61 岁,教师。2007 年 10 月 15 日初诊。主因上腹部胀满、伴轻度压痛 1 年,加重 3 个月来诊。患者于 5 年前患十二指肠球部溃疡,经治好转。1 年前出现上腹部胀满隐痛,时轻时重,经治反复不愈。近 3 个月来症状逐渐加重,于 2007 年 8 月 24 日在海军总医院行胃镜检查,诊为:①贲门炎;②糜烂性胃炎;③慢性萎缩性胃炎;④十二指肠球炎。病理诊断:胃窦近幽门黏膜慢性炎伴腺体萎缩及灶状肠上皮化生。刻下症见:上腹部痞满伴隐痛,纳后脘痞加重,脘中喜暖畏冷,口干咽干,舌暗,苔薄白而少,脉弦细。证属胃阴不足,胃络瘀阻。方用养胃消痞汤加减:

太子参 15g 麦冬 15g 百合 30g 乌药 10g 白芍 12g 丹参 15g 莪术 10g 五灵脂 15g 砂仁 6g 陈皮 10g 佛手 10g 浙贝母 15g 鸡内金 15g 白花蛇舌草 30g 甘草 6g 生姜 3 片

2007年11月5日复诊，上药服20余剂后，自觉上腹部痞满及隐痛明显好转，除多食后脘中有不适感外，余无不适。继用前法，以前方继服。前后共服药100余剂，至2008年3月26日复查胃镜诊为：慢性萎缩性胃炎。仍以前方进退进行治疗，再服100余剂。至2008年10月25日，再次复查胃镜，诊为：慢性浅表性胃炎。病理诊断：浅表胃窦黏膜轻度慢性炎。

（三）清化湿热，注意脾胃气化功能的恢复

现代人偏嗜辛辣醇浆厚味，容易出现湿热中阻证候，诚如朱丹溪所云："湿热为病，十常八九。"同时湿热之邪黏滞，反复缠绵，又可影响脾胃气机功能恢复。因而在临床上出现脘腹胀满，肢体困倦，尿少色黄，大便溏泄不爽，纳少厌食，恶心呕吐，舌红、苔黄腻，脉濡数等症状。治疗时多选用陈皮、半夏、茯苓、枳实、竹茹、黄连、浙贝、瓜蒌、薏苡仁、栀子等清化湿热，用杏仁、白蔻仁、石菖蒲、郁金等利气芳香化浊，促进脾胃气化功能的恢复。

典型病例

如治米某某，男，70岁，2007年10月9日初诊。主因反复胃脘胀满2年，加重半年就诊。刻下症见：上腹部胀满，泛酸、嘈杂、嗳气、脘中灼热，纳可，餐后脘中有发堵感，反胃，口苦，口干，大便调，乏力，小便有尿不尽感，舌黯、苔黄厚腻，脉沉弦。2007年3月21日胃镜诊断：慢性萎缩性胃炎（中度）。病理诊断：（胃窦）送检标本部分为胃黏膜组织慢性炎，其中一块固有膜中度萎缩。证属湿热蕴结，血分瘀阻。治宜清化湿热，化瘀解毒。方用黄连温胆汤加味：

陈皮10g　半夏9g　茯苓15g　枳实15g　竹茹15g　黄连6g　浙贝母15g　郁金15g　丹参15g　莪术10g　栀子10g　杏仁10g　石菖蒲10g　甘草6g　生姜3片

每日1剂，水煎服。服药4剂后诸症好转，仍觉嘈杂但较前轻，脘中有灼热感，舌黯、苔黄白厚，脉弦。继用前法，加薏苡仁30g，白蔻仁6g，以加强清热利湿的作用，又服40余剂，诸症明显好转。前后服药6月余已无明显不适，随访病情稳定。2008年4月1日复查胃镜：慢性轻度萎缩性胃炎。2009年3月17日再次复查胃镜：慢性浅表性胃炎。

（四）疏肝理气，常佐以和胃降逆

CAG病位在胃，与肝脾关系密切，脾胃居于中焦为气机升降枢纽，饮食、情志、劳倦等因素常可导致胃失通降，气机阻滞。因而出现脘腹痞满，胸胁胀满，心烦易怒，善太息，呕恶嗳气，或吐苦水，大便不爽等症。治疗上在采用疏肝和胃的同时还应加用降逆消痞药以提高临床疗效。

典型病例

如治宋某，男，42岁，2009年3月13日初诊。主因上腹部隐痛不适5年，近半年余加重来诊。患者于5年前因情绪及饮食等原因，出现上腹部疼痛，此后反复发作，近半年来症状加重，来院门诊。2009年1月15日，本院胃镜诊断：慢性萎缩性胃炎（胆汁反流）伴肠化。病理诊断：慢性萎缩性胃炎（中-重度），伴重度肠上皮化生。刻下症见：上腹部疼痛，偶有刺痛，时轻时重，疼痛有时牵及两胁，伴烧心，嘈杂，嗳气，消化欠佳，大便不畅，舌暗红，苔白，根黄，脉弦。中医诊断：胃痛。证属肝胃不和，胃络瘀阻。治宜疏肝和胃，降逆止痛，佐以化瘀。方用柴胡四逆汤加味：

柴胡10g　白芍12g　枳实15g　陈皮10g　姜半夏9g　茯苓15g　郁金15g　丹参15g　莪术10g　五灵脂15g　黄连6g　吴茱萸3g　浙贝15g　煅瓦楞子20g　蒲公英30g　甘草6g　生姜3片

服药20余剂后，上腹部疼痛好转，纳可，但仍消化欠佳，稍有饮食不慎即感脘中不适，继用前方加太子参、鸡内金等，再服70剂。于2010年4月13日复查胃镜示：慢性萎缩性胃炎伴肠化。病理诊断：轻度慢性

萎缩性胃炎伴肠上皮化生。继用前法进退，以前方去蒲公英、煅瓦楞子等，酌情加入百合、乌药，白花蛇舌草等。又服3个月余，自诉脘中无明显不适，纳食二便正常，仍以前法进行调治。前后共服药230余剂。至2011年7月11日复查胃镜示：①反流性食管炎B级；②慢性萎缩性胃炎？病理诊断：胃窦部，黏膜慢性炎伴灶性轻度非典型增生；胃角部，慢性轻度萎缩性胃炎。

（五）活血化瘀，宜在辨证的基础上配合运用

胃络瘀阻贯穿于本病的全过程，故活血化瘀法为CAG的常用治法。由于本病的病机特点是虚实夹杂，因此必须针对患者体质情况、病情轻重、虚实证候的具体情况，并根据标本缓急，灵活配合运用活血化瘀之品。CAG特别是胃癌前病变者，常用的活血化瘀药有丹参、莪术、五灵脂、九香虫、红花等，尽量不用破血之品，但如伴见息肉者，亦可加三棱、炮山甲、煅瓦楞子、刺猬皮、山慈菇等化瘀消癥之品。现代药理研究也表明，活血化瘀药能改善微循环、改善组织营养、促进病变恢复与炎症吸收，这些作用都可能促进慢性萎缩性胃炎病理改变的逆转。

典型病例

如治韩某，女，56岁，2008年12月5日初诊。主因上腹部胀满反复发作2年来诊。患者2年前出现上腹部胀满，时轻时重，每于进食辛辣食物后加重，伴烧心嗳气，脘中畏凉，口苦，纳食一般，平素易"上火"，大便、小便正常。舌胖大，质暗，苔黄，中心苔少，根偏厚，脉沉弦细。个人史：平素喜食辛辣、肥甘厚味。于2008年11月19日山西太原煤炭中心医院胃镜示：①慢性浅表萎缩性胃炎；②胃息肉。病理诊断：（胃窦）慢性重度浅表性胃炎，部分轻度萎缩性炎伴肠化，少许腺体上皮细胞轻度非典型增生。中医诊断：痞满。证属气阴不足、胃络瘀阻、寒热错杂。治宜益气养胃，活血解毒，平调寒热，和中消痞。方用养胃消痞汤加减治疗：

太子参15g　百合30g　乌药10g　丹参15g　莪术10g　半夏9g　陈皮10g　浙贝母15g（捣）　黄连8g　砂仁6g（后下）　鸡内金15g　煅瓦楞子15g（先煎）　吴茱萸3g　甘草6g　生姜3片

4剂，水煎服，日1剂，早晚分服。2008年12月9日二诊，烧心减，仍脘中饱胀感及隐痛，纳稍增，大便可，口干，舌胖，质暗苔白薄，稍裂纹根黄，脉沉弦细。继用前法，以前方加白芍12g、麦冬12g、五灵脂15g、黄连6g，6剂。2008年12月16日，自觉痞满减轻，偶觉脘痛及脘中灼热感，大便可，舌质暗，苔白薄少，根黄偏厚，继用养胃消痞汤加减治疗。至2009年3月25日，前后共服药90余剂，再次复查胃镜，胃镜示：慢性浅表性胃炎。病理诊断（胃窦）黏膜轻度慢性炎。

（王洪艳　白宇宁 整理）

第二节　胃安泰胶囊治疗慢性萎缩性胃炎癌前病变的临床研究

癌症是严重危害人民生命健康的常见病、多发病，我国每年癌症发病人数约160万，已超过心脑血管疾病成为人类致死原因的第一位，迄今尚缺乏有效的防治方法。因此，癌症的防治研究一直是医学界最为关注的问题之一。胃癌是我国常见恶性肿瘤，每年约有60万人死于此病。然而，由于胃癌的发病因素并不十分清楚，因此针对胃癌发病因素的一级预防仍然十分困难。近年的研究表明，胃癌与大多数其他恶性肿瘤一样，很少直接从正常组织发生癌变，而是

在临床上出现肿瘤之前,往往经过一个相当长的演变阶段,即胃癌前期病变阶段。及早识别和控制这些病变,对于开展胃癌的二级预防有积极的意义。一般认为,胃癌的形成要经历慢性胃炎→胃黏膜萎缩→肠化生→异型增生→胃癌这一癌变模式。胃癌前病变是指胃黏膜出现中重度不典型增生和(或)不完全性结肠型肠化生。1978 年,WHO 将慢性萎缩性胃炎(CAG)列为胃癌的癌前状态,一般认为在其基础上伴发的不完全型肠上皮化生和(或)中、重度异型增生则被视为胃癌前病变。过去认为这些病理改变是不可逆的,近年研究证明它是一个可逆过程,积极治疗本病对防治胃癌的发生十分重要。中医药通过增强胃黏膜屏障,调节胃肠运动,阻止胆汁反流,抗 HP 感染,调节免疫功能,抑制肿瘤相关抗原表达等多种作用,改善症状,逆转其病理改变,取得了一定的效果,但各家组方原则不一,目前尚无公认的理想方案。积极治疗胃癌前病变,是阻断其向癌发展以减少胃癌发病率的有效手段[1]。近年来,笔者采用胃安泰胶囊治疗胃癌前病变,取得了较好的疗效,现将临床观察结果报告如下。

(一) 临床资料

2002 年 9 月至 2004 年 4 月期间收集了 58 例慢性萎缩性胃炎伴中、重度肠化和(或)不典型增生的病例,分别来自山西中医学院附属医院及湖北中医学院附属医院门诊或住院患者。其中治疗组 35 例中男 13 例,女 22 例;平均年龄(46.34±8.83)岁;中、重度肠化生 18 例,异型增生 17 例。对照组 23 例中男 10 例,女 13 例;平均年龄(45.61±8.54)岁;中、重度肠化生 11 例,异型增生 12 例。从治疗前的一般情况、临床症状和胃镜病理诊断的统计综合分析,两组间无显著性差异($P>0.05$),具有可比性。

病例纳入标准:具有临床症状、并经病理证实为慢性萎缩性胃炎伴中、重度肠化生和(或)异型增生(诊断标准参照 1982 年重庆全国胃炎诊治座谈会制订的诊断标准和全国胃癌协作组病理组制定的“胃黏膜上皮异型增生分度标准”[2]),能配合治疗者,妊娠或哺乳期妇女,或合并有重要脏器严重疾病者除外。

(二) 治疗及观察方法

1. 治疗方法

治疗组采用胃安泰胶囊,主要药物为:太子参、白术、枳实、白花蛇舌草、莪术、丹参、茯苓、甘草等。每日 3 次,每次 3 粒。对照组采用维酶素,由河南信谊制药有限公司生产。每日 3 次,每次 3 粒。两组疗程均为 6 个月,治疗期间均停服其他药物。

2. 观察指标与方法

对胀满、疼痛、纳呆、肢体倦怠乏力、嗳气、面色萎黄、大便稀溏、消瘦等症状根据患者主观感受进行分级。症状轻度记为 1 分,中度记为 2 分,重度记为 3 分。以胀满、疼痛为主症,其余症状为次症。

所有病例治疗前均做胃镜病理检查。由专门胃镜医师进行操作,定点活检取材检查病理,将病理改变按萎缩、肠化生、异型增生等分项记录,据其轻、中、重三级计 1、2、3 分。

3. 统计学方法

计数资料用卡方检验,等级资料用秩和检验,使用 SPSS 软件进行统计分析。

（三）结果

1. 疗效评定标准

参照1989年中国中西医结合学会消化系统疾病专业委员会制定的疗效评定标准[3]：近期临床治愈：①显效：主症消失、次症基本消失，胃镜及病理检查胃黏膜萎缩、肠上皮化生和异型增生有两项从重度转为轻度，或有一项从重度转为轻度，各项理化指标有明显好转，症状总积分减少≥90%者。统计学处理有显著意义。②有效：主症、次症好转，胃镜及病理检查胃黏膜萎缩、肠上皮化生和异型增生减轻有一项从重度转为中度或中度转为轻度，各项理化指标有好转，症状总积分减少≥60%以上，低于90%者。统计学处理有显著意义。③无效：主症、次症及胃镜、病理检查，胃黏膜萎缩、肠上皮化生及异型增生均无明显改善，达不到有效标准之病例，而无恶化，症状总积分减少不到60%者。统计学处理无意义。④加重：主症、次症及胃镜、病理检查，胃黏膜萎缩、肠上皮化生及异型增生、各项理化指标均有不同程度的加重，治疗后原有症状加重，症状总积分增加10%以上。统计学处理有显著意义。

2. 两组临床症状疗效比较

根据症状疗效评定标准的计分判断，两组症状疗效总有效率明显不同，经统计学处理，有显著性差异（$P<0.05$）。治疗组改善临床症状疗效明显优于对照组见表1。

表1　两组临床症状疗效比较

组别	显效	有效	无效	加重	总有效率/%
治疗组	19	13	3	0	91.42
对照组	3	2	16	2	21.74

3. 两组胃镜改变情况比较

两组胃镜改变情况，经统计学处理，差异有显著性意义见表2。

表2　两组胃镜改变情况比较

组别	轻度		中度		重度	
	治疗前	治疗后	治疗前	治疗后	治疗前	治疗后
治疗组	10	3	13	4	12	2
对照组	8	6	7	6	8	7

4. 两组病理改变情况比较

两组病理改变情况，经统计学处理，差异有显著性意义见表3。

表3　两组病理改变情况比较

组别	轻度		中度		重度	
	治疗前	治疗后	治疗前	治疗后	治疗前	治疗后
治疗组	10	3	14	4	11	3
对照组	7	6	8	7	8	7

（四）讨论

胃癌前病变在中医学中无系统完善的记载。根据其临床表现，该病可归纳入“胃脘痛”、“痞满”、“嘈杂”、“纳呆”等范畴。其病因主要与饮食不节、损伤脾胃，或忧思伤脾、恼怒伤肝、肝木乘土，或素体虚弱、劳倦内伤、久病体虚等因素有关。其病在胃，与肝脾有密切关系。由于本病多病程迁延，日久脾胃气（阴）虚，气虚无力推动血液运行，或肝郁气滞，血行不畅，而导致胃络瘀阻。故本病多属本虚标实、虚实夹杂之证；其本虚以脾虚为主，标实多属气滞、痰湿、血瘀为患，而脾虚气滞兼血分瘀阻常为其基本病机，且贯穿疾病始终。病机转化方面可出现由气及血、由实转虚、寒热转化等病机演变。中医治疗原则主要为扶正祛邪，标本兼治，一般以益气健脾、养阴益胃以治其本，理气和胃、活血化瘀以治其标。脾虚气滞、胃络瘀阻为临床最常见之证型，多采用益气健脾、理气活血的治法。本研究采用白兆芝主任医师多年临床实践中总结的胃安泰汤方药制成胶囊，具有益气健脾、理气消痞、化瘀解毒之功效，适用于胃癌前病变属脾虚气滞伴胃络瘀阻证型。该方以四君子汤益气健脾，配枳实行气消痞；丹参苦、微寒，活血化瘀；莪术辛、苦、温，行气破血，消积止痛；与参术配伍，则通络不伤气，破血不伤血；三七粉温、甘、微苦，化瘀止血，活血定痛。白花蛇舌草苦、甘、寒，清热解毒，全方共奏益气健脾、理气消痞、化瘀解毒之功。现代药理研究证明四君子汤具有调整机体免疫、抗血小板聚集、改善机体微循环、抗脂质过氧化、抗肿瘤、抗突变等多方面功能。枳实[4]可促进胃蠕动及排空，为良好的中药胃动力药。丹参、莪术[5]有改善微循环、抗炎、抗氧化、抗肿瘤的作用。白花蛇舌草[6]有抗癌之功。诸药合用，能通过多途径改善病情，阻断胃癌前病变的发展。

（张彦敏整理；发表于《上海中医药杂志》，2005 年第 2 期）

参 考 文 献

[1] 姚希贤. 实用消化内科学. 北京：人民卫生出版社，1998
[2] 全国胃癌防治研究协作组病理组. 胃及十二指肠黏膜活检病理. 沈阳：辽宁人民出版社，1981
[3] 中国中西医结合研究会消化系统疾病专业委员会. 慢性胃炎中西医结合诊断、辨证和疗效标准（试行方案）. 中西医结合杂志，1990，(5)：318～319
[4] 沈映君. 中药药理学. 上海：上海科学技术出版社，1997
[5] 翁维良，王汀华，王怡等. 20 种活血化瘀药对实验性微循环障碍影响. 辽宁中医杂志，1984，4(9)：555～557
[6] 艾宪鹏，李永先，张孟春. 抗癌中草药. 哈尔滨：黑龙江科学技术出版社，2000

第三节　运用调理寒热法治疗慢性胃炎脘中不适诸症的经验

调理寒热法为临床常用的治疗方法，一般多用于寒热错杂的证候，所以也称为寒热平调或寒热并用。但临床在具体运用时应根据证候的寒与热的孰轻孰重来综合考虑，调整寒药与热药的选择与用量。这种治法在慢性胃炎的治疗过程中运用的非常多。

慢性胃炎临床表现多见上腹部疼痛胀满，嘈杂不适，但也有一些少见的症状。现将白兆芝教授运用调理寒热法治疗此类病证经验介绍于下。

一、脘中冷痛

典型病例

刘某,女,37岁,护士。2007年1月26日初诊。主因反复胃痛10余年,加重3个月来诊。患者于10余年前因饮食不慎,过食生冷,出现胃痛,之后反复发作,近3个月来症状加重。于2007年1月4日某医院胃镜诊为:慢性浅表性胃炎。刻下症见:上腹部疼痛,痛处固定,每稍多食或受凉后即疼痛加重,伴脘腹胀满,嗳气,脘中明显畏冷,但又觉"上火",口唇生疮起疱,有时泛酸,烧心,大便正常,舌质暗,舌苔白,脉沉弦细。证属寒热错杂,胃失和降。治宜寒热平调,和胃降逆。方用良附丸、越桃散、左金丸合方治之:

高良姜10g　香附10g　栀子10g　吴茱萸3g　黄连6g　浙贝母15g　乌贼骨30g　白芍12g　元胡15g　陈皮10g　姜半夏9g　瓜蒌15g　蒲公英30g　茯苓15g　甘草6g　生姜3片

4剂后,脘痛明显好转,仍感脘痞,消化迟缓,口干,脘中畏冷,舌暗苔薄白,脉沉弦细。继用前方去陈皮、茯苓、乌贼骨,加太子参15g、百合30g、乌药10g、砂仁6g。再服4剂,上腹部疼痛消失,脘痞明显好转,脘中畏冷及"上火"感消失,纳食及大便正常,舌暗苔白,脉弦细。以前方去香附、高良姜、栀子,再服8剂,诸症消失。

二、脘中痞满疼痛

典型病例

宋某,女,43岁。2008年6月6日初诊。主因上腹部胀满半年,加重20天来诊。患者于半年前因饮食不慎,加之劳累,出现上腹部胀满疼痛,时轻时重,近20天来症状加重而来院门诊。今日本院胃镜诊为:慢性浅表性胃炎。刻下症见:脘中痞满较甚,有时伴脘中疼痛,饥时或餐后明显,脘中明显畏冷,纳呆,口干苦,大便可,舌暗红,苔白根黄厚,脉沉。证属寒热错杂,胃气阻滞。治宜平调寒热,理气消痞。方用良附丸、越桃散、二陈汤加减:

太子参15g　姜半夏9g　高良姜10g　香附10g　黄连6g　吴茱萸3g　炒栀子10g　郁金15g　白芍12g　陈皮10g　茯苓15g　浙贝母15g　乌贼骨30g　蒲公英30g　甘草6g　生姜3片。服药4剂后,脘痞明显好转,脘痛消失,纳食增加,舌苔白,根黄,但较前薄。继用前方进退,又服10余剂,症状消失。

三、脘中如有"猫抓"感

典型病例

高某,女,50岁。2005年11月22日初诊。主因上腹部不适月余来诊。患者素有慢性胃病多年,素来性格急躁,于1月前因劳累及食辛辣油腻之物较多,出现上腹部不适,经某医院用西药治疗不效,故来院门诊。刻下症见:上腹部不适,如有"猫抓"感,脘中畏冷,但又有灼热感,有时脘中有重坠感,大便不成形,舌苔白,脉弦细。胃镜诊断:慢性浅表性胃炎。证属寒热错杂,兼肝胃失和。治宜寒热并用,兼疏肝和胃。方用半夏泻心汤合柴胡四逆散加减:

太子参15g　姜半夏9g　黄连6g　黄芩10g　干姜10g　吴茱萸3g　浙贝母15g　乌贼骨30g　柴胡10g　白芍12g　枳实15g　蒲公英30g　陈皮10g　茯苓15g　甘草6g　生姜3片。3剂后,症略同前。细查舌象,舌暗红,前半舌苔少,根白,舌面略干,脉弦细。考虑患者病程较久,肝郁化热伤阴,病因又有劳累因素,症状又有脘中重坠等,故证属胃之气阴不足,伴有寒热错杂。改拟养阴益胃,兼调寒热。用百合乌药汤合良附丸、左金丸加减:

太子参 15g　百合 30g　乌药 10g　白芍 12g　高良姜 10g　香附 10g　黄连 6g　吴茱萸 3g　栀子 10g　麦冬 15g　浙贝母 15g　乌贼骨 30g　陈皮 10g　蒲公英 30g　甘草 6g　生姜 3 片。6 剂后，脘中"猫抓"感明显好转，脘中畏冷及灼热感亦减轻，但大便偏稀，舌脉如前。继用前法，以前方加生山药 30g，再服 6 剂后，诸症均瘥，改用百合乌药汤合香砂六君子汤继续调理。

四、脘中胀痛时有"嗽蒜"感

典型病例

高某，女，56 岁。2006 年 3 月 7 日初诊。主因上腹部作胀疼痛月余来诊。患者素"慢性胃炎"史，近一个月来因恼怒生气后症状加重来诊。刻下症见：脘中作胀，有"堵塞"感，伴灼热疼痛，时有"嗽蒜"之感。餐前及餐后均感脘中不适，且感脘中畏冷，嗳气、烧心、舌质暗红，苔白，脉沉弦。证属肝气犯胃，寒热错杂。治宜疏肝和胃，平调寒热。方用柴胡四逆散合良附丸、左金丸：

柴胡 10g　白芍 12g　枳实 15g　陈皮 10g　姜半夏 9g　茯苓 15g　黄连 6g　吴茱萸 3g　高良姜 10g　香附 10g　栀子 10g　瓜蒌 15g　浙贝母 15g　元胡 15g　川楝子 10g　甘草 6g　生姜 3 片。6 剂后，症状明显减轻，脘中疼痛及灼热、烧心明显减轻，"嗽蒜"感消失，仍有脘中作胀、嗳气，并脘中有振水音及沉重感，舌脉如前，继用前方加重半夏为 15g、茯苓为 30g，去川楝子，加郁金 15g，再服 10 余剂，临床症状完全消失。

五、脘 中 气 逆

典型病例

张某，男，74 岁，退休教师。2011 年 11 月 14 日初诊。主因上腹部有"气上逆"感 20 余天来诊。患者于 1979 年曾因胃穿孔行胃大部切除术，近 20 多天前因饮食不慎，出现上腹部胀满，时有"气上逆"感。2011 年 11 月 10 日本院胃镜示：慢性浅表性胃炎。经用药症状未见明显好转，于今日上午来诊。刻下症见：上腹部时有"气上逆"感，伴上腹部胀满，食欲尚可，但餐后上腹部胀满加重，自觉脘中喜暖畏冷，口干，二便正常，舌质红，苔黄，舌面有裂纹，脉沉弦。中医诊断：痞满。证属胃阴不足，寒热失调，胃气上逆。治宜养阴益胃，调理寒热，和胃降逆。方用：百合乌药汤合黄连汤加减：

太子参 15g　麦冬 15g　百合 30g　乌药 10g　白芍 12g　郁金 15g　川楝子 10g　枳实 15g　瓜蒌 15g　黄连 6g　干姜 3g　姜半夏 9g　吴茱萸 3g　砂仁 6g　鸡内金 15g　甘草 6g　生姜 3 片

4 剂。2011 年 11 月 21 日二诊：药后上腹部"气逆"感明显好转，仅餐后活动时有感觉，上腹部胀满亦减，口干，大便正常，仍觉脘中畏冷，舌质红，舌苔薄白而少，舌面有裂纹，脉弦。继用前法，以前方加重干姜为 5g。5 剂。2011 年 11 月 28 日三诊：目前上腹部"气逆"感已消失，胀满明显好转，脘中畏冷稍减，仍口干，寐梦多，舌质红，苔薄白，前半舌苔少，根黄，脉弦。继用前法，调方如下：

太子参 15g　麦冬 15g　百合 30g　乌药 10g　白芍 12g　川楝子 10g　陈皮 10g　姜半夏 9g　黄连 6g　干姜 5g　砂仁 6g　枳实 15g　吴茱萸 3g　茯苓 15g　合欢花 15g　甘草 6g　生姜 3 片

5 剂。2011 年 12 月 5 日四诊：目前自觉已无明显不适，脘痞消失，上腹部"气逆"感未作，纳可，大便正常，脘中畏冷明显减轻，仍寐梦多，舌暗红，苔白根黄，脉弦。继用前法，以前方去干姜，加远志 10g，5 剂。

六、脘中“发沉”案

典型病例

王某,男,56岁,干部。2011年12月23日初诊。主因上腹部不适2个月来诊。患者于2个月前因饮食不慎而出现上腹不适,自用生姜泡醋“偏方”治疗,症状反而加重,在某医院行胃镜检查示:慢性浅表性胃炎。予服用奥美拉唑后症状稍减,但停药又加重,故于今日上午来院要求中医治疗。刻下症见:上腹部时有不适,有“发沉”感,早晨或食硬物后症状较重,伴全身及上腹部畏冷,口唇干,口酸口苦,口内生疮,大便尚可,舌暗红,苔黄厚腻,脉沉弦。证属湿浊中阻,寒热错杂。治宜燥湿化浊,平调寒热。方用平胃散合半夏泻心汤加减:

苍术10g 川朴10g 陈皮10g 姜半夏9g 茯苓15g 黄连6g 黄芩10g 干姜6g 生薏仁30g 藿香10g 吴茱萸3g 浙贝母15g 乌贼骨30g 甘草6g 生姜3片

4剂。

2011年12月27日二诊:药后上腹部“发沉”之不适感明显好转,脘中畏冷亦减,口疮消失,舌质红,苔黄白而厚,脉沉弦。继用前方7剂。2012年1月3日三诊:自述脘中“发沉”感消失,但仍口酸口苦,大便尚可,口疮未作,舌苔白根偏厚,脉沉弦。以前方加白蔻仁6g,继服7剂。2012年1月10日四诊时,自述口酸口苦消失,但偶有脘中“发沉”,其余症状均消失,舌暗苔白根黄白厚,脉沉。继用前方7剂。2012年1月17日五诊:一般情况好,口酸口苦消失,脘中“发沉”之感未作,目前已无明显不适,大便正常,舌脉如前,嘱以前方继服。再服10余剂后,病告痊愈。

七、脘上寒、脘下热

典型病例

刘某,女,42岁。2011年8月5日初诊。主因间断上腹部疼痛嘈杂不适1年余,加重15天来诊。患者于1年多之前因食生冷油腻之物过多,出现上腹部疼痛嘈杂。2010年7月8日某院胃镜诊断:慢性结节性胃炎,HP(++)。曾用阿莫西林、克拉霉素等治疗,当时症状稍减,停药后症状时轻时重。刻下症见:上腹部针刺样疼痛,以夜间为甚,自觉脘上凉甚,脘下灼热,烧心,伴口舌生疮,大便数日一次,小便正常,舌尖红,舌苔黄白,脉沉弦细数。证属寒热错杂。治宜寒热并调,方用半夏泻心汤加味:

太子参15g 姜半夏9g 黄芩10g 黄连6g 干姜10g 吴茱萸3g 白芍12g 枳实15g 元胡15g 川楝子10g 瓜蒌30g 浙贝母10g 乌贼骨30g 蒲公英30g 五灵脂15g 甘草6g 生姜3片

4剂后,8月9日二诊,脘中疼痛明显减轻,但仍感脘上凉甚,脘下灼热,伴嘈杂不适,大便3~4日一行,舌质红,苔白微黄,脉沉弦细。以前方去黄芩、干姜、元胡、川楝子,加高良姜、香附、桂枝、栀子,再服4剂。2010年8月12日三诊,脘中嘈杂及口疮好转,但仍感脘中及胸骨后畏冷,手足心热,出汗,大便数日一行,舌苔白,脉沉弦。改用桂枝加附子汤合越鞠丸:

桂枝6g 白芍12g 知母10g 熟附片10g 太子参15g 白术12g 栀子10g 香附10g 川芎6g 神曲15g 高良姜10g 黄连6g 吴茱萸3g 甘草6g 生姜3片

再服4剂。8月16日四诊,脘上畏冷及脘下灼热明显减轻,手足心热消失,纳食增加,大便正常,偶感脘痞,嗳气,舌边红苔白,脉沉弦细。继用前方进退,3剂。8月19日五诊,脘中畏冷及灼热感消失,纳食正常,脘中稍有嘈杂不适,大便正常,舌尖红苔白,脉弦细。乃改用半夏泻心汤合乌贝散、左金丸等以善其后。

按 慢性胃炎寒热错杂证在临床颇为多见,临床常见于胃痛、痞满、嘈杂一类的病证过程中。其临床表现多种多样,有时甚至出现一些奇怪的症状,或患者自己都说不清的症状。从当前临床观察所见,慢性胃炎有相当多患者在某一病程阶段表现为寒热错杂。其形成原因多由素体脾胃虚弱、饮食失节、失治误治等因素所致。如:恣食生冷,或风寒犯胃,日久寒邪郁而化热;或素来脾胃虚寒,又兼肝气犯胃,或饮食失节,日久化热;或患病之后医者寒凉、辛热之药用之失当;均可使寒热之邪互结于中焦,致脾胃阴阳、寒热、升降失调而出现诸多症状。

慢性胃炎的寒热错杂证在临床上有多种临床表现,主要原因有:一是证候的寒与热有孰轻孰重之分,有时热偏重,有时寒偏重,有时又寒热相当。二是寒热错杂证常常伴有其他一些证候出现,如有时伴有肝气犯胃证,如案四(脘中胀痛时有"嗽蒜"感)。有时伴有痰湿中阻如案二(脘中痞满疼痛)及案六(脘中"发沉"案)。甚至有时可伴有瘀血阻络者。

值得我们注意的是寒热错杂证在病机上不是一成不变的,而是经常发生变化的。临床常见的寒热错杂证的病机转化主要有:一是日久进一步损伤脾胃,而在临床上出现脾胃虚弱,兼寒热错杂的证候;二是病久可损伤胃之气阴,而在临床上出现胃之气阴亏虚,兼寒热错杂的证候。病案三(脘中如有"猫抓"感)及病案五(脘中气逆)在病变过程中就出现了胃之气阴不足,兼寒热错杂。三是病变日久寒邪损伤脾胃阳气而形成脾胃虚寒的证候。所以在治疗慢性胃炎的此类病证时,要特别注意详析病机,注意病机转化,才能在治疗时心中有数,有的放矢。

关于慢性胃炎寒热错杂证的治疗,虽然总的来说,应该运用寒热并调,但在选方用药时应据证来选择。如肝胃失和者,配合疏肝和胃;伴痰湿中阻的,配合燥湿化痰;伴瘀血阻络者,配合化瘀通络;兼脾胃气虚者,宜配合益气健脾;兼胃阴不足者,宜配合养阴益胃;兼胃之气阴不足者,宜配合益气养阴;伴脾胃虚寒者,宜配合温中健脾。

具体选方用药,一般常用的寒热并调的方剂,如半夏泻心汤、黄连汤(黄连汤系仲景《伤寒论》方,原方由黄连、干姜、半夏、人参、桂枝、甘草等组成,具有寒热并调,和胃降逆之功效。主治寒热错杂,胸脘痞闷,烦热,气逆欲呕,腹中痛,或肠鸣泄泻,舌苔白滑,脉弦者。)、越桃散等。也可用温里方剂与清热方剂相配,如小建中汤、良附丸、理中汤等与左金丸、化肝煎等相配合运用。至于各温清之药之选择与用量之多少,则贵在临床据证权衡矣。

此外,慢性胃炎之寒热错杂证在临床上除寒热症状外,还常常伴有其他一些症状,如烧心、泛酸者,常配合和胃制酸的方药,如左金丸、乌贝散以及煅瓦楞子、煅牡蛎等药;伴嗳气频作者,常配合疏肝理气或降气和中的方药,如柴胡四逆汤,二陈汤或旋覆代赭汤,以及郁金、沉香、丁香等;瘀血阻胃顽固脘痛者,常配合金铃子散、丹参饮、失笑散,以及没药、莪术等。

(白宇宁、白震宁整理)

第四节　消化性溃疡临床辨治思路

消化性溃疡是指胃酸和胃蛋白酶对胃肠道黏膜消化作用所致的溃疡,主要指胃和十二指肠的慢性溃疡。目前临床一般用组胺 H_2 受体拮抗剂和质子泵抑制剂治疗,有较好的疗效。但此类疾病临床上复发率高。如何预防本病复发是摆在中西医工作者面前的一个重大课题。中医对本病辨证治疗有着独到之处,新中国成立以来临床医者积累了丰富的经验,特别是对预防溃疡病的复发,中医药将发挥更大作用。中医认为本病属"胃痛"、"吞酸"、"嘈杂"等病范畴,其发病多与饮食不节、情志所伤、劳倦内伤等有关。其病位在胃,与肝、脾关系最为密切。本病辨证,当分寒热、虚实、阴阳、在气在血。如肝气犯胃、肝胃郁热、瘀血停滞、痰湿中阻多属实证;胃阴不足、脾胃虚寒多属虚证。而久病因虚而致气滞、痰湿、血瘀者属本虚标实。现将白兆芝教授治疗本病多年的临床经验介绍如下。

(一) 虚寒宜当温补益气

临床上许多消化性溃疡特别是十二指肠溃疡常可见到脾胃虚寒的证候,症见脘痛隐隐,喜暖喜按，得食痛减，遇劳加重，身疲乏力，舌淡苔白等。以黄芪建中汤合良附丸加味，温中益气，和胃止痛，多可获效。但要注意某些患者临床尚可出现本虚标实，虚实夹杂证候，如疼痛较剧，波及血分者，宜合失笑散；胃酸多者宜加乌贝散、煅瓦楞子；伴出血者，宜加三七参、仙鹤草、伏龙肝、白及等温中止血；化热者酌加左金丸、蒲公英；兼寒湿者，加草蔻仁、半夏、苍术、生薏仁等温化寒湿。亦可用益气托里生肌的方法治疗消化性溃疡，如《医学衷中参西录》之内托生肌散，以托疮生肌，促使溃疡面愈合。

（二）气滞注意病机转化

消化性溃疡病之属肝胃失和者，临床如运用疏肝理气和胃药效果不好时，应该考虑：①是否有化热趋势。临床如见胃脘疼痛，伴脘中灼热，食入疼痛加重，口干而苦，吞酸嘈杂，烦躁易怒，舌红苔黄，脉弦数，为肝气郁结，日久化热，邪热犯胃，肝胃郁热之证。治宜在疏肝和胃，理气止痛的基础上配合清热之品，可用柴胡四逆散合化肝煎、左金丸，并加蒲公英治之。②是否有阴虚倾向。如胃脘疼痛伴口干咽燥、舌红苔少，说明在病机上已伤及肝胃之阴，不宜再用香燥理气之品，而应酌加养阴生津之品，如麦冬、石斛等。重者改用滋阴疏肝，理气止痛之法，可用一贯煎加味治之。同时，由于胃喜润恶燥，疏肝理气之品，一般性偏辛燥，易于伤阴耗津，不宜长期应用。如病程较长，又必须用疏肝理气之法时，可尽量选用一些药性和平而又不太辛燥的疏肝理气药，如佛手、川楝子、陈皮、郁金、香橼、绿萼梅等，调气而不伤阴，或者在主治方中加石斛 15～30g，以防辛燥过度伤阴。据施奠邦老师经验，对年久不愈的溃疡病，属肝郁化火耗伤阴津，用一般常法不效，顽固疼痛者可用地丁散：

公丁香 2.4g　生地 30g　白术 4.5g　党参 10g　陈皮 6g　姜川连 2.4g　厚朴花 4.5g　麦冬 4.5g　五味子 2.4g　乌梅 3g　甘草 2.4g

③是否久痛入络，有无瘀血征兆。如见舌暗，痛有定处，则应加用活血化瘀之品。据施奠邦老师经验，十二指肠溃疡病疼痛如牵及后背者，为由气分入血分之表现，治宜在辨证用方的基础上配合活血化瘀定痛之品。临床常用的活血化瘀药有：丹参、莪术、五灵脂、九香虫、红花、三七参等。

（三）寒热错杂，平调寒热

寒热夹杂亦是消化性溃疡病变过程中的一个常见证型，多由饮食、失治、误治等因素，使寒热互结于中焦，脾胃阴阳、寒热、升降失调所致。症见胃脘疼痛，时有脘痞，脘中明显畏冷，但又易于“上火”，常伴口舌生疮、牙龈肿痛，大便干结，或时干时溏，小便短赤，苔黄或黄白，脉弦。治宜寒热平调，辛开苦降，可用甘草泻心汤、半夏泻心汤，或黄连汤加味。脘胀甚者可加瓜蒌、枳壳以行气宽中。如属胃阴不足，寒热错杂者，可用百合乌药汤、芍药甘草汤、越桃散（栀子、高良姜）、良附丸、左金丸、金铃子散合方治之。方中以辛热之高良姜、吴茱萸与苦寒之栀子、黄连相配，既可清热又可散寒，从而起到平调寒热之作用。更用百合、白芍养阴护阴，元胡、川楝子理气活血止痛，多可取得良效。

（四）消除痰湿病理产物

消化性溃疡在临床上，由于脾胃运化迟滞，多可产生湿浊，但由于本病病程长，多可郁而化热，而成湿热。湿热蕴结是其中一个较常见的证型。作为病理产物，湿热一旦形成，壅阻中焦，既可蚀伤胃肠黏膜，导致溃疡发生，又可耗伤气阴，使病情缠绵难愈；而且，溃疡一旦形成，脾胃升降转输失常，又可产生或加重湿热。临床常见胃脘胀闷，隐痛不舒，渴不欲饮，身体困重，溲赤便溏，苔黄腻，脉濡数。治宜健运和中，清利湿热。方用黄连温胆汤、平胃散合左金丸加藿香、薏苡仁、白蔻仁等，重在清化透解，避免苦寒败胃。

如属痰浊内蕴者，其临床表现除脘痛较为顽固外，兼见口干、口黏，或呕出黏液等症状，胃镜检查，多可见胃内滞留液较多，且溃疡表面常附有厚苔。临床治疗需涤痰化浊，方用导痰汤加味。如属痰郁化热者，治疗可用清热化痰法，方用黄连温胆汤合小陷胸汤加减；如大便秘结者，可加大黄。十二指肠球部溃疡常有胃肠道瘀滞，多因胃肠蠕动迟缓，使饮食积滞，往往疼痛加剧，大便干结，嗳气食少等症。如舌苔黄厚腻偏热者，治宜消食化滞，佐以通下，方用枳实导滞丸；如脉象沉紧，脘中畏冷，肢冷，舌淡苔白厚腻，寒象明显者可用平胃二陈汤合用大黄附子汤。

（五）灵活用药，促进愈合

中药中某些药物有制酸作用，有些药物有促进生肌的作用，这些药物的运用都有利于溃疡的愈合，如常用的制酸药有浙贝母、乌贼骨、煅瓦楞子、益智仁、白螺蛳壳、珍珠层粉、生牡蛎以及左金丸等。除补气养血药有促进溃疡愈合作用之外，据施奠邦老师经验，活血化瘀药如五灵脂、乳香、没药、三七参、丹参、刺猬皮等能祛除溃疡局部的瘀滞，从而改善血液循环，促进新陈代谢，有利于溃疡面的修复。此外，有人认为代赭石可治球后溃疡，苏木可治幽门管溃疡，合欢皮、白及等对溃疡面的修复愈合有一定作用。

（六）控制幽门螺杆菌

由于现代认为幽门螺杆菌是导致溃疡的重要病因，中西医都在探索根除杀灭幽门螺杆菌的药物。某些中药对控制和杀灭该菌有一定作用，临床可据证选用。如黄连、蒲公英、大黄、黄芩、丹皮、厚朴、五倍子、地锦草、地榆、麦冬、白芷、桂枝、元胡、乌梅、虎杖等。

总之，消化性溃疡运用中医药辨证治疗，不但有改善症状，促进愈合的作用，而且远期疗效较好。消化性溃疡目前最大的难题是如何预防溃疡的复发，因 70% 以上的患者在愈合后多可再次复发。因此，充分发挥中医药的优势，将为消化性溃疡的彻底治愈提供更好的思路，这一点已为大量临床实践所证明。

（白宇宁、王海萍整理）

第五节　胃黏膜脱垂症临床辨治经验

胃黏膜脱垂症系指因某种原因使胃窦部黏膜迂曲冗长、肥大、松弛，而脱入十二指肠引起的一种病症。近年来本病在临床上并不少见，但由于病情严重时黏膜脱垂可产生幽门梗阻、出血及坏死，故需积极进行防治。

目前一般认为本病属中医“胃痛”、“反胃”、“痞满”等病证范畴，多由饮食不节，饥饱失常，或劳伤过度，忧愁思虑，损伤脾胃所致。多数医者认为本病病机属虚实夹杂，而采用益气温中，或升阳健脾法，配合和胃降逆、活血化瘀、化痰蠲饮、清利湿热等法进行治疗。现将白兆芝老师治疗本病的经验介绍如下。

一、首辨虚实兼夹，把握病机转化

由于本病多属饮食不节，劳倦过度，情志失调，损伤脾胃，耗伤正气所致，故其发病的基本病机是脾胃虚弱，失于升提，胃膜松弛下脱。中气亏虚，脾运不及，胃失腐熟受纳通降之功，必然会在虚的基础上形成气滞、食积、湿阻、痰饮等病理因素；气滞不能行血，气虚不能运血，亦能导致血络瘀阻，形成瘀血。故本病多属虚实夹杂，临床辨证当首辨其虚实，以孰为主。其虚是脾胃气虚，中气下陷；还是脾胃虚寒，失于温养；或是脾胃阴虚，失于滋润。其实当辨气滞、食积、湿阻、痰饮、瘀血以何者为主。

同时，对本病辨证施治应十分注意把握其病机转化。一是因虚致实，因实致虚。病邪壅蓄日久，必然会进一步耗伤正气，如气滞耗气，水饮伤阳，湿热伤阴，瘀血耗伤阴血等。二是气滞、食积、痰饮日久，多可化热，出现邪热、湿热壅阻中焦、或寒热夹杂等病理变化。此种病理之火，实乃在虚的基础上所产生的，当属李东垣所说的“阴火”之范畴。阴火内生，蕴蓄日久，又有伤阴耗气之虞。三是呕吐日久，常可耗伤津液，渐致胃阴亏虚，而形成气阴两虚之候。四是阳虚寒化，涩而成瘀，阴虚热化，灼伤胃络；或瘀血内阻，血行不畅，血不归经；或中气大亏，不能统血、摄血，均可合并出血证候。五是食积痰饮，气滞血瘀诸病理因素壅阻胃脘日久，常可痰瘀交阻，食积水饮留滞，导致幽门梗阻。如李东垣所谓：“幽门不通，上冲，……气不得上下”(《脾胃论 · 卷下 · 脾胃损在调饮食适寒温》)。临床辨证治疗须注意根据以上病机转化，及时采取有效治疗措施，对于防止病情加重转化，出现严重并发症方面，亦有非常重要的意义。

二、治宜升降有度，扶正不忘祛邪

对本病的治疗，应以益气健脾，和胃降逆为基本原则。由于本病在病机上既属中气虚弱，清气不升，又有邪气壅滞，胃气不降。若一味补益升提，则胃气愈加壅滞；如单纯降逆疏导，则中气愈加虚陷。故必须注意升降配合有度，并根据其虚实不同分清主次。

尽管本病在治疗上常以补益为法，但在某些情况下，邪实已成为矛盾的主要方面，恰当地运用祛邪法，诸如清化湿热、化痰蠲饮、消食导滞、行气降气、活血化瘀，亦为治疗本病的重要一环。特别是有时由于复合病机的需要，以上祛邪诸法又当相互配合运用。

此外，由于本病属慢性病，疗程偏长，所以在治疗用药过程中，宜经常注意保护胃气。如清热化湿要注意防止苦寒太过而伤脾败胃；疏理气机又不宜久用破气耗气之品；消食导滞、化痰饮均不宜攻伐太过；活血化瘀不宜过用破血散血，以免耗损气血。即使运用补益，亦不宜过于滋腻，以免滞其胃气。

三、注意并发疾病，辨病辨证选药

本病往往同时伴有胃窦部黏膜慢性炎症、慢性十二指肠球炎、消化性溃疡等疾病，所以临床治疗须注意积极调治这些并发疾病。如合并胃、十二指肠溃疡者，加白及、乌贼骨、浙贝母、元胡、五灵脂；伴疣状胃炎者，选加炮山甲、丹参、莪术；胃黏膜充血明显者，选加蒲公英、连翘、丹皮；胃黏膜水肿明显者，选加桂枝、茯苓、泽泻、薏苡仁；胃黏膜糜烂出血者，选加三七参、白及；伴肠上皮化生或不典型增生者，选加乌梅、鸡内金、薏苡仁、丹参、莪术、刺猬皮、九香虫、白花蛇舌草等。当然这些药物均应在辨证的基础上来选择运用。

典型病例

赵某,男,53岁,太原市阳曲县人。2011年8月29日初诊。主因间断烧心、咽喉部气逆感5年,加重2个月来诊。患者于5年前因饮食不节出现烧心,咽喉部似有气逆感,经某医院诊治,嘱服用奥美拉唑后症状缓解。现仍服用奥美拉唑,每日2片,已连续服用4~5年。近2个月来虽仍服用西药,但症状仍不能缓解。刻下症见:烧心,咽喉部时有气逆感,夜间症状加重,纳可,二便正常,舌红苔黄厚腻,舌面有裂纹,脉沉弦数。今日本院胃镜示:胃黏膜脱垂症,HP(+)。证属肝胃失和,郁而化热,胃气上逆。治宜疏肝和胃,清热降逆。方用自拟四二调胃汤加味:

柴胡10g 白芍12g 枳实15g 陈皮10g 姜半夏9g 茯苓15g 黄连6g 吴茱萸3g 竹茹15g 黄芩10g 浙贝15g 乌贼骨30g 郁金15g 麦冬15g 蒲公英30g 甘草6g 生姜3片

9月5日二诊:症减,烧心好转,咽部气逆感稍减,大便干,舌红苔黄有裂纹,脉弦,继用前方加煅瓦楞子30g、瓜蒌30g。9月19日三诊:上方服12剂,症状明显好转,烧心及咽中气逆感消失,大便正常,舌红,苔黄白不厚,舌面稍有裂纹,脉弦。现已减少奥美拉唑用量,每日1片。继用前方去竹茹,加太子参15g。9月26日四诊:药后诸症消失,现已停用奥美拉唑。自述近几日食月饼后又觉咽喉部有气逆感,舌脉如前,继用前方去黄芩,加川楝子10g,再服20余剂后,诸症均瘥。

(白宇宁 整理)

第六节 治疗口味异常的经验

口味异常是由于脏腑之气偏盛或偏衰,而致脏气上溢于口所形成的口有异味的病证。《严氏济生方·口齿门·口论治》曰:“夫口者,足太阴之经,脾之所主,五味之所入也。盖五味入口,藏于脾胃,为之运化津液,以养五气。五气者,五脏之气也,……五脏之气偏胜,由是诸疾生焉。”其形成多与感受外邪、饮食所伤、情志过极、劳倦过度、久病体虚等有关。故《医学正传·口病》说:“夫口之为病,……或见酸、苦、甘、辛、咸味,原其所因,未有不因七情烦扰,五味过伤所致。”

口味异常临床多见口苦、口甜、口臭诸证,但亦有临床少见的一些口味异常的病证,如口中铁锈味、口中煤油味、口中血腥味等。对口味异常的辨证,首应辨清病位,即发病的脏腑,一般来说,口味异常的病证大多与肝胆、脾胃、大小肠等脏腑的病变有关,也有时与心、肾相关。现将白兆芝教授临床治疗口味异常的经验介绍如下。

一、口 苦 案

典型病例

闫某,女,51岁。2011年2月21日初诊。主因口苦伴头晕2个月来诊。患者于2个月前无明显诱因出现口苦、头晕,经治未愈,近期来症状加重。刻下症见:口苦、头晕、恶心,平躺头晕可缓解,纳一般,二便正常,舌暗红苔黄欠润,脉沉弦。证属血虚肝旺,胆气上逆,胃失和降。治宜养血平肝,疏利肝胆,和胃降逆。方用柴胡四物汤加减:

柴胡10g 姜半夏9g 黄芩10g 白芍12g 当归12g 生地18g 天麻10g 枳实15g 竹茹15g 白蒺藜15g 珍珠母18g 鸡内金15g 甘草6g 生姜3片

5剂后，口苦缓解，头晕及恶心均减轻，舌暗苔薄白。继用前方加太子参15g、麦冬15g、郁金15g。又服6剂，口苦消失，头晕恶心未作，纳可，舌红苔薄少，脉弦。继用前法，再服4剂诸症消失。

按 口苦临床多见胆腑湿热、肝胆郁热等实证，亦有属虚证者，如胆虚气溢或阴虚火旺，但少有报道属血虚肝旺者。本口苦病例，综合其临床表现及舌脉，证属血虚肝旺，胆气上逆，胃失和降。故用养血平肝，疏利肝胆，和胃降逆之法。以柴胡四物汤配合温胆汤养血疏肝，兼以清热和胃，加天麻、白蒺藜、珍珠母平肝降逆，从而取得了良好效果。

二、口 甜 案

典型病例

张某，女，50岁。2011年8月15日初诊。主因间断口中发甜，伴全身乏力4年，加重4天来诊。患者素患胃病多年，经常脘中不适。近4年来间断出现口中发甜，精神欠佳，纳差。近4天来症状加重。刻下症见：除口甜、纳少、乏力外，伴嗳气、胁胀、嗜睡，脘中畏冷，大便不畅，2～3日一行，小便清长，舌暗，舌边齿痕，苔白微黄薄腻，脉弦细。证属脾胃虚弱，湿邪困阻，兼肝胃不和。治宜健脾化湿，兼疏肝和胃。方用香砂六君子汤加味：

太子参15g　生白术12g　茯苓15g　陈皮10g　姜半夏9g　广木香10g　砂仁6g　柴胡10g　白芍12g　枳实15g　石菖蒲10g　鸡内金15g　藿香10g　甘草6g　生姜3片

上药服5剂后，症状明显好转，口甜减轻，纳食增加，精神较前好转，大便不干但仍不畅，仍觉脘中畏冷。继用前方加吴茱萸6g，生白术改为20g。又服5剂，口甜消失，精神尚好，纳食好转，脘中畏冷有减，继用前方去柴胡、藿香，加桂枝6g，继续调治。

按 口甜一般临床以实证多见，多由湿热壅脾所致，也有少数属痰热壅结胃肠所致者。本例口甜患者，病程较长，伴有纳少、乏力、嗜睡等一系列脾虚证候，同时兼见湿邪困阻、胃失和降之证。故以香砂六君子汤合藿香、石菖蒲健脾化湿，以柴胡四逆散合二陈汤疏肝和胃，用药10余剂口甜症状消失。可见临床治疗口甜，不能完全囿于湿热之说。

三、口 臭 案

典型病例

史某，女，29岁。2011年9月20日初诊。主因自觉口臭，口中发粘半年来诊。患者于半年前无明显诱因出现口臭、口黏。目前症见：除上症外，伴有脘痞、纳呆，时有恶心，大便偏干，素易咽痛，咽常有异物感，舌偏红，舌边齿痕，舌苔黄厚腻，脉濡。证属湿热中阻，升降失常。治宜清化湿热，和胃降逆。方用甘露消毒丹加减：

藿香10g　茵陈15g　滑石10g　白蔻仁6g　石菖蒲10g　黄芩10g　连翘15g　浙贝15g　陈皮10g　姜半夏9g　茯苓15g　枳实15g　竹茹15g　生薏仁30g　瓜蒌15g　甘草6g　生姜3片

上药服3剂后，口臭、口黏稍减，恶心消失，脘痞好转，大便偏稀，舌胖大，有齿痕，苔黄偏厚，脉濡。继用前方去瓜蒌加苍术10g、厚朴10g、杏仁10g。又服5剂，口臭明显好转，稍有口黏，脘痞消失，大便正常，自觉咽中不适，舌胖边有齿痕，舌苔黄稍厚，脉濡。继用前方去滑石、枳实、竹茹，加射干10g，再服10余剂，诸症基本消失。

按 口臭的常见病机为胃热壅盛和饮食停滞。然就临床实际观察，亦不乏由湿热所致者。本例患者，除口臭外，尚伴有口黏、脘痞、恶心、纳呆，舌苔黄厚腻，脉濡等症，显系湿热中阻，以致脾胃升降失常。故以甘露消毒丹合温胆汤，一以清化中焦湿热，一以和胃降逆止呕。药后症减，更加平胃散加强理气燥湿之功。前后用药20余剂，取得捷效。

四、口　　酸

典型病例

王某,女,68岁,退休工人。2011年9月27日初诊。主因口酸伴恶心2年来诊。患者于2年前无明显诱因出现口中作酸,曾在某医院就诊,2011年5月16日行胃镜检查示:①慢性非萎缩性胃炎。②十二指肠多发息肉(行氩气刀电凝治疗)。既往曾有"胆囊炎"史。因用西药治疗不效,于今日上午来院要求中医治疗。刻下症见:口中作酸,于饭后半小时或夜间口酸加重,并伴恶心,纳差,脘中畏冷,时有烧心,有时脘痞,嗳气,口干,咽中有痰不利,大便偏干,舌暗,苔白而少,根稍黄厚,中有裂纹,欠润,脉弦细。证属痰浊中阻,胃失和降,兼胃阴不足。治宜化痰降逆,养阴和胃。处方:

太子参15g　麦冬15g　姜半夏9g　生白芍12g　枳实15g　瓜蒌20g　黄连6g　吴茱萸3g　浙贝母15g　煅瓦楞子20g　竹茹15g　川楝子10g　元胡15g　甘草6g　生姜3片

5剂。2011年10月7日二诊:症状明显好转,脘中不适及恶心消失,仍觉口酸,纳差,大便好转,舌暗红,苔薄白而少,舌面有裂纹,脉弦细。继用前法,以前方加乌贼骨30g,鸡内金15g。6剂。2011年10月14日三诊:药后纳增,脘中不适好转,仍觉口酸,大便正常,舌暗红,苔薄白裂纹,脉沉弦细。改拟养阴益胃,兼化痰降逆。方用一贯煎合小陷胸汤加减:

沙参15g　麦冬15g　生地18g　当归12g　生白芍12g　川楝子10g　元胡15g　浙贝母15g　煅瓦楞子20g　黄连6g　吴茱萸3g　蒲公英30g　瓜蒌30g　姜半夏9g　鸡内金15g　甘草6g　生姜3片

以此方加减,至2011年11月29日九诊时,共服30剂后,口酸明显减轻,恶心未作,脘中不适好转,纳食恢复正常,舌暗,苔白根微黄,脉沉弦细。继用前方去瓜蒌、半夏、元胡,加郁金15g,丹参15g,柴胡10g,枳实15g。以此方加减,至2012年1月13日十五诊时,口中作酸消失,一般情况好,无明显不适。继用前方巩固疗效。

按　口酸一病,临床不甚多见。前人对此病证一般多认为与肝有关,或肝经郁火,或中虚肝乘,均可导致。如《丹溪心法》谓:"肝热则口酸,木乘脾口亦酸。"但也有属饮食积滞所致者,如《三因极一病证方论》曰:"宿食则酸"。但证之临床亦有属于肝胃阴虚兼痰浊中阻于胃所致者。本例患者初诊之时据其临床表现,考虑证属痰浊中阻,胃失和降,兼胃阴不足,故采用化痰降逆,养阴和胃之法,症状虽然减轻,但口酸未能好转。经用药10余剂后,痰浊中阻的情况明显好转,病机逐步转化,以肝胃阴虚为主,兼有痰浊中阻。故改拟一贯煎合小陷胸汤重点滋养肝胃之阴,兼以化痰降逆。经用药30剂,口酸明显好转,经前后近3个月的治疗,最终得以治愈,可见口酸一证,治当求之于肝,但临床亦当详辨其虚实耳。

五、口　咸　案

典型病例

闫某,男,65岁,退休干部。2011年12月27日初诊。主因口咸伴恶心1周来诊。患者于1周前无明显原因出现口中发咸,伴恶心。于今日上午来诊。患者于半年前行"甲状腺结节"切除术。刻下症见:口咸,恶心,欲嗳气而不畅,咽中有异物感及"发堵"感,脘中喜暖畏冷,纳一般,大便尚可,舌暗红,苔薄白而少,脉弦。查:甲状腺功能系列(-)。甲状腺B超:甲状腺右叶切除术后,甲状腺左叶未见明显异常。中医诊断:口咸。证属气阴不足,痰气郁结。治宜益气养阴,理气化痰,兼和胃降逆。处方:

太子参15g　百合30g　乌药10g　炒白芍12g　麦冬15g　桂枝6g　枳实15g　竹茹15g　砂仁6g　瓜蒌15g　姜半夏9g　黄连5g　吴茱萸5g　郁金15g　甘草6g　生姜3片

3剂。12月30日二诊:恶心好转,仍口咸,仍感咽中不适,舌脉如前。以前方减和胃之品,加化痰散结之品。处方:

太子参15g 麦冬18g 姜半夏9g 黄连6g 枳实15g 竹茹15g 浙贝15g 瓜蒌15g 僵蚕10g 射干10g 郁金15g 炙杷叶10g 苏梗10g 甘草6g 生姜3片

4剂。2012年1月3日三诊：仍觉口咸，但较前轻，咽中仍有异物感，舌脉如前。继用前方去竹茹，加桔梗10g，牛蒡子10g，白芍12g。6剂。2012年1月10日四诊：口咸消失，咽中"发堵"及异物感好转，大便正常，舌质暗，苔薄白，脉弦。拟清利咽喉，化痰散结法。处方：

太子参15g 麦冬15g 姜半夏9g 黄连6g 枳实15g 竹茹15g 浙贝15g 瓜蒌15g 元参15g 桔梗10g 射干10g 郁金15g 白芍12g 僵蚕10g 甘草6g 生姜3片

1月17日五诊：口咸感觉完全消失，纳食正常，咽中异物感明显减轻，舌暗红，苔薄白，脉弦。继用养阴化痰为法，处方：

沙参15g 麦冬15g 生地15g 当归12g 川楝子10g 元参15g 桔梗10g 僵蚕10g 射干10g 郁金15g 浙贝母15g 瓜蒌15g 苏梗10g 牛蒡子10g 甘草6g 生姜3片

5剂。1月24日六诊：诸症好转，除咽中稍有不适感外，余无不适。舌脉如前。继用前方去苏梗、牛蒡子，加夏枯草15g，蒲公英30g。6剂。继续调理。

按 咸为肾之味，一般认为口咸多为肾液上乘所致。临床可见肾阴虚口咸，或肾阳虚口咸。但口咸亦有由脾所致者，如《血证论·口舌》曰："口咸是脾湿，润下作咸，脾不化水，故咸也。二陈汤加旋覆花、藿香、白芍、檀香、吴茱萸治之。胃苓汤亦治之，或六味地黄汤加旋覆花、牛膝、白茅根，从肾中化水，纳之下行，以隔治之。"本例口咸，就其临床表现来看，既非肾阳虚，又非肾阴虚，亦非脾湿，而是属气阴不足，痰气郁结之证。经用益气养阴，理气化痰，兼以和胃降逆之剂后，不仅胃脘不适、胃失和降的症状好转，而且口咸的感觉亦逐渐减轻，最后消失。可见临床治疗口咸等一类的病证，既要了解前人有关论述，又要据证详查，而且要以辨当前的证候为主要依据，不可死搬硬套。

六、口有"煤油味"案

典型病例

崔某，男，58岁。2011年9月26日初诊。主因脘中气上逆，伴口中有"煤油味"半个月来诊。患者于半月前因饮食不慎，出现脘中不适，伴口中异味。刻下症见：脘中时有气上逆，口中有"煤油味"，伴脘痞，纳可，二便尚调，舌暗，苔黄，脉沉滑。患者既往有冠心病、高血压病史及心脏支架术后2年。证属肝胃不和，痰热中阻。治宜疏肝和胃，清化痰热。方用四二调胃汤合左金丸加味：

柴胡10g 白芍12g 枳实15g 陈皮10g 姜半夏9g 茯苓15g 黄连6g 吴茱萸3g 郁金15g 苏梗10g 浙贝15g 竹茹15g 川楝子10g 鸡内金15g 甘草6g 生姜3片

上药服10余剂后，脘中气逆感及口中煤油味消失，脘痞明显好转。但晚饭后仍感脐腹部作胀，大便尚可，舌暗，苔黄白根厚，脉沉弦。改拟健脾和中、消痞除胀法，用李东垣枳实消痞丸加味继续调治。又服10余剂，诸症消失。

按 口中"煤油味"，临床甚为少见。本例患者，除口中异味外，伴有脘中"气上逆"的症状，且由于气上逆症状加重时，口中煤油味也随之加重。综其脉证，其病位在肝胃，证属肝胃失和，痰热中阻。虽有气逆，然不宜镇逆降气，当以疏肝和胃为主，兼清化痰热。故采用四二调胃汤进行治疗，方中以柴胡四逆散疏肝，合二陈汤和胃降逆；黄连温胆汤加浙贝清化痰热，郁金、苏梗、川楝子理气降逆。用药20余剂后诸症消失。临床治疗此类少见病证，贵在详析病机，理法方药，一气贯通，方能取得疗效。

七、口中铁锈味

典型病例

刘某,女,72岁。2011年8月5日初诊。主因纳呆,口中有“铁锈味”2个月来诊。患者既往有慢性胃病史,近2个月来症状加重。刻下症见:纳呆,口中有“铁锈味”,有时伴上腹部疼痛及灼热感,或伴口干、口苦、口辣,上腹部及后背部畏冷,大便数日一行,舌质红,苔少,舌面裂纹,脉沉弦细。证属胃阴不足,寒热夹杂。治宜养胃和中,兼调寒热。方用百合乌药汤、良附丸、金铃子散加味:

太子参15g　麦冬15g　百合30g　乌药10g　白芍12g　浙贝15g　元胡15g　川楝子10g　高良姜10g　香附10g　炒栀子10g　黄连6g　吴茱萸3g　枳实15g　瓜蒌30g　鸡内金15g　甘草6g　生姜3片

上方服用10余剂后,口中“铁锈味”消失,脘中疼痛及灼热均好转,纳食增加,仍大便偏干,舌质红,苔薄白,中心苔少,脉沉弦细。继用前方去高良姜、香附、栀子,加砂仁6g,五灵脂15g。再服20余剂,诸症消失。

按　本例口中有“铁锈味”患者,素有慢性“胃病”,经常胃脘不适,虽见口中异味,但仍伴有上腹部疼痛灼热及脘背畏冷的症状,且其明显出现舌红苔少,舌面裂纹的舌象,故其辨证当属胃阴不足,兼寒热夹杂。治用养阴和胃,调和寒热法。方中用药以太子参、麦冬、百合滋养胃阴,以高良姜、吴茱萸配黄连、栀子调寒热,并用金铃子散、良附丸理气散寒止痛,左金丸配浙贝清热制酸,芍药甘草汤缓急止痛,兼以敛阴,瓜蒌、枳实、乌药调畅气机,全方共奏滋养胃阴、寒热并调、调气和胃之功。以此方进退服药月余,口中异味及脘中疼痛诸证皆瘥。

(白宇宁　白　煜　王海萍 整理)

第七节　治疗老年顽固性呃逆的经验

老年呃逆属临床常见病,其病情有轻重,治疗有难易,轻者每以常法即可获愈,重者病机复杂,病情顽固,常法多难奏效。白兆芝教授擅长治疗消化系统疾病及某些内科疑难病。兹将其近年来临床治疗老年顽固性呃逆的经验,介绍如下。

一、治疗方法

(一)活血化瘀,降逆止呕

老年之人,久患呃逆,气机不畅,日久波及血分,血行瘀阻,胃失和降,常常导致呃逆反复发作,顽固难愈。此时单用和胃降逆止呃法多无效果,必须从瘀血论治。

典型病例

如治韩某,男,80岁,2004年4月20日初诊。3年前因情失畅,出现呃逆,曾多次反复发作。近10天来呃逆又作,逐渐加重,常常连续呃逆不止,痛苦不堪,伴反酸、烧心、脘痞、纳呆。用中西医药物治疗不效,前来门诊求治。查:舌质暗,前半舌苔薄白,后半舌苔黄,脉沉弦。拟益气养胃,和胃降逆止呃法。方用:

太子参15g　麦冬20g　陈皮10g　枳实15g　白芍12g　黄连5g　吴茱萸2g　浙贝母15g　乌贼骨30g　丁香5g　柿蒂10g　刀豆子15g　甘草6g

3剂后,反酸、烧心有减,仍有呃逆时作。细查舌象,舌质暗,有瘀斑,舌苔如前。遂改用活血化瘀,降逆止呕法。方用:

生地黄15g 当归12g 川芎6g 赤芍、白芍各12g 太子参15g 桃仁10g 红花6g 柴胡10g 枳壳10g 黄连6g 吴茱萸2g 丁香6g 柿蒂10g 刀豆子15g 地龙12g 甘草6g

3剂后,诸证好转,脘痞消失,饮食增加,呃逆偶作。继用3剂,呃逆消失,诸证已愈,仍以前法善后。

(二)通腑行气,降逆止呃

老年病过程中,患者脏腑功能减退,复加饮食不节或手术等原因,常可致胃肠壅滞,腑气不通,浊气上逆,出现顽固性呃逆。此时,必须急予通腑行气,泄浊降逆,使腑气得通,呃逆方可治愈。

典型病例

如治王某,男,80岁,1997年10月18日初诊。主因连续呃逆伴腹胀3天要求会诊。患者于13天前因头部外伤形成脑部血肿,在某医院行手术治疗,术后10天出现不思饮食,继而呃逆,伴腹胀。在该院用抗生素、补液、针灸、中药等治疗无效,遂请会诊。刻下症见:呃逆频作,夜间亦不间断,以致彻夜不能睡眠,腹胀膨隆,叩之如鼓,纳差恶心,口干不欲饮,大便2日未行,小便短小,舌质暗红,苔黄厚,脉沉数。当时考虑肠麻痹,虽已八十高龄,仍需通腑降逆,行气消胀为法。方用:

木香10g 槟榔10g 大腹皮30g 陈皮10g 枳实10g 厚朴15g 桃仁、杏仁各10g 黄连6g 炒莱菔子30g 砂仁6g 半夏10g 竹茹15g 白芍12g 柿蒂10g 大黄6g 甘草6g 生姜3片

服药1剂,大便得通,呃逆腹胀减轻。继服1剂,腹胀明显好转,腹部平软无膨隆,叩之有少量积气,呃逆消失,以前方去大黄再服2剂,诸证消失。

(三)益气养阴,和血降逆

老年人素患慢性胃病,日久正气耗伤,脾胃虚弱,气阴亏虚。阴不足则胃失濡养,气失和降,气不足则不能运血,胃络失畅。如遇某些诱因,可致呃逆发生,反复不愈。此时当在益气养阴的基础上应用和血降逆之品,方可奏效。

典型病例

如治吴某,男,70岁,2002年8月23日初诊,主因连续呃逆3天来诊。患者既往有类风湿关节炎史,因长期应用激素治疗,又导致肺结核复发,而采用抗结核治疗。同时又患慢性胃病数十年,经常上腹部疼痛胀满。胃镜诊断示:慢性重度萎缩性胃炎伴肠化。3天前因饮食不慎导致呃逆频作,曾用针灸,中药及镇静、解痉类西药无效。刻下症见:呃逆连续不止,脘中痞满,隐痛不适,纳呆,神疲乏力,消瘦,大便不畅,舌质暗红,苔少欠润,脉弦细。拟益气养阴,和血降逆为法。方用:

太子参15g 麦冬15g 石斛15g 白芍12g 丹参15g 枳实15g 郁金15g 莪术10g 黄连5g 刀豆子15g 柿蒂12g 鸡内金15g 甘草6g

3剂后,呃逆减少,脘痞减轻,纳食增加,精神好转,大便较前通畅,以前方加炙枇杷叶,再服3剂,呃逆消失。

二、体　　会

1. 辨别脏腑,明确病位

老年顽固性呃逆虽然病位在膈,但与胃、肠、肝、脾、肺、肾等脏腑相关。应据其病史、临床

表现等明确由哪些脏腑病变所致。如肝气之怫郁、胃气之滞塞、肺气之贲郁、肾气之冲逆、胃肠失于通降，皆可导致。一般来说，由胃肠所致者十有七八，多由老年胃肠功能减退，失于通降，胃气上逆动膈使然。其中又有偏于胃和偏于肠之分，肠又有大肠小肠之别，均需详察细辨，施以不同治法。

2. 注重扶正，不忘祛邪

人能到老年阶段，正气虚衰，脏腑功能减退，病久常常气血阴阳耗伤，或在虚的基础上出现某些病理产物，如痰浊、瘀血等，此时如呃逆反复不愈则当注意辨其虚实，若辨证以虚为主时，治疗上当注重扶正，补益脏腑气血阴阳，不可徒使降气止呃之品，因此种呃逆是由于机体的虚衰不足而影响了胃的和降功能所致。临床上常见患慢性胃肠病者多气阴不足或脾胃虚寒，患慢性肝病者多肝肾阴虚或脾肾亏虚，患慢性肾病者多脾肾阳虚或气阴两虚，当一一详辨，采用相应扶正之法，并佐以祛邪降逆之品，方可奏效。同时，也要注意本病在某些情况下，以标实为主时急当祛邪治标，如属胃肠壅滞、腑气不通、浊气上逆而出现顽固呃逆者，当立即通腑泄浊，则呃逆自止。

3. 辨其气血，提高疗效

一般呃逆辨证主要辨其寒热虚实，但老年顽固性呃逆同时应辨其在气、在血。因老年性呃逆患者既往常有慢性病的病史，其病程较长，可病久入络，波及血分，使胃络瘀阻或膈间瘀阻。老年人久患呃逆，反复不愈者，如从气分论证，用和胃降逆之法无效时，当注意察其有无血瘀征兆，如见舌质暗，有瘀斑者，可从血分论治，采用活血化瘀法，如血府逐瘀汤之类，每可取得捷效。

（白震宁整理；发表于《中医杂志》，2004 年第 12 期）

第八节　肠易激综合征临床论治八法

肠易激综合征（IBS）是一种慢性、反复发作、以肠道运动障碍为主的一种功能性肠道疾病，常表现为与排便有关的腹痛、腹胀、大便习惯改变，伴腹泻、便秘等症状，而肠道本身并无任何器质性病变。本病发病率较高，目前尚无十分有效的治疗方法。白兆芝老中医多年来治疗本病积累了较多的经验，现将其主要治法经验整理如下。

一、病 机 概 要

本病的病因多与精神紧张、情志抑郁，或劳倦过度，或饮食失节有关。现代人精神紧张，情志失畅者多，故每伤于肝；工作劳累，劳心积虑，久坐耗气，常伤于脾；饮食失节，尤其是恣食生冷，则伤脾肠之阳；嗜食辛辣油腻肥甘，则肠胃易生湿热食积。其病位主要在脾、肝、大肠、小肠。病理因素多为气滞、寒凝、热郁、食积、湿阻。其病机总的来说多为虚实夹杂，寒热错杂，气血失调。由于本病病程较长，在病机上较易发生转化，常可出现由实转虚，由气及血、寒热转化的特点。故临床多见虚实夹杂，寒热错杂，气血失和，肝脾失调的证候。从具体病证的病机来看，腹痛多为寒热失调，肠腑气滞；泄泻多为脾肠虚弱，肝脾失调；便秘多为气血失和，肠腑津亏；腹泻便秘交替多属脾肠虚弱，气血失调。

二、主要治法

（一）理气顺肠法

本法主要用于IBS腹痛、腹胀属肠腑气滞证者。临床表现为脐腹胀满疼痛，胀痛随矢气而稍减，大便不畅，或腹部有气瘕攻冲作痛，或情志不舒时胀痛加重，舌苔白，脉弦等症。白老师常用自拟理气顺肠汤（广木香、川朴、大腹皮、陈皮、乌药、白芍、元胡、川楝子、枳壳、炒莱菔子、砂仁、甘草）加减进行治疗，该方具有行气消胀、理气止痛的功效。但肠腑气滞证在临床上常有寒化热化等不同的病理变化，故应随证加减用药。如伴寒邪内结者，加炮姜、肉桂、小茴香；伴郁而化热者，加黄连、黄芩；伴饮食积滞者，加焦三仙、鸡内金；伴湿邪阻滞者，加生薏仁、杏仁、白蔻仁；大便不畅者，加杏仁、瓜蒌仁；腹胀较甚者加槟榔；肝气失疏者，加柴胡；腑气不通者，加大黄。对于虚实夹杂者，应酌加扶正之品。

典型病例

如治宋某，男，58岁，2007年11月2日初诊。主因反复腹胀伴大便稀10余年，加重1个月来诊。曾行多次检查，未见明显异常。西医诊断：肠易激综合征。刻下症见：经常脐腹部胀满不适，伴肠鸣，大便稀不成形，日行2～3次，纳呆，腹中畏冷，寐差，舌质红，苔黄，脉弦。中医诊断：腹胀。证属小肠气滞，兼寒热失调。治宜理气消胀，兼调理寒热。方用理气顺肠汤去莱菔子、元胡、川楝子、枳壳，加黄连、炮姜、生薏仁、茯苓。4剂后，肠鸣好转，腹胀减轻，矢气多，大便先干后稀，口干，乏力，舌质红，苔薄白而少，脉弦。继用前方加太子参、百合，再服8剂后，症状消失。

（二）调理寒热法

本法主要用于IBS腹痛属寒热错杂证者。临床表现为脐腹部疼痛日久，时而加重，胀满不适，腹部畏冷，稍食冷物即可腹痛加重，口干口苦，或口舌生疮，牙龈肿痛，大便干结，或时干时溏，小便短赤，舌苔黄或黄白相兼，脉弦或弦数。白老师常用自拟椒梅宁肠汤（当归、白芍、元胡、川楝子、黄连，炮姜、川椒、乌梅、太子参、广木香、乌药、甘草）加减进行治疗，该方具有寒热并调、兼理气和血之功效。临床用时需据证加减用药，如属寒重热轻者，加重炮姜用量，或另加熟附片；如属热重寒轻者，加重黄连用量，或另加黄芩；伴腹胀明显者，加川朴；伴饮食积滞者，加焦三仙、鸡内金；伴大便不畅者，加炒莱菔子；伴便溏者，加苍术、白术等。

典型病例

如治胡某，女，30岁，2008年2月19日初诊。主因间断脐腹部疼痛2年余，加重15天来诊。患者于2年多前因受凉出现腹痛，此后反复发作，曾在某医院检查未见异常，西医诊为肠易激综合征。因近半月来症状加重，于今日来院门诊。刻下症见：脐腹部疼痛呈“拧”痛，受凉后腹痛加重，肠鸣，大便不规律，时干时稀，排便不畅，口干，素易生口疮，舌暗红，苔黄白，脉弦。中医诊断：腹痛。证属寒热错杂。治宜平调寒热，理气止痛。方用椒梅宁肠汤去太子参，加莱菔子15g，3剂后，腹痛消失，腹胀减轻，腹中畏冷好转，纳可，大便尚可，稍有恶心，舌暗红，苔白，脉弦，继用前方加姜半夏9g、茯苓15g。再服4剂，偶有受凉后脐腹作痛，腹不胀，大便偏干，舌脉如前。以前方进退，随证加减，再服20余剂，至4月1日七诊时，自述腹痛未作，腹胀消失，大便正常，但有时手足心热，舌红，苔白微黄，脉沉弦，继用前方加减调理，1周后停药。随访至今，未见明显发作。

(三) 抑肝扶脾法

本法主要用于IBS泄泻、腹痛之属肝脾失和证者。但临床上肝脾失和证多伴有寒热错杂，所以白老师在运用抑肝扶脾法时，常配合调理寒热法。肝脾失和兼寒热错杂证在临床表现为腹痛泄泻日久，反复不愈，便前腹痛，泻后痛减，精神紧张或情绪波动时即腹痛、肠鸣、泄泻发作。伴腹胀，嗳气，纳呆，急躁易怒，腹中畏冷，口干口苦，或口舌生疮，舌边红，舌苔黄或黄白，脉弦细。白老师常用自拟连理痛泻汤(党参、白术、茯苓、陈皮、炒白芍、防风、黄连、炮姜、广木香、生薏仁、生地榆、乌梅、甘草)加减进行治疗，该方具有抑肝扶脾，兼调理寒热之功效。临床运用时需据证加减用药，如伴腹胀者，加川朴；脾气不升，下坠感明显者，加黄芪、羌活、独活、葛根；湿邪较甚，舌苔厚腻者，加苍术；腹痛明显者，加元胡；肝郁不舒者，可加柴胡、枳壳；并按寒热之轻重调理黄连、炮姜之用量。

典型病例

如治于某，男，34岁，2008年2月19日初诊。主因间断脐腹部疼痛2年，加重20余天来诊。患者于2年前因饮食不节、嗜酒等原因引起脐腹部疼痛，间断发作，曾去多家医院就诊，经检查未见明显异常。近20天来腹痛加重，遂来院门诊。刻下症见：脐腹部疼痛伴胀满，以餐后1小时及饮酒后症状加重，每于腹痛时即欲解大便，泻后痛减，大便稀，日行4～5次，肠鸣，腹中畏冷，口干，舌边尖红，苔黄白腻，脉沉弦略数。中医诊断：腹痛、泄泻。证属肝脾失调，寒热错杂。治宜抑肝扶脾，兼调理寒热。方用连理痛泻汤去乌梅、地榆加苍术、川朴、元胡、川椒。3剂后，腹痛腹胀减轻，大便仍稀，日行3次。再服4剂，脐腹疼痛消失，大便转为正常，但仍腹胀肠鸣，舌红苔白，脉沉弦。继用上方去苍术，加大腹皮，再服5剂。至3月14日，停药10天后腹痛又作，腹不胀，仍肠鸣便稀，舌脉如前，继用连理痛泻汤去地榆，加小茴香、乌药、元胡、川椒。再服10剂，诸症消失。

(四) 清肠化湿法

IBS之泄泻、腹胀、腹痛常有湿邪阻滞肠腑的病理变化，但由于病程日久，故常转化为肠腑湿热证。其临床表现为脐腹部疼痛胀满，大便黏稠臭秽，泻而不爽，肠鸣，口干口苦，不欲饮水，纳呆，溲黄，舌质红，舌苔黄厚腻，脉滑数。白老师常用自拟清肠化湿汤(广木香、黄连、黄芩、苦参、川朴、生薏仁、秦皮、生地榆、炒白芍、败酱草、白蔻仁、甘草)加减进行治疗，该方具有清肠化湿，兼疏通气机之功效。临床运用时据证加减，伴气机阻滞、腹胀甚者，加大腹皮，槟榔；伴腹痛明显者，加元胡、川椒、川楝子；大便不畅者，加炒莱菔子、桃杏仁、熟大黄；腹中灼热明显者，加丹皮；稍食油腻之物即腹胀腹痛者，加焦三仙；腹中畏冷者，加炮姜等。

典型病例

如治井某，男，28岁，2009年6月12日初诊。主因脐周腹部疼痛胀满2年余来诊。患者于2年多前因饮食不慎出现脐腹部疼痛胀满，每于饮酒或食油腻之物后加重，曾在外院进行检查未见明显异常，诊为肠易激综合征，于今日来诊。刻下症见：脐周腹部疼痛胀满，按之疼痛加重，自觉腹中灼热，伴口干口苦，大便干不畅，排便后腹中胀痛可稍减，舌质红，苔黄厚腻，脉弦数。证属肠腑湿热。治宜清肠化湿，理气止痛。方用清肠化湿汤去秦皮、地榆、白蔻仁，加丹皮、桃杏仁、元胡、川楝子、炒莱菔子、熟大黄等。7剂后腹痛消失，胀满减轻，大便不干，较前通畅，以前方加当归。再服10剂后，症状明显好转，但稍食油腻之物即感腹中作胀，继用前方进退，继续调治，至9月15日复诊时，诸症完全消失。

（五）活血化瘀法

IBS之腹痛病变过程中，由于病久，由气及血，可出现肠腑血瘀证。其临床表现为脐腹部或脐腹周围腹部疼痛日久不愈，痛有定处且拒按，腹痛阵发性加重，入夜尤甚，伴腹中作胀，大便不规律，舌质暗，或有瘀斑，苔白，脉弦细，或细涩。白老师常用加减少腹逐瘀汤（当归、赤白芍、川芎、桃仁、五灵脂、没药、元胡、川楝子、乌药、广木香、小茴香、甘草）进行治疗，该方具有活血化瘀、理气止痛之功效。临床应据证加减，如大便秘结者，加熟大黄、炒莱菔子；腹中畏冷者，加炮姜、桂枝；腹中灼热者，加黄连、黄芩等。

典型病例

如治王某，女性，52岁，2007年11月9日初诊。主因脐腹部疼痛胀满5年，反复发作，加重2个月来诊。曾在某医院行全消化道造影，未见明显异常，诊为肠易激综合征。刻下症见：脐右侧腹疼痛，活动时加重，腹中畏冷，大便干，数日一行，口苦口黏，自觉“上火”，舌暗，苔黄白，脉沉弦。证属寒热失调，气机阻滞。方用椒梅宁肠汤加桃杏仁、炒莱菔子、川朴、大腹皮等20余剂后，腹痛减轻，腹胀消失，但仍有脐右侧腹痛阵作，大便不畅。遂改用加减少腹逐瘀汤去小茴香、木香，加炒莱菔子、黄连、炮姜、熟大黄，服10余剂后，诸症消失。

（六）健脾升阳法

本法主要用于IBS泄泻之属脾肠虚弱，清阳不升者。由于IBS病程较长，泄泻日久，反复发作，脾虚气陷，可致此等证候。临床表现为大便时溏时泻，日久不愈，肠鸣，脐腹坠胀，面色萎黄，倦怠乏力，饮食无味，稍进油腻或刺激性食物即大便次数增多，肛门下坠，舌淡，苔白，脉濡弱。白老师常用升阳益胃汤（黄芪、党参、白术、茯苓、陈皮、半夏、柴胡、羌活、独活、防风、白芍、泽泻、黄连、甘草）加减进行治疗。该方具有益气健脾、升阳除湿之功效。临床应用仍需据证加减，腹中畏冷明显者，加炮姜；腹胀明显加川朴、木香；伴饮食难消化者，加炒麦芽、鸡内金、砂仁等。如治李某，女，39岁，2009年10月23日初诊。主因泄泻20余年，反复不愈来诊。

典型病例

患者于20年前出现腹胀，泄泻，反复发作，日久不愈，曾进行过系统检查，未发现明显异常。某医院诊为肠易激综合征，于今日上午来诊。刻下症见：大便溏泻，次数不等，一般每日2~5次，伴肠鸣，便前腹中作痛，脐腹作胀，腹中畏冷，食后腹胀加重，食欲差，食难消化，周身乏力，肛门下坠，舌红，苔白微黄根厚腻，脉濡软。中医诊断：泄泻。证属脾肠虚弱，湿邪阻滞，清阳不升。治宜益气升阳，健脾除湿，兼调寒热。方用升阳益胃汤加炮姜、砂仁、木香、川朴。4剂后，腹胀减轻，仍觉餐后腹痛腹胀，大便稀，舌边齿痕，苔白，脉濡细。再服10剂。至11月13日四诊时，大便已恢复正常，日行1次，不稀，肛门下坠感消失，腹胀明显减轻，纳食欠佳，舌暗，苔白根稍厚，脉濡软。继用前方加炒谷麦芽。再服10余剂后，诸症均瘥。

（七）温中祛寒法

本法主要用于IBS之腹痛、腹胀、泄泻之属脾肠虚寒证者。临床表现为脐腹部疼痛或胀满，时作时止，喜温喜按，腹部及四肢畏冷，面色无华，四肢乏力，纳差便溏，口不渴，舌淡，苔白润，脉沉细。白老师常用自拟香砂温肠汤（党参、白术、茯苓、桂枝、白芍、炮姜、广木香、砂仁、乌药、小茴香、川椒、甘草）加减进行治疗。该方具有温肠健脾，祛寒止痛之功效。临床运用时需据证加减用药，如虚寒较甚者，加附片，以加强温阳祛寒之力；如寒湿较甚者，加苍术、草豆蔻以加强燥湿之力；如大便稀溏且次数多者，加炒扁豆、煨诃子以健脾固肠；腹痛较甚者，加元胡、川楝子。

典型病例

如治梁某,男,23岁,2008年8月15日初诊。主因脐周腹部胀满4年余,加重2个月来诊。患者于4年前因饮食不慎、受凉等原因出现脐腹部胀满,伴大便稀溏,曾去几家医院就诊,行上中消化道造影未见异常,诊为“肠易激综合征”,经治疗未见明显好转,于今日来诊。刻下症见:脐腹周围胀满较甚,腹部明显畏冷,纳差,大便稀溏,呈糊状,日行1~3次,手足凉,耳鸣,舌暗,苔薄白,脉沉弦。证属脾虚气滞,寒热互结。治宜健脾和胃,消痞除满。方用枳实消痞丸加减。3剂后,仍腹胀便溏,考虑病久,脾肠虚寒,改用温肠健脾、理气消胀,方用香砂温肠汤去川椒、乌药,加厚朴、苏梗、苍术。服8剂,腹胀明显好转,大便不稀,仍腹中畏冷,舌苔白,脉沉弦,以前方去苍术,加熟附片。服3剂,腹部及手足冷好转,但又觉有“上火”感,乃以上方加黄连。再服10余剂,诸症消失。

(八) 增液润肠法

本法主要用于IBS之便秘属肠道津亏证者。临床表现为脐腹隐痛,或有腹胀,腹中有灼热感,口干口渴,大便秘结,如羊屎,干涩难下,纳谷不香,或伴头痛、失眠,舌红,少苔或无苔,脉弦细。白老师常用自拟增液润肠汤(生地、元参、麦冬、玉竹、太子参、生白芍、枳壳、陈皮、火麻仁、当归、生首乌、甘草)加减进行治疗。该方具有滋阴增液,润肠通便之功效。临床运用时据证加减,如伴气虚者,加黄芪;腹胀明显者,加川朴、莱菔子;伴腹痛者,加元胡、川楝子;大便干且不畅者,加桃仁、杏仁、紫菀、炒莱菔子等。

典型病例

如治李某,女,56岁,2008年2月19日初诊。主因便秘伴腹胀1年余,加重半月来诊。患者于1年多以前出现便秘、反复不愈,曾在某医院就诊,行X钡剂灌肠等检查,未见异常。近半个月来因症状加重而来院门诊。刻下症见:大便秘结,粪质干硬,4~5日一行,排便困难而不畅,伴腹中胀满不适,口舌生疮,口干口苦,纳欠佳,舌质暗红,苔薄黄,舌面裂纹,欠润,脉沉弦细。中医诊断:便秘。证属肠道津亏热结。治宜增液润肠,泄热通便。方用增液润肠汤去太子参、玉竹,加桃杏仁、郁李仁、黄连、栀子、炒莱菔子。4剂后,大便较前好转,腹胀减轻,口疮仍痛,舌暗红,苔薄白而少,脉沉弦细。继用前方加肉桂以引火归元,加蒲公英清热解毒。再服8剂后,腹胀消失,大便明显好转,日一行,口疮好转,精神纳食尚好,舌质暗红,苔薄白微黄而少,脉沉弦细。继用前法,以上方去蒲公英,加黄芪,再服数剂,病告痊愈。

(王海萍 白震宁 整理)

第九节 临床辨治溃疡性结肠炎的经验

慢性非特异性溃疡性结肠炎是一种累及直肠、乙状结肠黏膜,甚至全结肠和回肠末端黏膜的一种炎症性疾患。其病程缓慢,反复发作,不易根治,临床以腹痛、腹泻、黏液脓血便和里急后重为其主症。本病与中医“肠澼”、“滞下”、“泄泻”、“痢疾”等病证相类似。多因饮食不节,感受外邪,七情内伤,劳倦过度,禀赋不足等所致。近年来,中药治疗溃病性结肠炎取得了不少进展,现将白兆芝教授治疗本病的经验介绍如下。

一、病机概要

溃疡性结肠炎具有病程长,反复发作的特点,其病位在肠,与脾胃之关系最为密切,并可波及肝肾。其病机从总体来说，多属虚实夹杂，正虚邪恋之证，其虚多属脾虚，其实多属湿邪留恋为患。缘于脾胃虚弱，中阳不运，内生寒湿，湿郁则又易于化热，湿热或寒湿蕴阻，伤及肠道，气机阻滞，气血凝滞，以致肠道传导失司，而出现大便泄泻，伴脓血黏液，及里急后重等症。因之本病在其病变过程中，每每出现脾虚湿阻，寒热夹杂之证。且本病的发生除与饮食所伤密切相关外，又多与情志失调有关，肝气郁结，横逆乘脾，运化失常，而致腹痛、泄泻每每诱发加重；久泻不止，则脾阳脾气愈虚，清阳不升，浊阴不降，精微不运，渐至气血双亏，病情缠绵难愈。

二、辨治心得

（一）治重扶脾，祛除湿滞

本病虽然病在大肠，但发病根本原因，在于各种原因所导致的脾虚，脾虚则运化失常，以致湿浊壅滞于肠。湿邪在临床上往往有热化与寒化之分，素来脾阳虚弱，或外感寒邪者，常可寒化而为寒湿；脾虚湿盛，郁而化热，或外感湿热者，常可热化而为湿热。因此，本病脾肠虚弱为发病之根本，湿邪内滞为致病之标。所以治疗重点在于健脾扶脾运脾，使脾恢复健运，同时兼以祛除湿滞。

健脾法在临床用来治疗本病时主要有如下几方面：一是健脾益气，用于溃疡性结肠炎处于病情稳定或恢复阶段。脾虚气虚证候明显者，常用方如四君子汤、参苓白术散等，常用药如黄芪、党参、白术、茯苓、生山药、扁豆、炙甘草等。二是健脾燥湿，用于溃疡性结肠炎，脾虚湿盛者，常用方如胃苓汤，常用药如苍术、白术、茯苓、厚朴、桂枝、泽泻等。三是健脾固肠，用于溃疡性结肠炎，脾气虚衰，大肠不能固涩者，常用方如真人养脏汤，或补中益气汤加收涩药，常用药如黄芪、党参、白术、茯苓、山药、广木香、陈皮、肉豆蔻、诃子、赤石脂、甘草等。四是温中健脾，用于溃疡性结肠炎，脾阳虚衰，寒邪内生者，常用方如附子理中丸，常用药如党参、白术、茯苓、干姜、附片、甘草等。

祛湿法在临床用来治疗本病亦有以下几方面：一是清化湿热，用于溃疡性结肠炎湿热壅滞于肠者，常用方如自拟清肠化湿汤，常用药如黄连、黄芩、苦参、秦皮、生薏仁、生地榆、马齿苋、厚朴、茯苓、白蔻仁、木香、甘草等。二是温化寒湿，用于溃疡性结肠炎，寒湿内盛者，常用方如胃苓汤、实脾饮，常用药如桂枝、白术、茯苓、苍术、干姜、草蔻仁、附片、甘草等。三是芳香化湿，用于溃疡性结肠炎湿浊留滞于肠者，常用方如藿朴夏苓汤，常用药如藿香、佩兰、白蔻仁、生薏仁、杏仁、厚朴、半夏、茯苓、苏叶等。

一般在临床上健脾运脾法常与祛湿法配合运用，且有些健脾运脾药本身就有一定的化湿作用，如白术、苍术、茯苓、薏苡仁等。溃疡性结肠炎病程中，湿邪是最为常见的病理产物。临床观察所见，湿邪郁久化热的情况较为多见，因此清化湿热较之温化寒湿用之较多。

（二）抑肝扶脾，寒热并调

脾虚肝旺，肝气乘脾，致使脾失健运而成泄泻，也是溃疡性结肠炎常见的证候。治疗常用痛泻要方补脾柔肝，兼以祛湿止泻。虽然该方是治疗脾虚肝旺泄泻的名方，但单纯用之于溃疡性结肠炎，效果并不理想，一般还需据证加味。同时，本病在病变过程中，常常出现虚实夹杂、寒热错杂的病机变化，临床表现为大便脓血，时发时止，迁延不愈，每因精神紧张、情志失畅、饮食不当、受凉、劳累而诱发，伴肠鸣腹痛，或便前腹痛，便后痛减，腹部畏冷，纳食减少，倦怠乏力，舌苔黄腻等症。显然此等证候属脾虚肝旺，又有寒热错杂，湿邪阻滞。

基于上述病机认识，自拟连理痛泻汤作为治疗此等证候的基本方。组成：

党参 15g　炒白术 12g　茯苓 15g　陈皮 10g　木香 10g　黄连 6g　炮姜 6g　炒白芍 12g　防风 10g　生地榆 30g　生苡仁 30g　乌梅 10g　炙甘草 6　生姜 3 片

加减：湿热较重加苦参 15g，秦皮 10g，黄芩 10g，马齿苋 30g；腹胀明显加焦槟榔 10g，川朴 10g；脾气不升，下坠感较甚者加黄芪 30g，羌独活各 5g，柴胡 6g，葛根 10g；脓血便较多者加槐花炭 10g，银花炭 10g；湿邪较甚，苔白厚腻者加苍术 10g，半夏 10g；里急后重较甚者加薤白 10g，大腹皮 15g；腹痛较甚加元胡 10g；伴腰酸困、肢末不温，脉沉者加肉豆蔻 10g，补骨脂 10g；用本方治疗后，大便次数仍多者，可加赤石脂 30g 或石榴皮 15g。

本方其实即连理汤、痛泻要方、香连丸合方之加味方。方中以连理汤健脾温中，寒热并调；香连丸清热调气止泻；痛泻要方抑肝扶脾，防风升阳除湿；并加生苡仁健脾除湿止泻，生地榆清肠凉血止血，乌梅敛阴，并随证加减。该方照顾到了本病的寒、热、虚、实、气、血各个方面，集健脾、温中、升阳、除湿、清化、调气、酸收、敛阴、柔肝、止血于一方，故在临床治疗中有较好效果。

典型病例

如治李某某，男，54 岁，工人。入院日期 1986 年 2 月 1 日。主因腹痛腹泻 1 年半，伴脓血便半年，加重 45 天入院。患者于 1984 年 6 月突然出现脐腹疼痛，腹泻，经用呋喃唑酮、小檗碱、庆大霉素等症状缓解。此后腹泻及腹痛经常发作，一般 20～30 天即发作 1 次，每次发作持续约半月左右，发作时脐腹部疼痛较著，大便为稀溏便，日行多次。至 1985 年 7 月间出现脓血便，未作特殊治疗。12 月中旬，突然腹痛加重，脓血便增多，日行达 10 余次，后经结肠镜检查，提示：慢性溃疡性结肠炎活动期。先后用中西药物治疗，病情未见明显好转，于 1986 年 2 月 1 日住入中医病房。刻诊：面色萎黄，消瘦乏力，自觉脐腹左侧疼痛，夜间腹胀及疼痛较甚，大便稀，日行 10 余次，便中杂有脓血及黏液，肛门下坠，腹中喜温畏凉，纳食较差。既往经常胃痛、烧心、吞酸。查体：体温 36.2℃，脉搏 60 次/分，呼吸 16 次/分，血压 14.7/10.7kPa，心肺（-），脐腹左侧腹肌稍紧张，左下腹部及脐腹两侧均有明显压痛，反跳痛（-），肝脾未及。舌质偏淡，有齿痕，苔黄白厚腻，脉濡缓。中医诊断：肠癖。证属脾虚湿阻，寒热夹杂。治以连理痛泻汤加苍术、炒槟榔等。半月后，腹泻停止，脓血及黏液消失，腹痛及下坠感明显减轻，纳食及精神转佳。继用原方进退。3 月 10 日结肠镜复查，提示：溃疡性结肠炎（降结肠下段黏膜轻度充血水肿，未见溃疡）。3 月 14 日带药出院，继续调理，巩固疗效。

（三）升阳降浊，气血并用

本病病程较长，不仅反复发作，而且常呈现出虚实夹杂的证候，既有脾气虚弱，清气不升，又有湿邪内阻。此时治疗当一方面用健脾化湿，另一方面配合用升阳降浊。常用药如黄芪、党参、白术、茯苓、泽泻、陈皮、姜半夏、白芍、羌活、独活、防风、柴胡、甘草等。如化热伴湿热者加黄连，此即李东垣升阳益胃汤，具有益气升阳，化湿清热之功。

同时，本病在病变过程中，亦常出现气血失和的病理变化。一般来说，病在气分，病尚轻浅，阻碍气机，影响传导，表现为里急后重，下痢滞涩，便中黏液脓性物较多。病在血分，病已深入，损伤肠络，表现为腹痛明显，便下脓血，血较多。临床应据证加减用药。偏于气分者，为各种病邪阻滞气机，使气滞不行，如食积阻滞气机者，用消食导滞；湿邪阻滞肠道气机者，用理气化湿，常用药如木香、槟榔、杏仁、炒莱菔子、焦三仙、生薏仁、苍术、川朴、茯苓、白蔻仁等。偏于血分者，如属热邪损伤肠络，便血鲜红者，治当凉血清肠止血，常用药如生地榆、槐花、银花炭、椿根皮、鸡冠花、丹皮、侧柏叶、马齿苋等。如属久病入络，瘀血阻滞肠络者，治宜活血化瘀，通络止痛，常用药如当归、白芍、蒲黄、五灵脂、桃仁、三七粉等。

(四)治分缓急,内外合治

溃疡性结肠炎病变过程中,常有活动期与缓解期之别。活动期发病急,病情多较重,腹痛较甚,伴里急后重,或有发热,大便中杂有脓血,次数多,日行多次,甚或10余次以上,舌红,苔黄厚腻,脉数。其证多属湿热壅滞肠腑,湿热之邪损伤肠络所致。此时治疗当以清肠化湿,凉血解毒。方用自拟清肠化湿汤作为治疗此等证候的基本方。组成:

黄连6g 黄芩10g 生薏仁30g 炒白芍12g 败酱草30g 秦皮10g 苦参15g 马齿苋30g 广木香10g 生地榆30g 厚朴10g 槐花炭10g 甘草6g 生姜3片

加减:大便中脓性物较多者,加槟榔、冬瓜仁;大便中血多于脓者,加银花炭、三七参、侧柏叶、鸡冠花;腹痛较甚者,加元胡、川楝子;伴食滞者,加焦三仙、炒莱菔子等。本方以黄连、黄芩、苦参、秦皮清热燥湿止泻痢,马齿苋、生地榆、槐花清肠凉血止血,木香、厚朴理气散满,生薏仁、败酱草渗湿排脓解毒,白芍配甘草缓急止痛,且白芍敛阴,以防湿热伤阴。全方集清热、化湿、凉血、止血、止痢、解毒、敛阴于一方,重点清肠化湿,对本病活动期属湿热壅滞肠腑者,有较好疗效。

溃疡性结肠炎缓解期,一般病情较轻,常见腹部或胀或痛,受凉劳累或饮食不慎即出现肠鸣腹泻,大便杂有黏液,常伴有倦怠乏力、消瘦、面黄等脾虚证候。此时证多属虚实夹杂,寒热错杂。治宜益气健脾,兼调其寒热。可用连理痛泻汤进行调治。如脾虚证候明显者,也可用参苓白术散加减。

本病在治疗过程中,除用内服汤剂治疗外,对大便脓血较著,且病变在降结肠、乙状结肠、直肠者,尚须配合应用外治法,用中药进行灌肠,常可提高疗效。灌肠方组成:黄芪15g、生地榆30g、苦参15g、秦皮10g、马齿苋30g、黄连6g、白及15g。用法:将上药煎汤浓缩至100ml,兑入三七参粉3g,排便后,每晚睡前保留灌肠,每日1次,半月为1疗程。

由于本病病程较长,易于复发,故服药时间应长一些,当临床症状改善或消失后,仍应坚持治疗一段时间,以巩固疗效,避免复发。同时,服药期间应注意饮食调摄,忌食辛辣油腻之物,曾见一患者经治好转后,又喝牛奶而病情反复。且尤忌情绪波动,故本病的治疗效果,每每与患者自身调理得当与否密切相关。

典型病例

如治李某,女,40岁,2009年11月20日初诊。主因间断大便脓血3年,加重1个月来诊。患者于3年前因劳累、饮食不慎等原因,导致大便出现脓血,反复发作。近1个月来症状加重。于2008年6月4日行结肠镜检查示:溃疡性结肠炎。刻下症见:大便脓血较多,粪质稀薄,日行2~3次,便前腹痛,腹中畏冷,肛门下坠,伴全身乏力,精神倦怠,舌红,苔黄厚,脉沉弦细。证属脾虚肝旺,兼湿阻肠间,寒热错杂。方用连理痛泻汤加苦参、秦皮、马齿苋、黄芩、槐花炭等。12月4日复诊,服药8剂后,腹痛好转,便中少量脓血,大便成形,舌红,苔黄,脉弦。继用前方进退。至2010年1月26日第6次复诊时,便中脓血消失,大便日行1次,成形,但排便不畅,腹中仍觉畏冷,舌红,苔黄,脉弦细。继用前方加减调治,又服6剂后停药。至2010年4月16日,第8次复诊,近来病情加重,便中脓血多,大便稀溏,日行4~8次,伴腹胀腹痛,里急后重,腹中畏冷,舌红,苔黄厚腻,脉弦稍数。证属肠腑湿热,伴寒热错杂。治宜清肠化湿,兼平调寒热。方用清肠化湿汤加炮姜、元胡、白及,同时用灌肠方灌肠。至2010年5月21日十一诊,大便中脓血消失,腹痛减轻,纳食正常,舌红,苔白微黄根稍厚,脉弦细。仍以前方加减调治。至2010年10月8日,第十七诊,便中脓血消失,大便偏稀,日行1次,腹稍痛,有时自觉肠鸣,腹中畏冷,纳可,舌红,苔白,脉弦细。证属脾肠虚弱,寒热错杂。乃改用连理痛泻汤继续调理。

(白宇宁 王海萍 整理)

第十节　漫谈胃肠病的中医临床辨治思路

胃肠病为临床常见病,中医辨证治疗有较好的疗效。今天我讲的题目是“漫谈胃肠病的中医临床辨治思路”。需要说明的是这个题目较大,不可能面面俱到,仅仅是把我个人感觉临床辨治时应注意一些的问题谈谈,以抛砖引玉。同时,胃肠病与脾密切相关,所以我们实际讨论的是脾、胃、大肠、小肠的病变。我主要讲三个题目:①胃肠病的几个基本特点。②胃肠病辨证应注意的几个问题。③胃肠病的治疗及用药。

因自己水平有限,很可能有不当之处,敬请指正。

一、胃肠病的几个基本特点

(一) 胃肠病的病机特点

胃肠病的病机,是指胃肠病的发生、发展与变化的机制,主要包括脾、胃、大小肠功能失常所导致的寒热、虚实、痰瘀以及气血、阴阳失调等不同病机,我把胃肠病的病机特点归纳为如下8个方面:气机阻滞,湿浊困阻,痰饮内停,寒热失调,升降失司,出血瘀血,阴阳失衡,虚实传变。

(二) 胃肠病的发病特点

胃肠病的发病归纳起来,大体有如下几个特点:

(1) 易虚易实,虚实相兼:胃肠病在临床上极易出现实证。如感受外邪,或饮食不节,或情志失调,多可出现胃肠病的实证。但胃肠病日久,必然耗伤正气,气血生化不足,从而出现脏腑或气血亏虚之虚证。

《素问·太阴阳明论》有“阳道实,阴道虚”之论,后世有“实则阳明,虚则太阴”之说,这是从脾胃病总的发展趋势而言,应该看到,脾病亦有实证,胃病亦有虚证。

值得注意的是慢性胃肠病在其病变过程中常出现虚实夹杂的病情变化,这种虚实夹杂不仅仅表现在胃肠本腑,而且与其他脏腑之间亦可出现虚实夹杂的证候。

(2) 或寒或热,寒热互见:寒热是胃肠病病变过程中非常重要的病机。可以说,在内科疾病中,其他脏腑的病变,其寒热变化都没有像胃肠病这样突出。

关于胃肠的寒证、热证大家非常熟悉,我不再多说。但须特别注意的是,许多胃肠病特别是一些慢性胃肠病在其病变过程中常常出现寒热错杂证,这一点要引起我们在辨证时的重视。

(3) 可急可缓,病情缠绵:胃肠病的发病可急可缓,急有如急性腹痛、肠结、肠痈、霍乱等,有的病情相当急重。而有些胃肠病则发病缓慢,病程较长,缠绵难愈,如痞满、腹胀、慢性泄泻、慢性便秘、吞酸、慢性胃痛等。

(4) 脾胃肠病,相互转化:胃病日久,常可累及于脾;脾病日久,亦必累及于胃。脾胃与大小肠之间亦可相互影响,相互传化。

此外,脾胃肠病亦可累及他脏,如病及于心、肺、肝、胆、肾等;而其他脏腑的病变亦可波及胃肠,临床上应注意加以分辨。

（三）胃肠病的证候特点

（1）注意总结胃、肠病的基本证候：对于胃肠病的基本证候我们应做到心中有数，这样对于临床辨证有很大帮助。

胃本腑证——寒邪客胃证、胃火炽盛证、食滞胃脘证、胃阴亏虚证、瘀血阻胃证、湿热滞胃证、湿浊阻胃证、寒热错杂证、胃气上逆证、痰饮阻胃证。

小肠本腑证——小肠气滞证、小肠湿热证、小肠实热证、小肠瘀血证、饮留小肠证、小肠寒热错杂证、小肠津亏证、小肠虚寒证、食滞小肠证、湿阻小肠证、小肠寒湿证。

大肠本腑证——大肠湿热证、大肠积热证、大肠虚寒证、大肠津亏证、大肠不固证。

（2）注意胃肠病的复合证候：临床上胃肠病常常出现许多复合证候。如肝气犯胃证、脾肠虚寒证、脾胃虚寒证、脾胃气虚证、肝气乘脾证、肝肠气滞证、心火下及小肠证。一般来说，涉及脾肾者，虚证为多；涉及肝肺者，实证为多。

二、胃肠病临床辨证应注意的几个问题

胃肠病的辨证，主要是以脏腑辨证、八纲辨证为基础，这些内容大家很熟悉，不再重复，这里仅就胃肠病辨证中几个需注意的问题谈谈。

（一）关于胃肠病的病位

说到病位，大家可能觉得这不是一个值得讨论的问题，胃肠病病位在胃肠。但我觉得胃肠病的病位还是应进一步加以重视，主要有两方面：

一是胃肠病的发病，除胃肠之外，常常涉及其他脏腑。首先是脾，其次是肝（肝为起病之源，胃为传病之所），再其次是肾、心、肺、胆等。故胃肠病的病位除胃肠之外，常涉及五脏及胆。

二是就胃肠本腑而言，又有胃、大肠、小肠之分。以往人们多重视脾胃，而忽略小肠，事实上从今天看来，小肠本腑的病变也非常之多，远远不是脾胃所能概括的。近年来我们运用中医传统的方法，对小肠本腑的病症及证候作了大量的研究工作。小肠与脾在生理功能上关系密切，但各有侧重；在病理上又相互影响，但各有区别。临床表现方面亦有联系，甚至重叠。但毕竟二者一脏一腑，所以临床辨证时应注意区分。《灵枢》云："小肠病者，小腹痛"。《读医随笔》曰："脐乃小肠之部"。《赤水玄珠》曰："小肠气，…绕脐走注，小腹攻痛"。《医原》指出："当脐及小腹按痛，邪在小肠"。可以看出，凡是脐腹部疼痛胀满不适，或伴泄泻、便秘、肠鸣等症状者，可定位在小肠。

（二）辨病与辨证

对胃肠病的辨证论治，应该辨病与辨证相结合。所谓辨病是指辨中医的病和辨西医的病。

（1）辨中医的病：有人认为没有必要辨中医的病，我认为这种看法是不够全面的，因为同样一个证，在不同的病证中，其治法是有很大区别的。如肝气犯胃的胃痛和呕吐。

（2）辨西医的病：在当前的临床上确实许多胃肠病应该明确诊断，这对临床治疗和预后有很大的帮助。辨西医的病，最关键的是要注意总结每一个西医常见胃肠病的基本病机，这对临床治疗有很大意义。如消化性溃疡，胃溃疡往往多属肝胃郁热，而十二指肠球部溃疡多属中焦

虚寒;十二指肠炎的基本病机为本虚标实,虚实夹杂;肠易激综合征的基本病机为肠腑气机阻滞,气血运行失畅;功能性消化不良的基本病机多属本虚标实,脾虚气滞,胃肠失于通降;慢性萎缩性胃炎的基本病机多属脾胃虚弱,气机阻滞,痰瘀阻络。

(3)辨病期:同时要辨别该病当前处于整个发病过程中的哪个阶段。

(三)辨寒热、虚实、气血、阴阳

1. 辨寒热

胃肠病寒热辨证是最基本的,也是胃肠病辨证的基本功。需注意的是,临床有些慢性胃肠病,尤其老年人的寒热辨证较为复杂,宜审慎观察。有些患者舌红,苔黄,甚至黄厚,但脘腹部明显畏冷,需注意是否寒热错杂;有些患者舌红,苔少或无苔,明显是阴虚证,但有明显脘腹部畏冷,需注意是否阴虚的同时伴气虚,或伴脾胃阳气不足。

2. 辨虚实

慢性胃肠病常见虚实夹杂,宜辨其虚为何虚,实为何实。

虚——多为脾胃肠气血、阴阳之虚;

实——多为实热、气滞、食积、湿阻(湿浊、湿热、寒湿)、痰饮(痰浊、痰热、水饮)、瘀血等。

3. 辨气血

一般认为气血辨证较容易,但仍需注意:

(1)病变日久不愈,如疼痛部位逐渐局限固定,即使舌象没有出现紫暗,脉象未见涩脉,也应考虑是否波及血分。

(2)慢性胃病患者(如CAG),若胃镜检查提示,胃黏膜呈颗粒状、铺路石、鹅卵石样改变,病理结果有肠化或非典型增生者,即使没有固定的胃脘痛(仅是脘痞)或舌质紫暗、瘀斑,亦应从血分论治。

(3)从疼痛特点来看,教科书谈刺痛属瘀血,这是指最典型的瘀血证。事实上临床上也有许多瘀血胃痛其疼痛特点并非刺痛,但明显出现了瘀血的舌象。

(4)脘痛腹痛一旦有出血表现,均属血分。

(5)舌下静脉瘀紫增粗,或迂曲,往往是胃肠瘀血的重要标志。

4. 辨阴阳

慢性胃肠病阴虚阳虚的情况比较多见,临床上常见的如:

阳虚——脾阳虚、胃阳虚、脾胃阳虚、脾肠虚寒、小肠虚寒。

阴虚——脾阴虚、胃阴虚、脾胃阴虚、大肠津亏、小肠津亏。

需注意的是如何区别脾阴虚与胃阴虚,一般来说,脾阴虚有全身症状,胃阴虚往往是局部的。

(四)辨病机转化

胃肠病的临床辨证应十分注意观察病机转化,因为许多病的病机往往不是一成不变的,而是根据病程的发展不断变化的。

临床常见的病机转化有:①由气及血,②由实转虚,③寒热转化,④脏腑传变。而在病机转化的过程中,又可出现气血同病、虚实夹杂、寒热错杂、数脏同病的复杂病机和证候。

比如胃痛，肝气犯胃或肝胃不和为临床很常见证候，但这种证候日久，很容易在病机上发生转化，有的患者在运用疏肝理气和胃药效果不好时，应考虑：①是否有化热趋势。如见患者脘中灼热疼痛，食入疼痛加重，口干苦，吞酸嘈杂，舌红，苔黄，脉弦数，则为肝气郁结，日久化热，热邪犯胃，肝胃郁热。②是否有阴虚倾向。如出现口干舌燥，脘中灼热隐痛，舌红苔少，说明在病机上已开始伤及胃阴。③是否久痛入络。如出现疼痛部位固定，按之痛甚，入夜疼痛加重，舌暗或有瘀斑者，属瘀血阻络。

（五）其他

1. 辨病因

仔细询问了解发病的病因，有的是饮食因素，有的是情志因素，有的是劳累因素等。

2. 辨症状

胃肠病的临床症状多种多样，但亦有一定的规律，如常见的胃肠心身疾病，如功能性消化不良，胃肠神经症、肠易激综合征等往往多伴有神经情志方面的症状，如失眠、多梦、心悸、焦虑、心神不定、胸闷、头痛等症状。临床上应从这些纷繁的症状中抓主要矛盾，确定基本病机和证候。

再有，如胃痛这一症状，临床上有刺痛、胀痛、暴痛、灼痛、冷痛、隐痛等，都应分辨其发生机制。再从疼痛的时间来看，入夜尤甚多属瘀血胃痛。

另外，胃肠病有许多少见的症状，如有的胃痛患者伴有脘中有“瞰蒜感”，有的伴有“猫抓”感，有的脘中有气逆感，有的脘中有“堵塞”感，有的脘中有沉重感，有的脘中有灼热感，有的有畏冷感，均当根据其全身症状辨证。

3. 辨轻重缓急

对胃肠病临床辨治时，一定要注意哪些病属急重症，哪些病属慢性病。对急危重症一定要倍加重视积极诊治，以免贻误病情。

三、治法与选方用药

（一）治疗原则

（1）注重调理的原则：《温病条辨》有治“中焦如衡，非平不安”，所以治疗脾胃病，特别是慢性胃肠病应注意“调理”的原则。调理实际上属“和法”的范围。因为慢性胃肠病常有气血失和、寒热不调、本虚标实、肝脾不和、阴阳失衡的病机变化，许多慢性胃肠病，病程较长，其病理变化远非在短时间内恢复正常，故常需采用调理的方法来逐步调整。

（2）以养胃气为本，时常注意保护胃气：胃气是一个笼统的概念，泛指脾、胃、大小肠的综合的生理功能。临床治疗胃肠病在用攻下、逐饮、消导、清热等法时，攻伐不宜太过，以免伤人胃气。养胃气为本，正是易水学派宗师张元素与脾胃大家李东垣所倡导的治疗思想。

（3）升降浮沉的用药法度：基于“脾宜升则健，胃宜降则和”的认识，胃肠病的临床用药应注意恰当运用张元素、李东垣的“升降浮沉”的用药法度，宜升脾降胃的方法。升脾如升阳益胃汤、补中益气汤等。主要是在脾气不升反降的时候用。如果是胃肠通降失常，就应以通降为主，胃肠之气贵在和降通畅，但要从广义的角度理解和运用通法。

（4）调五脏以治脾胃：临床上除运用调治脾胃肠本脏本腑之外，常运用调理其他脏腑来调治脾胃肠病。

如《脾胃论》所谓的“安养心神，调治脾胃”；其他如肃降肺气以利大肠；清心火以利小肠；温补肾阳命门火以温脾胃等。《金匮》强调：“见肝之病，当先实脾”，指的是肝病治脾，今天我们可以说：“见脾胃之病，常宜调肝”。因为现代的胃肠病常与人的情志因素密切相关，所以临床上疏肝和胃、疏肝健脾成了非常常用的方法。可见胃肠病调肝是很重要的。

（5）针对病性的治疗原则：如清热、祛寒等。

（6）针对病理产物确定治疗原则：这实际属于祛邪范畴。常用如消导食滞法、清化湿热法、攻下寒湿法、清热通腑法、活血化瘀法、攻逐水饮法等。

（7）分阶段进行治疗的原则：根据某些疾病的发病特点及发病规律，在病变过程的不同阶段采用不同的治疗方法的原则。亦即分阶段进行治疗的原则。

如吸收不良综合征，根据临床表现，分为发作期、营养缺乏期和恢复期 3 个阶段，发作期多采用健脾除湿或温补脾肾；营养缺乏期多采用健脾益气、厚肠补虚或兼以补肾；恢复期多以健运脾胃为主。又如小肠过敏性紫癜，初期风热侵袭以祛邪为主；中期热毒壅盛以清热解毒、凉血活血为主；后期正虚邪恋当扶正祛邪为主。

（8）治病求本的原则：即把握某些疾病的基本病机，针对基本病机和主要病理变化选方用药的原则。如慢性萎缩性胃炎的基本病机是脾虚气滞、痰瘀阻络，故益气健脾、理气消痞、兼化痰消瘀就成了该病的基本治则。在此基础上还应根据辨证的情况灵活加减用药。

某些比较急重的胃肠病，应尽快明确其病变形成的根本原因，或基本病理变化，在此基础上确定主要证候，针对基本证候和主要证候采取有效的治疗方法，也是属于治病求本的范围。如老年病过程中，某些脏腑功能减退，复加饮食不节，或手术等原因，常可致胃肠壅滞，腑气不通，浊气上逆，出现顽固性呃逆。此时，必须急予通腑行气、泄浊降逆，使腑气得通，呃逆方可治愈。

典型病例

如曾治一 80 岁男性患者，因头部外伤脑部血肿术后 10 天出现不思饮食，继而呃逆，伴腹胀，在外院应用抗生素、补液、针灸、中药等治疗 3 天无效，故邀请会诊。当时证见：患者呃逆频作，夜间亦不间断，以致通夜不能睡眠，腹胀膨隆，叩之如鼓，纳差恶心，口干不欲饮，大便 2 日未行，小便短少，舌暗红，苔黄厚，脉沉数。当时考虑肠麻痹，虽然 80 高龄，但仍需通腑降逆，行气消胀为法。方用木香槟榔丸合调味承气汤加减，服药两剂，呃逆、腹胀诸症消失。

（9）急则治标的原则：某些疑难病，在其病变过程的某个阶段，常表现为胃肠道的标证为急，此时若弃标证于不顾，而仍治本，往往由于标证加重，而本证亦不得解，以致使病情加重而难于治愈。所以在有些急重病的情况下胃肠道的标证，必须马上进行治疗。例如，某些肾功能不全、肿瘤术后等患者，常出现严重的恶心、呕吐，此时必须首先采用不同的方法予以和胃降逆止呕，待症状缓解后再图治疗本病。

（二）选方

一般情况都是据证选方。尽可能从前人或现在临床常用的方剂中选方。这里要注意：

（1）把握通治法：徐灵胎说：“如一方而所治之病甚多者，则为通治之方。”可通治一类疾病之方剂为通治方。如平胃散为化湿的通治方，保和丸为消食导滞的通治方。

(2) 运用专治方：前贤总结专治某一病的经验方。徐灵胎说："一病必有一方，专治者名曰主方，而一病又有几种，每种亦有主方。"故专治方又曰主治方。如寒邪犯胃之胃痛用二胡散(胡椒、元胡各等分，共研细末，每服3～6g)；肝气乘脾泄泻之痛泻要方；气阴两虚便秘之新加黄龙汤；中焦虚寒、腹痛泄泻之理中汤；以及治疗湿热痢疾之芍药汤等。

(3) 有方有守：对一些慢性胃肠病在治疗过程中，如果病机上没有明显的转化，而且已经取得了一定效果时，要注意守方治疗。

(4) 妙用成方：有些方剂原来的组方立意是治疗某一种病证，但有时我们也可以运用该方来治疗另一些病，如我过去曾用大柴胡汤治疗过幽门不全梗阻所致的顽固性呕吐；运用乌梅丸治疗肠易激综合征寒热错杂之腹痛，以及慢性痢疾、慢性腹泻等。

(5) 借鉴古方：如陈修园《时方妙用》之百合汤；《医学统旨》之清中汤、《脾胃论》之升阳益胃汤等。这些均可从前人医籍中去学习借鉴。

(6) 自己组方：有时临床上由于病情比较特殊，一时很难从前人方中找到一个适用的方剂时，也可自己组方，但一定要注意，自己组方要与辨证立法相吻合。

(三) 用药

1. 刚柔用药

脾喜燥而恶湿，故临床用宜健脾燥湿一类的药，如苍术、白术、茯苓、木香、半夏、砂仁、干姜等。

胃喜润而恶燥，临床用药避免辛燥，特别是在病机上已化热者，更不宜用辛燥之品，以免耗伤阴液。故胃病用药宜凉降润通，多选柔润一类的药，如沙参、麦冬、石斛、玉竹、生地等。

须注意的是，这是根据脾胃的生理特性的一般用药。在临床上亦有许多特殊的情况，就不宜完全守此用法，比如某些胃病在发病过程中常出现舌红、苔黄厚腻，这是胃腑湿热中阻证，此时就应该用清化湿热，配合芳香化浊的药物，如陈皮、半夏、茯苓、枳实、竹茹、黄连、栀子、生薏仁、白蔻仁、杏仁等。

2. 通补用药

由于"胃宜降则和，"故胃气宜降宜通，而大小肠均属六腑范畴，均为传化物而不藏，故大小肠的气机宜主通降。临床上许多胃肠病都有胃肠之气机失于通降的病机，故通降药在临床用之较多。一般通降药有：①通腑药，如大黄；②降气药，如沉香、枳实、厚朴、旋覆花、柿蒂、槟榔；③降逆止呕药，如半夏、生姜、砂仁；④镇逆止呕药，如代赭石；⑤温中降逆药，如吴茱萸、草豆蔻、丁香；⑥消食降逆药，如莱菔子、鸡内金、焦四仙；⑦清热降逆药，如黄连。

以上药物临床根据实际情况选择运用，并进行适当配合，如印会河老中医用大黄配龙胆草治疗热郁于胃腑的胃脘痛，且纳食减少者。

关于胃肠病用补药，主要是对慢性胃肠病出现脾虚、肾虚、虚寒、阴亏、气虚、血虚等情况下运用。大体可分为：①健脾益气药，如黄芪、党参、白术、山药、茯苓、甘草；②补肾药，如山萸肉、菟丝子、肉豆蔻、补骨脂、巴戟天、熟地、肉苁蓉、仙灵脾；③收涩固肠药，如赤石脂、诃子、石榴皮、五味子、益智仁、罂粟壳；④养血药，如当归、白芍、枸杞子、龙眼肉、川芎、熟地；⑤养阴药，如沙参、麦冬、生地、玉竹、石斛等；⑥温中药，如附片、干姜、肉桂、高良姜、砂仁等。

临床上胃肠病用通补法应注意：①通降药不可用之过度，以免伤其胃气；②运用补药不可过于滋腻，要达到"补而不腻"，故常需配合调气药，如陈皮、木香、砂仁等；③对虚实夹杂者应通补结合，根据虚实的不同情况，分别调整补虚与泻实的用药与剂量。如枳术丸、香砂六君子汤都是很好的例子。

3. 动静结合

治疗胃肠病常须注意药物配伍应动静结合，一般温补脾肾、收涩固肠药多属静药，而理气活血、通降醒胃药多属动药。在胃肠病的处方中要注意动静结合。一般来说，调气活血之动药属阳药，补气健脾、补血益肾之静药属阴药。动静药物组成方剂时，不仅要动静结合，还应注意用量。古人用药，补剂必加疏药，补而不涩；通剂必加敛药，散中有收。或以静药为主，配合动药；或以动药为主，配合静药。动药可以推动静药使补益作用增强。一般动静相伍时，静药用量宜大，动药用量小。如异功散中参、术、苓、草是静药，量宜重，陈皮是动药，量宜轻。

有的药由于药量的不同，可由静变动，如生白术，用量至30g以上者，则可促进肠蠕动治便秘，生白芍用量至30g以上时亦可通便。

4. 寒热用药

胃肠病过程中由于寒热病机较为多见，故寒热药很多用。胃肠病与其他病不同的是，运用寒热药不可太过，中病即止，过用则反而会使病机转化而成变症。

胃肠病常用的清热药，如黄连、黄芩、栀子、生石膏；

胃肠病常用的温热药，如干姜、附子、良姜、吴茱萸、肉桂、桂枝、丁香。

近年来临床亦常用清热解毒药，如蒲公英、黄连、黄芩、大黄、丹皮、地榆等，用于溃疡病及慢性胃炎伴HP感染者；败酱草、马齿苋、秦皮、地锦草、白头翁、辣蓼、蒲公英、鱼腥草、大青叶、穿心莲等用于肠道感染，药理研究认为这些药具有抗肠炎杆菌及广谱抗菌作用。抗肠道病毒的中药有：虎杖、射干、大青叶、贯众、地丁、银花、野菊花、板蓝根、蒲公英、黄柏、茵陈、马兜铃等等。临床可以据证酌情选用。

并不是抗HP的药都是清热解毒药，有些温性药如桂枝、白芷也具有同样作用。对寒热错杂证，临床须寒热并用，一般常用黄连、栀子、黄芩与干姜、高良姜、吴茱萸、附子、桂枝、肉桂、小茴香等配用。

5. 气血用药

此药主要是指气药和血药，即理气药与理血药。

（1）理气药：由于气机阻滞是胃肠病最常见的病机，所以临床治疗胃肠病时用理气药的机会很多。须注意的是临床治疗胃肠病开处方并不是简单地把理气药堆集到一起，而是要根据造成气机阻滞的不同机制来配合用药，比如伴寒凝、湿阻、食积的应分别在祛寒、化湿、消食的基础上配合理气之品；伴肝气郁结或血分瘀阻的应在疏肝解郁和活血化瘀的同时配合理气药。

此外，运用理气药于阴虚的胃肠病时，要注意不宜用辛燥的理气药，应尽量选用理气而不伤阴之品，如郁金、川楝子、佛手、绿萼梅等。

（2）理血药：临床常用的理血药包括活血药和止血药。常用的活血化瘀药，如丹参、当归、赤芍、川芎、桃仁、红花、莪术、九香虫、泽兰、没药、五灵脂等。常用的止血药，如仙鹤草、炮姜炭、伏龙肝、白及等，这些是温性止血药；茜根、侧柏叶、生地榆、槐花等，这些是凉血止血药；三七参、黑蒲黄则是活血止血药。

运用活血药当根据病机的寒、热、气滞、气虚、阴虚、血虚的基础上配合温通、凉血、行气、补气、滋阴、养血药。运用止血药据证分别配合益气、养阴、温阳、清热、凉血、化瘀之品。

6. 升降用药

通降药前面已经说过，关于升药主要是针对脾气下陷、清阳不升而运用升清阳一类的药。这类药一般是在健脾益气的同时配合升阳祛风药，如羌活、独活、防风、柴胡、升麻、葛根等。最有代表性的方剂是李东垣的升阳益胃汤，以及大家最熟悉的补中益气汤。

如治疗胃下垂，常用补中益气汤，但临床所见许多患者除脾虚气陷外，还伴有胃失和降、湿浊中阻的兼证，此时就须用补中益气汤加和中降逆、理气化湿的药，如半夏、枳壳等。

另外，对老年顽固性便秘，在应用益气养血、润肠通便效果不好时，加升麻、桔梗等升提中气，提高疗效。又如徐景藩治疗顽固性食管炎用枳壳配桔梗、沉香配升麻、桔梗配牛膝，都属于升降配合用药。

（王海萍、白震宁整理；为山西省优秀中医人才项目研修班2009年3月讲课稿）

第十一节　功能性消化不良中医临床辨治思路

功能性消化不良是指腹部不适或疼痛，尤其餐后加重，上腹饱胀、嗳气、烧心、恶心、呕吐、反胃等一组无器质性原因的慢性或间歇性上消化道症状，是消化系统常见病。中医对本病有很好的疗效，属"胃脘痛"、"痞满"、"呕吐"、"纳呆"、"腹胀"、"反胃"等病证范畴。其病机总属虚实夹杂，健脾、疏肝、和中降逆为其基本治则，现就其临床辨治思路探讨如下。

一、病机总属虚实夹杂

本病的发生与脾胃虚弱、饮食失节、情志内伤、劳倦过度等多种因素导致肝失疏泄，脾胃、小肠气机升降失常，运化、受盛、化物功能减退，中焦痞塞不通有关。病变脏腑在胃、小肠、脾、肝。脾虚是发病的基础，肝郁是致病的条件，胃肠气机不降为引发症状的原因。就脾而言，脾气虚弱，运化失常，则水反为湿，谷反为滞，气滞、湿阻、痰浊、食积相因为患；就肝而言，肝气郁结，气机失畅，必然影响脾胃、小肠运化、化物等消化水谷功能；就胃与小肠而言，各种原因影响胃与小肠，胃肠气机失降，饮食物之受纳、腐熟、受盛、化物、泌别清浊功能失常，必致变生诸症，如痞满、嗳气、恶心、呕吐、烧心、腹胀、纳呆、反胃等消化不良症状。

本病病程长，反复发作，缠绵难愈，故本病病机多属本虚标实，虚实夹杂，以脾虚为本，气滞、食积、痰湿等邪实为标。而脾虚气滞、胃肠失于通降为基本病机，且贯穿于病变的始终。同时，本病在病机上常可发生转化，如虚实转化、寒热转化，由气及血等。

二、健脾、疏肝、和中降逆为基本治则

由于本病由脾气虚弱、肝失疏泄、胃肠失于通降所致，故健脾益气、疏肝调气、和降胃肠气机为本病的基本治疗原则。临床运用这些治法时，总以恢复脾胃肠的运化消化功能为目的，并应根据证候的具体情况及病机转化的不同情况，分别用药。

（一）健脾

本病过程中，常出现消化功能减弱，餐后饱胀，食少纳呆，腹胀便溏，甚至病久后，兼见消瘦

乏力，面色萎黄等症状，此皆脾气虚弱，运化失常所致，治宜健脾益气，常用四君子汤、六君子汤等。

临床运用健脾益气法治疗本病，须注意以下几点：①脾运失常，水谷不运，可致食滞；水湿不运，可致湿阻，湿聚又可成痰，湿浊又可化热，从而在脾虚的基础上出现食积、湿浊、痰浊、湿热等病理变化。属脾虚食滞者，治宜健脾消食化滞，方用六君子汤合保和丸；属脾虚湿阻者，治宜健脾燥湿，方用六君子汤合平胃散；属脾虚痰滞者，治宜健脾化痰，方用六君子汤合小陷胸汤属脾虚湿热者，治宜健脾运脾，清化湿热，方用六君子汤合黄连温胆汤或清中汤。②脾运失常，脾气失畅，多兼气滞，治疗当在健脾益气的基础上兼以调气，方用香砂六君子汤。③脾运失常，常有寒化、热化的倾向，偏寒化者，治宜健脾温中，方用黄芪建中汤合四君子汤；偏热化者，治宜健脾清热，方用六君子汤合左金丸。四是脾运失常，日久中气虚惫，而出现中气下陷证，治宜补中益气、健脾升清，方用补中益气汤。五是脾运失常，日久气血生化乏源，而致气血两虚，治宜健脾益气、补养气血，方用归脾汤、八珍汤、十全大补汤等。

（二）疏肝

本病的发生，常与情志失调有关。情志不遂，肝气郁结，或恼怒伤肝，疏泄失职，横逆犯胃，最为多见。《临证指南医案》谓："肝为传病之源，胃为传病之所"；又谓："凡醒胃必制肝"，深得治胃要旨。肝气郁结，疏泄失职，则木不疏土；恼怒过度，肝气横逆犯胃，则木横克土；脾胃运化迟滞，则土壅木郁；脾虚肝旺，则土虚木贼。

临床常出现胃脘疼痛，胀满不舒，牵及两胁，恼怒时痛作或痛甚，烧心泛酸，嗳气反胃，恶心呕吐，大便不畅等症状，此皆肝气犯胃所致。治宜疏肝和胃，方用四二调胃汤加减。临床运用疏肝法治疗本病，须注意以下几点：一是肝郁日久，多可化热，如仅开始化热，可用四二调胃汤合左金丸；如转化为肝胃郁热，则应疏肝泄热和胃，方用化肝煎合左金丸进行治疗。二是肝郁日久，气机郁滞，久则由气及血，血分瘀滞，导致胃络瘀阻，如仅波及血分，可用柴胡疏肝散合失笑散、丹参饮；如已转为瘀血停滞，则治宜化瘀通络，方用血府逐瘀汤。三是肝郁化热日久，可耗伤胃阴，导致胃阴亏虚，治宜养阴益胃，可用益胃汤、沙参麦冬汤治疗；如属肝胃阴虚者，治宜滋养肝胃之阴，方用一贯煎加味。四是肝郁日久，可乘克脾土，出现肝郁脾虚，治宜疏肝健脾，常用六君子汤合四逆散；如大便泄泻明显者，则治宜抑肝扶脾，方用痛泻要方加味。

（三）和中降逆

胃与小肠气机主降，不降则为病。《临证指南医案》谓"胃宜降则和"。功能性消化不良的诸多症状如恶心呕吐、脘痞腹胀、嗳气反胃、嘈杂泛酸等多与胃与小肠气机失降有关。引起胃与小肠气机失降的原因很多，在脾虚失运与肝郁气滞的情况下，机体产生的许多病理产物，如气滞、食滞、痰湿、寒结、火郁、湿热、瘀血等，阻滞于胃与小肠，均可导致胃与小肠气机失降。属气滞于中，气机不降者，治宜顺气和中降逆，方用香苏散、旋覆代赭汤、沉香降气散。属食滞于中，气机不降者，治宜消食和中降逆，方用保和丸，甚则枳实导滞丸。属痰湿阻滞，气机失降者，治宜除湿化痰和中降逆，方用二陈汤合平胃散。属寒滞于中，气机不降者，治宜祛寒和中降逆，方用良附丸。属热郁胃肠，气机不降者，治宜清热泻火、和中降逆，方用泻心汤、化肝煎。属湿热阻滞，气机不降者，治宜清热化湿、和中降逆，方用黄连温胆汤、清中汤。属瘀血阻滞，气机不降者，治宜活血化瘀、和中降逆，方用血府逐瘀汤。临床运用和中降逆法治疗本病，须注意：①寒热错杂，亦可导致胃失和降。多在病证寒热相转化的过程中出现，治宜寒热并用和中降逆，方用半夏泻心汤。②胃为阳腑，喜润恶燥，小肠主液，生成、化生、吸收津液，若各种原因导致胃肠阴津亏耗，亦可导致气机失降。胃肠津亏，谷道涩滞，水谷不运，难以下行，常可出现一系列胃肠气机失于和降的征象。治宜生津增液、滋阴润下，方用益胃汤、麦门冬汤、增液润肠汤等。③临床运用和中降逆，须注意据证用药，一旦病机转化，则药随证变，不可过用。④临床运用和中降逆药，不可过用理气香燥，因理气药多辛燥香窜，易耗散气血，用之不当则助热伤阴。

总之，本病在临床上每多出现虚实兼夹复合证候，故临证需详审病史，细察脉症，认真分析，辨证用药，不可拘泥于一证一方。同时除对患者进行药物治疗外，还必须给予必要的精神治疗，从心理上解除患者的恐惧和疑虑，才能取得满意疗效。

（白宇宁 整理）

第十二节 从小肠论治小便异常病证经验

小肠具有受盛化物、泌别清浊、主水道及主液等生理功能。前人认为小便的生成常与小肠有关，且小肠与膀胱关系密切，小肠为火腑，膀胱为水腑，二者相互配合，在肾气的作用下，才能正常完成小便的生成与排泄。故《丹溪心法》曰：“肾主水，膀胱为之府，水潴于膀胱而泄于小肠，实相通也”。《医碥》更指出：“小肠与膀胱，虽皆无窍相通，而得气运化，腠理可以渗灌，为尿以出。……若气不施化，则闭塞不通矣”。可以看出，小肠在小便的生成与排泄方面起着重要作用。

小便异常相关的病证，大体有小便不利、小便频数、小便赤涩、小便不通、小便血、小便失禁、血淋、小便如油等。《本草纲目》把“小便短，小便闭，小便血，小便自利”列为小肠之“本病”。

现代一般多将小便异常诸病证归之于肾与膀胱，而忽略小肠在其中的重要作用，白兆芝教授善用调治小肠方法治疗小便异常病证，疗效明显，兹介绍如下。

一、病 因 病 机

小便异常的病因多为饮食失节，过食肥甘，嗜酒太过，酿生湿热；或年老久病，劳累过度，房事不节，脾肾亏虚；或恼怒伤肝，气郁化火，郁于下焦；或外邪侵袭，犯于小肠与膀胱等。其与小肠相关之病机可归纳为如下方面：

1. 小肠火盛

各种原因导致小肠之火，可影响及于小便，出现血淋尿浊，黄赤涩痛，小便不通，甚至尿血。故《证治汇补》曰：“血淋尿浊，小肠火也”。《太平圣惠方》又曰：“小肠实热，小便黄赤，涩结不通。……小肠实热，心中烦闷，小便出血。……小肠有伏热，故小便不通也”。

2. 小肠气滞

《儒们事亲》曰：“膀胱水府，专司渗泄，小肠水道，专主疏通。”小肠气机阻滞，疏通无能，水道不通，常可影响膀胱之渗泄而致小便不通。如《景岳全书》云：“气结于小肠膀胱之间，而癃闭不通”

3. 小肠湿热

湿热蕴结于小肠，气化不行，常可波及膀胱，导致尿闭。此即《医碥》所谓："小肠与膀胱，……若气不施化，则闭塞不通矣"。

4. 小肠虚冷、虚热

小肠虚冷，气化不行，津液偏渗，可致小便频数而多。《太平圣惠方》曰："小肠虚冷，小便数多"。小肠虚热亦可导致小便异常，《成方切用》曰："……小肠虚热也，虚则不能制水，热则不得通利，故淋。"

5. 津液耗伤

津液耗损，水液亦不足，不能行于小肠，以致影响尿液的生成，导致尿少而涩。《幼幼新书》曰："……津液枯竭，脏腑虚燥则引饮，……小便涩，水不行于小肠，渗入肠胃，渴亦不止"。另外小肠火盛，常可耗竭津液，从而导致小便不利。故《成方切用》曰："小便不利，本属津液竭，此则兼小肠火燔"。

6. 他脏及病

心、脾、三焦等脏腑病变，均可病及小肠，引起小肠气化失常，而出现小便血、小便闭、淋证，甚至小便如油等病证。如《太平圣惠方》曰："夫心主于血，与小肠合，若心脏有热，积蓄不散，流注于小肠，故小便血也"。《幼幼新书》曰："小便如油是积，其积在小肠，……其积受于脾，脾当转心，心不受触，则入小肠"。《医碥》曰："小肠受三焦之气化，泌别清浊，糟粕趋于大肠以出，水饮渗入膀胱，为尿以出，此全赖三焦气化施行，若气不施化，则闭塞不通而病矣"。

二、辨 治 方 法

由于小便的生成与小肠密切相关，所以使用调治膀胱上源小肠的方法来治疗小便异常诸证，则能提高疗效。具体治法如下。

1. 清热泻火、以清上源

《景岳全书》曰："癃闭之证，……有因火邪结聚小肠膀胱者，此以水泉干涸，而气门热闭不通也。"小肠热结则小便赤涩、热痛淋沥、小便不通，或尿血，心烦，脐腹胀满，甚或疼痛拒按，大便秘结，舌苔黄厚，脉滑数，治宜清泻小肠实热，方用导赤散、小承气汤或大柴胡汤加味。

2. 疏调气机、以复气化

小肠、膀胱气机郁结，气化不行，而致癃闭，治宜理气行气，方用自拟理气顺肠汤（广木香、厚朴、乌药、川楝子、大腹皮、枳壳、白芍、炒莱菔子、砂仁）加沉香、泽泻、猪苓。

3. 清化湿热、澄其下源

小便淋沥，热涩刺痛及尿血，多由小肠湿热波及膀胱而成。需以清泻小肠湿热为主，佐以清利膀胱，小肠湿热得以消除，则膀胱湿热亦清。临床应用自拟清肠化湿汤（黄连、黄柏、苍术、厚朴、生薏仁、败酱草、滑石、广木香、秦皮、生地榆、甘草）加萹蓄、木通、车前子等治疗。

4. 养阴生津、滋养上源

因小肠主液，又主水道，小肠津液亏则灌溉无能，致小便量少，甚至小便不通。治宜养阴增液，生津润肠。方用自拟增液润肠汤（生地、元参、麦冬、玉竹、太子参、白芍、枳壳、陈皮、当归、甘草）加牛膝、泽泻。

5. 温补固涩、助其化源

《灵枢·口问》曰："中气不足，溲便为之变"。脾肠虚寒，中气不足，气不固摄，则小便频数淋沥。治宜补益中气，固涩小肠，畅利水道，以助其化源。方用补中益气汤加金樱子、芡实、益智仁等。

6. 开上通下、淡渗分利

水湿饮邪停积，津液不通，小肠闭塞所致的小便不利，当用开上通下、淡渗分利之法。如《张氏医通》曰："汗多而小便痛，暑月常有之，盛暑冷饮既多，上停为饮，外发为汗，津液不通，小肠闭塞，五苓散加人参、甘草、名春泽汤，最为合剂"。临床应用倒换散（荆芥、大黄）、五苓散加味治之。

三、病案举例

（一）癃闭案

典型病例

张某某，女，17岁，1974年7月就诊。患者先因卵巢囊肿蒂扭转合并阑尾炎行手术治疗，术后出现尿潴留，不能自行排尿。症见：小腹作胀，小便虽有尿意，但努挣辗转而点滴不能出，大便三日未行，舌质红，苔黄白，脉弦滑。中医诊断为癃闭。证属三焦气机郁闭，升降失常，小肠膀胱闭塞不通。治宜开上通下、淡渗分利。方用：

荆芥10g　大黄6g　白术10g　茯苓10g　泽泻10g　猪苓10g　枳壳10g　桔梗10g　车前子15g　木通10g　滑石15g　冬葵子10g　甘草6g

服药后约一时许，即能自行排尿，癃闭得解，大便亦通。

按　本案为应用倒换散治疗癃闭者。方中用大黄之苦降以通小肠之闭，并配以荆芥之升散以开提肺气，从而开上通下，使小肠气机升降及气化功能得以恢复，则癃闭得通。全方以荆芥、桔梗升其清而开其上，大黄、枳壳降其浊而通其下，配四苓助中焦气化，合冬葵子、车前子、滑石、木通以清利小便，则气机得通，浊降清升，尿闭得解。

（二）淋证案

典型病例

赵某某，女，42岁，1984年1月初诊。患者因饮食不慎后出现脐腹部疼痛，阵发性加重，伴恶寒发热，恶心呕吐，急诊予补液、抗感染、解痉等治疗，翌日腹痛加重，并出现腹泻、排尿困难。症见：脐腹胀满，叩之如鼓，脐周及左下腹阵发性疼痛，恶心，纳差，口干，少腹憋胀，排尿欲解而淋漓不畅，尿痛，量少色黄，大便为水样便，日行10余次，舌红，苔黄厚腻，脉弦细数。查血常规：WBC $14.7\times10^9/L$，NEUT% 85%；尿常规：尿蛋白（-），白细胞3～5/HP。西医诊断为急性胃肠炎、泌尿系感染。中医诊断为泄泻、淋证。证属小肠湿热，阻滞气机，波及膀胱，气化不利。治宜清化小肠湿热，理气消胀泄浊。方用：

藿香 10g 广木香 10g 槟榔 10g 黄连 10g 黄柏 12g 苍术 12g 川朴 15g 枳壳 15g 滑石 15g 萹蓄 30g 陈皮 12g 木通 10g 茯苓 15g 甘草 6g

2 剂后，腹泻缓解，腹胀痛明显减轻，尿量增加，尿痛消失，仍有尿频，能进饮食。继用前方进退，随证酌加蒲公英、白茅根等，再服用 7 剂后，排尿不畅、腹痛均愈，仍有腹胀不适，苔黄白稍腻，脉缓。用藿香正气散加减以善其后。

按 本例病位在中下二焦，由饮食失节，损伤胃肠，湿热蕴积于小肠，升降失司，气机阻滞，而致脐腹胀痛、腹泻；湿热波及膀胱，膀胱气化失调，而成淋证。如《证治准绳》云："上中下三焦之气，有一气不化，则不得如决渎之水而出矣。"故本例治疗重在清化小肠湿热，疏调气机，兼顾膀胱，复其气化，则诸症得愈。

（三）尿血案

典型病例

赵某某，女，12 岁，1984 年 11 月 3 日初诊。主因尿血、脐腹疼痛、恶心呕吐、颜面及双下肢轻度水肿半个月来诊。症见：面色黄白，颜面及双下肢轻度水肿，腹部胀满，疼痛拒按，腹痛以脐周为著，阵发性加重，恶心呕吐，不能进食，脘中气逆，口苦，尿色深红量少，大便干结，舌苔黄厚，脉弦细数。查：血压 160/96mmHg，尿蛋白（+++），红细胞满视野，管型（+），血沉 80mm/h，血红蛋白 8g/dl，尿素氮 29mg%。西医诊断为急性肾小球肾炎，中医诊断为尿血。证属小肠郁热波及膀胱，升降失常，玄府不通。急则治其标，治宜泄热通腑，和中降逆。拟大柴胡汤加味：

柴胡 10g 半夏 10g 黄芩 10g 枳实 10g 竹茹 10g 白芍 10g 大黄 10g 川楝子 10g 元胡 10g 陈皮 10g 大小蓟各 30g 白茅根 30g 甘草 6g

1 剂后，大便得通，腹痛减轻，恶心呕吐大减。继服 10 余剂后，尿色转清，腹软、偶有轻度疼痛，精神转佳，饮食如常，苔白微黄。以原方去大黄，加乌梅、川椒、当归等，又服近 20 剂，诸症消失，血压正常，实验室指标基本恢复正常。

按 本例虽临床出现颜面及下肢轻度水肿及尿血等症，病当在肾与膀胱，但症见脐周腹部胀痛拒按，阵发性加重，伴恶心呕吐，不能进食，大便干结，舌苔黄厚，考虑其病位主要在小肠及膀胱，且以小肠病证为急。缘于实热蕴积小肠，以致脐腹胀痛，呕吐便秘；郁热波及膀胱，热伤血络，以致尿血。某些病证在其演变过程中如标证为急时，宜急则治标。故予大柴胡汤加减以通小肠腑实，泄小肠及膀胱郁热。

四、体　　会

小肠为膀胱水腑之上源，小便异常病证常与小肠有关。《类经》中明确指出："膀胱小肠二经也，小肠属火，膀胱属水，邪结小肠则阳气不化，邪结膀胱则津液不行，下不通则上不运，故为隔塞之病。"故临床上小肠实热内积，小肠湿热蕴阻，小肠气机阻滞，小肠津液耗伤以及小肠虚寒、虚冷等皆可导致不同的小便异常病证。白兆芝教授认为从小肠调治小便异常病证的根本目的是要恢复小肠与膀胱的气化功能。如《谢映庐医案》云："小便之通与不通，全在气之化与不化……"。诸如清热泻火、清化湿热、疏调气机、淡渗分利等皆可通过祛邪以澄水之上源，养阴生津、温补固涩则可通过补虚来助其化源，从而恢复小肠之气化功能，小肠气化功能得复，则膀胱气化如常。

（白宇宁 整理，发表于《中医杂志》2010 年第 8 期）

第十三节 运用大柴胡汤治疗内科急症的体会

大柴胡汤系张仲景治疗伤寒少阳阳明合病之方。后世医家在临床实践中扩大其运用范围，取得了不少经验。笔者运用本方治疗一些内科急重症，疗效尚属满意，兹介绍如下。

一、发 热 案

典型病例

【案1】 张某，女，11岁。1971年9月6日初诊。于4天前开始发热恶寒，伴鼻流清涕，周身不适，西医诊为感冒，用解热镇痛、抗感染等治疗，未见好转。症见：高热不退，时有恶寒，胃脘胀满不适，恶心呕吐，纳差便干，烦躁，口干苦，咽微痛，舌红苔黄，脉数，体温39.℃。证属外感风寒不解，邪入于少阳阳明。法当外解少阳，兼以通里。处以大柴胡汤加玄参、银花、连翘、竹茹、甘草。2剂后，发热退，大便通，脘中舒，饮食增，仍有头晕乏力，口苦。以前方去川军，加芦根，清其余热。

【案2】 贺某，女，35岁。1975年11月22日初诊。于20天前行胆囊切除术，现发热4天，经输液、抗感染等治疗，发热未退，体温38.8℃，血白细胞13.5×10^9/L，中性粒细胞0.58。症见：发热，微有恶寒，恶心呕吐，不思饮食，口苦，大便3日未行，舌苔黄，脉弦数。证属胆胃郁热，兼有里实。拟外解少阳，内泻热结。方用大柴胡汤加茵陈、郁金、银花、连翘、竹茹、蒲公英、川楝子、甘草。2剂后，发热已退，大便已行，仍有恶心，纳少，苔黄，脉稍数。以前方去连翘，加黄连、炒谷麦芽。又服2剂，诸症均瘥，饮食增加，体温及血象均属正常范围。

按 以上两例发热，一为外感风寒不解，邪热传入少阳阳明所致；一为胆囊切除术后，邪热内结，郁于胆胃所致。虽属病因不同，然其见证相似，均以本方加减获效，可谓异病同治。

二、呕 吐 案

典型病例

张某，男，71岁。1974年9月24日初诊。素患胃病多年，经常胃脘疼痛胀满。近半个月来脘部胀痛加重，呕吐呃逆，朝食暮吐，不能进食，烧心吞酸，口苦口臭，大便干结，数日未行，舌苔白厚，脉弦稍数。上消化道造影见：胃位置低，紧张力弱，蠕动波减弱，明显扩张，有多量滞留液及滞留物，幽门尚能通过，球部有变形。印象：幽门不全梗阻（考虑溃疡所致）。证属肝胃失和，胃腑积滞。治宜疏肝和胃，降逆通腑。方用大柴胡汤加党参、旋覆花、赭石、木香、槟榔、马尾连、吴茱萸、甘草。服4剂后，呕吐呃逆明显减轻，已有一天未吐，烧心吞酸亦减，大便通畅，纳食稍进。予前方去大黄，加沉香、炒谷麦芽，又服数剂，诸症消失。

按 本例呕吐病在肝胃，肝失疏泄，胃腑瘀滞，失其和降之性，故用本方加味，以疏肝和胃，降逆通腑取效。

三、腹 痛 案

典型病例

【案1】 陈某，女，36岁，农民。1972年7月21日初诊。于1天前突然上腹部阵发性剧烈疼痛，如"钻顶"样，且放射至右肩背部亦痛，伴恶心呕吐。查：体温37.5℃，急性重病容，疼痛发作，伏卧于床上翻滚，全身出汗，右上腹部压痛明显，舌苔黄，脉数。诊为胆道蛔虫症。予输液、抗感染、解痉止痛、针刺、口服阿司匹林、食用醋等治疗无效。改服中药乌梅丸加减，服1剂，未见缓解。询之大便2日未行，参其脉证，当属肝胆郁热，蛔厥腹痛。改用疏利肝胆郁热、祛虫通腑止痛剂，以大柴胡汤加川楝子、木香、槟榔、川椒、苦楝皮、乌梅、香附、栀子、甘草。2剂后，大便得通，腹痛消失，病即告愈。

【案2】 徐某，男，25岁，工人。1974年2月22日初诊。1972年5月曾骤然上腹部持续性剧烈疼痛，伴发热呕吐，在某医院诊为急性胰腺炎，经治疼痛缓解。近1年来腹痛经常反复发作，1周前因饮食不节诱发，经用西药效果不佳，要求中医治疗。体温38.3℃，脘腹剧痛，拒按，双手捂于上腹部，转辗不安，痛苦呻吟，恶心呕吐，已数日不能进食，发热恶寒，便干溲黄，舌红，苔黄，脉弦数。证属中焦热结，胆胃腑实。治宜通腑泄热，疏利肝胆，理气止痛。方用大柴胡汤加川楝子、郁金、茵陈、木香、元明粉、甘草。2剂后，发热稍减，疼痛有所减轻，仍恶心呕吐，不能进食，大便偏干。以前方加延胡索、竹茹、青陈皮、栀子、苏子、炒莱菔子。又服2剂，大便通，腹痛止，恶心呕吐减轻。守原方再服4剂，诸症明显好转，精神纳食转佳，体温二便正常，上腹部稍有不适感，偶有恶心。去元明粉、栀子，又服数剂，诸症悉平。

按 以上两例腹痛，一为胆道蛔虫症，一为慢性胰腺炎急性发作，虽其疼痛特点、部位，性质有所区别，然均为肝胆郁热、胃失和降、腑实不通之候，故用本方疏通升降，开泄结合，各随证加减用药而收功。

四、淋　证　案

典型病例

苗某，女，38岁。1976年6月12日初诊。于6天前发现尿频、尿急、尿疼，继之出现发热恶寒，经单位医生用西药抗感染治疗，发热稍减。从昨日起症状加重，发热寒战，体温高达39～40℃，伴尿频，尿急、尿疼，恶心呕吐，纳食差，大便8日未行，小便短赤，口苦头眩，舌苔黄白而厚，脉弦数。急查尿常规：蛋白(+)，红细胞(+)，脓球(+++)，血白细胞24.5×10^9/L，中性0.84。西医诊为急性肾盂肾炎。中医辨证：膀胱湿热，波及胆胃。法当疏表通里，清热泻火，利水通淋。方用大柴胡汤加萹蓄、木通、银花、连翘、竹叶、竹茹、滑石、白茅根、甘草。方中重用柴胡24g。3剂后，发热已退，汗出，大便好转，尿疼减轻，仍头晕，纳差。继用前方3剂，诸症消失，唯有腰困乏力，复查血象正常，尿蛋白微量，红细胞1～2，脓球少数。改用利尿通淋、清利湿热法，又服10余剂，告愈。

按 本例淋证，兼具发热恶寒，恶心呕吐，口苦便结，头眩等症，良由膀胱湿热蕴积，波及胆胃所致。运用本方合利尿通淋之品，表里同治，上下分消，使邪热出之有路，由汗、尿、便而出，较之单纯利尿通淋，其效更捷。笔者体会，此等发热，必须重用柴胡，既可解热，又可抑菌，兼可疏利肝胆，有一药多效之妙。

五、眩晕、头痛案

典型病例

【案1】 郝某，女，39岁。1971年6月30日初诊。于3天前突然头晕耳鸣，伴恶心呕吐，西医诊为梅尼埃病。服西药不效，要求中医治疗。症见：头眩欲仆，不欲睁眼，视物转动，如乘舟状，恶心呕吐，心烦口苦，不思饮食，便结溲黄，舌质红，苔黄厚腻，脉弦滑数。证属肝胆郁热，风痰上逆，胃失和降，腑气不通。治宜疏利肝胆，平肝清热，化痰和胃，通腑降逆。方用大柴胡汤加龙胆草、郁金、珍珠母、竹茹、菖蒲、胆星、木通、甘草。2剂后，头晕大减，恶心呕吐消失，饮食增加。继用前方去大黄、胆星、木通、加生地、麦冬、菊花、钩藤。又服数剂，痊愈。

【案2】 宋某,女,32岁。1972年11月13日初诊。于4天前行绝育术,因术中腰麻使用麻醉剂掌握不当,致麻醉平面上升过高,出现剧烈头痛,头晕,颈项强直而抽搐,伴恶心呕吐,脘痞不能进食,口中黏腻而苦,大便干结,小便黄少,舌苔白厚,脉弦紧。证属邪毒上犯,引动肝阳,肝阳化风,胃失和降。治拟平肝降浊,和解枢机,祛风止痛。处以大柴胡汤加龙胆草、珍珠母、钩藤、白蒺藜、川芎、葛根、全蝎、白芷、甘草。2剂后,诸症减轻,头已不疼,饮食增加,仍有时头晕,颈项不适,口干思饮,以前方去川芎、白芷、全蝎、大黄,加生地、银花,又服4剂,诸症消失。

按 以上两例,一为梅尼埃病之眩晕,一为药物毒性反应之头痛,病因病症虽异,病机相似,均属肝胆郁热,肝阳亢盛,胃失和降。故均以本方疏肝降浊、和解枢机为主奏效。

六、黄 疸 案

典型病例

王某,男,5岁。1982年9月26日初诊。于5天前发现精神倦怠不食,翌日出现发热,伴恶心呕吐,腹胀,经某医按感冒治疗不效。昨日去儿童医院,查:体温37.9℃,巩膜及周身皮肤明显黄染,肝于右肋下可及4cm,质中等硬。肝功能:GPT500U,黄疸指数20,尿胆红素(+),尿胆原(+)。诊为急性传染性黄疸型肝炎。症见:发热,精神倦怠,身目俱黄,恶心呕吐,食欲缺乏,腹胀,尿如浓茶色,大便干结,舌质红,苔黄厚腻布满全舌,脉数。证属中焦湿热阻滞,肝胆疏泄失常,湿热蕴蒸发黄。法当清热解毒,利湿退黄,疏利肝胆,佐通腑泄浊。方用大柴胡汤合茵陈蒿汤加郁金、藿香、竹茹、连翘、板蓝根、陈皮、甘草。3剂后,体温正常,大便通畅,恶心减,纳食增。以前方去大黄、竹茹,随证先后加滑石、茯苓、白蔻仁、生薏仁等。1个月后诸症消失,复查黄疸指数及肝功能正常,肝于肋下可及1cm,质软,乃以疏肝健脾、清利湿热法以善其后。

按 本例黄疸属阳黄范畴。仲景虽无以大柴胡汤治黄疸之说,然本证却具大柴胡证,故以之合茵陈蒿汤而获效。

仲景原意,本方主治伤寒往来寒热,胸胁苦满,呕不止;郁郁微烦,心下痞硬或心下满痛,或协热下利等证。《医方集解》谓此方:"表里交治,下剂之缓者也。"《医宗金鉴》亦谓:"解半表之功捷,攻半里之效徐,虽云下之,亦下中之和剂也。"观其用药,有柴胡、黄芩、芍药、半夏、枳实、大黄、大枣、生姜8味。其组成精当,有表有里,有开有泄,有疏有通,有缓有急,刚柔结合,和攻并用,集汗、下、和、清、消诸法于一方,而以和下两法为主。细析之,方中实含有小柴胡汤、调胃承气汤、四逆散诸方,故兼具和解少阳、通下腑实、疏肝理肠诸功,既可祛邪外达,使出之有路,又可调整肝胆胃肠诸脏腑气机功能,使之恢复正常。临床内科急症之属肝胆胃肠病者较为多见,应用本方和解枢机、疏通升降、上下分消、兼通里实。对于一些邪实之急重症,可收到较好效果。故本方不仅可用于外感热病,而且可用于内伤杂病,如内伤发热、急腹症、急性肝胆疾患,消化系统疾患,以及部分神经系统、泌尿系统疾患,均可据证选择运用。柯韵伯谓:"大小柴胡,俱是两解表里,而有主和主攻之异,和无定体,故有加减;攻有定局,故无去取之法也。"实际上,笔者体会,在原方基础上据证适当加减,可以扩大其运用范围。只要辨证准确,用之得当,往往可取捷效。如上腹部疼痛重者可选加延胡索、川楝子、郁金、香附、木香等;恶心呕吐重者可选加竹茹、黄连、旋覆花、代赭石、沉香等;头晕甚者选加菊花、钩藤、白蒺藜、珍珠母;头痛甚者选加川芎、白芷、葛根、全蝎;发热重者加重柴胡,或加生石膏;伴黄疸者加茵陈、栀子、滑石、金钱草;热毒重者选加银花、连翘、蒲公英、龙胆草、栀子等;腹胀甚者选加川朴、槟榔、木香、莱菔子等;因于虫者加苦楝皮、川椒、乌梅、槟榔等;伤阴者加生地、麦冬、玄参等;年高气弱者加太子参、党参等;兼瘀血者选加丹参、归尾、三棱、莪术等。总之,药物加减,贵在临证权衡。本方虽应用范围较广,然毕竟属于攻邪之法,临床必见脉实证实兼具大柴胡证之候,方可放胆使用。

(本文发表于《上海中医药杂志》1984年第5期)

第十四节　疑难病临床辨治思路

疑难病是指某些病机复杂、治疗困难的一类疾病，或某些宿疾顽症、怪病奇症等难治性疾病。探讨这类病证的辨治思路和方法，把握其证治规律，无疑对提高临床疗效会有裨益。

一、从肝论治

肝为风木之脏，体阴而用阳，主疏泄，主藏血。一旦其功能失调，可导致气滞、血瘀、水停、风动、出血等病理变化，引起多种病证。并可波及心、脾、肾诸脏，以致病机复杂，数脏同病。某些疑难病的形成、发展、变化常与肝密切相关，临床治疗如能把握肝这条主线，常可迎刃而解。

典型病例

如治谭某，女，26岁，患者每于月经来潮前3～4天出现发热，体温高达41℃左右，月经来潮后不用药可自行缓解。发热时伴有牙疼、咽痛、目赤、烦躁，平素不烧时尚有头晕、心慌、乏力、恐惧、失眠、腰困、纳差、溲黄等症。2年多来，因病情日渐加重，曾在省内外许多大医院系统检查，未能明确诊断，要求中医治疗。查：舌红，苔黄，脉弦细数。中医诊断：内伤发热。证属肝血不足，肝郁发热，兼忧郁伤神。治宜疏肝解郁，养血安神，兼清肝泻火。方用柴胡四物汤加味：

当归12g　白芍12g　生地15g　川芎6g　柴胡10g　半夏10g　黄芩10g　丹皮10g　山栀10g　丹参15g　郁金10g　生龙牡各30g　远志10g　淮小麦30g　炙甘草6g　大枣5枚

服9剂后，月经前未发热，自觉心慌、头晕、乏力明显好转，睡眠、纳食增加，仍有心烦、恐惧、心神不安，有时无故悲伤欲哭。继用原方再服40余剂，自觉一般情况良好，已连续3个月未再发热，黄苔渐退，仍有恐惧感，乃去丹皮、山栀，酌情加入桂枝、党参、白术、五味子、炒枣仁、琥珀等，继续调理月余，诸症渐愈。

二、从痰论治

痰之为病，无处不到，或阻于肺，或停于胃，或郁于肝，或动于肾，或蒙蔽心脑清窍，或流窜经络，变生诸症。前人有“怪病多痰”之说。某些疑难病的形成常与痰密切相关，而从痰进行论治，可获捷效。

典型病例

如治李某，女，52岁，因情志刺激，发现左耳聋15天，西医诊为“左耳突发性耳聋”，给予低分子右旋糖酐及复方丹参注射液等治疗无效。症见：耳聋、耳鸣，头蒙眩晕，时有头痛，心烦喜静，胸脘满闷，恶心纳差，失眠健忘，大便偏稀，小溲微黄，舌体胖、苔白厚腻，脉沉弦。证属肝郁脾虚，痰湿内盛，风痰内作，蒙蔽清窍。治宜疏肝健脾，化痰利湿，和胃降浊，息风通窍。拟洁古天麻半夏汤加味：

天麻10g　柴胡10g　半夏10g　橘皮10g　黄芩10g　茯苓10g　枳实10g　苍术10g　菖蒲10g　郁金10g　藿香10g　生薏仁30g　白蔻仁6g　路路通10g　甘草6g　生姜3片

服6剂，头晕、头痛、心烦明显减轻，听力有所改善，不恶心，纳食、睡眠好转，大便正常。仍有头蒙耳蒙，记忆力减退，继用前法，并随证酌情选加远志、白蒺藜、白术、当归、赤白芍、川芎、丹参、磁石、葛根等，又服20余剂，左耳听力恢复，精神转佳，诸症消失。

三、从瘀论治

瘀血可见于某些疑难病过程中，由于瘀阻之部位不同，浅深有异，而有不同表现。前人曾有“久痛入络”之说，但证之临床，亦不尽然。某些急性病发展到一定阶段，亦可出现瘀血证候，运用活血化瘀法有时确能起到立竿见影的效果。

典型病例

如曾治潘某，女，40岁，因发热恶寒，恶心呕吐，全腹疼痛2天来院急诊。经对症治疗不效，于次日住院治疗。入院时查：体温39℃，急重病容，神清，心肺无异常，肝脾未触及，腹部平坦无肠型，下腹部压痛明显。妇科后穹隆穿刺未见异常。化验：血白细胞37.45×10^9/L，中性0.79。妇科检查：下腹部有明显压痛，在脐下两指处可触到硬包块，不活动，压痛（++），大小14cm×12cm。用大剂量抗生素、激素静脉滴注，并用0.5%普鲁卡因30ml灌肠，仍未显效。考虑盆腔脓肿形成，建议切开引流，但患者拒绝手术，并拒绝继续输液治疗。于病后第20天要求中医会诊。症见：精神较差，表情痛苦，不断呻吟，有时狂躁不安，发热以午后及夜间为甚，汗多，腹部肿物如儿头大，腹痛拒按，不思饮食，口干，大便干结，数日未行，小便色黄，舌苔黄厚，脉弦数。证属下焦蓄血，瘀热互结。治宜破血下瘀，清热通便。方用桃核承气汤加味

桃仁10g　大黄10g　芒硝10g　桂枝5g　丹皮10g　赤芍10g　元胡10g　川楝子10g　蒲公英30g　甘草5g

服1剂，大便得通，下黑便2次，腹痛减轻，精神有所好转，体温37.4℃，撤去全部西药，单纯中药治疗。以前方加乳没、甲珠、银花，又服2剂，体温正常，精神饮食转佳。再服5剂，腹痛大减，腹中包块较软，可稍活动，血白细胞7.9×10^9/L。以前方去大黄、芒硝、桂枝，随证酌情加入丹参、生牡蛎、三棱、莪术、土鳖虫、党参等，服药30剂后，腹痛消失，诸症悉平，体温血象正常，腹中肿物10cm×6cm，质软。出院继用前方调治，又服20剂，腹中包块消失，恢复工作。随访10余年，一切正常。

四、燮理升降

脾胃为升降之枢纽，若其功能失调，则升清降浊发生障碍，而出现多种病证。某些疑难病在其病变过程中，常因升降乖戾，清浊相乱，致使病情复杂，胶结难解。此时如不谙升清降浊之道，徒用补泻，甚难收功。

典型病例

如治张某，男，56岁，患者于9个月前因喉癌行水平半喉切除手术及颈清扫术，近2个月来出现颈部剧烈疼痛，甚至不能转侧，牵及头部及右侧肩背部亦痛，因疼痛剧烈而夜间难以入眠，服用西药止痛不效，要求中医治疗。自述脘胀纳差，恶心，咽中痰黏不利。舌质暗、苔白厚腻布满全舌，脉弦细。证属升降失司，湿热壅盛，阻滞经络，胃失和降。处以张洁古当归拈痛汤加减：

羌活10g　防风10g　葛根15g　白术10g　苍术10g　当归10g　苦参12g　黄芩10g　茵陈15g　知母10g　猪苓10g　泽泻10g　半夏10g　生薏仁30g　甘草6g

3剂后，颈部及肩背部疼痛消失，仍有脘胀纳差、痰黏不利等证，乃改用温胆汤合小陷胸汤辛开苦降，和胃化痰，以善其后。

五、知常达变

疾病有常有变，治宜知常达变，对疑难病的治疗尤其如此。一般来说，变证病机复杂，病情

深重，治疗困难，故医者不仅要对常法谙熟，而且对变法亦应做到心中有数。某些疾病尽管有时变证百出，但仍有其规律可循。故临证宜详析其病机转化，药随证变，不可拘泥。

典型病例

曾治一舌疳患者，男，58岁，因舌面及口腔溃疡反复发作10余年来诊，曾用抗生素、激素治疗，未见效果。肿瘤医院病理报告：恶性肉芽肿不能除外。症见：口内溃疡疼痛较甚，影响进食，心烦易怒，目赤，大便干结。查：右侧舌边缘可见1cm×1cm大小之溃疡，基底较深，上有灰白苔覆盖，左侧颊部口腔黏膜可见0.5cm×0.5cm大小之溃疡。舌质暗，体胖，苔黄白厚腻，脉弦数。证属肝胆火盛，湿热内蕴。治以清肝泻火，清利湿热。方用龙胆泻肝汤加茵陈、菖蒲，外用锡类散。3剂后，病情无变化，细思此等顽症，病机决非单纯肝胆湿热，据其脉症舌象反复推敲，忽悟火盛久必伤阴，此必阴虚火旺无疑；其舌胖乃兼脾虚湿盛，苔黄白厚腻，实为湿毒内郁所致。遂改用滋阴降火，引火归元，兼以健脾化湿，通腑解毒。方用：

生地黄24g　黄连10g　肉桂3g　生白术30g　茯苓15g　元参30g　丹皮10g　知母10g　黄柏10g　泽泻10g　生薏仁30g　大黄10g　青黛10g(布包)　怀牛膝10g　生甘草10g。并外用：煅石膏10g　煅人中白10g　青黛3g　薄荷1g　黄柏2g　黄连1.5g　煅月石18g　冰片3g

分别研极细末，和匀外敷溃疡面。服汤剂6剂后，左侧口腔溃疡愈合，右侧舌边溃疡明显缩小变浅，为0.3cm×0.4cm，疼痛明显减轻，烦躁等症消失，大便正常，苔白，脉弦不数，又服6剂痊愈。

六、久病间治

许多慢性病病至后期，其病变脏腑可由本脏波及他脏，甚至出现数脏同病，疑难病尤其如此。故临床治疗宜详析目前病变波及之脏腑，不可囿于原发脏器而置他脏于不顾，有时甚至应以治疗他脏为主，运用间治之法。

典型病例

如心病治肾，肾病治脾，肺肝病治脾、治肾等。笔者尝治一老翁，80岁，患脑动脉硬化症，神志痴呆，小便失禁，步履蹒跚。两月前出现咳嗽，日渐加重，痰白量多，不思饮食，精神日差，以至不起。经用抗感染、祛痰、镇咳等西药治疗不效，又用宣肺降气、化痰止咳中药多剂，亦无寸功。但见舌质嫩红，苔少，根部偏厚，脉沉细。断为脾肾两虚，改拟金水六君煎加味：

熟地15g　当归10g　党参15g　白术10g　茯苓15g　山药15g　紫菀10g　陈皮10g　半夏10g　炙甘草6g

5剂后，咳嗽明显好转，痰量减少，纳食增加。继用原方，又服10余剂，咳嗽痰多渐渐消失，精神转佳，纳食正常，小便失禁及神志痴呆等症亦有所减。

七、急则治标

某些疑难病在其病变过程的某个阶段，常表现为标证为急，本证较缓。如某些肾病过程中有时出现顽固性呕吐，倘不先治呕吐标证，则肾病不治而呕吐加重。

典型病例

尝治一女孩，12岁，因尿血、脐腹疼痛、恶心呕吐、颜面及双下肢轻度水肿半个月来诊。西医诊为急性肾小球肾炎，用西药治疗不效，要求中医治疗。门诊医生诊为风水水肿，给予麻黄连翘赤小豆汤合小蓟饮子，服后即吐，遂入院治疗。入院时查：血压160/96mmHg，尿蛋白(+++)，红细胞满视野，管型(+)，血沉80mm/h，血红蛋白8g/dl，尿素氮29mg%。症见：面色黄白，颜面及双下肢轻度水肿，腹部膨满，疼痛拒按，腹痛以脐周为著，阵发性加重，恶心呕吐，不能进食，脘中气逆，口苦，尿色深红量少，大便干结，舌苔黄厚，脉弦细数。中医诊断:尿血。证属湿热壅盛,蕴滞三焦,升降失常,而肝胃失和,胃气失降,玄府不通又为病之标。故拟大柴胡汤加味:

柴胡 10g　半夏 10g　黄芩 10g　枳实 10g　竹茹 10g　白芍 10g　大黄 10g　川楝子 10g　元胡 10g　陈皮 10g　大小蓟各 30g　白茅根 30g　甘草 6g

1 剂后,大便得通,腹痛减轻,恶心呕吐大减,饮食增加。再服 1 剂,呕吐消失,精神好转,黄苔渐退,尿色变为淡红色。继服 10 余剂后,尿色转清,精神转佳,饮食正常,腹部柔软,偶有轻度疼痛,苔白微黄。以原方去大黄,加乌梅、川椒、当归等,又服近 20 剂,诸症消失。复查血压正常,尿常规(-),血沉 10mm/h,血红蛋白 10g/dl,尿素氮正常。住院月余,痊愈出院。

八、治 病 求 本

治病求本,是中医重要的治疗原则。对疑难病来说,针对其主要病理变化进行治疗实属重要。某些疑难病治疗失败,常常是由于临床表现错综复杂,抓不住主要病机所致。因此,必须详析其病因,病史、症状、舌脉等,透过现象看本质,抓住主要矛盾,以制定治法方药。例如,癃闭一证,前人多以清湿热、利水道、补脾肾、助气化、散瘀结等为治,然就临床所见,证多繁复,治宜灵活,不可死搬硬套。

典型病例

曾治一癃闭老妇,70 岁,因暑天受凉后出现发热、咳嗽,继而呕吐腹泻,3 天后腹泻停止,出现昏睡状态,第 4 天出现尿闭。来诊时查:体温 39.5℃,心率 130 次/分,血白细胞 26.5×10^9/L,中性细胞 0.8。西医考虑肺部感染,给予补液、抗生素　乳酸钠等治疗,病情无好转。24 小时无尿,又考虑急性肾衰竭,加用甘露醇治疗 1 天,仍无尿,要求中医会诊。症见:发热夜甚,汗多,目闭不开,神志朦胧,呈昏睡状态,时有谵语,大便 3 日未行,小便闭已 2 日,舌质红绛而干,苔少黄燥,脉细数。考虑暑热之邪,最易伤阴,更兼吐泻,大伤阴津,故癃闭是标,阴亏液涸是本。此时断不可用利尿之品,乃处以清营汤加减以清营泄热,滋阴增液。方用:

生地 24g　元参 30g　麦冬 24g　黄连 5g　银花 30g　连翘 15g　沙参 15g　竹叶 3g　白茅根 30g

服 1 剂,解大便 2 次,稍稀,小便 2 次,身热渐退,神清,精神好转,自述口渴,但饮水不多,纳差,微有恶心,咳嗽,舌质红绛转润,原黄燥苔消失,舌面生少许白苔,脉细数。以前方去黄连,加杷叶、竹茹、芦根、贝母、鱼腥草等,调治 10 余日,体温血象均正常,诸症渐愈。

(本文发表于《中医杂志》,1993 年第 7 期)

第十五节　肿瘤手术后并发症的治疗经验

肿瘤手术后出现并发症的患者临床颇为多见,运用中医药疗法进行调治,发挥中医药扶正祛邪,辨证论治的优势,常能取得较好疗效。白兆芝从事中医临床工作 40 余年,擅长治疗消化系统疾病和内科疑难病。现将其临床运用中医药调治肿瘤手术后并发症的思路及经验整理如下:

一、辨虚实分阶段,把握标本缓急

消化系统肿瘤患者在手术后常出现的并发症,常见的如腹水、肠梗阻、淋巴结转移等。此时往往病程迁延，病情较重，虚实相兼。应该注意到肿瘤患者从发病到进行了手术治疗，毫无疑问，正气受损，阴血耗伤是必然的，有时是相当严重的。但是由于正气受损，脏腑亏虚，气血不足，也极易导致许多病理产物的形成，如气机阻滞、水湿停聚、痰浊壅阻、瘀血内停，甚至痰瘀交阻。病理产物的形成与堆积，往往又影响及于脏腑，导致某些脏腑功能的进一步失常。因此，此时常常出现病机复杂，辨证困难的问题。此时应该根据病史、临床表现以及舌脉等分清证候的虚实主次，把握病情的标本缓急。如属实证为主为急，则应急则治其标实；如属虚证为主而不急，则应缓则治其本虚。同时，虚实在病程的各个不同阶段是不断变化的，应该在不同的病程阶段，分清其虚实与标本缓急，加以相应治疗，才能提高临床疗效。有的患者在手术后或放化疗后常出现严重的恶心、呕吐不能进食，此时应在辨清虚实的基础上采用相应方法，先把恶心、呕吐及不能进食的问题处理好，然后再根据证候进行其他治疗。

典型病例

胰体尾透明细胞癌手术后并发腹水

周某，女，70岁，教师。初诊日期2009年8月26日，会诊病例。患者既往有糖尿病史、高血压、胆结石史，10年前行左肾透明细胞癌切除术，后出现丙型肝炎、脾大。1个月前因出现上腹部疼痛住入某医院外科，诊为胰体尾肿瘤（透明细胞癌转移），行手术治疗，手术中将部分胰腺及脾进行切除，术后出现腹胀、尿少伴发热、恶心呕吐，下肢水肿。经西医多方治疗，病情未见好转。于2009年8月26日要求中医会诊。当时症见：精神委顿，面色苍黄，腹胀膨隆，胸憋气喘，恶心呕吐，不能进食，小便黄少不利，下肢明显水肿，大便数日未行，发热，午后为甚，下午体温38.5℃，舌暗红，苔黄厚腻，脉沉弦数。腹部B超：腹腔大量积液，伴少量胸腔积液。证属湿热蕴结三焦，气滞水停血瘀，兼胃失和降。此时宜急则治标，拟清热化湿通腑、和胃降逆止呕。处以大柴胡汤合黄连温胆汤：

柴胡10g　姜半夏9g　黄芩10g　枳实15g　陈皮10g　茯苓15g　竹茹15g　黄连6g　郁金15g　白芍12g　生大黄8g　大腹皮30g　川朴15g　泽兰20g　苏叶6g　鸡内金15g　甘草6g　生姜3片

8月28日二诊，服2剂后，大便已通，矢气多，恶心好转，纳稍增，腹胀减，仍下肢肿，尿黄少，体温38℃。继用前方去苏叶、黄连、甘草、鸡内金，加桑白皮、椒目、木瓜、茵陈。7剂。9月4日三诊，药后大便好转，能自行排便，尿量尚可，腹胀及胸憋气喘减轻，纳食好转，体温下午最高37.8℃。舌暗红，苔黄厚腻。辨证：湿热蕴结，水饮内停。处以清利湿热，利水逐饮，理气消胀。方用茵陈蒿汤合己椒苈黄丸：

茵陈15g　栀子10g　茯苓皮30g　桑白皮12g　瓜蒌30g　椒目15g　葶苈子20g　生大黄10g　大腹皮30g　泽兰30g　赤小豆30g　木瓜15g　川朴15g　陈皮10g　莪术10g　泽泻15g　生姜3片

7剂。9月11日四诊，腹胀明显好转，纳佳，尿量增加，下肢水肿减轻，精神好转，体温最高37.2℃，痰黏不利，大便偏干。继用前方去葶苈子、泽泻，加太子参、桃杏仁，服20余剂。至10月6日十诊：病情明显好转，体温正常，纳佳，尿量尚可，大便正常，精神明显好转，胸憋气喘消失。但仍乏力，稍有腹胀，下肢稍肿，口干，舌暗红，苔白根黄厚。拟益气健脾，行气活血利水法。方用四君子汤合五皮饮加味：

太子参15g　白术12g　茯苓30g　陈皮10g　桑白皮12g　大腹皮30g　川朴15g　生薏仁30g　泽兰30g　莪术10g　赤小豆30g　木瓜15g　丹参15g　椒目10g　黄芩10g　广木香10g　益母草30g

至11月24日十六诊：中药共计服60余剂，患者纳食正常，精神尚好，腹水消退，腹胀消失，尿量正常，仍下肢轻度水肿，舌暗红，苔白，根偏黄，脉沉弦。腹部B超示：腹腔少量积液（最深处约1.8cm）。改用四君子汤合当归芍药散、五皮饮继续调治。随访两年，患者一般情况良好。

二、辨别病邪性质，处以恰当治疗

肿瘤患者手术后并发症的临床表现颇多，医者当据其临床表现进行深入辨证。而这类患者在其病变过程中常常出现邪实为急的情况。邪实多以腑实、热毒、湿阻、湿热、痰凝、气滞、血瘀等病理因素相互夹杂为患。所以在临床上应当根据患者病史及众多临床表现辨清当时的病邪性质,并给予恰当治疗。

典型病例

喉癌手术后并发颈部剧烈疼痛

张某,男,56岁,初诊日期1985年12月13日。患者于1985年3月因喉癌行"水平半喉切除手术及颈清扫术",近2个月来出现颈部剧烈疼痛,甚至不能转侧,牵及头部及右侧肩背部亦痛,因疼痛剧烈而夜间难以入眠,服用西药止痛不效,要求中医治疗。自述脘胀纳差,恶心,咽中痰黏不利。舌质暗,苔白厚腻布满全舌,脉弦细。证属湿热壅盛,阻滞经络,升降失司,胃失和降。处以张洁古当归拈痛汤加减:

羌活10g 防风、葛根各15g 白术10g 苍术10g 当归10g 苦参12g 黄芩10g 茵陈15g 知母10g 猪苓10g 泽泻10g 半夏10g 生薏仁30g 甘草6g 生姜3片

3剂后,颈部及肩背部疼痛消失,仍有脘胀纳差,痰黏不利等证,乃改用温胆汤合小陷胸汤辛开苦降、和胃化痰,以善其后。

三、密切观察病情,注意病机转化

肿瘤手术后或放化疗后患者的病机是不断变化的,特别是出现此类并发症的情况下,病机变化尤其复杂,宜当详辨。如气滞者,可进一步导致水停、痰凝、血瘀;水湿停留者,又可引起痰凝,痰凝者可致血瘀而成痰瘀互结;血瘀者亦可阻滞气机甚或致水停痰结。而气滞、水停、痰凝、血瘀者不仅可化热,而且日久常常耗伤正气及阴精,即所谓"邪气盛者,精气衰也"。所以,临床上对肿瘤患者出现的并发症,要密切观察其临床表现及变化,详细分析这类患者的病机转化特点,从而在治疗上做到有的放矢。

典型病例

直肠癌手术后并发肠梗阻

王某,男,68岁,初诊日期2010年7月13日。患者原系直肠癌,2个月前在肿瘤医院行手术治疗,其后在该院进行化疗。近1周来突然出现剧烈腹痛、腹胀,诊为粘连性肠梗阻,经输液、抗菌、胃肠减压等治疗,未能缓解。于2010年7月13日要求会诊。当时症见:全腹膨满,疼痛拒按,腹部叩之如鼓,身热夜甚,烦躁汗出,大便10日未行,舌红,苔黄厚,脉沉弦。中医诊断:肠结,证属肠腑实热内结。腑气蕴结不通。治拟清热通腑,行气活血。拟加味大承气汤:

生大黄10g 枳实15g 川朴15g 桃杏仁各12g 黄芩10g 赤白芍各12g 炒莱菔子30g 广木香10g 芒硝10g 败酱草30g 当归12g 甘草6g 生姜3片

水煎服,日1剂,早晚分服。7月16日二诊,大便已通,腹中疼痛及胀满消失,食欲好转,体温已正常,舌红,舌苔中根部黄厚腻,脉沉弦。继用前方去芒硝、败酱草、当归,加陈皮、姜半夏、茯苓、竹茹、生薏仁、白蔻仁、莪术。上药共服14剂,7月30日四诊时,患者一般情况良好,纳佳,精神好转,大便正常,舌淡红,苔白,脉沉弦。考虑此时患者的病机已经发生变化,当腑实内结消除之后,脾虚之象渐显。故改拟健脾益气,化痰散结,佐以和中为法。用六君子汤加味:

太子参15g 白术12g 陈皮10g 姜半夏9g 茯苓15g 黄连6g 枳实15g 瓜蒌30g 鸡内金15g 莪术10g 夏枯草15g 浙贝15g 藤梨根15g 白芍12g 甘草6g 生姜3片

以前方进退,共服药80余剂,其间曾据证酌情加入山慈菇、壁虎、三七参、白花蛇舌草、煅瓦楞子、仙鹤草、龙葵等。至2011年7月1日再次复诊时,患者面色红润,精神颇佳,纳食二便正常,体重增加,腹中无不适,舌胖,质暗红,苔白,脉沉弦,继用前法,以善其后。

四、重视养正除积，调理脏腑气血

“邪之所凑，其气必虚”，肿瘤手术后并发症患者，在病变过程中，往往属本虚标实。一方面，肿瘤的形成，往往是“邪之成者，正气亏虚而后邪气踞之”；另一方面，手术、放疗、化疗多易损伤正气，耗伤精血，所以，一旦出现并发症，正气亏虚的程度已经达到相对严重的程度。这类患者大多表现为脾胃气虚，或气血俱虚，或脾肾两虚。金元时期医家张元素曾倡导“养正积自除”之说，对肿瘤手术后并发症患者的治疗颇有借鉴意义。这类患者经治后，一旦标证好转，即应重点改用扶正法。一般常用的扶正法有：①补气健脾法；②补气养血法；③补益脾肾法；④滋补肝肾法等等。脾胃为后天之本，恢复脾胃之运化功能，则机体升降、气化、转枢功能和化生气血的功能都可能得到加强，有利于增强机体对病邪的抵抗能力，从而有助于控制肿瘤发展或转移；同时，通过扶正，健运脾胃，培补气血，可以增强体质，升高白细胞，减轻手术放疗化疗的不良反应，提高生存质量，延长生存期。

典型病例

胃癌手术后并发腹腔淋巴结肿大

王某，男，59 岁，农民。初诊日期 2009 年 3 月 6 日。患者于 4 个月前行胃癌手术治疗，半个月前因肠穿孔而手术治疗。刻下症见：脘腹中胀痛，肠鸣，纳呆，精神差，大便偏稀，舌淡苔白，根黄厚腻，脉虚弦。腹部 B 超：腹主动脉周围淋巴结可见，腹腔少量积液。证属：脾虚气滞，湿热内蕴。处方：

太子参 15g　白术 12g　茯苓 15g　陈皮 10g　姜半夏 9g　广木香 10g　川朴 15g　黄连 6g　黄芩 10g　生薏仁 30g　白蔻仁 6g　炮姜 6g　杏仁 10g　焦三仙各 15g　炒莱菔子 15g　甘草 6g　生姜 3 片

3 月 24 日二诊：8 剂后，腹痛消失，腹胀好转，纳食增加，仍肠鸣，精神欠佳，腹中怕冷，大便正常，舌淡苔白，脉沉细。证属脾阳不振，痰瘀阻滞。方用理中汤加味：

党参 15g　白术 12g　炮姜 10g　广木香 10g　砂仁 6g　当归 12g　炒白芍 12g　生薏仁 30g　川朴 10g　山慈菇 10g　莪术 10g　夏枯草 15g　白花蛇舌草 30g　浙贝 15g　焦三仙各 15g　甘草 6g　生姜 3 片

6 月 9 日五诊：上药服 22 剂，目前一般情况良好，纳佳，精神好，大便正常，体重增加，稍有肠鸣，腹中无不适，舌暗，舌苔白，脉弦细。继用前方进退。8 月 7 日八珍：上方服 16 剂，目前患者面色红润，纳食精神均佳，大便正常，体重增加 10kg，肠鸣好转。今日腹部 B 超示：腹腔内未见明显肿大淋巴结，腹腔少量积液。继用前方加黄芪、泽兰等进行调治。

（王海萍　白震宁 整理）

第十六节　漫谈发热的中医临床辨治思路

发热是临床非常常见的症状，也是中医内科医生经常遇到的病证。正常的体温受体温调节中枢所控制，是通过神经、体液因素使产热和散热过程呈动态平衡，保持体温在相对恒定的范围内。当机体在致热源作用下或各种原因引起体温调节中枢的功能障碍时，体温升高超出正常范围，称为发热。发热作为一个症状，可见于各个系统的多种疾病。

中医对发热的认识，认为发热主要是正邪相争和阴阳平衡失调的结果。同时对发热的辨证论治积累了大量的临床经验。如清代吴澄《不居集》一书中，对发热有详细的论述，除强调发热辨证“有气血、表里、上下、五脏之异”外，并列举了近 70 种发热证候，非常详细。中医把发热分为外感发热和内伤发热两大类。现就发热的中医临床辨证论治的思路谈谈自己学习前人经验和在临床上的点滴体会。需要说明的是,发热涉及的病非常之多,特别是一些急性传染病的发热,自己经验不多,不可能面面俱到。所以今天只是就个人的临床体会谈谈自己感觉临床辨治时应注意的一些问题,很不成熟,就当抛砖引玉吧,希望大家批评指正。

今天主要谈三个问题:发热辨证应注意的几个问题;关于发热的常见证候;关于发热的常用治法及选方用药。

关于发热的辨证方法,大家非常熟悉,外感发热主要是六经辨证、三焦辨证、卫气营血辨证,内伤发热主要是八纲辨证、脏腑辨证、气血津液辨证。

一、发热在辨证时主要应该注意的问题

(一) 辨病与辨证

对发热的辨证论治,首先应该从大概念上确定辨证与辨病相结合。辨病包括辨中医的病和辨西医的病。

辨中医的病:同样有发热的症状,但在不同的病种中,同样的证治法也有区别。比如湿热壅滞证在腹痛和泄泻中都可见到,同样都可以引起发热,但其治疗方法与治疗方药大不相同。

辨西医的病:医学发展到今天,有许多疾病都可以出现发热,明确这些疾病的诊断,对临床治疗和预后有很大帮助。

(1) 感染性发热:感染是发热最常见的病因,各种急慢性全身性传染病与局部感染病灶均可引起发热。

细菌感染:如败血症、猩红热、伤寒、痢疾、肺炎、结核病、泌尿系感染、中耳炎、扁桃体炎等。

病毒感染:如流感、麻疹、风疹、水痘、腮腺炎、乙脑、肝炎、带状疱疹等。

其他如立克次体感染、真菌感染、螺旋体感染、原虫寄生虫感染等均可引起发热。

(2) 中枢神经系统疾病:脑出血、头部外伤、中暑等。

(3) 心血管系统疾病:如心肌炎、心内膜炎、心肌梗死、肢体血管阻塞等。

(4) 血液病:如急性白血病、贫血、淋巴瘤等。

(5) 恶性肿瘤。

(6) 结缔组织病、变态反应性疾病:如风湿热、类风湿、系统性红斑狼疮、血清病等。

(7) 皮肤病:如广泛性皮肤病。

(8) 甲状腺疾病:如甲亢。

(9) 其他:如放化疗后可出现发热,大手术、组织损伤及大出血均可引起发热。还有一些原因不明的发热。需要注意:有些发热是由于某些疾病本身引起的,而有些发热是在某些慢性病的基础上又由外感所导致,此时应加以鉴别。

(二) 辨外感发热与内伤发热

外感发热:因外邪引起,起病较急,病程较短,发热初期大多伴有恶寒,添衣被不减。一般热度较高,初起常伴有表证。

内伤发热:起病缓慢,病程较长,多为低热,或自觉发热而体温不升高,表现为高热者少,一般不恶寒,或添衣被则温。常伴有头晕、身疲、自汗、盗汗、脉弱等症。

需要我们注意的是，有时候面对一些患者，开始很难辨清他是外感发热还是内伤发热。如重症的带状疱疹患者，开始出现低热，伴乏力，精神差，周身不适，数日后，甚至也有一周至两三周后才发生疱疹，而患者初期并没有外感症状。所以有些发热，判定其到底是外感还是内伤，还得进一步观察病情变化。

总的来说，凡是由外邪侵袭人体所导致的发热，一般均属外感发热。而由机体气血阴阳失衡，或脏腑功能失调产生某些病邪所导致的发热，一般均属内伤发热。

（三）辨病位

发热一般是全身性的，但仍有病位问题，一般需仔细了解除发热以外的其他症状，如伴咳嗽、咽痛的应定位在肺，伴尿频、尿急、尿痛、尿灼热或腰部发热的应定位在肾或膀胱，伴两胁灼热，或胁下疼痛的应定位在肝、胆，伴腹部疼痛、胀满的应定位在肠胃等。

须注意的是，病位有时并不一定是指脏腑，比如在表、在里、半表半里，或在气在血在一定范围内也属于病位。

（四）辨病因、时令与感受外邪

应详细追问病史，如有无外感过程，同时要注意发病的节令，如冬季易受风寒之邪，春季易受风温之邪，夏季易受暑湿之邪而引起发热。病邪方面，除了风、寒、暑、湿、燥、火外，从今天来说还有毒，如瘟毒、热毒等。

（五）辨发热的特点与伴随的症状

遇到一个发热的患者，应了解其发热的特点与伴随的症状。

（1）高热：有的是高热伴有皮疹，那就应该考虑麻疹、水痘、风疹、猩红热（丹痧）等；如发热伴有咽痛咳嗽等呼吸系统症状，那就要考虑急性扁桃体炎（乳蛾）、肺炎（喘嗽）等；如发热伴有腹泻的，就应考虑肠炎（泄泻）、痢疾；如发热伴右上腹疼痛的，就应考虑胆囊炎、胆石症；如发热伴有上腹部疼痛的，就应考虑急性胰腺炎、急性胃炎（胃痛）；如发热伴右下腹或下腹部疼痛的，就应考虑急性阑尾炎（肠痈）、急性盆腔炎等；如发热伴有出血的，就应考虑血液病、流行性出血热、血小板减少性紫癜。还有的呈持续性高热，如黑热病。我曾见过一个小男孩，10岁，连续高热3个月，每天体温高达40~41℃，查体发现巨脾，经查确诊为黑热病。此病由杜氏利什曼原虫引起，经白蛉传播的地方性寄生虫病，山西主要是病犬为传染源。治疗主要用锑剂。

（2）中度发热伴关节疼痛，可能是风湿热（风湿热痹）。

（3）周期性发热可见疟疾、布鲁菌病、淋巴瘤等。

（4）长期低热：①慢性感染，如结核病（肺痨）、慢性肾盂肾炎（淋证）、肝病（胁痛）、甲亢（瘿病）、恶性肿瘤。②功能性低热，如神经功能性低热，系自主神经功能紊乱所致，女性多见。此外还可见夏季低热及感染后低热者。

（六）辨寒热、虚实、气血、阴阳

外感发热，当首辨寒热，尤其表证阶段，尤应注意辨清是表寒还是表热。

内伤发热，当首辨虚实，一般由气郁、血瘀、痰湿所致的属实；由气虚、血虚、阴虚、阳虚所致者属虚。当然经常会出现虚实夹杂证候者，尤当详辨。

一般外感发热属实证者多。其中：①属表证者，有表寒、表热、合并风邪之别；②半表半里者，有偏热、偏湿之分；③里热者，有气分热证（包括热邪在经、在腑，或合并湿邪）、营分热证（包括邪入心包）、血分热证（包括气血两燔、热极动风）的不同。

外感发热后期，耗伤正气及阴液可由实转虚，出现气虚、阴虚，甚或阳虚的证候。

（七）辨病机转化

发热在临床上病机转化相当明显，医者应根据其临床表现把握其病机转化的趋向，以制订得力的治疗方法。这对提高临床疗效非常重要。

（1）外感发热的病机转化与传变：①六经传变。②卫气营血传变。③三焦传变。

外感发热的传变，一般是由表入里、由实转虚，也可以由气及血。须注意的是，外感热病易于伤阴，所以转为阴虚者比较多见。

（2）内伤发热的病机转化：因内伤发热病机较为复杂，故其病机转化也较多。

一般来说，久病往往由实转虚，由轻转重。气郁血瘀病久，损及气、血、阴、阳，分别兼见气虚、血虚、阴虚或阳虚，而成为虚实夹杂之证的情况较为多见。如气郁发热日久伤阴，则转化为气郁阴虚之发热。

同时，也要注意，同为虚证，也有由轻转重、由浅入深的病机转化，如气虚发热日久，病损及阳，阳气虚衰，则转为阳虚发热。

（八）灵活运用辨证方法

面对一个发热患者，到底选用那种辨证方法为妥？这是每个做中医临床工作的同志必须选择的。有的人喜用六经辨证，不论伤于寒邪还是伤于温热之邪，甚或明显是一个内伤发热，仍拘泥于六经辨证之法，我觉得这是欠妥的。前面我们已经说过，对发热的辨证，首要的问题是大体分清是外感发热，还是内伤发热，如果属于外感发热之伤于寒邪者，毫无疑问，应该从六经辨证来讨论；如果属于伤于温热之邪的，比如明显的是风热表证伴咽痛口干等，那就用卫气营血辨证比较合适。如基本上考虑属于内伤发热，这就以用脏腑辨证与气血津液辨证为好。

当然也有特殊情况，比如内伤发热过程中，出现了类似六经中的某一个证时，也可权变用六经辨证之法。

（九）详查舌脉

（1）辨舌质：如舌质红，但不十分干，舌苔不甚少，见大渴引饮者，为肺胃津伤，宜用甘寒养阴。如舌质干裂红绛，甚至舌卷萎缩，少苔或光苔，为肝肾阴伤，宜用咸寒育阴。

（2）辨脉象：如属高热，经治热退，脉静身凉，表明邪气已退，此时可予调理之剂。如高热，热虽退而脉不静，仍表现为数，表明病邪未得以彻底清除。

（3）慢性病合并外感高热时，由于长期的病理损害，加上病理产物的存在，故其舌象脉象与没有慢性基础病的外感高热有所不同，应注意综合分析，必要时舍舌脉而从证。

二、关于发热的常见证候

（一）外感发热

1. 实证

（1）表证：①风寒表证；②风热表证；③暑热表证；④湿温表证；⑤秋燥表证；⑥风温表证。

(2) 半表半里证:①邪热入胆(少阳病);②邪伏募原;③脾胃湿热。

(3) 里证:①胃热亢盛;②邪热壅滞;③热结胃肠;④热伤营阴;⑤气营两燔;⑥热闭心包;⑦热盛动血;⑧热极生风。

2. 虚证

(1) 阳虚:①心阳不足;②脾阳不足;③肾阳不足。

(2) 阴虚:①心阴耗损;②胃阴不足;③肺阴不足;④肝肾阴虚;⑤气阴两虚。

(二) 内伤发热

1. 实证

(1) 气郁发热(包括气郁化火)。

(2) 痰湿郁热(包括痰湿郁而化热)。

(3) 血瘀发热。

2. 虚证

(1) 阴虚发热(包括阴虚火旺)。

(2) 血虚发热。

(3) 气虚发热。

(4) 阳虚发热。

3. 虚实夹杂、复合证候

(1) 气郁阴虚。

(2) 血虚肝郁化热。

(3) 气郁血瘀。

(4) 阴虚血瘀。

(5) 气虚血瘀。

(6) 阴阳两虚。

三、关于发热的常用治法及选方用药

(一) 汗法——解表退热法

解表退热法主要用于外感发热,临床非常常用。一般属外感风寒者,采用辛温发汗法,常用方如麻黄汤、荆防败毒散、九味羌活汤。外感风热者,采用辛凉解表法,常用方如银翘散、桑菊饮。

此外,还有属湿邪在表而发热者,可用化湿解表法,方如藿朴夏苓汤加减。属外感风寒内有湿滞者,可用解表化湿法,方如藿香正气散。属暑邪在表发热者,可用清暑解表法,方如新加香薷饮。秋燥发热,可用清宣凉润解表法,方如桑杏汤。

还有一些特殊疾病的发热,如痄腮、乳蛾发热,治疗时除用辛凉解表法外,还须加大清热解毒药的剂量。

凡是外邪引起的发热表证,初起均有恶寒,即所谓“有一分恶寒,即有一分表证”。所以应以发汗为主，使表邪随汗而解。切不可见热就清。现在有些医生一见发热，热度高一些，就赶紧输清开灵，或用羚羊角粉，这是不妥当的。《内经》谓："体若燔炭，汗出而散"。寓意深长，发人深省。

必须注意，运用发汗法，也要适可而止，发汗也可损伤津液，甚者导致亡阴亡阳。

关于发汗方剂的煎法及服法也要引起大家的注意。

（二）散法——升阳散火法

升阳散火法主要用于火郁发热。李东垣《脾胃论》所谓"治男子妇人四肢发热，肌热，筋痹热，骨髓中热，发困，热如燎，扪之烙手，此病多因血虚而得之，或胃虚过食冷物，抑遏阳气于脾土，火郁则发之。"显然这种发热属于内伤发热而非外感发热，属于李东垣所说的"阴火"之范畴，其治疗主要采用发散的方法，用药多为祛风解肌药，方用升阳散火汤，药如羌活、防风、葛根、升麻、独活、白芍、柴胡、人参、甘草。

（三）和法

1. 调和营卫法

调和营卫法主要用于伤寒太阳病的表虚证，也就是所谓的桂枝汤证。太阳病的表虚证不同于外感风寒无汗的表实证，主要表现为发热、鼻塞、汗出、恶风、头痛、苔白、脉浮缓或浮弱，因风寒束表，营卫不和所致，其病机主要是卫强营弱。桂枝汤具有解肌发表、调和营卫的双重作用。柯琴说它是"滋阴和阳，调和营卫，解肌发汗之总方也"。

须注意的是该方不仅用于太阳表虚证，而且还运用于产后、病后体弱所致营卫不和出现的发热。秦伯未老师经验，如阳气虚弱，平时畏冷，劳累后出现低热的患者可以采用本方，酌减桂枝用量，加入党参、黄芪、当归等，效果良好。

2. 和解退热法

外感发热过程中，如出现往来寒热的症状，一般认为是属于"少阳病"的半表半里证。因为邪不在里不宜下，邪不在表不宜汗，便采用小柴胡汤来和解。实际小柴胡汤里的柴胡仍有解表作用，黄芩仍有清里作用。

小柴胡汤不仅能用来治外感发热，内伤发热过程中出现小柴胡证者，也可用之来进行治疗。

和解退热并不仅仅指小柴胡汤。下列几种情况，也应属于和解退热的范围。

（1）外感风寒，内伤湿食：表现为发热恶寒、头痛、呕恶、腹胀、泄泻等症，可用藿香正气散疏表和里。

（2）痰热阻遏，邪留三焦：表现为发热时轻时重，脘痞腹胀，舌苔厚腻，可用黄连温胆汤加味。

（3）湿热秽浊，邪伏募原：表现为寒热往来，寒甚热微，身痛有汗，手足沉重，呕逆胀满，舌苔白厚腻浊，脉缓。方用雷氏宣透膜原法（厚朴、槟榔、草果仁、黄芩、藿香叶、半夏、甘草）。

（四）清法

1. 清气退热法

外感发热，汗出不解，则病邪常可由卫分传入气分。此时主要有三种情况：

(1) 肺气分热:为病邪初入气分,持续身热,不恶寒,临床可用银翘散去荆芥、淡豆豉,加石膏。我在临床上遇到一些外感热病发热不退且咳嗽、咽痛者,常用银翘散、桑菊饮加生石膏、柴胡、葛根等,退热效果良好。

(2) 热炽阳明胃气分:此时患者发热、恶热、午后热势增高,出现四大症,即身大热、汗大出、口大渴、脉洪大,治宜辛寒清气,方用白虎汤。白虎汤虽不是发汗剂,但服后也能使汗出而热泄,热随汗解。

(3) 热在气分,郁而化火:症见身热不退,口苦而渴,烦躁不安,小便黄赤,舌红苔黄。此时用辛寒之白虎汤显然不行,必须用苦寒泻火之法,代表方剂如黄连解毒汤。辛寒与苦寒的不同之处在于,辛寒是使邪从汗解,苦寒是使邪从下泄。辛寒主要是清肺胃之热,苦寒主要是泻三焦之火。

2. 表里双解法

表里双解法主要用于发热时表证里证同时存在。一般把疏表清里或汗下同用称为表里双解。历代关于表里双解的方子很多,麻杏石甘汤其实也是解表清里的方剂,刘河间的防风通圣散为表里双解的代表方剂。凉膈散在一定意义上说也可说是表里双解,因为它既用了薄荷、连翘疏表清热,又用了硝、黄攻下。

防风通圣散用于治疗发热、恶寒、目赤、鼻塞、口苦、口干、咳嗽、咽喉不利、便秘、溲赤等症,用麻、防、荆、薄、桔宣肺散风,芩、栀、翘、膏、滑清里热,硝、黄通腑泄热,此外还用了归、芍、芎、术、草扶正,养血健脾。总的来说此方还是以清除表里之邪为主,其重点作用在于散风、清热、通腑。

此外,大柴胡汤实际上也属于表里双解之剂,该方系仲景治疗伤寒少阳阳明合病之方,主治往来寒热,胸胁苦满,呕不止,郁郁微烦,心下痞硬,或心下满痛,或协热下利等证。《医宗金鉴》云:"解半表之功捷,攻半里之效徐,虽云下之,亦下中之和剂也。"柯韵伯云:"大小柴胡,俱是两解表里,而有主和主攻之异。"我曾用大柴胡汤治过不少发热病例。如外感风寒不解,邪热传入少阳阳明所致的发热;和邪热内结,郁于胆胃所致的发热,虽属病因不同,然其见证相似,均以本方加减,取得捷效。

《伤寒六书》的柴葛解肌汤属于解表清里的方子,方中柴胡、葛根解肌退热,羌活、白芷解表止头身疼痛,黄芩、生石膏清泄里热,桔梗宣利肺气,白芍、甘草酸甘化阴、和营泄热,甘草又能调和诸药。主要用于外感风寒表邪不解,又入里化热,发热不退的证候。

3. 清化湿热法

发热由湿热引起的临床较为多见,大体有两类,一种是外感湿温病,一种是内伤湿热阻滞证。由于湿热黏腻难化难清,故在治疗上比较难求速效。

关于湿温病我想温病老师介绍的比较多。现今临床用之较多的有:①湿重于热。邪遏卫分,化热不明显——藿朴夏苓汤;邪遏卫分,化热渐明显——三仁汤。②湿热并重。湿热蕴毒——甘露消毒丹;湿热中阻——王氏连朴饮。

流行性感冒之发热,以及急性肝炎引起的发热,均可参考以上进行治疗。

湿热证在治疗上比较复杂,这种发热在治疗时,不仅要考虑如何清化湿热,而且要考虑如何退热。清化湿热,实际就是清热药与祛湿药并用,这就有一个配合应用的问题,不要光顾清热,忘了祛湿(当然要根据湿与热的孰轻孰重来确定)。

另外,祛湿之法又有几种:①芳化,药如藿香、佩兰、白蔻仁、杏仁、淡豆豉、桔梗、薄荷、石菖蒲等。②燥湿,药如苍术、川朴、半夏、黄连等。③利湿,药如木通、茯苓、泽泻、猪苓、白通草、生薏仁、灯心等。④清利,也就是既能清热又能利湿,药如茵陈、滑石、芦根、竹叶、射干等。

治疗湿热引起的发热时,在运用清化法的时候,还要注意有无兼夹,如夹有表证,即应配合宣透疏解;伴有食滞者,即应加消食导滞之品;伴黄疸的应配合利湿退黄之品。

4. 清热解毒法

清热解毒法在发热性疾病中用之较多。一般用于热毒内蕴,或热毒郁结化脓成痈,即均可考虑选用。

如治疔疮初起,发热恶寒之五味消毒饮(银花、野菊花、蒲公英、地丁、紫背天葵)。

治大头瘟、腮腺炎之普济消毒饮。

痈疡肿毒初起,赤肿焮痛,发热恶寒,用仙方活命饮。该方除清热解毒药外,还配合疏风、活血、软坚、散结之品,具有清热解毒、消肿软坚、活血止痛的作用。

5. 清营凉血法

温病发热,如气分不清,则有可能传入营分,此时患者发热,夜间加重,心烦少寐,舌绛而干,脉数。治宜清营解毒,透热养阴。方用清营汤。该方除用清营养阴药外,还用了一些清热解毒药,如银花、连翘,此即叶天士所谓"入营犹可透热转气"。

关于温病发斑的发热患者,现今已较少见。一般气血两燔用化斑汤,热甚动血用犀角地黄汤。

典型病例

我曾治一例患者,女性,40 岁,高热数日不退,全身起红色丘疹成片状,用银翘散去荆芥、淡豆豉合化斑汤,加丹皮、赤芍、生地,服数剂而愈。

(五)下法——通腑泄热法

说到通腑法,大家都能想到这是下法来通便达到退热的目的。丁甘仁曾说:"里气通,外自和。"外感热病,邪传中焦,阳明胃肠热盛,又兼耗伤津液,而致大便秘结,此时发热较重,且热势不退,午后加重,烦躁,甚则神昏谵语,治宜通腑泄热,一般用大承气汤,较轻者用调胃承气、小承气。三承气汤大家比较熟悉。

值得注意的是,外感发热,如津液损伤较甚,且大便秘结者,可选用吴鞠通的增液承气汤,既能养阴增液,又能通下腑实。此方临床用之,效果良好。

如属气阴耗伤较甚,又兼腑实者,可用吴氏新加黄龙汤(生地、元参、麦冬、生大黄、芒硝、人参、当归、海参、甘草)。

如阳明腑实,兼小肠热甚者,则用导赤承气汤(赤芍、生地、生大黄、黄连、黄柏、芒硝)。

如属热结便秘,兼痰热内盛结于胸脘所致的发热,可攻下热结、清化痰热,用陷胸承气汤(《通俗伤寒论》:小陷胸汤加大黄、枳实)。如热结便秘,兼痰热壅肺所致的发热,可攻下热结、清肺化痰,用宣白承气汤(生石膏、大黄、杏仁、瓜蒌皮)。

临床上常见有的患者,发热不退,烦躁不安,胸膈灼热,口唇干燥,咽喉肿痛,口舌生疮,大便秘结,小便短赤,舌红,苔黄燥,脉数有力。此为气分热邪壅于胸膈,化火灼津,又兼腑实。这种患者腹不满硬而痛,说明腑实未甚,与承气汤有别。治疗可用凉膈泄热的方法,方用凉膈散(大黄、朴硝、甘草、栀子、薄荷、黄芩、连翘)。此方具有清热与通便的双重作用,对一般比较严重的发热兼便秘者,有较好疗效。

另外,治肠痈之大黄牡丹皮汤也为临床所常用。此方不仅能通下腑实,而且能泄热破瘀、散结消肿。

典型病例

如治吕某,女性,53岁,阑尾术后10天又出现发热、腹痛、恶心、便秘,白细胞升高。给予大柴胡汤合大黄牡丹皮汤治疗。3剂后,发热消退,腹痛好转,大便通畅,共用药10余剂后,痊愈。

（六）消法——消导食滞法

消导食滞法主要用于胃肠病饮食积滞,化热所出现的发热。具体到病证来说可见于呕吐、腹痛、泄泻、痢疾等。临床常用方如保和丸,重者用枳实导滞丸。

需要注意的是:

(1) 食滞发热一般由食积化热所致,临床可见到一些热象,所以必须加一些清热药如黄连、黄芩等。

(2) 食滞必然阻滞气机,故须加一些理气消胀之品。

(3) 食滞较重者,为使食滞之邪排出,故须加一些通腑的药,如大黄等。

(4) 体弱食滞化热者,须加扶正,或益气健脾,或补养阴血。

典型病例

如曾治一老者,男性,80岁高龄,因过生日食油腻之物较多,当晚即出现腹痛拒按,发热呕恶,便秘等。虽用输液及一般消食药未效。两天后邀余诊之,见舌苔黄厚腻,布满全舌,大便3天未行,遂予枳实导滞丸汤剂,药后当晚大便3次,奇臭,量多,腹痛好转,发热已退。

（七）补法

1. 滋阴清热法

阴虚发热是内伤发热中很常见的一个证候,所以滋阴清热法也为临床所常用。一般阴虚发热多在下午,其舌象必是少苔或无苔。临床上如结核病、血液病、甲亢等常见这种证候的发热。常用方如清骨散,方中用银柴胡、青蒿、秦艽清退虚热,鳖甲滋阴清热,知母、胡黄连、地骨皮清除阴分之热。另如《卫生宝鉴》之秦艽鳖甲散,也属于这类方剂(上方去胡黄连、甘草,加当归、乌梅)。

2. 甘温益气法

气虚发热在临床上也能见到,多见于慢性消耗性的一些疾病。这种发热大多属于低热长期不退,但也有少数属高热的。一般劳累后易加重,伴一系列气虚的证候。临床常用的是补中益气汤。这种气虚发热实际上就是李东垣所说的"阴火"发热,李氏所谓的"火与元气不两立,一胜则一负",是在脾胃气虚、元气不足的基础上所出现的发热,所以必须用益气健脾、甘温除热之法。气虚发热在临床上多见低热者,但也有少数高热者。

气虚发热低热者运用补中益气汤一类的方子治疗,一般要有一个过程,不可能吃几剂药就起效。

典型病例

我曾治过一例原因不明的慢性发热患者,低热已数月,吃各种退热药不见效,后用补中益气汤加地骨皮等,前后共服药20余剂,低热消退。蒲辅周先生曾治过一个慢性低热患者,发热半年余,体质虚弱,久治不愈。他给患者开了1剂药,那就是升阳益胃汤(黄芪、人参、白术、白芍、茯苓、陈皮、泽泻、羌活、独活、防风、柴胡、半夏、黄连、甘草)。把1剂药分为30包,捣成粗沫,每日煎服1包,共服1个月,发热消退。此方主要用于脾胃气虚,中气下陷,且伴有湿郁化热的患者。可供我们临床借鉴。

如属气阴不足,长期低热者,可用张锡纯的升陷汤合生脉散。升陷汤中用黄芪补气,知母清热养阴,升麻、柴胡升提,且能退热,桔梗载诸药上行,合生脉散益气养阴。

3. 养血退热法

这种发热主要是血虚,阴不配阳,虚阳浮越所致。一般多见于贫血患者的发热、肿瘤的发热、慢性失血和女性一些不明原因的发热。

临床有两种情况,一种是伴气虚脾胃虚弱者,多属于气血两虚,多用归脾汤加味。另一种是以血虚为主且伴有一些虚热,可用四物汤、归芍地黄汤一类的方子。归芍地黄汤即六味地黄加当归、白芍,主要用来补血养肝,因肝为藏血之脏,养肝即所以养血。

4. 温补阳气,引火归元法

气虚发热进一步发展,可致阳虚发热,这种发热最大的特点是恶风畏寒,得暖便减,常伴有脾肾阳虚的一系列症状。治疗可用金匮肾气丸阴中求阳,阴阳相济。伴气虚明显者,可加人参、白术、炮姜补气健脾温阳。但这种发热临床较为少见。

(八) 调气法——疏肝解郁退热法

疏肝解郁清热法主要用于肝气郁结,气郁化火之气郁发热。其病位在肝,临床可见低热反复不退,热势随情绪波动,精神抑郁,烦躁易怒,口干口苦,舌红,苔黄,脉弦数。《内经》云:“木郁达之”,所以治宜疏肝解郁清热法。临床常用化肝煎、丹栀逍遥散加减治疗。

值得注意的是,气郁发热多见于女性患者,妇女以血为本,在血分失和或血分不足的情况之下,复加肝气郁结,则更易化火出现发热的症状。所以在治疗此类病证时,要注意加调补血分的药。叶天士在《临证指南医案》里说:“五志过极皆火,……固当柔缓以濡之,合乎肝为刚脏,济之以柔,亦和法也。”如曾治一女性患者,26岁,每于月经来潮前3~4天出现发热,体温高达41℃左右,月经来潮后不用药可自行缓解。病已2年余,因病情日渐加重,曾在省内外许多大医院系统检查,未能明确诊断,要求中医治疗。查:舌红,苔黄,脉弦细数。内伤发热,证属肝血不足、肝郁发热、兼忧郁伤神。治宜疏肝解郁,养血安神,兼清肝泻火。方用柴胡四物汤加味。调治数月而愈。

(九) 调血法——活血化瘀法

活血化瘀法主要用于内伤发热之血瘀发热。这种发热的特点是,午后或夜间发热较重,或自觉身体某些部位发热,口燥咽干,机体可能有固定痛处或肿块,面色晦暗,舌暗有瘀斑,脉弦或涩。临床常用血府逐瘀汤加减治之。

如见妇女在月经来时或月经刚完时发热,出现类似少阳证的症状,寒热往来,谵语,少腹部疼痛，古人称为“热入血室”，方用柴胡四物汤加桃仁、丹皮等。此类发热不是单纯用退热药能收效，必须结合活血化瘀。

瘀血可见于某些疑难病过程中，由于瘀阻之部位不同，浅深有异，而有不同表现。前人曾有“久痛入络”之说，但证之临床，亦不尽然。某些急性病发展到一定阶段，亦可出现瘀血证候，运用活血化瘀法有时确能起到立竿见影的效果。如临床上妇女急性盆腔脓肿而引起的高热不退、腹痛，属中医蓄血范畴，治宜破血下瘀、清热通便，方用桃核承气汤加味常可取得良效。

以上讲了临床上比较常见的或有代表性的一些治疗发热的方法，比如古人还用催吐法退热，运用截疟法退热等。由于自己水平有限，以上讲的并不很全面。我以为临床治疗发热，最关键的还是辨证论治，所以应该在辨证方面多思考，才能提高临床疗效。

（白震宁、王海萍整理；为山西省优秀中医临床人才项目研修班2010年3月讲课稿）

第三部分
医案辑要

第一节　消化系统疾病医案辑要

复发性口腔溃疡

案1　顽固复发性口腔溃疡并发会厌溃疡

曹某,女,62岁,农民。

初诊　2008年1月11日。

主因反复口腔溃疡半年余来诊。

患者既往有糖尿病史,半年多前出现口腔溃疡,反复发作不愈。近10天来症状加重,同时出现咽喉部疼痛,饮食难下。某医院行喉镜检查示:咽喉黏膜慢性充血,会厌舌面见大量溃疡面,肿胀明显,余(-)。诊为会厌溃疡。由于近半年来口疮及咽部疼痛,影响进食,体重下降20余斤(1斤=500g,后同)。

刻下症见:口唇及口腔内起溃疡数个,大小不等,大者如黄豆粒大,疼痛不已,同时咽喉部疼痛,咽水疼痛,伴见前胸后背散在起黄豆粒大小之疱疹数个,瘙痒,流水,口黏,纳一般,大便干结,数日一次。舌质暗,苔黄厚,布满全舌,脉弦数。

中医诊断:口疮。

证属:湿热壅盛,弥漫三焦,郁结成湿毒。

治法:清化湿热,清热解毒。

方用:四妙丸、三石汤合升降散加减:

苍术10g　黄柏10g　生薏仁30g　生石膏30g　滑石12g　寒水石12g　土茯苓30g　青黛10g　僵蚕10g　蝉蜕10g　片姜黄10g　生大黄10g　元参15g　白蒺藜15g　苦参10g　甘草6g　生姜3片

3剂。

二诊　2008年1月15日。口腔溃疡疼痛减,大便干好转,仍口黏、咽痛,舌红苔黄厚,脉弦滑。继用前法,以前方加茵陈15g、石菖蒲10g、4剂。

三诊　2008年1月18日。药后口腔溃疡明显好转,大便黏而不畅,量不多,仍觉咽痛,口黏、舌红苔黄厚,脉弦滑。继用前方去白蒺藜,加栀子10g、败酱草30g,4剂。

四诊　2008年1月25日。药后口腔溃疡已愈合,但仍有咽痛,停服中药则大便干,胸背疱疹仍作痒。舌质红,苔黄厚,脉沉弦。继用前法,拟甘露消毒丹合升降散加减:

僵蚕10g　蝉蜕10g　片姜黄10g　生大黄15g　元参30g　射干10g　茵陈15g　生薏仁30g　滑石10g　败酱草30g　土茯苓30g　黄芩10g　苦参30g　苍术10g　连翘15g　石菖蒲10g　青黛10g　甘草6g　生姜3片

4剂。

五诊　2008年1月28日。口疮未再作,口黏好转,咽痛亦好转,舌红苔黄较前薄,脉沉弦。仍用上方去苍术,加栀子10g,服7剂后,症状大减,未再服用。

六诊　2008年2月15日。近10天来症状加重,口疮又作,咽痛较甚,伴有口黏,舌痛,大便干结。舌苔黄厚,脉沉弦数。辨证同前,继用前法,以1月11日方去苍术、白蒺藜,加用清热

除湿解毒之黄连 6g、生栀子 10g、茵陈 15g、金银花 30g、石菖蒲 10g。4 剂。

七诊　2008 年 2 月 18 日。患者自诉症状好转，大便不干，口疮疼痛、口黏及舌痛好转，纳增，舌暗苔黄厚，脉弦数，继用前方，再服 4 剂。

八诊　2008 年 2 月 25 日。症状明显好转，口疮好转，口仍黏，肛门下坠，大便不干，日一行，舌暗苔黄白稍厚，脉沉数。湿毒已解大半，但仍有湿热内蕴，继续给予清利湿热之法治疗，方药如下：

蝉蜕 10g　僵蚕 10g　片姜黄 10g　生大黄 10g　茵陈 15g　生栀子 10g　青黛 10g　薏仁 30g　石菖蒲 10g　滑石 12g　藿香 10g　白蔻仁 6g　元参 30g　黄芩 10g　连翘 30g　银花 15g　甘草 6g　生姜 3 片

九诊　2008 年 3 月 10 日。上药服 8 剂后症状明显好转，口疮好转，仍感舌尖及舌中部疼痛，口干，口苦，大便干，日一行，量少，不畅，舌暗苔黄中心裂纹，脉弦数。继用前方去白蔻仁、滑石、藿香、石菖蒲，加土茯苓 30g，赤、白芍各 12g。

十诊　2008 年 3 月 24 日。上药服 12 剂，目前一般情况尚好，口疮好转，仍感黏涩而干，大便尚可，纳可，近来手指甲根部肿痛，有时化脓，舌暗苔少裂纹，脉弦数。目前辨证为湿热内盛，耗伤阴液，治以清热利湿，佐以养阴。处方：

片姜黄 10g　蝉蜕 10g　熟大黄 10g　僵蚕 10g　栀子 10g　银花 30g　赤白芍 15g　土茯苓 30g　苦参 15g　蒲公英 30g　生薏仁 30g　黄芩 10g　生地 24g　元参 30g　麦冬 24g　甘草 6g　生姜 3 片

5 剂。

十一诊　2008 年 4 月 7 日。患者大便尚好，咽痛消失，口疮未作，自觉口涩，有时身痒，舌质红，苔薄白而少，舌面裂纹，根黄白厚，脉沉弦。继用前方进退，继续调治。

十六诊　2008 年 6 月 9 日。上药服 27 剂，目前一般情况可，纳食精神好，口腔溃疡未作，咽痛消失，胸背部疱疹及手指甲根肿痛好转。大便易干，舌红苔白中心苔少，脉沉弦。拟养阴清热，兼以解毒。处方：

沙参 15g　麦冬 24g　生地 24g　元参 30g　石斛 15g　白芍 12g　栀子 10g　青黛 10g　瓜蒌 30g　败酱草 30g　苦参 15g　僵蚕 10g　土茯苓 30g　黄连 6g　蒲公英 30g　甘草 10g　生姜 3 片

再服 10 余剂后症状完全消失。

按　本例患者口腔溃疡反复发作，同时又伴会厌溃疡，口疮及吞咽困难疼痛难忍，饮食难下，以致体重下降。初诊时其证湿热壅盛，郁结而成湿毒，其病势较重，湿毒弥漫三焦。波及上焦，以致咽喉会厌、口腔溃烂；波及皮肤，以致皮肤生疱疹；波及中下焦，以致大便干结。故治以清热化湿解毒。方用四妙散、三石汤、升降散加减。方中以蝉蜕疏散风热，配合僵蚕祛风泄热，化痰散结，元参清利咽喉，以治上焦；生石膏、寒水石清热泻火，配合滑石清热利水，使中焦湿热从小便而解；苍术、黄柏、生薏仁、苦参清下焦湿热；片姜黄配合蝉蜕、大黄、僵蚕为升降散，既能疏风清热，化痰通络，又能通腑泄热。同时配合元参、青黛清热凉血解毒，诸药合用使三焦湿热邪毒得以从上下分消，二便排出。用 8 剂后口腔溃疡合，后改用升降散和甘露消毒饮，继续服用，后症状好转，口腔溃疡及会厌溃疡愈合。但随着湿热之邪的清解，逐渐出现了湿热伤阴之征象，故在治疗上既要清化湿热，又要养阴解毒，故改拟增液汤合升降散加减。再服 30 余剂后，湿热之邪已祛除大半，口腔溃疡及咽痛均消失，精神、食欲好转，但此时的证候主要为阴虚，兼湿热稽留，故改拟养阴清热生津，兼以清热解毒。此例患者前后共治疗 5 个月，服药共 89 剂中药,使顽固口腔溃疡得以治愈。

从此病例的治疗过程,可以从中得到如下一些启示:①顽固性口腔溃疡,反复不愈,如舌苔黄厚腻的,可能与湿毒有关。②湿毒比较顽固,治疗期间极易反复,用药宜选用清化湿热及清化湿毒之品,且须坚持治疗。③其病机可能会发生转化,随着湿热的清化,阴虚征象随之出现,此时必须加用养阴之品。

(白震宁、王洪艳 整理)

案2 复发性口腔溃疡

赵某,男性,69岁,农村干部。

初诊 2007年11月20日。

主因反复口疮10余年,加重1年来诊。

患者于10余年前即患口疮,曾在省某医院就诊,诊断为复发性口腔溃疡,并用西药治疗无明显效果,后用中药牛黄解毒丸、清胃散,外用冰硼散治疗亦无效。于每年夏季易发作,近1年来基本为每月发作一次。为求进一步治疗,于今日来院门诊要求中医治疗。

刻下症见:口腔舌根部有一溃疡,如黄豆大,疼痛难忍,伴有口干,纳可,大便日一行。舌质暗红,舌苔黄白而少,根厚,舌面有裂纹,脉沉弦数。

中医诊断:口疮。

证属:阴虚火旺,挟有湿毒。

治法:滋阴降火,化湿解毒。

方用:知柏地黄丸加减:

生地24g 生山药12g 泽泻10g 土茯苓30g 丹皮10g 知母10g 黄柏10g 怀牛膝10g 元参15g 黄连6g 肉桂3g 青黛10g 生苡仁30g 白花蛇舌草30g 白芍12g 生甘草10g 生姜3片

二诊 2007年11月23日。上药服3剂后,口疮好转,大便正常,夜尿多。舌暗红,苔根黄厚,舌面有裂纹,脉沉弦细。改拟滋阴清肝,清热解毒法,方用滋水清肝饮加减:

生地24g 生山药12g 泽泻10g 土茯苓30g 丹皮10g 当归12g 白芍12g 柴胡10g 栀子10g 枳壳10g 黄连6g 黄芩10g 青黛10g 元参15g 生苡仁30g 白花蛇舌草30g 甘草6g 生姜3片

三诊 2007年11月27日。上药服4剂后口疮愈合,但近3天感舌干,口干、饮水不解,口中自觉有灼热感,纳可,大便可。舌质暗,苔根黄厚,前半舌皲裂,脉沉弦。目前辨证仍属阴虚火旺,夹有湿毒,治以滋阴降火,清化湿毒。处方:

生地18g 元参24g 麦冬18g 青黛10g 土茯苓30g 生苡仁30g 白花蛇舌草30g 知母10g 黄柏10g 败酱草30g 丹皮10 黄连6g 怀牛膝10g 甘草6g 生姜3片

四诊 2007年12月4日。服7剂后仍感舌干、口干,但较前有所减轻,口疮仍有反复,纳食可,大便可,夜尿多,近又咳嗽,痰多,追问病史,既往有30年的慢性支气管炎病史。舌质暗,苔白根黄厚,舌面裂纹,脉沉弦。改用养阴清热,化痰止咳法。处方:

生地18g 元参24g 麦冬18g 知母10g 桑白皮15g 浙贝母15g 瓜蒌30g 炒杏仁10g 栀子10g 生苡仁30g 青黛10g 土茯苓30g 白花蛇舌草30g 甘草6g 生姜3片

五诊 2007年12月11日。咳嗽明显好转,痰不多,口干减,舌根部溃疡已愈,但仍有口疮新起，大便尚可。舌质暗，苔薄白而少，有裂纹，苔根黄偏厚，脉沉弦细数。再用滋阴降火，清化湿毒法。再用11月20日初诊时方。

六诊 2007年1月4日。上方用20剂，目前口疮疼痛缓解，未再新起，仍感舌灼热发干，大便正常，小便多。舌暗红，苔白根厚有裂纹，脉沉弦细。调方如下：

元参15g 麦冬15g 土茯苓30g 苍术10g 黄柏10g 生苡仁30g 黄连6g 肉桂3g 栀子10g 车前草30g 银花24g 怀牛膝10g 白花蛇舌草30g 青黛10g 生甘草6g 生姜3片

七诊 2008年1月18日。上方服7剂，口疮基本痊愈，未再新起，纳食及二便均正常。舌红苔白根偏厚，舌面有裂纹，脉沉弦细。继用前方去车前草，再服7剂，停药。

按 患者近10年来反复出现口疮，缘于平素酒食不节，酿生湿热，湿热壅阻，循经上行，熏蒸口舌，故而出现口疮反复不愈，加之患者年老体衰，肾阴本已不足，又兼湿热日久，耗伤阴液，以致形成阴虚火旺。湿热壅蓄，久治不愈，日久蕴为湿毒。而每于夏季多发，则因夏季多湿，湿性黏滞，使溃疡反复发作。故初诊时辨其证为阴虚火旺，挟有湿毒证。方用知柏地黄汤滋阴降火，加怀牛膝引热下行；元参、青黛清热凉血；白花蛇舌草、土茯苓、生苡仁化湿解毒；黄连、肉桂为交泰丸交通心肾，以导心火下交与肾；白芍养阴柔肝；甘草、生姜调和诸药，共奏滋阴降火，化湿解毒之功。以此方为主，并随证加减，方中有时侧重滋阴降火，有时侧重清化湿毒。经治疗2月余，服药50余剂，使顽固口疮得以控制。

慢性复发性顽固口腔溃疡临床治疗颇有难度，其证多属虚实夹杂。因其在病变过程中日久耗伤阴液，阴虚虚火上炎，而溃疡反复发作，故临床阴虚火旺者偏多。但临床上属复合证候者较多，如兼见舌根部苔黄腻者，即应考虑伴有湿毒。湿毒之为病，多为湿热之邪蕴蓄日久而成，其特点是：①病情缠绵，日久不愈，一般药物，疗效不佳。②极易形成溃疡，或上而为口疮，或下而为阴疮，或泛溢肌肤而为脓疱疮、浸淫疮。治疗顽固性口腔溃疡时，不可忽略此等证候。

（白震宁、王洪艳 整理）

案3 复发性口腔溃疡

杜某，女，60岁。

初诊 2011年2月18日。

主因口疮反复发作3年，加重2个月来诊。

患者3年前发现口腔溃疡，之后反复发作，曾在多处就诊，诊为复发性口腔溃疡，经治疗未见明显好转，近2个月症状加重，于今日上午来院就诊。

刻下症见：舌、唇、颊侧生数个口腔溃疡，疼痛难忍，无有休止，影响进食，平素旧疮未愈，新疮又起。伴见口干口苦，易咽痛，大便、小便正常。舌暗苔黄厚腻，脉沉滑数。

既往史：胆囊炎。

中医诊断：口疮。

治法：利湿化浊，清热解毒。

方用：甘露消毒丹：

藿香10g 石菖蒲10g 黄芩10g 滑石10g 生栀子10g 白蔻仁6g 生苡仁30g 元参15g 土茯苓15g 茵陈15g 郁金15g 射干10g 薄荷6g 连翘15g 浙贝母15g 甘草6g

4剂。

二诊 2011年2月22日。药后口腔溃疡愈合，无咽痛，舌暗苔白根黄，脉沉弦。调方如下：姜半夏9g，黄芩10g，柴胡10g，生白芍12g，枳实15g，郁金15g，石菖蒲10g，黄连6g，青陈皮各10g，蒲公英30g，浙贝母15g，茵陈15g，土茯苓30g，元参15g，甘草6g。

4剂。继续调理。

按 本例口腔溃疡就其临床表现来看，属脾胃湿热，熏蒸于内所致，故治以清化湿热，化浊解毒为法。方中用甘露消毒丹去木通加栀子、生薏仁、元参、土茯苓、郁金。以滑石、茵陈、黄芩、栀子清热泻火，清利湿热，两擅其长；以藿香、郁金、石菖蒲、白蔻仁芳香辟秽，宣痹化浊；连翘、射干、浙贝、薄荷散结消肿，清热解毒；生薏仁、土茯苓清化湿毒，配玄参清热凉血，以加强清化湿毒之功。全方具有清热化湿，清利湿毒之功，对脾胃湿热壅蓄所致之口腔溃疡有较好的疗效。

（王 健 整理）

反流性食管炎

案1 糜烂性食管炎，慢性浅表萎缩性胃炎伴肠化

牛某，男，47岁。

初诊 2004年8月24日。

主因胸骨后疼痛，吞咽哽噎不顺3年来诊。

患者于3年前出现胸骨后疼痛，逐渐加重，伴吞咽哽噎不顺。于2004年7月22日在本院行胃镜检查，诊为：①慢性浅表萎缩性胃炎伴肠化；②糜烂性食管炎。病理（胃窦部）钳取示：慢性浅表萎缩性胃炎伴肠化。

刻下症见：胸骨后疼痛，时有灼热感，吞咽时有哽噎不顺感，每于进食时症状加重，伴上腹部痞满不适，嗳气，反胃，泛酸，烧心，纳食一般，大便尚可。舌暗，舌边齿痕，舌苔白，微黄，脉沉弦。

中医诊断：噎膈。

证属：痰气交阻。

治法：开郁化痰，消痞降逆。

方用：启膈散合小陷胸汤加减：

沙参15g 丹参15g 郁金15g 浙贝母15g 枳实15g 瓜蒌30g 黄连6g 姜半夏9g 五灵脂15g 陈皮10g 茯苓15g 苏梗10g 旋覆花10g 蒲公英30g 白及30g 乌贼骨30g 吴茱萸3g 甘草6g 生姜3片

6剂。

二诊 2004年8月27日。泛酸、烧心减轻，余症同前，又觉背困、精神欠佳。舌暗，边有齿痕，苔白微黄，脉沉。改拟益气健脾，开郁化痰，活血消痞，用四君子汤合启膈散加减：

太子参15g 白术12g 茯苓15g 丹参15g 莪术10g 郁金15g 浙贝母15g 陈皮10g 姜半夏9g 瓜蒌20g 黄连6g 三七粉5g 白及30g 五灵脂15g 白屈菜10g 白花蛇舌草30g 甘草6g 生姜3片

6剂。

三诊　2004 年 9 月 3 日。胸骨后疼痛减轻，吞咽发噎感消失，背困亦减轻，纳可，仍觉胸骨后有灼热感，大便偏干，舌质暗，舌边齿痕，舌苔白，脉沉。继用前法，以前方加重瓜蒌为 30g，去白及，加白芍 12g，6 剂。

四诊　2004 年 9 月 10 日。目前胸骨后疼痛明显减轻，吞咽发噎感未再发生，胸骨后灼热感亦减轻，纳佳，大便正常，自觉口涩。舌脉如前。继用前法，以前方继服。6 剂。

五诊　2004 年 9 月 17 日。自觉胸骨后疼痛缓解，灼热不著，仍有轻度脘痞，烧心，嗳气，口涩，大便偏稀。舌暗体胖，边齿痕，苔白，脉沉。继用前法，以前方去瓜蒌、三七粉，加广木香 10g、砂仁 6g。

6 剂。

六诊　2004 年 9 月 24 日。目前胸骨后稍有隐痛，灼热好转，但又觉上腹部不适，有时疼痛，纳可，大便正常，舌暗，舌边齿痕，苔白微黄，脉沉。继用前法，继用前方进退。10 剂。

七诊　2004 年 10 月 8 日。仍有胸骨后隐痛，有时烧心，近日自觉“上火”，舌暗，舌边齿痕，苔白微黄，脉沉弦。以上方去木香、砂仁，加柴胡 10g，加重黄连为 8g。10 剂。

八诊　2004 年 10 月 22 日。目前自觉胸骨后疼痛消失，脘中无明显不适，胸骨后轻度发热感，纳可，又觉背困畏冷，大便偏稀。舌暗，舌边齿痕，苔白，脉沉。继用益气健脾，化痰消瘀法。调方如下：

太子参 15g　白术 12g　茯苓 15g　陈皮 10g　姜半夏 9g　丹参 15g　郁金 15g　莪术 10g　浙贝母 15g　五灵脂 15g　白屈菜 10g　砂仁 6g　枳实 15g　黄连 6g　白花蛇舌草 30g　甘草 6g　生姜 3 片

十一诊　2004 年 12 月 3 日。以上方进退，据证加减，共服上方 30 剂。目前自觉胸骨后疼痛未作，脘中无不适，纳正常，大便可，近有自觉“上火”，口干涩。舌质暗，舌苔黄白，根厚，脉沉弦。改拟开郁化痰，活血化瘀，清热解毒法，以启膈散合清中汤加减：

太子参 15g　丹参 15g　郁金 15g　浙贝母 15g　瓜蒌 30g　陈皮 10g　姜半夏 9g　茯苓 15g　莪术 10g　五灵脂 15g　黄连 6g　栀子 10g　白芍 12g　枳实 15g　白花蛇舌草 30g　甘草 6g　生姜 3 片

十六诊　2005 年 1 月 28 日。以上方进退，据证加减。上方共服 38 剂。

于 2005 年 1 月 25 日复查胃镜示：慢性浅表性胃炎。病理（胃窦部）钳取示：慢性中度浅表性胃炎，腺体分泌旺盛。自觉一般情况良好，纳可，精神尚好，自觉咽干，偶有胸骨后隐痛，余无不适，舌质暗，苔薄黄，脉沉。继用前法，以前方去白花蛇舌草、栀子，加蒲公英 30g。继续调治。

按　本例患者，就其临床表现来看，主要是胸骨后疼痛，吞咽时有哽噎不顺，时有灼热感，常伴上腹部痞满不适，当属中医噎膈范畴。初诊时辨证为痰气交阻，治以开郁化痰，消痞降逆法，用启膈散合小陷胸汤加减。6 剂后，泛酸烧心症减，但仍觉胸骨后疼痛，吞咽哽噎不顺，查其舌象，质暗，考虑病久由气及血，波及血分瘀阻，故出现顽固胸骨后疼痛达 3 年之久。同时，患者伴有精神欠佳、背困、舌边齿痕等脾气虚弱的症状。因此，此时证当属脾胃虚弱，痰瘀互阻。故改拟益气健脾，祛痰消瘀，和胃降逆法。方用四君子汤合启膈散加减。用药 6 剂后，胸骨后疼痛减轻，吞咽发噎感消失，继用此方据证加减。服用 68 剂后，胸骨后疼痛及灼热感消失，脘中无明显不适感，但又觉“上火”，口干涩，查舌象，原舌边齿痕明显好转，考虑此时脾虚证候已有好转，但仍有痰瘀互结，且郁而化热。故治法改用开郁化痰，活血化瘀，清热解毒法。方用启膈散合清中汤加减。再服 38 剂后，一般情况良好，诸症基本消失，复查胃镜，原糜烂性食管炎已治愈,慢性浅表萎缩性胃炎明显好转,肠化消失,转为慢性浅表性胃炎。本例患者前后治疗5个月,16个诊次,服汤剂共118剂,最后取得了良好的效果。

通过对本例患者的治疗,可以归纳总结出白老师治疗此类疾病的一些规律性的经验。首先是此类疾病病机具有:①久病必虚。包括病久之后出现的脾胃虚弱或气阴亏虚。②久病必瘀。常常出现痰瘀互结的证候。其次是治疗方面,除积极采用扶正(包括益气健脾或益气养阴)和化痰消瘀外,必须注意取得一定疗效之后要守方坚持治疗。本病治疗疗程较长,在治疗过程中要密切注意病机转化,随证加减,选方用药。

(白宇宁 整理)

案2 反流性食管炎伴胃黏膜脱垂症

周某,男,50岁,商人。

初诊 2007年5月11日。

主因上腹部疼痛、胀满、烧心3年来诊。

患者于3年前因饮食不节等原因,出现上腹部疼痛胀满,经用西药治疗,未见好转。2007年4月9日本院胃镜诊断:①Barrett食管;②反流性食管炎;③慢性浅表性胃炎;④胃黏膜脱垂症。

刻下症见:上腹部疼痛胀满,饥饿时疼痛加重,伴嗳气,脘中气逆,烧心,脘中畏冷,精神欠佳,口干,大便正常,寐差。舌质暗,苔薄白而少,舌面有裂纹,脉沉弦。

中医诊断:胃痛。

证属:气阴不足,气滞血瘀,胃气失降。

治法:益气养胃,理气化瘀,和中降逆。

方用:百合乌药汤、启膈散合小陷胸汤加味:

百合30g 乌药10g 沙参15g 丹参15g 郁金15g 浙贝母15g 砂仁6g 莪术10g 白芍12g 枳实15g 瓜蒌15g 姜半夏9g 黄连6g 吴茱萸3g 白花蛇舌草30g 甘草6g 生姜3片

4剂。

二诊 2007年5月15日。药后上腹部疼痛胀满减轻,但每于受凉后仍感症状明显,伴小腹胀满,大便尚可。舌暗红,苔薄白,脉弦。继用前法,以前方加煅瓦楞子20g。4剂。

三诊 2007年5月22日。上腹部疼痛及脘中气逆感好转,上腹部及下腹部胀满亦减轻。现仍觉晨起烧心,饥时不适,大便正常,既往脱肛数年。舌质暗,苔薄白,脉弦。调方如下:

太子参15g 百合30g 乌药10g 沙参15g 丹参15g 郁金15g 浙贝母15g 白芍12g 莪术10g 黄连6g 吴茱萸3g 煅瓦楞子30g 砂仁6g 瓜蒌30g 白花蛇舌草30g 甘草6g 生姜3片

6剂。

四诊 2007年5月25日。今日又觉脘中隐痛,口干,纳食、大便正常,舌暗,苔薄白,脉弦。继用益气养阴,化瘀定痛法。处方:

太子参15g 百合30g 乌药10g 白芍12g 丹参15g 莪术10g 郁金15g 浙贝母15g 元胡15g 川楝子10g 五灵脂15g 煅瓦楞子30g 砂仁6g 黄连6g 吴茱萸3g 甘草6g 生姜3片

以上方加减，伴口内生疮，脘中灼热时，加栀子等清热之品；脘中畏冷时，加砂仁，加重吴茱萸用量；消化迟缓时加鸡内金；饥饿时疼痛，加乌贼骨。

十三诊　2007年8月6日。上药共服45剂，目前自觉症状明显好转，脘中疼痛及痞满不明显，烧心及灼热感消失，纳食二便正常。舌质暗红，舌苔薄白，脉沉弦。继用前方加减。服12剂后，一般情况良好而停药。

十五诊　2007年10月20日。近日脘中不觉疼痛，有时伴脘中作胀，脘中明显畏冷，纳一般，大便可，舌质暗，苔薄白，脉沉弦细。改拟益气养胃，温中化瘀。以5月25日方去黄连、元胡、川楝子，加桂枝6g、枳实15g，吴茱萸改用5g。再服12剂。

十七诊　2007年11月19日。近来仍有时脘痛，饥时明显，伴脘中气逆，舌质暗，苔薄白，脉沉弦细。改拟益气养胃，兼调理寒热。处方：

太子参15g　百合30g　乌药10g　白芍12g　丹参15g　莪术10g　浙贝15g　煅瓦楞子20g　五灵脂15g　高良姜10g　香附10g　栀子10g　砂仁6g　川楝子10g　甘草6g　生姜3片

6剂。

十九诊　2007年12月3日。自觉脘中畏冷好转，脘痛亦好转，偶有脘痞及脘中气逆，舌暗苔白，脉沉弦。以前方去高良姜、香附、栀子，加黄连6g、吴茱萸3g、枳实15g。

二十一诊　2008年3月10日。上药服12剂后，诸症缓解。停药2月余后，今日来诊。近来自觉口干苦，大便干结，脘中隐痛，有时仍觉脘中畏冷。舌暗红，苔薄白而少，有裂纹，脉沉弦。调方如下：

太子参15g　百合30g　乌药10g　白芍12g　丹参15g　莪术10g　瓜蒌30g　黄连6g　枳实15g　五灵脂15g　郁金15g　吴茱萸3g　元胡15g　砂仁6g　蒲公英30g　合欢花15g　甘草6g　生姜3片

以上方加减，再服18剂。

二十四诊　2008年4月28日。自觉偶有脘痛，有时烧心泛酸，纳食二便正常，舌暗红，苔白，脉弦细。以前方去瓜蒌、莪术、枳实，加煅瓦楞子15g、浙贝母15g、川楝子10g。6剂。

二十五诊　2008年5月12日。诸症好转，目前疼痛未作，偶有烧心，近又牙龈肿痛，口干，舌暗红，苔白根微黄，脉沉弦。继用前方去元胡、川楝子、太子参，加栀子10g。6剂。

二十六诊　2008年5月19日。一般情况尚好，一般无明显不适，但饮食不慎时仍感烧心。2008年5月13日，复查胃镜诊断：①Barrett食管；②慢性浅表性胃炎。原反流性食管炎及胃黏膜脱垂消失。继用前法，以善其后。

按　本例胃病，病程较长，病机复杂，虚实互见，气血同病，寒热错杂，治疗颇为棘手。在治疗过程中，以太子参、沙参、百合益气养胃贯穿始中以扶正；同时配合枳实、乌药、川楝子、元胡、丹参、莪术、五灵脂等理气化瘀，消痞止痛；用乌贝散、左金丸以制酸以治烧心；半夏、砂仁降逆和中。在治疗过程中，出现寒热偏颇，则分别配合清热或温中之品。于寒热错杂并见时以左金丸配合良附丸、越桃散以寒热并用。经近一年的治疗，临床症状基本消失，胃镜检查反流性食管炎及胃黏膜脱垂均获愈，取得了较好的效果。故治疗此类病证贵在坚持辨证论治，随证加减用药。

（白宇宁 整理）

案3　反流性食管炎、慢性浅表性胃炎伴肠化

王某,女,58岁。

初诊　2010年3月16日。主因间断上腹部不适4个月余来诊。

患者于4个月前无明显诱因出现胃脘不适,时恶心欲呕,在外院曾服中药(旋覆代赭汤)症状未见明显改善。当地医院胃镜示:①反流性食管炎;②慢性浅表性胃炎。病理:胃窦慢性浅表性胃炎伴糜烂及肠上皮化生。

刻下症见:脘痞恶心,嗳气频作,脘中灼热,嘈杂,伴右胁疼痛,神疲乏力,口干,汗出,二便调。舌红,苔黄白,舌面有裂纹,脉沉数。

中医诊断:痞满。

证属:胃阴亏虚,痰郁化热,胃失和降。

治法:养阴益胃,清热化痰,和胃降逆。

方用:麦门冬汤合小陷胸汤、温胆汤加减:

太子参15g　麦冬15g　陈皮10g　姜半夏10g　黄连6g　吴茱萸3g　瓜蒌18g　浙贝母15g　苏叶6g　白芍12g　郁金15g　川楝子10g　竹茹15g　枳实15g　蒲公英30g　甘草6g　生姜3片

5剂。

二诊　2010年3月26日。2010年3月24日解放军总医院胃镜:①反流性食管炎;②非萎缩性胃炎。病理:胃窦黏膜慢性萎缩炎,部分腺体肠化增生。恶心好转,脘痞消失,仍有脘中灼热,大便可,口臭。舌暗红,苔白薄而少,舌面裂纹,舌苔根黄,脉沉。改用一贯煎、左金丸、化肝煎加减:

沙参15g　麦冬15g　当归12g　生地18g　白芍12g　川楝子10g　丹参15g　莪术10g　郁金15g　丹皮10g　栀子12g　蒲公英30g　浙贝母15g　黄连6g　吴茱萸3g　甘草6g

4剂。

三诊　2010年4月2日。脘中灼热明显好转,餐后消化迟缓,时有嗳气,偶有腹痛,大便正常。舌红苔薄少裂纹,脉沉弦。继用前法,以前方加乌贼骨30g、元胡15g。6剂。

四诊　2010年4月9日。症好转,有时心烦,痰黄,纳增,大便干,口干。舌红,苔黄少,脉沉弦。继用前方。10剂。

五诊　2010年5月7日。近几天劳累后又觉恶心,脐腹隐痛,纳欠佳,大便正常。舌红苔薄少,脉沉弦。继用养阴益胃,和胃降逆法。处方:

沙参15g　麦冬15g　生地24g　当归12g　白芍12g　川楝子10g　枳实15g　竹茹15g　黄连8g　吴茱萸3g　浙贝母15g　蒲公英30g　元胡15g　瓜蒌20g　苏叶6g　甘草6g　生姜3片

6剂。

六诊　2010年5月14日。目前仍感脐腹痛,恶心,舌暗红,苔薄少而黄,脉弦沉。方用自拟养胃消痞汤:

太子参15g　麦冬15g　百合30g　乌药10g　丹参15g　莪术10g　白芍12g　浙贝15g　枳实15g　竹茹15g　黄连6g　吴茱萸3g　元胡15g　川楝子10g　鸡内金15g　甘草6g　白屈菜10g　生姜3片

6剂。

此后,患者又来就诊多次,据证加减,或以养胃消痞汤加减,或以一贯煎加味。

十四诊　2011 年 1 月 21 日。已服中药 102 剂。2010 年 11 月 30 日山西煤炭中心医院胃镜示:慢性浅表性胃炎。目前自觉症状好转,但近来纳欠佳,大便有时稀,口干,偶有脐腹部疼痛,舌红,苔少有裂纹,脉沉弦。继用养阴益胃,兼以化痰治瘀法。处方:

太子参 15g　生山药 20g　百合 30g　乌药 10g　麦冬 12g　丹参 15g　莪术 10g　炒白芍 12g　浙贝母 15g　佛手 10g　鸡内金 15g　生麦芽 30g　元胡 15g　川楝子 10g　蒲公英 30g　甘草 6g　生姜 3 片

6 剂继续调治。

按　本例反流性食管炎属中医的"痞满"、"嘈杂"范畴。其病位在胃,涉及肝,其病机主要为痰热阻胃,兼胃阴不足,胃失和降,胃气上逆。治宜养阴益胃,清热化痰,和胃降逆。方用麦门冬汤益气养阴和胃,温胆汤清热化痰、和胃降逆。配合左金丸辛开苦降,疏肝调肝,制酸止痛;配小陷胸汤清热化痰消痞。诸药合用使中焦健运、气机调畅、清升浊降、痰浊得除而反流自止。

本例患者由于病久郁热伤阴,故在初诊时就显现出胃阴不足的倾向,随着痰热病机的好转,胃阴亏虚的本相就愈显明显。同时由于舌暗,又伴肠化兼有瘀血之象,故在治法上采用养阴益胃,兼以消瘀化痰,方用一贯煎加味,或采用白老师自拟养胃消痞汤加味,经过半年多的治疗,前后服药 100 余剂,最后取得了较好效果。

(王　健 整理)

食管癌

案 1　食管癌

李某,女,58 岁,家庭妇女。

初诊　1987 年 8 月 15 日。主因胸骨后疼痛,饮食噎塞梗阻难下 3 个月来诊。

患者于 3 个月前出现胸骨后疼痛,饮食噎塞难下,日渐加重。去省肿瘤医院检查诊为食管癌,并进行放疗。因近日症状加重,遂来院门诊要求中医治疗。

刻下症见:患者消瘦乏力,重病容,精神极差,来诊时由家人扶入,纳食差,胸骨后疼痛,食之则疼痛加重,噎塞梗阻不下,伴恶心,呕吐,吐痰多,痰发凉,频频吐痰涎,家人在旁为其不时用手纸揩接痰涎,双耳憋胀疼痛,大便干结,10 日一行。舌质暗,舌苔白厚,脉弦细疾数。

中医诊断:噎膈。

证属:痰气交阻,胃失和降。

治法:开郁化痰,和胃降法,佐以益气润燥。

方用:启膈散合旋覆代赭汤:

太子参 20g　丹参 20g　郁金 15g　浙贝母 15g　橘红 10g　姜半夏 10g　茯苓 15g　枳实 10g　竹茹 15g　瓜蒌 30g　覆花 10g　代赭石 30g　熟大黄 6g　白花蛇舌草 30g　甘草 6g　生姜 3 片

4 剂。

二诊　1987 年 8 月 22 日。药后饮食发噎感减轻,恶心好转,痰亦减少,仍口苦,纳差,又觉上腹部疼痛胀满,牵及胸骨后亦痛,吐白沫状涎水,大便仍干,10日一行,舌脉如前。继用开郁化痰,和胃降逆,理气止痛法。调方如下:

瓜蒌30g　橘红10g　姜半夏15g　茯苓15g　浙贝母12g　枳实12g　竹茹15g　郁金15g　元胡15g　川楝子12g　五灵脂12g　黄连6g　生白芍15g　柴胡10g　炒莱菔子30g　生姜3片

4剂。

三诊　1987年8月29日。上腹部疼痛胀满减轻,痰亦明显减少,恶心好转,胸骨后疼痛及饮食发噎感明显好转,大便较前好转,药后大便解1次偏干,仍口苦,纳差。舌质暗,舌苔白,根部黄厚腻,脉弦细数,较前柔和。继用前法,以前方去柴胡、白芍、五灵脂、川楝子,加藿香10g、川朴10g、石菖蒲10g、砂仁6g、焦三仙各15g。3剂。

四诊　1987年9月2日。药后胸骨后疼痛及吞咽噎塞梗阻感基本消失,恶心未作,呕吐痰涎明显减少,上腹疼痛大减,纳食稍增,大便2日一行,偏干。舌质暗,苔白偏厚腻,脉弦细数。继用开郁化痰,和胃降逆法。处方:

太子参15g　陈皮10g　姜半夏15g　茯苓15g　枳实15g　竹茹15g　瓜蒌30g　黄连6g　郁金15g　浙贝母15g　石菖蒲10g　元胡15g　炒莱菔子30g　生薏仁30g　甘草6g　生姜3片

6剂。

五诊　1987年9月10日。药后诸症大见好转,上腹部疼痛消失,胸骨后疼痛及吞咽发噎梗阻感消失,痰涎很少,不恶心,食欲好转,纳食增加,每顿饭能吃2碗汤面或一碗干饭,精神较前明显好转,大便1~2日一行,偏干,双耳憋胀感亦消失。舌质暗,苔白,脉弦细数。继用前方,8剂。

六诊　1987年11月4日。自述上药服后饮食正常,大便亦调,精神好转,能下地活动,体力渐渐恢复,体重增加,上腹部疼痛及胸骨后疼痛吞咽发噎梗阻感未再发生。近几天因感冒出现咳嗽,气短,干恶心,睡眠欠佳。舌质暗,舌苔白偏厚,脉弦细数。改拟疏风宣肺、降气化痰为法,方用杏苏散合温胆汤加减:

炒杏仁10g　苏叶10g　前胡10g　炙杷叶10g　桔梗10g　瓜蒌12g　橘红10g　半夏10g　茯苓15g　枳实15g　竹茹15g　沙参15g　郁金15g　浙贝15g　石菖蒲10g　甘草6g　生姜3片

以上方再服6剂后,诸症消失,后停药。

按　《临证指南医案·噎膈反胃》曰:“食入脘痛格拒,必吐清涎……,气滞痰聚日壅,清阳莫展,脘管窄隘,不能食物,噎膈渐至矣。法当苦以降之,辛以通之,佐以利痰清膈,……。”徐灵胎评注云:“噎膈之证,必有瘀血顽痰逆气阻膈胃气,其已成者,百无一治,其未成者,用消瘀去痰降气之药,或可望其通利。”本例患者初诊时病情较重,其证属痰气交阻,胃失和降,治以开郁化痰,和胃降逆,理气止痛之剂,8剂后症状明显好转,前后服药30余剂后,症状消失。可见开郁化痰,降气利膈法在此类患者的治疗中尤为重要,前人论述中一再强调,值得后学者效仿。

(白宇宁 整理)

案2　食管癌手术后

艾某,男,47岁。

初诊 2012年1月9日。主因吞咽哽噎不顺伴胸骨后疼痛、纳呆1个月余来诊。

患者既往于10年前行食管癌手术治疗，近1个多月来自觉吞咽食物哽噎不顺，胸骨后疼痛。2011年11月29日朔州市人民医院腹部B超未见异常。2012年1月9日行电子胃镜示：食管癌术后，残胃炎。

刻下症见：咽下食物噎塞不畅，胸骨后疼痛，口干，纳呆，后背不适，夜间咳嗽，大便时干时稀，近日不成形。舌质红，苔少根黄，脉沉弦滑。

中医诊断：噎膈。

证属：脾胃虚弱，痰瘀互结。

治法：健脾和胃，化痰消瘀。

方用：六君子汤加味：

太子参15g　炒白术12g　丹参15g　莪术10g　姜半夏9g　茯苓15g　黄连6g　吴茱萸3g　砂仁6g　浙贝15g　煅瓦楞子20g　鸡内金15g　白花蛇舌草30g　陈皮10g　炒白芍12g　甘草6g　生姜3片

6剂。

二诊 2012年3月12日。药后曾一度症减。春节期间停药后近来又觉吞咽食物噎塞不顺，有干噎感，胸骨后疼痛憋闷，纳呆，后背不适作痛，大便干。舌质暗，苔少微黄，脉弦细。调方如下：

太子参15g　麦冬15g　丹参15g　莪术10g　瓜蒌30g　郁金15g　黄连6g　吴茱萸3g　急性子10g　浙贝15g　桃杏仁各10g　鸡内金15g　白花蛇舌草30g　枳实15g　白芍12g　甘草6g　生姜3片　韭菜汁10滴。

6剂。

三诊 2012年3月19日。症好转，纳增，吞咽不顺好转，胸闷及胸骨后疼痛减轻，后背已不痛，时稍有不适感，仍咳嗽，大便可。舌质暗，苔薄白而少，脉弦细。调方如下：

沙参15g　麦冬15g　丹参15g　莪术10g　瓜蒌30g　炙紫菀15g　桑白皮12g　炙杷叶10g　急性子10g　浙贝15g　桃杏仁各10g　鸡内金15g　白花蛇舌草30g　黄芩10g　桔梗10g　甘草6g　生姜3片

10剂。

四诊 2012年4月9日。症明显好转，纳佳，吞咽不顺感已不明显，稍有感觉，大便可，近几天咳嗽无痰。舌质暗，苔黄白根厚，脉弦。继用前法，以前方去丹参，莪术，急性子。加元胡10g、郁金15g、枳实15g。10剂。继续调理。

五诊 2012年4月16日。胸憋好转，纳佳，仅咽唾沫时稍有感觉，微咳，大便偏稀。舌质暗，苔薄白根黄，脉弦细。调方如下：

太子参15g　麦冬12g　丹参15g　莪术10g　郁金15g　浙贝15g　炒白芍12g　茯苓15g　急性子10g　煅瓦楞子30g　黄连6g　吴茱萸3g　白花蛇舌草30g　炙杷叶10g　炒杏仁10g　甘草6g　生姜3片

10剂。

六诊 2012年5月7日。胸憋明显好转，吞咽食物顺畅，纳佳，大便正常。舌质暗，苔薄白根黄厚，脉弦。继用前法，以前方去杏仁、炙杷叶、吴茱萸，加陈皮10g、姜半夏12g、枳实15g。10剂。继续调理。

按 本例患者患食管癌10年，虽经手术治疗，但近1个月来又出现吞咽哽噎不顺之症，综其脉证，当属正虚邪实，脾胃虚弱，痰瘀互结之证。故治拟扶正祛邪，健脾和胃，化痰消瘀。方用六君子汤以健脾和胃，用半夏、陈皮、茯苓加煅瓦楞子、浙贝、瓜蒌等以化痰消积；加丹参、莪术、桃仁、急性子活血化瘀，消积软坚；加枳实、郁金、元胡以行气止痛；加白花蛇舌草抗癌解毒。其后又出现气阴两虚，兼痰瘀互结证候，故改用益气养阴，化痰消瘀，用启膈散加上述化痰消积、活血软坚等药物，经前后用药50余剂，症状基本消失。

（王美玲 整理）

慢性浅表性胃炎

案1　慢性浅表性胃炎

员某，女，57岁。

初诊　2011年6月16日。主因上腹部胀满半年，加重2个月来诊。

患者于半年前因情志不舒等原因，出现上腹部胀满，反复不愈，近2个月来症状逐渐加重。今日本院胃镜示：慢性浅表性胃炎。

刻下症见：脘中痞满，食后加重，伴嘈杂、烧心，嗳气频作，纳差，大便干结。舌质红，苔薄黄，脉弦。

中医诊断：痞满。

证属：肝胃失和，胃气不降。

治法：疏肝和胃，消痞降逆。

方用：自拟四二调胃汤加减：

柴胡10g　白芍12g　枳实15g　陈皮10g　姜半夏9g　黄连6g　吴茱萸3g　瓜蒌30g　浙贝母15g　乌贼骨30g　蒲公英30g　鸡内金15g　郁金15g　甘草6g　生姜3片

6剂。

二诊　2011年6月26日。药后脘中痞满明显减轻，纳食增加，嘈杂、烧心及嗳气均减，大便稀，舌脉如前。继用前法，以前方减瓜蒌为15g，另加苏梗10g。6剂。

三诊　2011年7月3日。目前精神纳食增加，脘痞消失，烧心及嘈杂未作，偶有嗳气。舌质偏红，苔白，脉弦细。继用前方去苏梗，加太子参15g、白术12g，再服6剂。1个月后家人告知，上药服10余剂后，患者精神、纳食完全恢复正常，脘中不适诸症消失，体重增加。嘱其注意调摄。

按　慢性浅表性胃炎临床非常常见，中医药治疗有较好疗效。一般多因情志不遂，饮食失节，或劳累等原因引起。属于中医"胃痛"、"痞满"、"吐酸"、"嘈杂"等病证范畴。临床多见肝胃失和、湿热中阻、寒热错杂、肝胃郁热、脾虚气滞、脾胃虚寒等证候。本例患者主因情志失畅、饮食不慎所致胃痛反复不愈，综其脉证，属肝胃失和，胃失和降。故治用疏肝和胃，消痞降逆之法。方用自拟四二调胃汤加味，方中以柴胡四逆散疏肝；二陈汤化痰降逆和胃；另加左金丸、乌贝散制酸。加郁金以加强疏肝之功，加蒲公英以消除炎症，加瓜蒌与半夏、黄连相合为小陷胸汤，既可消痞除满，又可润肠通便，以使上逆之胃气得以下行。用药6剂，症状即明显好转，用药10余剂后诸症消失。之后再加太子参、白术以健脾，加强脾胃运化功能。临床治疗慢性浅表性胃炎，贵在根据临床表现进行辨证，而后给予恰当治疗，并据证灵活用药，方能取得较好疗效。

（白宇宁 整理）

案 2 慢性浅表性胃炎

范某,女,43 岁。

初诊 2011 年 11 月 25 日。主因上腹部反复疼痛 2 年,加重 7 个月来诊。

患者于 2 年前因饮食不慎及情志失畅等原因,出现上腹部疼痛,此后疼痛时轻时重,2011 年 4 月 15 日某医院胃镜诊为慢性浅表性胃炎。经中西药物治疗,未见好转,于今日来诊。

刻下症见:上腹部疼痛,脘中畏冷,伴烧心,口干,大便正常,素易"上火",舌红,苔薄少,舌面裂纹,根部苔偏厚,脉沉弦细。

中医诊断:胃痛。

证属:胃之气阴不足,兼寒热错杂。

治法:益气养胃,兼调寒热。

方用:百合乌药汤、良附丸合左金丸:

太子参 15g 麦冬 15g 百合 30g 乌药 10g 白芍 12g 浙贝母 15g 乌贼骨 30g 高良姜 10g 香附 10g 栀子 10g 黄连 6g 吴茱萸 3g 蒲公英 30g 砂仁 6 甘草 6g 生姜 3 片

4 剂。

二诊 2011 年 11 月 29 日。药后上腹部疼痛减轻,脘中畏冷消失,仍有时烧心,痰多,舌暗红,苔薄白,根苔黄白厚,脉弦细。以前方去高良姜、香附、栀子、砂仁,加元胡 15g、川楝子 10g、瓜蒌 15g、姜半夏 9g、枳实 15g。4 剂。

三诊 2011 年 12 月 6 日。药后上腹部疼痛明显好转,烧心消失,但又觉"上火",咽干口干,大便干,舌红,苔薄白,脉沉弦细。以前方去半夏,加元参 15g。

四诊 2011 年 12 月 13 日。目前一般情况尚好,烧心未作,偶有饮食不慎时感脘痛,仍感口干、唇干、大便干。舌红,苔薄白,脉沉弦。仍用前方加减进行调治,5 剂。

六诊 2012 年 1 月 6 日。诸症消失,偶有情绪不佳时脘中稍痛,舌红,苔白根偏厚,脉沉弦。改拟疏肝和胃法,用四二调胃汤加减调理。

按 本例慢性浅表性胃炎,病程较长,其在病机上已经发生了明显的转化,故其病机较为复杂。一方面,具有明显的寒热错杂表现,另一方面又兼有胃之气阴不足。故在治疗上一方面要调理其寒热,用高良姜、香附、吴茱萸、砂仁等温性药配黄连、栀子、蒲公英等清热药以寒热并用。另一方面,用太子参、麦冬、百合、白芍等益气养阴。同时以左金丸、乌贝散制酸。百合乌药汤与良附丸均具有较好的止痛效果。由于辨证准确,用药得当,数剂后,症状很快缓解。之后又随证加减,经用 20 余剂后,诸症消失。

(白宇宁 整理)

案 3 慢性浅表性胃炎

范某,女,40 岁。

初诊 2011 年 11 月 25 日。主因上腹部反复疼痛 8 年,近 2 个月加重来诊。

患者既往有慢性胃病史,于 8 年前开始出现上腹部疼痛,反复发作,近 2 个月来症状逐渐加重。于今日上午来院门诊要求中医治疗。2011 年 10 月 13 日胃镜示:慢性浅表性胃炎。

刻下症见:上腹部疼痛,伴脘中畏冷,乏力,纳呆,恶心,大便稀不成形,既往有慢性咽炎史,近几天又咽痛。舌质红,舌苔白,根微黄,脉沉弦细。

中医诊断:胃痛。

证属:脾胃虚弱,寒热错杂。

治法:健脾和胃,兼调寒热。

方用:自拟六四和胃汤加味:

太子参15g 炒白术12g 茯苓15g 陈皮10g 姜半夏9g 广木香10g 砂仁6g 炒白芍12g 枳实10g 五灵脂15g 黄连6g 吴茱萸5g 浙贝母15g 竹茹15g 鸡内金15g 甘草6g 生姜3片

5剂。

二诊 2011年12月2日。药后上腹部疼痛减轻,服药期间未痛,但前日停药后又觉疼痛发作,发作时伴脘痞恶心,纳呆,脘中仍明显畏冷。舌暗红,苔白,脉沉弦。继用前方去竹茹,加高良姜10g、香附10g。8剂。

三诊 2011年12月13日。上方服后,上腹部疼痛消失,脘痞好转,但仍有恶心,咽痛,大便稀。舌质红,舌苔薄白,脉弦细。改拟健脾疏肝,和胃降逆法。方用六君子汤合柴胡四逆散加减:

太子参15g 炒白术12g 茯苓15g 陈皮10g 姜半夏9g 柴胡10g 炒白芍12g 枳实10g 黄连6g 吴茱萸3g 砂仁6g 竹茹15g 浙贝母15g 元参15g 蒲公英30g 甘草6g 生姜3片

四诊 2011年12月20日。上腹部疼痛未作,脘痞不著,咽痛及恶心消失,纳食精神好转。舌脉如前。继用前方去元参、竹茹,加广木香10g。再服10余剂后,诸症均瘥。

按 本例慢性浅表性胃炎之胃痛,在病机上自始至终存在着脾胃虚弱和寒热错杂。在健脾胃的同时调寒热是其治法,但在具体用药时要注意根据寒与热孰轻孰重来调整寒药与热药的比例。初诊时以黄连、吴茱萸、砂仁来调其寒热,但脘中还是明显畏冷。加良附丸后,疼痛消失,但又觉咽痛,所以在治疗用药时感到矛盾,颇为棘手。因此,临证必须详查病机变化,据证选方用药,才能做到心中有数,有的放矢。

(白宇宁 整理)

案4 慢性浅表性胃炎

和某,女,57岁。

初诊 2010年11月8日。主因上腹不适10余年,伴嗳气1周来诊。

患者既往有慢性胃炎的病史,经常上腹部胀满不适,平素常服用疏肝和胃丸一类药物。近一周来因饮食不慎加之情志不遂后出现上腹不适加重伴嗳气,于今日上午来院门诊,要求中医治疗。今日本院胃镜:慢性浅表性胃炎伴糜烂,HP(+)。

刻下症见:脘痞,口干明显,伴泛酸,纳呆,嗳气,有时两胁作痛,脘中灼热,无恶心呕吐,大便偏干。舌质红,苔少,脉沉弦细。

中医诊断:痞满。

证属:肝胃阴虚,兼肝郁化热。

治法:滋阴疏肝,清热和胃。

方用:一贯煎合左金丸加减:

沙参15g 麦冬15g 当归12g 生地24g 川楝子10g 生白芍12g 黄连6g 吴茱萸3g 青陈皮各10g 蒲公英30g 浙贝15g 乌贼骨30g 鸡内金15g 郁金15g 瓜蒌15g

甘草 6g 生姜 3 片

5 剂。

二诊 2010 年 11 月 22 日。嗳气、泛酸、口干均较前好转，仍脘痞，纳呆，脘中有灼热感，大便仍干。舌脉同前。调方如下：

沙参 15g 麦冬 15g 当归 12g 生地 24g 柴胡 10g 川楝子 10g 生白芍 12g 枳壳 15g 青陈皮各 10g 瓜蒌 30g 郁金 15g 片姜黄 10g 鸡内金 15g 牡丹皮 10g 栀子 10g 甘草 6g 生姜 3 片

5 剂。

三诊 2010 年 12 月 6 日。脘痞及脘中灼热减轻，泛酸嗳气消失，纳增，仍胁痛，伴右上腹游走性痛，便后缓解。今日查腹部 B 超：胆囊饱满，大小 8.9cm×3.1cm，肝胰脾双肾未见异常。舌质红，苔少，脉沉弦。继用前法，以前方去丹皮、栀子、鸡内金，加元胡 15g、黄连 6g、吴茱萸 3g。5 剂。继续调理。

四诊 2010 年 12 月 20 日。目前诸症均减，但仍有脘中不适感，大便正常。舌质红，苔白，脉沉弦。继用前法，以 12 月 6 日方加蒲公英 30g、丹参 15g。5 剂。

五诊 2010 年 12 月 27 日。一般情况可，症状基本消失，纳可。舌质暗红，苔白少，脉沉弦。以前方进退，5 剂。继续调理。

按 患者女性，发病前曾有明显的情志失畅，恼怒生气病史。由于肝气郁结，横逆犯胃，胃失受纳，则出现纳呆；肝郁犯胃，胃失和降，故见嗳气；肝气郁结日久化火，故脘中灼热；化火伤阴，加之患者自服疏肝药物日久耗伤阴津，形成肝胃阴虚，气郁化热之证。治疗以滋养肝胃之阴，兼疏肝理气清热。方用一贯煎滋阴疏肝；加丹皮、栀子、蒲公英、黄连清肝胃之火，黄连佐以吴茱萸为左金丸，一以清热制酸，一以防苦寒太过；合柴胡四逆散兼加青陈皮、郁金以加强疏肝理气之功；并加鸡内金以消食。上药服 10 余剂后症状明显好转，其后据证加减再服 10 余剂而症状消失。

（王美玲 整理）

案 5 慢性结节性胃炎伴增生肠化

张某，男，57 岁。

初诊 2007 年 9 月 14 日。主因间断性上腹部疼痛 2 年来诊。

患者素有胃病多年，近 2 年来上腹部经常疼痛，2007 年 8 月 10 日我院胃镜示：慢性浅表性胃炎（中度）伴结节，腺上皮增生及肠化。病理：中度浅表性胃炎，部分区域腺上皮增生及肠上皮化生。

刻下症见：上腹部疼痛，餐后脘痞，消化迟缓，伴嗳气，恶心，有时反胃，大便尚可，口干口腻。舌质暗，舌苔薄白，有裂纹，根黄厚腻，脉沉弦稍数。

中医诊断：胃痛。

证属：湿热中阻，痰瘀阻络。

治法：清化湿热，兼化痰活血通络，和胃降逆。

方用：以清中汤加减：

陈皮 10g 姜半夏 9g 茯苓 15g 枳实 15g 竹茹 15g 黄连 6g 栀子 10g 生薏仁 30g 白蔻仁 6g 丹参 15g 莪术 10g 浙贝母 15g 元胡 15g 白芍 12g 太子参 15g 甘草 6g

生姜3片

4剂。

二诊 2007年9月18日。药后上腹部疼痛及胀满减轻,纳食、二便尚可,舌脉如前,继用前方加蒲公英30g。6剂。

三诊 2007年9月28日。近几天脘痞恶心嗳气均消失,纳食消化好转,阴雨天又觉脘中隐痛,有时小腹胀满,大便有时稀,口干,舌暗,苔白薄少,前半舌有裂纹,根白偏厚,脉沉弦细。考虑湿热中阻已好转,但又显现出胃阴不足的病机,故宜改用养阴益胃,化瘀通络法。方用自拟养胃消痞汤加减:

太子参15g 麦冬15g 百合30g 乌药10g 炒白芍12g 浙贝母15g 元胡15g 五灵脂15g 枳实15g 陈皮10g 黄连8g 砂仁6g 鸡内金15g 丹参15g 莪术10g 甘草6g 生姜3片

以上方随症加减,服30剂。

十诊 2007年12月17日。目前自觉一般情况尚好,偶有脘中隐痛,有时腹中肠鸣,纳食及大便可,口干苦,舌暗,苔白微黄,前半舌舌面裂纹,脉沉。继用前法,以前方去蒲公英、吴茱萸,加佛手10g、砂仁6g。6剂。

十一诊 2007年12月28日。自觉脘痛未作,但仍感消化欠佳,脘中有灼热感,大便偏稀。舌暗,苔薄黄,欠润,脉沉。继用前法,仍用12月7日方加栀子10g。6剂。

十二诊 2008年1月8日。自觉脘痛、痞满、嗳气、恶心等症状明显好转,现自觉两胁下作胀,有时消化欠佳,口黏,肠鸣,大便尚可。舌暗,苔黄,稍有裂纹,脉沉。继用上方去麦冬、元胡、五灵脂,加青皮10g、瓜蒌15g,8剂。

十三诊 2008年1月21日。近2天因饮食不慎,又觉嗳气,脘中作痛,脘中有振水音,纳可,大便正常,舌尖痛,舌暗,舌面裂纹,苔白,根黄偏厚,脉沉。调方如下:

太子参15g 百合30g 乌药10g 白芍12g 丹参15g 莪术10g 浙贝母15g 枳实15g 瓜蒌20g 陈皮10g 半夏9g 茯苓15g 五灵脂15g 黄连6g 煅瓦楞子20g 砂仁6g 甘草6g 生姜3片

6剂。

十四诊 2008年2月1日。目前自觉除脘中稍有轻微疼痛及脘中畏冷,余无不适,纳可,舌暗,苔白,舌面有裂纹,脉沉。以上方去陈皮、半夏、茯苓、瓜蒌,加檀香6g、元胡15g、五灵脂15g、鸡内金15g。6剂。

十五诊 2008年2月22日。饮食稍有不慎即感脘中不适,口干,大便偏稀。舌暗,苔白薄少,有裂纹,根黄白厚,脉沉。调方如下:

太子参15g 麦冬15g 百合30g 乌药10g 白芍12g 丹参15g 檀香6g 砂仁6g 五灵脂15g 陈皮10g 姜半夏9g 枳实15g 浙贝母15g 鸡内金15g 黄连6g 甘草6g 生姜3片

6剂。

十六诊 2008年3月14日。目前脘痛消失,脘痞不著,仍有时脘中嘈杂不适,嗳气,泛酸,痰白量多,舌痛,大便偏稀,舌暗红,苔白根黄,脉沉。以前方去陈皮、檀香、砂仁、鸡内金,加蒲公英30g、栀子10g、煅瓦楞子15g、吴茱萸3g,6剂。

十七诊 2008年5月9日。自觉一般情况良好,纳佳,二便正常,面色红润,体重增加,但偶有饮食不慎时脘中隐痛,烧心。2008年4月14日复查胃镜示:慢性浅表性胃炎。继用前法继续调理。

按 近年来结节性胃炎在临床较为多见,一般认为属于痰瘀互结所致,故在治疗上常采用化痰消结,活血通络的方法。本例患者且伴有增生及肠化,治疗过程大体上可分为两个阶段,第一阶段,为湿热中阻症状明显阶段,故治疗以清化湿热为主,兼以化痰通络,和胃降逆。方用《医学统旨》清中汤加生薏仁、白蔻仁以清化湿热,温胆汤加浙贝母以化痰和胃降逆,配丹参、莪术、元胡以活血通络止痛。第二阶段,用药10剂后,湿热中阻明显好转,但又由于在病机出现转化,即湿热日久伤阴,当湿热消退后,阴虚的病机即显现出来。故治疗上改用养阴益胃,兼以化痰消结,活血通络。以自拟养胃消痞汤加减进行治疗。方中以太子参、麦冬、百合、白芍等养阴益胃;以浙贝、鸡内金、煅瓦楞子、乌贼骨化痰消积;以元胡、丹参、莪术、五灵脂等活血通络;以乌药、枳实、陈皮理气,使气行则血行;并以黄连、吴茱萸合乌贝散治烧心,砂仁健胃,甘草和中,诸药合用,既能滋养胃阴,又可化痰活血通络。经过17次诊治,前后用药80剂,使结节、增生、肠化均得以消失。

(白宇宁 整理)

慢性萎缩性胃炎

案1 慢性萎缩性胃炎伴肠化、胃多发息肉

崔某,男,68岁,退休干部。

初诊 2008年5月17日。主因上腹部反复痞满、隐痛10余年,加重2个月来诊。

患者既往10年前出现上腹部胀满,当时伴有隐痛,曾在某医院行胃镜检查,诊为慢性萎缩性胃炎伴肠化,当时经白老师用中药治疗,转为慢性浅表性胃炎,肠化消失。近2个月来上腹部痞满症状加重,于2008年5月5日在某医院复查胃镜,诊断:①食管静脉瘤;②慢性萎缩性胃炎(C1-type);③胃多发息肉(胃底炎性)。病理诊断:(胃窦)慢性中、重度萎缩性胃炎,伴肠上皮化生。于今日上午来诊。

刻下症见:上腹部痞满,有时隐隐作痛,纳呆,消化迟缓,餐后痞满加重,倦怠乏力,大便偏稀。舌胖,边有齿痕,舌质暗红,舌苔白,根黄厚,脉弦细。

中医诊断:痞满。

证属:脾虚气滞,胃络瘀阻。

治法:益气健脾,理气消痞,兼活血化瘀。

方用:自拟健脾消痞汤加味:

黄芪18g 太子参15g 白术12g 茯苓15g 陈皮10g 姜半夏9g 丹参15g 莪术10g 白芍12g 广木香10g 砂仁6g 浙贝母15g 黄连6g 五灵脂15g 鸡内金15g 白花蛇舌草30g 甘草6g 生姜3片

12剂。

二诊 2008年5月31日。上药服后,上腹部痞满明显减轻,疼痛不著,但仍纳食不多,食欲欠佳,消化迟缓,大便已正常,舌脉如前。以前方继服。

四诊 2008年7月1日。继用前方20剂后,自觉脘痞好转,未再作痛,精神好转,仍消化迟缓,纳食不多,烧心,大便有时干,舌暗,体胖。苔白,根黄白厚,脉弦细。继用前法,以前方去

黄芪、广木香，加瓜蒌15g、枳实15g。

六诊　2008年7月26日。上方服20剂，脘痞消失，纳食增加，大便正常，仍有烧心，餐后脘中稍有不适感。舌暗，稍胖，苔白，根黄白偏厚。调方如下：

太子参15g　白术12g　茯苓15g　陈皮10g　丹参15g　莪术10g　瓜蒌15g　枳实15g　姜半夏9g　黄连6g　浙贝母15g　煅瓦楞子20g　白芍12g　鸡内金15g　生薏仁30g　白花蛇舌草30g　甘草6g　生姜3片

七诊　2008年9月28日。上方服40剂。目前自觉一般情况尚可，诸症明显好转，已无明显不适，但多食后仍有消化迟缓感，大便有时干。舌暗，苔白根黄，脉弦细。继用前方加重瓜蒌为30g，另加蒲公英30g。

十五诊　2008年12月12日。以上方为主，随证加减，又服用近60余剂。目前脘中无明显不适，纳食及精神尚好，自觉消化稍有迟缓，大便正常。舌暗，苔白根黄白偏厚，脉弦细。于2008年12月3日在山西省肿瘤医院复查胃镜，镜下诊断：慢性胃炎。病理诊断（胃窦）：慢性轻度萎缩性胃炎。继用前方加减调治。

按　本例患者初诊时胃镜诊断除慢性中重度萎缩性胃炎伴肠化外，同时还胃多发息肉及食管静脉瘤。经过运用中医药进行半年的治疗，前后共服150余剂药后，临床症状明显好转，除消化稍有迟缓外，无其他不适。复查胃镜诊为慢性胃炎，不仅慢性萎缩性胃炎好转，肠化消失，而且胃多发息肉与食管静脉瘤亦得以治愈消失，疗效颇佳。

治疗过程中，白老师抓住慢性萎缩性胃炎脾虚气滞，胃络瘀阻这一基本病机，采用益气健脾，理气消痞，活血化瘀的治法，运用自拟健脾消痞汤加减进行治疗。方中用黄芪、太子参、白术、茯苓、甘草益气健脾；陈皮、半夏、广木香、砂仁以理气和胃；丹参、莪术、五灵脂活血化瘀；浙贝母、鸡内金化痰消积；白芍柔肝缓痛，白花蛇舌草清热解毒。并随证加减，化热时加黄连、蒲公英；大便干时加瓜蒌；脘痞明显加枳实；泛酸烧心加左金丸、煅瓦楞子；脘中畏冷加吴茱萸、桂枝；舌苔厚腻加生薏仁、白蔻仁。

（白宇宁 整理）

案2　慢性中度萎缩性胃炎伴重度肠化

李某，男，46岁，干部。

初诊　2011年3月18日。主因上腹部胀满疼痛2年，加重半年来诊。

患者既往有慢性胃病史，经常上腹部不适，间断发作。16年前曾行胃镜检查示：慢性浅表性胃炎。2年前上腹部胀满，伴疼痛，症状日趋明显，曾在某医院行胃镜检查，诊为：慢性萎缩性胃炎。近半年来上腹部胀满疼痛加重。于2011年3月9日我院行胃镜检查，诊为：慢性中度萎缩性胃炎伴重度肠化。病理诊断（胃窦）：中度萎缩性炎症伴重度肠上皮化生。于今日来院门诊，要求中医治疗。

刻下症见：面色萎黄，神疲乏力，上腹部胀满，夜间隐隐作痛，嗳气，餐后脘中嘈杂不适加重，脘中畏冷，纳食睡眠欠佳，大便稀，舌质暗淡，舌边齿痕，舌苔白，脉弦细。

中医诊断：痞满。

证属：脾胃虚寒，胃络瘀阻。

治法：健脾温中，化瘀通络，和胃消痞。

方用：自拟健脾消痞汤加减：

太子参 15g 炒白术 12g 茯苓 15g 陈皮 10g 姜半夏 9g 丹参 15g 莪术 10g 五灵脂 15g 浙贝母 15g 九香虫 10g 广木香 10g 砂仁 6g 炒白芍 12g 桂枝 6g 鸡内金 15g 甘草 6g 生姜 3 片

二诊 2011 年 3 月 25 日。药后自觉脘中胀满疼痛等症状减轻，纳食睡眠好转，仍饥时脘中不适，舌脉如前。继用前方 6 剂。

三诊 2011 年 4 月 8 日。目前自觉仍有脘痞隐痛，但大便好转。舌脉如前，继用前法，以前方去九香虫，加枳实 15g、黄连 5g。12 剂。

四诊 2011 年 4 月 22 日。目前脘中疼痛消失，脘痞减轻，仍觉饥时或饱时嘈杂不适，舌质暗，舌苔白，脉弦细，以前方加吴茱萸 3g、煅瓦楞子 15g。6 剂。

五诊 2011 年 4 月 29 日。脘中胀满疼痛明显好转，平时症状已不甚明显，但自觉脘中受凉后仍有不适，餐后仍有脘痞，大便偏稀。以前方去枳实，加黄芪 18g。12 剂。

此后，以上方随证加减，脘痞明显时加枳实、苏梗；脘痛明显时加檀香、九香虫、元胡；脘中畏冷明显时加炮姜，并重用吴茱萸；便溏时加山药、炒扁豆、炒薏仁；牙龈肿痛，自觉“上火”时加黄连、白花蛇舌草。至 2011 年 10 月 14 日二十四诊时，自觉脘中无明显不适，纳佳，精神尚可，大便正常。昨日本院复查胃镜示：慢性萎缩性胃炎伴肠化。病理诊断（胃窦）：轻度萎缩性炎症，伴肠上皮化生。仍以前方进退，继续调治。

按 本例患者患胃病多年，慢性萎缩性胃炎病史已有数年，初诊时临床表现为一系列脾胃虚寒，并伴有胃络瘀阻的证象，故以健脾消痞汤加桂枝、五灵脂、九香虫等健脾温中，化瘀通络，和胃消痞。经 1 个月余的治疗，临床症状明显好转，脘痞疼痛消失，纳食精神均好转。其后继续守方坚持进行调治，经半年余的用药，一般情况良好，面色好转，体重增加，复查胃镜明显好转。故对于慢性萎缩性胃炎、胃癌前病变这类疾病的治疗，一般应在症状好转后，继续坚持服药治疗，方能取得效果。

（白宇宁 白震宁 整理）

案 3 慢性萎缩性胃炎伴肠化增生

王某，女，60 岁。

初诊 2009 年 8 月 14 日。主因上腹部反复胀满 5 年，加重 1 个月来诊。

患者于 5 年前开始出现上腹部反复胀满，间断反复发作，近 1 个月多来症状日趋加重。2009 年 7 月 9 日在某医院行胃镜检查示：①反流性食管炎（Grade A）；②慢性萎缩性胃炎。病理（胃底）：胃黏膜慢性炎，部分区域呈萎缩改变，伴上皮肠化及轻度非典型增生。HP（-）。腹部 B 超示：肝囊肿。

刻下症见：上腹部胀满，脘中灼热，隐隐作痛，伴吞咽困难不顺，烧心，偶有泛酸，手足心热，口干，寐差，大小便正常。舌质暗红，苔少，脉沉弦细数。

中医诊断：痞满。

证属：肝胃阴虚，兼胃络瘀阻化热。

治法：滋养肝胃之阴，兼以调气活血清热。

方用：一贯煎加味：

沙参 15g 麦冬 15g 生地 18g 当归 12g 川楝子 10g 丹皮 10g 栀子 10g 黄连 6g 吴茱萸 3g 白芍 12g 丹参 15g 浙贝母 15g 元胡 15g 郁金 15g 枳实 15g 蒲公英 30g

甘草6g　生姜3片

6剂。

二诊　2009年8月21日。脘痞及脘中灼热较前减轻，脘痛消失，仍觉吞咽不顺，烧心，寐差。舌暗红，苔薄少而黄，脉弦细数。继用前方去元胡，加莪术10g、五灵脂15g。

三诊　2009年9月11日。上方服15剂后，目前吞咽困难好转，脘中疼痛未作，睡眠好转，仍觉脘痞，脘中灼热，口干，大便偏干。舌质暗红，苔薄而少，脉沉弦细。调方如下：

沙参15g　麦冬15g　生地18g　当归12g　白芍12g　川楝子10g　丹参15g　莪术10g　浙贝15g　黄连8g　吴茱萸3g　五灵脂15g　瓜蒌30g　枳实15g　甘草6g　生姜3片

四诊　2009年9月25日。上方服12剂，目前脘痞消失，脘痛未作，吞咽不顺及烧心感亦消失，纳食正常，睡眠尚好，但仍觉脘中有灼热感，口干，大便稍干。继用前方去五灵脂，加郁金15g、蒲公英30g、煅瓦楞子30g。

五诊　2009年10月13日。上方服用15剂，目前一般情况尚好，脘中灼热消失，但仍有时自觉烧心，偶有脘痛，嗳气，喜太息，睡眠有时差，大便正常。舌质暗，苔薄少根黄，脉沉弦细。2009年10月9日复查胃镜显示：①反流性食管炎（Grade M）；②慢性浅表性胃炎。病理（胃窦）：胃黏膜慢性炎，淋巴细胞灶状浸润。继用前法，以前方据证加减，继续调理。

按　本例患者在患慢性萎缩性胃炎伴肠化增生的同时，还伴有反流性食管炎，其治疗难度较大。治疗初期，其临床表现以胃阴亏虚为主，伴胃络瘀阻，兼有化热。故其治法以滋养胃阴为主，兼以调气活血清热。用一贯煎加白芍养阴疏肝柔肝；加丹皮、栀子、蒲公英、黄连以清其郁热；加浙贝、丹参、郁金配沙参为启膈散，并配蒲公英、黄连、吴茱萸等以治疗反流性食管炎所引起的吞咽不顺困难，烧心，灼热等症状。此外，本例患者在治疗过程中，用丹参、莪术、五灵脂、瓜蒌、煅瓦楞子等活血化瘀，化痰散结之品，以改善慢性萎缩性胃炎，胃络瘀阻，血运不畅的病理变化。本例患者前后共治疗2个月，用药近50剂，复查胃镜慢性萎缩性胃炎伴肠化增生消失，转为慢性浅表性胃炎。

（白宇宁 整理）

案4　慢性萎缩性胃炎伴肠化

史某，男，50岁。

初诊　2010年10月15日。主因上腹部疼痛半年来诊。

患者于半年前无明显原因出现上腹部疼痛胀满，日渐加重。于2010年4月23日在某医院查：血常规（-），血糖（-），血脂（-），肝功能示：总胆红素28.8μmol/L（0～20），直接胆红素3.2μmol/L（0～3），间接胆红素25.6μmol/L（1.0～17.1）。2010年4月22日某中医院胃镜示：慢性萎缩性胃炎（伴肠化）。病理示：（胃小弯）黏膜慢性炎伴萎缩，部分腺体伴肠上皮化生。曾用中西药物治疗，未见明显好转，于今日来院就诊。

刻下症见：上腹部疼痛，以晨起为主，时有脘痞，脘中有“灼热感”，无泛酸，胃脘怕凉不明显，纳一般，肠鸣，大便平素不成形，日4次，舌质暗红，苔黄白厚，脉沉细弦。

中医诊断：胃痛。

证属：脾虚气滞，胃络瘀阻，郁而化热。

立法：健脾疏肝，活血化瘀，兼清热和胃。

方用：健脾消痞汤加减：

太子参15g 炒白术12g 柴胡10g 枳实10g 广木香10g 砂仁6g 陈皮10g 姜半夏9g 茯苓15g 黄连6g 吴茱萸3g 浙贝母15g 丹参15g 莪术10g 元胡15g 甘草6g 生姜3片

8剂。

二诊 2010年10月26日。症好转,疼痛、脘痞均有减轻,纳可,舌暗红,苔黄,脉弦细。以前方去砂仁,加五灵脂15g,另加重黄连为8g。

三诊 2010年12月7日。上药服20余剂,近日自觉仍脘痞灼热,大便稀薄,纳可,寐差。舌暗红苔黄,脉弦细。调方如下:

太子参15g 茯苓15g 炒白术12g 广木香10g 砂仁6g 黄连6g 吴茱萸3g 炒白芍12g 浙贝母15g 煅瓦楞子20g 炒栀子10g 檀香6g 五灵脂15g 丹参15g 莪术10g 甘草6g 生姜3片

10剂。

四诊 2011年1月4日。目前自觉仍有脘痞作痛,灼热,大便量少,干稀不定。舌暗红,苔黄厚,脉弦细。改拟疏肝泄热,理气止痛法。处方:

柴胡20g 白芍12g 枳实15g 陈皮10g 姜半夏9g 茯苓15g 黄连6g 吴茱萸3g 丹皮10g 栀子10g 浙贝母15g 木香10g 元胡15g 丹参15g 蒲公英30g 郁金15g 甘草6g。

3剂。

五诊 2011年1月11日。脘痛明显好转,灼热消失,纳可,大便稍有不畅,舌暗,苔黄,脉弦细。2011年1月7日本院复查胃镜示:慢性浅表性胃炎。以前方去丹皮、栀子,加莪术10g、煅瓦楞子20g。10剂,继续调治。

按 本例慢性萎缩性胃炎患者,初诊时除上腹部疼痛外,尚伴有大便不成形、肠鸣、舌暗苔黄等症,故辨证为脾虚气滞,胃络瘀阻,郁而化热,治以健脾疏肝,活血化瘀,清热和胃之法。经用健脾消痞汤治疗30余剂后症状明显好转。随着脾虚症状的好转,由于郁久化热,又出现脘中灼热,苔黄厚等热象加重,故又改用疏肝泄热,理气止痛,以柴胡四逆散合化肝煎、左金丸进行治疗。由于慢性萎缩性胃炎伴肠化者,胃络瘀阻的病理变化贯穿病变的全过程,故在不同的治疗阶段,均配合活血化瘀之品,用丹参、莪术、五灵脂等。经过3个月的治疗,本例患者病情明显好转,复查胃镜,慢性萎缩性胃炎转为浅表性胃炎,肠化消失。

(王 健 整理)

胃息肉

案1 胃多发息肉,伴十二指肠多发息肉

赵某,女,50岁,干部。

初诊 2007年3月23日。主因上腹部胀满,疼痛2年来诊。

患者于2年前出现上腹部胀满、疼痛,经治迁延不愈。今日在本院行胃镜检查:①胃多发息肉;②慢性浅表性胃炎伴结节;③胃黏膜脱垂症;④十二指肠球炎伴多发息肉。

刻下症见:上腹部胀满有发堵感,伴疼痛,纳呆,嘈杂,脘中气逆,口干。精神欠佳,大便偏

干。舌暗,前半舌苔白薄少,根黄白偏厚,脉沉弦。

中医诊断:痞满。

证属:气阴不足,痰瘀阻胃。

治法:益气养胃,化痰消癥,活血通络。

方用:自拟养胃消痞汤加减:

太子参 15g 百合 30g 乌药 10g 陈皮 10g 姜半夏 9g 茯苓 15g 瓜蒌 30g 枳实 15g 丹参 15g 莪术 10g 白芍 12g 黄连 6g 吴茱萸 3g 浙贝母 15g 蒲公英 30g 甘草 6g 生姜 3 片

4 剂。

二诊 2007 年 3 月 27 日。药后上腹部胀满减轻,纳少,大便先干后稀,舌苔薄白,脉沉弦。继用前方加煅瓦楞子 20g。3 剂。

三诊 2007 年 3 月 30 日。仍有时脘痞,牵及两胁作胀不适,纳呆,自汗,乏力,大便偏稀,日行 2~3 次,舌暗红,舌苔白,脉弦细。目前证属脾虚气滞,痰瘀阻络。调方如下:

太子参 15g 炒白术 12g 茯苓 15g 陈皮 10g 姜半夏 9g 柴胡 10g 炒白术 12g 枳实 15g 浙贝母 15g 丹参 15g 莪术 10g 黄连 6g 鸡内金 15g 煅瓦楞子 20g 吴茱萸 3g 蒲公英 30g 甘草 6g 生姜 3 片

六诊 2007 年 4 月 20 日。上方加减服 17 剂,目前自觉仍有脘痞,纳差,口干,近来又觉心烦,餐后嘈杂不适,汗多,大便尚可,舌暗,苔薄白偏少,脉沉弦细。再用益气养胃,化痰消瘀法,以自拟养胃消痞汤加减:

太子参 15g 百合 30g 乌药 10g 白芍 12g 丹参 15g 莪术 10g 浙贝母 15g 煅瓦楞子 15g 乌贼骨 30g 黄连 6g 吴茱萸 3g 枳实 15g 蒲公英 30g 陈皮 10g 甘草 6g 生姜 3 片

八诊 2007 年 5 月 8 日。上方服 10 剂,自觉症状明显减轻,脘中痞满气逆好转,疼痛消失,纳食增加,嘈杂减,精神尚好,大便正常,仍寐欠佳。继用前法。以前方随证分别加入郁金、白术、山药、砂仁、生薏仁、麦冬、三棱、三七粉、炮山甲、五灵脂、九香虫、刺猬皮、生牡蛎、佛手、瓜蒌、半夏、浮小麦等。

三十八诊 2007 年 12 月 10 日。上方加减,服 168 剂,目前一般情况可,纳食二便正常,但仍有时感脘中痞满,似有气上逆。舌暗,苔白,脉弦。调方如下:

太子参 15g 白术 10g 茯苓 15g 百合 30g 乌药 10g 丹参 15g 莪术 10g 瓜蒌 30g 姜半夏 9g 黄连 6g 砂仁 6g 山慈菇 10g 白芍 12g 鸡内金 15g 浙贝母 15g 煅瓦楞子 20g 枳实 15g 甘草 6g 生姜 3 片

6 剂。

三十九诊 2007 年 12 月 17 日。近自觉“上火”,口唇生疮,脘中不适,痞满,嘈杂,大便尚可。舌质暗红,舌苔薄白少,脉沉弦细。继用前方去白术、茯苓、砂仁,加麦冬 15g、蒲公英 30g。

四十四诊 2008 年 3 月 24 日。上方加减服 34 剂,出汗减少,纳食精神可,自觉口臭口苦,有时脘中不适,舌暗,苔白微黄,脉弦。调方以化痰消瘀为主,处方:

太子参 15g 丹参 15g 莪术 10g 白芍 12g 枳实 15g 浙贝母 15g 五灵脂 15g 煅瓦楞子 15g 瓜蒌 30g 姜半夏 9g 黄连 8g 陈皮 10g 鸡内金 15g 蒲公英 30g 甘草 6g 生姜 3 片

五十三诊 2008 年 7 月 18。以上方加减服 38 剂。近日外出饮食不慎,即感脘中不适明显,自觉脘痞,胸闷,大便干,纳尚可。舌暗,苔白微黄,脉沉弦细。仍以上方去五灵脂、煅瓦楞子,加生薏仁 30g、郁金 15g。

六十三诊 2009 年 3 月 20 日。上方服 56 剂。自觉脘中不适诸症均明显好转,嘈杂减轻。但近因情志不畅自觉胸闷,牵及两胁作胀,纳食尚可。于 2009 年 3 月 19 日市中心医院复查胃镜示:黏膜未见异常。改拟疏肝理气和胃剂继续调理。

按 近年来胃息肉在临床发病有逐渐增多趋势,为临床难治性疾病。本例患者患胃多发息肉,于胃体、胃底,可见散在的 20 余个息肉,5mm×5mm。并于十二指肠球部可见数个小息肉。中医辨证属气阴不足,痰瘀互结。采用太子参、百合、乌药益气养胃;半夏、瓜蒌、浙贝、煅瓦楞子、鸡内金化痰消积;丹参、莪术活血化瘀;配左金丸合蒲公英清热和胃,治其嘈杂;枳实、乌药、陈皮理气消痞,以气行则血行,用药后症状很快得以好转。在其后的治疗中,一方面配合白术、山药、砂仁、茯苓等健脾和胃,一方面配三棱、山慈菇、三七、炮甲珠、五灵脂、九香虫等化瘀消癥,最后得以临床治愈。经过长期坚持治疗,不仅胃多发息肉和十二指肠多发息肉得以治愈,而且胃黏膜脱垂、食管炎以及慢性浅表性胃炎伴结节均得以痊愈。但本病疗程较长,运用中医药治疗需坚持治疗较长时间才能取效。

(白震宁 王海萍 整理)

案 2 胃窦息肉

赵某,女,54 岁,干部。

初诊 2008 年 10 月 21 日。主因上腹部胀满不适 3 个月来诊。

患者于 3 个月前无明显原因出现上腹部不适,时有胀满,经用中西药治疗未见效果。2008 年 10 月 14 日在阳泉第一医院行胃镜检查,诊为:①慢性浅表性胃炎;②胃窦息肉(胃窦呈花斑样改变,窦区大弯侧可见黄豆样大小息肉隆起)。病理(胃窦):管状腺瘤,伴淋巴细胞增生。

刻下症见:上腹部胀满不适,伴烧心,脘中灼热,嗳气,口干口黏,大便偏干,舌质暗,苔黄白偏厚,中心苔少,脉沉弦。

中医诊断:痞满。

证属:痰瘀阻胃,兼胃阴耗伤。

治法:化痰消瘀,兼养阴益胃。

处方:太子参 15g 麦冬 15g 姜半夏 9g 生白芍 12g 黄连 6g 吴茱萸 3g 浙贝 15g 乌贼骨 30g 丹参 15g 莪术 10g 砂仁 6g 瓜蒌 30g 生薏仁 30g 蒲公英 30g 鸡内金 15g 甘草 6g 生姜 3 片

10 剂。

二诊 2008 年 11 月 7 日。上腹部胀满明显好转,嗳气减,纳佳,仍感脘中灼热,烧心,大便偏干,矢气少,舌红,苔白,中根黄厚,脉沉。继用前法,以前方去麦冬、砂仁、半夏,加丹皮 10g,栀子 10g,枳实 15g。10 剂。

三诊 2008 年 11 月 21 日。药后脘痞消失,但自觉饥饿时烧心,有时脘中作痛,有时恶心,纳可,大便干,舌质红,苔白根黄偏厚,脉沉。处方:

太子参 15g 丹参 15g 莪术 10g 白芍 12g 浙贝母 15g 煅瓦楞子 30g 黄连 6g 吴茱萸 3g 瓜蒌 30g 陈皮 10g 枳实 15g 姜半夏 9g 蒲公英 30g 竹茹 15g 生栀子 10g 五灵脂 15g 甘草 6g 生姜 3 片

四诊 2009年3月2日。上方服40余剂，自觉诸证减轻，近几天又觉烧心，口臭，口干，口黏，舌质红，苔白根黄偏厚，脉沉。继用前方，调方如下：

太子参15g 陈皮10g 姜半夏9g 茯苓15g 黄连6g 吴茱萸3g 枳实15g 浙贝15g 乌贼骨30g 白芍12g 蒲公英30g 丹参15g 莪术10g 栀子10g 瓜蒌30g 甘草6g 生姜3片

10剂。

五诊 2009年3月16日。药后脘中灼热好转，纳食正常，仍口干，舌质红，苔白，根黄白厚，脉沉。继用前法。以前方加煅瓦楞子20g，14剂。

至2009年3月30日复查胃镜示：慢性浅表性胃炎（原胃窦息肉消失）。患者自觉一般情况良好，无明显不适，舌红，苔黄白，脉沉。继用前方进退，去丹皮，加五灵脂15g。14剂。

按 胃息肉在临床颇为常见。本病初起病在气分，日久化生痰浊，由于气滞痰浊日久影响胃之血液运行，使胃络瘀阻，渐至痰瘀互结，而成息肉。故其治疗重点应以化痰散结配合活血化瘀为法。但在具体治疗时应注意：一是痰瘀互结的同时，有无伴有正虚的倾向，如脾气虚弱，或胃阴亏虚。如正虚邪实，即当配合益气健脾或养阴益胃。二是密切观察病机变化，在痰瘀互结的同时有无化热或寒化的趋势，如化热则配清解郁热，如寒化则配合温中散寒，寒热夹杂则须寒热并调。本例胃窦息肉，为痰瘀互结，耗伤胃阴，故以太子参、麦冬，白芍养阴益胃；以浙贝、瓜蒌、半夏、乌贼骨、鸡内金等化痰消积；以丹参、莪术化瘀活血；用左金丸治烧心；生薏仁渗湿除痹。经用药后症减，胃阴得以恢复，但有化热趋势，故加丹皮、栀子以清其郁热，加五灵脂一以止痛，一以加强活血化瘀之功。其后又据证酌情加煅瓦楞子以化痰散结。前后共用药80余剂，共治疗5个月，胃窦息肉得以消失，临床治愈。

（白震宁 王海萍 整理）

消化性溃疡

案1 老年性胃、十二指肠复合溃疡

林某，男，71岁，退休干部。

初诊 2012年7月16日。主因上腹部疼痛1个月余来诊。

患者于2012年6月初因饮食不慎出现上腹部疼痛，自服疏肝和胃丸、三九胃泰等成药无效，于2012年6月28日本院胃镜示：胃、十二指肠复合溃疡（H_1），HP（++）。因该患者对西药奥美拉唑等质子泵抑制剂和H_2受体拮抗剂过敏，故不能用西药治疗。于今日上午来门诊要求中医治疗。

刻下症见：上腹部疼痛，时有嗳气，心烦易怒，口干，午后为甚，自汗多，脘中喜暖，大便不畅，小便正常。舌质暗红，舌苔薄黄而少欠润，脉沉弦。

中医诊断：胃痛。

证属：肝胃阴虚。

治法：滋阴疏肝，养胃和中，制酸止痛。

方用：一贯煎加味：

沙参15g 麦冬15g 生地15g 当归12g 白芍12g 元胡15g 川楝子10g 黄连6g

吴茱萸 3g 浙贝 15g 乌贼骨 30g 丹参 15g 砂仁 6g 白及 30g 蒲公英 30g 甘草 6g 生姜 3 片

6 剂。

二诊 2012 年 7 月 23 日。药后上腹部疼痛减轻,大便较前畅快,舌脉如前,继用前方,6 剂。

三诊 2012 年 7 月 30 日。目前自觉偶有上腹部疼痛,口干及心烦易怒消失,汗出好转,舌质暗,苔白根厚,脉沉弦。改拟养胃和中法,以养胃消痞汤加减:

太子参 15g 麦冬 15g 百合 30g 乌药 10g 丹参 15g 五灵脂 15g 白芍 12g 浙贝 15g 乌贼骨 30g 蒲公英 30g 白及 20g 黄连 6g 吴茱萸 3g 元胡 15g 川楝子 10g 甘草 6g 生姜 3 片

6 剂。

四诊 2012 年 8 月 6 日。药后上腹部疼痛消失,1 周来脘痛未作,纳可,大便偏干。舌质暗,苔薄白而少,根黄白而厚,脉沉弦。继用前法,以前方继服。

七诊 2012 年 8 月 27 日。以上方随证加减,再服 18 剂,目前自觉脘中偶有不适,纳佳,大便先干后软,近又稍有咳嗽。舌质暗,苔薄白而少,根偏厚,脉沉弦。2012 年 8 月 21 日本院复查胃镜示:慢性浅表性胃炎。以前方去太子参、丹参、五灵脂,加炙枇杷叶 10g、前胡 10g,继续调理。6 剂。

按 本例患者属老年性胃及十二指肠复合溃疡,因患者对奥美拉唑等西药过敏,故单纯采用中药进行治疗。初诊时表现为肝胃阴虚为主,故以一贯煎加养胃和中,制酸止痛之品,药后症状很快好转。其后肝阴虚症状消失后,则改用养胃消痞汤滋养胃阴,加制酸止痛之品,再服 24 剂后症状消失,复查胃镜胃十二指肠复合溃疡得到治愈。在治疗过程中密切注意证候的转化,除注意养胃扶正及制酸止痛外,同时酌加活血化瘀之品如丹参、五灵脂等,以促进老年人胃之血运,促进溃疡愈合。

(王海萍、白 煜 整理)

案 2 幽门管溃疡

康某,女,58 岁。

初诊 2010 年 7 月 26 日。主因间断上腹部反复疼痛不适 10 余年,加重半年余来诊。

患者于 10 年前无明显诱因出现上腹部反复疼痛不适,近半年多来上腹部疼痛加重。于 2010 年 1 月 27 日在某医院胃镜检查示:幽门管溃疡(A_2 期)。予抗 HP、抑制胃酸分泌及保护胃黏膜治疗。因用药治疗无明显效果,要求中医治疗。

刻下症见:上腹部疼痛,牵及后背,夜间或饥饿时疼痛加重,餐后上腹部痞满不适,脘中自觉灼热,反酸,烧心不甚,纳少,胃脘稍怕凉,口中咸,大便 2 日一行,为黄色软便,舌质暗红,苔白根厚,脉沉弦细。

既往史:颈椎病。

中医诊断:胃痛。

证属:肝胃失和,郁久化热。

治法:疏肝和胃降逆,理气清热止痛。

方用:自拟四二调胃汤合左金丸、乌贝散、金铃子散加减:

柴胡10g　生白芍12g　枳实15g　陈皮10g　姜半夏9g　茯苓15g　黄连8g　吴茱萸3g　浙贝母15g　乌贼骨30g　蒲公英30g　元胡15g　川楝子10g　郁金15g　白及20g　生姜3片

5剂。

二诊　2010年8月2日。药后上腹部痞满疼痛减轻，仍有脘中不适感，后半夜脘痛，背痛明显，脘中畏冷减，纳少，大便不畅。舌暗，苔白根黄，脉沉弦。考虑目前证属气滞血瘀，改用理气活血，通络止痛。处方：

柴胡10g　白芍12g　枳实15g　丹参15g　檀香6g　五灵脂15g　陈皮10g　姜半夏9g　砂仁6g　瓜蒌20g　黄连8g　浙贝母15g　蒲公英30g　乌贼骨30g　元胡15g　吴茱萸3g　白及30g　甘草6g　生姜3片

6剂。

三诊　2010年8月9日。诸症好转，背痛明显减轻，餐后胃脘部隐痛，嗳气，脘中"沉重感"，纳少，夜间口干，大便日1~2次，成形，舌暗红，苔黄稍厚，脉沉弦。2010年8月3日本院胃镜示：①慢性浅表性胃炎；②幽门管溃疡(H_2)。调方如下：

太子参15g　陈皮10g　姜半夏9g　茯苓15g　枳实15g　黄连6g　吴茱萸3g　浙贝母15g　丹参15g　黄芩10g　元胡15g　乌贼骨30g　白及20g　苏木10g　五灵脂15g　蒲公英30g　白芍12g　甘草6g　生姜3片

6剂。

四诊　2010年8月16日。仍觉晚上胃脘疼痛，伴背疼，舌质暗，苔白，脉沉弦。以前方去黄芩，加砂仁6g、檀香6g，加重黄连为8g。6剂。

五诊　2010年8月23日。胃脘疼痛较前好转，背痛亦减，餐后脘痞。舌红苔薄，根黄白厚，脉沉弦细。继用前法，以前方加麦冬15g，再服6剂后停药。

六诊　2011年7月11日。近2个月来上腹部疼痛较甚，夜间加重，牵引后背亦痛，纳欠佳，大便尚可。舌质暗，苔薄黄，脉沉涩。2周前胃镜检查示：原幽门管溃疡好转。考虑目前属瘀血阻胃，治宜活血化瘀，兼理气止痛。处方：

太子参15g　丹参15g　檀香6g　砂仁6g　莪术10g　五灵脂15g　没药10g　白芍12g　九香虫10g　元胡15g　川楝子10g　浙贝母15g　煅瓦楞子20g　黄连6g　吴茱萸3g　甘草6g　生姜3片

七诊　2011年7月18日。上药服5剂后，目前上腹部疼痛明显好转，仅偶有晚上作痛，舌脉同前，继用前方。6剂。

八诊　2011年7月25日。药后上腹部疼痛未再发作，脘中稍有不适，但又觉"上火"，痔疮作痛，舌质暗，苔白，脉沉涩。继用前方去九香虫、砂仁、檀香，加蒲公英30g，再服10余剂后，症状消失，停药。

按　本例患者患慢性胃病10余年，其病机已经发生了明显转化。初诊时辨为肝胃失和，兼有化热，治以疏肝和胃，清热降逆，兼以理气止痛。药后症状虽有减轻，但仍疼痛明显，牵引后背，且后半夜加重，考虑证属气滞血瘀，而加用化瘀止痛之品，药后症状明显好转，服药30余剂后，症状消失。1年后，病情反复，仍有牵及后背及夜间疼痛的症状特点，故辨证属瘀血阻胃，治以活血化瘀止痛之剂后，症状明显好转，前后服用20余剂后，症状消失，病情得以控制，随访至今，未再复发。

《增评柳选四家医案》云："肝胃气痛，痛久则气血瘀凝"。《临证指南医案·胃脘痛》亦云:"初病在经,久病入络,以经主气,络主血,则知其治气治血之当然。凡气既久阻,血亦应病,循行之脉络自痹"。前贤这些论述,直到今天,仍有十分重要的临床意义。

(王 健 整理)

案3 十二指肠球部线状溃疡

张某,女,35岁。

初诊 2010年10月19日。主因脘痞伴烧心3年,加重1个月就诊。

患者平素喜食辛辣,3年前出现脘痞,吐酸,烧心,近1个月来症状逐渐加重,因用药治疗无明显效果,要求中医治疗。

刻下症见:脘痞,吐酸,烧心,脘中灼热,伴嗳气,咽中有白痰,纳少,睡眠差,时有口干、口苦,大便偏干,2~3日一行。舌红,苔薄,舌面有裂纹,脉沉细略数。

中医诊断:痞满。

证属:胃气郁结,化热伤阴。

治法:和中消痞,养阴清热。

方用:养胃消痞汤加减:

太子参15g 麦冬15g 瓜蒌30g 枳实15g 黄连6g 吴茱萸3g 浙贝母15g 煅瓦楞子20g 郁金15g 生白芍12g 陈皮10g 蒲公英30g 合欢花15g 鸡内金15g 甘草6g 生姜3片

3剂。

二诊 2010年10月22日。今日我院胃镜示:①慢性浅表性胃炎;②十二指肠球部溃疡(大弯长条溃疡,长约5cm)。自觉吐酸、脘痞减,仍烧心,脘中灼热,大便好转。舌红,苔薄少,脉沉细略数。调方如下:

太子参15g 麦冬15g 百合30g 乌药10g 白芍12g 枳实15g 瓜蒌30g 姜半夏9g 黄连6g 吴茱萸3g 浙贝母15g 乌贼骨30g 蒲公英30g 白及20g 炒栀子10g 甘草6g 生姜3片

6剂。同时服用奥美拉唑胶囊。

三诊 2010年11月5日。目前一般情况好,纳可,脘中灼热消失,偶脘痞,大便干,寐差,舌红,苔白薄,脉弦细。继用前法,以前方去栀子,加重黄连为8g,另加合欢皮20g。6剂。

九诊 2010年12月14日。以上方随证加减,上药共服30剂。今日我院胃镜示:①慢性浅表性胃炎。②十二指肠球部可见溃疡瘢痕。近几日脘中隐痛,痞满,嗳气,脘中灼热,纳可,大便偏干。舌边尖红,苔白,中有裂纹,脉弦细。继用前法,调方如下:

太子参15g 麦冬15g 百合30g 乌药10g 生白芍12g 浙贝母15g 乌贼骨30g 煅瓦楞子15g 丹参15g 黄连8g 吴茱萸3g 五灵脂15g 枳实15g 瓜蒌30g 蒲公英30g 甘草6g 合欢皮15g 生姜3片

6剂。

十诊 2010年12月21日。近日脘中气逆,隐痛,痞满,寐差,大便偏干,自觉身热汗出,心烦易怒,头晕。舌红有裂纹,苔白微黄根黄,脉弦细。调方如下:

沙参15g 麦冬15g 生地24g 当归12g 生白芍12g 川楝子10g 元胡15g 郁金15g 浙贝母15g 乌贼骨30g 五灵脂15g 枳实15g 黄连8g 吴茱萸3g 合欢皮20g 蒲

公英30g　甘草6g　生姜3片

3剂。

十一诊　2010年12月24日。诸症减,上方加丹皮15g、白及10g。4剂。

十二诊　2010年12月28日。目前脘痛及痞满基本消失,仍寐欠佳,痰不利,肠鸣,大便偏干,舌尖红,苔薄,脉沉弦细。继用前法,以前方继服。再服6剂后停药。

按　患者由于长期饮食不节,导致脾胃运化失职,清阳不升,浊阴不降,中焦气机阻滞,升降失司,出现脘痞、嗳气;气郁日久化热,故见吐酸、烧心、口苦、舌红;郁热耗伤胃阴,则口干、咽中不适、舌面有裂纹;阴虚液耗,肠道失润,故大便干;气机郁滞,气结则津液不得输布,聚而为痰,故咽中有白痰。证属胃气郁结,化热伤阴证。方用白老师自拟养胃消痞汤加减。方中以太子参、麦冬、百合滋养胃阴;白芍柔肝敛阴;乌药、枳实、陈皮理气消胀;瓜蒌、浙贝母、半夏化痰降逆消痞;黄连、蒲公英、栀子消其郁热;黄连配吴茱萸为左金丸,浙贝母配乌贼骨为乌贝散,均有和胃制酸,促进溃疡愈合之作用。经前后治疗2个月,用药50剂后,临床症状明显好转。其后又因出现肝胃阴虚之证候,而改用一贯煎加味,再服10余剂症状消失。

（王　健 整理）

案4　幽门管溃疡,胃息肉

吴某,女,48岁。

初诊　2010年12月6日。主因间断上腹部疼痛5年来诊。

患者既往有胆囊切除术病史,近5年来反复上腹部疼痛,经用中西药物治疗未见好转,于今日来院门诊要求中医治疗。今日行电子胃镜示:幽门管溃疡,胃息肉。

刻下症见:上腹部疼痛,以夜间及餐后疼痛为甚,脘痞,泛酸,烧心,纳呆,精神欠佳,大便偏干不畅。舌质暗红,苔薄白,前半舌有裂纹,脉沉弦细。

中医诊断:胃痛。

证属:气阴两虚,兼胃络瘀阻。

治法:益气养阴,佐化瘀止痛。

方用:养胃消痞汤合金铃子散、乌贝散加减:

太子参15g　麦冬15g　白芍12g　元胡15g　百合30g　乌药10g　川楝子10g　当归12g　丹参15g　生地15g　浙贝15g　乌贼骨30g　白及20g　蒲公英30g　黄连6g　吴茱萸3g　甘草6g　生姜3片

二诊　2010年12月20日。上方服用12剂,目前自觉脘痛稍减轻,但仍感上腹部夜间痛,脘痞,精神较前好转,纳食增加,泛酸烧心好转,舌质暗,苔薄白,脉沉弦。继用养胃消痞汤加味:

太子参15g　麦冬15g　百合30g　乌药10g　丹参15g　莪术10g　郁金15g　浙贝15g　五灵脂15g　黄连6g　吴茱萸3g　白及20g　煅瓦楞子20g　生白芍12g　合欢皮20g　甘草6g　生姜3片

三诊　2011年1月10日。上方服用18剂,目前自觉诸症好转,但仍感上腹部夜间痛,大便不畅。舌质暗,苔薄白有裂纹,脉沉弦。今日复查胃镜示:慢性浅表性胃炎。继用前方加九香虫10g。

四诊　2011年2月21日。患者自诉以上方再服12剂后,症状消失,一般情况良好,纳食

正常,后即停药。近半个月来因情志失畅又出现胃脘胀满不适,偶有脘痛,纳食精神欠佳,舌质红,苔白微黄,脉沉弦。调方如下:

柴胡10g 白芍12g 枳实15g 陈皮10g 姜半夏9g 黄连6g 吴茱萸3g 浙贝15g 瓜蒌30g 蒲公英30g 元胡15g 鸡内金15g 苏梗10g 郁金15g 甘草6g 生姜3片

继续调理。

五诊 2011年5月23日。以上方再服30余剂后,症状消失而停药,近日餐后2小时脘中不适。舌质暗,苔白微黄,稍有裂纹,脉沉弦。仍以疏肝和胃为主。以前方去苏梗、元胡,加太子参15g、砂仁6g、煅瓦楞子20g。6剂。继续调理。

按 本例患者反复胃痛5年,其病机较为复杂,初诊时一方面表现为气阴两虚,另一方面又伴有胃络瘀阻的证候,故治疗以益气养阴为主,佐以化瘀止痛。方用养胃消痞汤加减,方中以太子参、麦冬、白芍、百合等益气养阴;丹参、莪术、五灵脂、九香虫等化瘀止痛;配左金丸、乌贝散以制酸促进溃疡愈合;加乌药、郁金、川楝子以调气,理气而不伤阴;加煅瓦楞子消痰化瘀,软坚散结,制酸止痛;白及收敛止血,消肿生肌,均可促进溃疡之愈合。经用药30余剂后,诸症好转,溃疡消失。其后患者病情又有两次反复,经用疏肝和胃、制酸止痛法后,症状均消失,使多年胃病得以临床治愈。

(王美玲 整理)

痞 满

案1 痞满

任某,女,74岁,家庭妇女。

初诊 1983年2月5日。主因上腹部反复胀满3年余,加重2个月来诊。

患者于3年多前因情志不舒出现上腹部胀满,此后经常反复发作,每于恼怒生气时诱发,经多方求治不愈。近2个月来症状加重,于今日上午来院门诊,要求中医治疗。

刻下症见:上腹部痞满胀甚,纳食难下,嗳气,烧心,心烦,失眠,口干苦,大便不规律,舌质红,舌苔黄厚,脉弦滑。

中医诊断:痞满。

证属:肝气犯胃,郁而化热,胃失和降。

治法:疏肝和胃,清热消痞。

方用:四二调胃汤合小陷胸汤:

柴胡10g 白芍12g 枳实15g 青陈皮各10g 郁金15g 瓜蒌20g 半夏10g 黄连6g 川楝子10g 茯苓15g 吴茱萸3g 焦三仙各15g 甘草6g 生姜3片

二诊 1983年5月4日。患者自诉服上药3剂后,上腹部胀满大减,纳食增加,大便亦正常,精神睡眠好转,病去七八,又按原方再服3剂后,症状基本消失,能做一般家务活动。近10天来,因饮食不慎,上腹部又觉稍有胀满不适,纳食尚可,二便调,口干稍苦,舌苔微黄,脉滑。继用前法,以前方加鸡内金15g,继服以善其后。

按 痞满一症,前人论之甚详,其形成原因大体有如下方面:一是感受外邪,表邪入里,或误下伤中,邪气内陷,结于胃脘,中焦气机受阻;二是饮食积滞,痰湿中阻,气机阻滞;三是抑郁恼怒,肝失疏泄,乘脾犯胃,如《景岳全书·痞满》所云:"怒气暴伤,肝气未平而痞。"《证治汇补·痞满》亦云:"暴怒伤肝,气逆而痞。"本例患者即因情志不遂,肝郁气滞,肝气犯胃,郁而化热,胃失和降,而出现痞满,烧心,嗳气,心烦,失眠等症。故用四二调胃汤合小陷胸汤以疏肝解郁,清热消痞,和胃降逆而取得良好的效果。

(白宇宁 白 煜 整理)

案2 痞满

李某,男性,22岁,学生。

初诊 2008年4月8日。主因上腹部胀满不适1年,加重1天来诊。

患者于1年前因贪凉饮冷后出现上腹部胀满疼痛,当时未予以重视和治疗。之后症状反复发作,伴有纳呆,自觉脘中有水饮停滞,每于自行呕吐后可缓解(呕吐物为酸性物),受凉后感脘中疼痛明显。1天前运动后喝碳酸饮料后上述症状又作,故来院门诊。

刻下症见:脘中胀满,明显畏凉,伴脘中有振水音,纳呆,大便日一行,质可,舌暗淡,苔白根厚,脉沉细。

中医诊断:痞满。

证属:中焦虚寒,饮留于胃,浊阴上逆。

治法:温中化饮,降逆止呕。

方用:吴茱萸汤、小半夏汤合苓桂术甘汤加减:

党参15g 吴茱萸10g 生姜3片,半夏18g 陈皮10g 茯苓20g 桂枝6g 白术10g 枳实15g 瓜蒌30g 黄连6g 浙贝母15g 砂仁6g 干姜10g 乌贼骨30g 甘草6g

二诊 2008年4月11日。服上药3剂后,疼痛胀满消失,脘中振水音消失,仍感纳呆,但大便偏稀,舌淡红,苔白根厚,脉沉细数。继用前法,以前方去乌贼骨,瓜蒌减为15g,加用鸡内金15g、苏梗10g消食理气。

三诊 2008年4月15日。上药服4剂后仍有上腹部疼痛,胀满间作,有时呕吐,舌淡,苔白根厚,脉沉细。继用前法,调方如下:

党参15g 吴茱萸10g 半夏18g 陈皮10g 茯苓15g 桂枝6g 白术10g 枳实15g 砂仁6g 高良姜10g 香附10g 白芍12g 元胡15g 五灵脂15g 浙贝母15g 甘草6g 生姜3片

四诊 2008年4月24日。患者自诉上药服7剂后症状基本消失。继用前方,以善其后。

按 患者1年来反复出现脘中胀满疼痛,纳呆、呕吐酸性物等症状,每次发病前都有受凉的病史。寒邪反复客胃,日久脾胃中阳受损,脾胃阳虚,失于运化,水液停滞,内生水湿,日久聚而为饮,留滞中焦,则见脘中胀满疼痛;饮邪壅滞胃腑,胃失受纳,则见纳呆;胃气上逆,则见呕吐酸性物。正如《素问·举痛论》说"寒气客于肠胃,厥逆上出,故痛而呕也"。方用吴茱萸汤、小半夏汤合苓桂术甘汤加减;方中吴茱萸、生姜温胃散寒,降逆止呕;党参补脾益气,以复中虚;半夏降逆止呕,和生姜配伍为小半夏汤,治诸呕吐,谷不得下者;配伍陈皮理气化湿,茯苓渗淡利湿;桂枝温阳降逆,并助茯苓化气以行水;白术健脾燥湿,使中焦健运;炙甘草,调和诸药。上四药合为苓桂术甘汤,具有温阳化饮,健脾利湿之功。加用砂仁、干姜温中化饮;枳实、瓜蒌理气除胀;浙贝、乌贼骨止酸止呕,配少量黄连以防化热。诸药合用,共凑温中补虚,降逆止呕之效。前后服药近20剂后症状消失。

《金匮要略》曰："病痰饮者，当以温药和之"。本例患者之痞满疼痛为中焦虚寒，饮邪上逆所致，故其治疗应一方面温化寒饮，一方面健运脾胃，恢复脾胃阳气。痰饮产生的根源在于脾胃，健运脾胃，脾胃运化功能得以恢复，则可杜绝痰饮的生成，故健运脾胃为治疗痰饮的根本。

（王洪艳 整理）

纳　呆

郭某，男性，70岁，退休干部。

初诊　2008年2月15日。主因不思饮食3个月来诊。

患者既往有"胆结石"史。3个月前因情志不舒，恼怒，生气后出现不思饮食，纳食不馨，自服疏肝健脾消食药物后略有好转，但停药后仍不思饮食，目前再服用健脾消食药则无效，于今日来院门诊。

刻下症见：患者自诉脘中无饥饿感，无食欲，伴有嗳气、矢气多，时感脘中有灼热感，消化迟缓，大便2~3日一行，质可，通畅，夜间口干明显，舌质红，前半舌少苔、有裂纹，根黄微厚，脉沉弦数。

中医诊断：纳呆。

证属：肝胃阴虚，气郁化热。

治法：滋阴疏肝，清热和中。

方用：一贯煎加减：

沙参12g　麦冬12g　生地15g　当归12g　川楝子10g　百合30g　乌药10g　白芍12g　炒栀子10g　黄连6g　吴茱萸3g　鸡内金30g　枳实15g　陈皮10g　郁金15g　甘草6g　生姜3片

二诊　2008年2月22日。上药服7剂后，纳稍增，大便1~2天一行，舌质红，前半舌少苔、有裂纹，脉沉。继用前法，以前方去百合、乌药，加瓜蒌30g、蒲公英30g、青皮10g。

三诊　2008年2月26日。上药服4剂后纳食增加，脘中灼热减，大便日行一次，偶稀，舌红苔少裂纹，脉沉弦。继用前法，调方如下：

沙参15g　麦冬12g　生地15g　当归12g　川楝子10g　白芍12g　栀子10g　黄连6g　吴茱萸3g　鸡内金15g　枳实15g　浙贝15g　乌贼骨30g　陈皮10g　甘草6g　生姜3片

再服4剂后诸症明显好转，纳食恢复正常。

按　患者老年男性，发病前曾有明显的情志失畅，恼怒生气病史。由于肝气郁结，横逆犯脾胃，脾失健运，胃失受纳，则出现纳呆，脘中无饥饿感；肝郁犯胃，胃失和降，故见嗳气；肝气郁结日久化火，故脘中有灼热感；化火伤阴，加之患者自服疏肝药物日久耗伤阴津，形成肝胃阴虚，气郁化热之证。治疗以滋养肝胃之阴，兼疏肝理气清热。方用一贯煎滋阴疏肝；加百合、乌药以养胃阴，兼以调气；加栀子、黄连清肝胃之火、佐以吴茱萸以防苦寒太过；兼加陈皮、枳实、郁金以加强疏肝理气之功；加鸡内金以消食。上药服10余剂后症状明显好转，其后据证加减再服数剂而痊愈。

一般认为纳呆多属脾胃虚弱，或饮食积滞所致。肝胃阴虚，郁而化火者多认为应易饥，鲜有描述纳呆者。本例患者就其病史及临床表现来分析，属于肝郁日久化火伤阴，运用滋阴疏肝，兼以清热之法而获效，说明肝胃阴虚亦可致纳呆。

（王洪艳 整理）

膈肌痉挛

案1　膈肌痉挛

张某，男，72岁。

初诊　2007年12月21日。主因呃逆持续发作4天来诊。

患者既往有高血压病、糖尿病史，4天前因饮食不慎出现呃逆，持续发作，曾在某医院诊治，用针灸、甲氧氯普胺及镇静药（不详）治疗，未见好转，于今日上午来院门诊，要求中医治疗。

刻下症见：呃逆持续发作，夜间亦有呃逆，以致夜间不得眠，自觉脘中有气上逆，纳食欠佳，咽中痰多不利，大便2日一行，不干。舌质暗，舌苔黄而厚，欠润，脉弦数。

中医诊断：呃逆。

证属：痰热阻胃，胃气上逆，胃津不足。

治法：清化痰热，和胃护津，降气止呃。

方用：黄连温胆汤合旋覆代赭汤加减：

陈皮10g　姜半夏9g　枳实15g　竹茹15g　黄连6g　栀子10g　白芍12g　瓜蒌30g　旋覆花10g　代赭石18g　麦冬24g　炙杷叶10g　郁金15g　川楝子10g　柿蒂10g　刀豆子15g　甘草6g　生姜3片

4剂。

二诊　2007年12月25日。药后症状明显好转，呃逆基本消失，偶有一次，脘中气逆消失，夜间睡眠平稳，纳食好转，大便正常，仍觉咽中有痰不利，舌暗，苔白，脉弦。继用清热化痰，和胃降逆法，调方如下：

太子参15g　陈皮10g　姜半夏15g　茯苓15g　枳实15g　竹茹15g　瓜蒌20g　黄连6g　柿蒂10g　白芍12g　郁金15g　川楝子10g　炙杷叶10g　麦冬15g　甘草6g　生姜3片

3剂。

药后呃逆消失，未再发作。

按　本例患者呃逆持续发作4天，初诊时症见痰多，苔黄厚，脉弦数，故证属痰热阻胃，胃失和降，用黄连温胆汤合旋覆代赭汤一方面清化痰热，一方面降气止呃；同时加郁金、川楝子、柿蒂、刀豆子、炙杷叶等以加强降气止呃之效；加白芍、麦冬以护阴生津；加栀子以加强清热之效；加瓜蒌以宽胸化痰，降气利膈。药后呃逆基本消失，考虑患者年高，呃逆日久耗伤气阴，故以前方去旋覆花、赭石、栀子、刀豆子等，加太子参、麦冬等益气养阴之品，继续调理，很快得愈。

值得注意的是，呃逆一证，为胃气上逆动膈所致，膈与肺相连，呃逆发作之时，胃气上逆，触动膈间不利之气，以及肺间不利之气，故而呃呃连声。白老师认为治疗呃逆一方面要治胃，如用温胆、旋覆代赭之类以和胃降逆，降气平呃；另一方面要治肺与膈，即用肃降肺气之品，临床常用瓜蒌、杏仁、郁金、炙杷叶等。

（白震宁、王海萍 整理）

案2 膈肌痉挛

庞某,男,56岁。

初诊 2007年7月30日。主因持续呃逆3天来诊。

患者于2007年7月4日因不慎摔倒后出现脑出血,在本院住院治疗后,于2007年7月17日出院。出院后继续用药治疗,后因牙痛用甲硝唑等治疗,服药后出现干恶心,烧心。3天前又出现呃逆,持续不断,自服多潘立酮、甲氧氯普胺等药无效,于今日上午来院门诊。

刻下症见:呃逆连声,持续不断,伴干恶心,嗳气,烧心,泛酸,纳呆,脐腹部胀满较甚,大便数日一行,量少不畅。查体:腹软,肝脾未及,腹部压痛(-),腹中未及包块,脐腹部叩之呈鼓音。舌质暗,苔白,根黄白厚,脉沉弦。

中医诊断:呃逆。

证属:小肠气滞,腑气不通,胃气上逆。

治法:理气通腑,和胃降逆。

方用:小承气汤合黄连温胆汤加减:

生大黄10g 枳实15g 川朴15g 广木香10g 大腹皮30g 炒莱菔子30g 陈皮10g 姜半夏9g 茯苓15g 竹茹15g 黄连6g 吴茱萸3g 柿蒂10g 浙贝母15g 甘草6g 生姜3片

4剂。

二诊 2007年8月3日。药后呃逆明显减轻,干恶心、嗳气等好转,仍腹中作胀,纳呆,大便已通,腹部叩之鼓音较前减轻,舌暗,苔黄白,根厚腻,脉弦。继用前法,以前方去广木香、浙贝母、生大黄,加桃杏仁各10g、瓜蒌30g、熟大黄10g。3剂。

三诊 2007年8月7日。目前自觉腹胀减轻,呃逆基本消失,偶有呃逆,仍纳呆,大便数日一行,但偏稀,伴乏力,舌质暗红,苔白根黄,欠润,脉沉弦。继用理气消胀,和胃降逆,酌加益气护阴之品。处方:

太子参15g 麦冬15g 瓜蒌30g 枳实15g 川朴15g 陈皮10g 姜半夏9g 白芍12g 黄连8g 吴茱萸3g 桃杏仁各10g 竹茹15g 炒莱菔子30g 鸡内金15g 甘草6g 生姜3片

3剂。

四诊 2007年8月10日。药后呃逆消失,纳食增加,自觉脘痞不适,大便不畅,舌质暗,苔白,根黄白厚腻,脉沉弦。继用前法,以前方去麦冬、竹茹,加火麻仁30g,茯苓15g,熟大黄10g。6剂。

五诊 2007年8月21日。一般情况尚好,呃逆未再发作,纳食增加,精神好转,脘痞消失,大便已正常,嗳气、泛酸、烧心诸症亦消失,唯觉脘中喜暖畏冷。舌质暗,苔白,脉沉。继用前方去熟大黄,黄连、吴茱萸各用5g,另加砂仁6g。再服4剂,巩固疗效。

按 一般呃逆的病位多在胃,但此例呃逆其病位除了胃以外,还在小肠。虽然其临床表现有呃逆、干恶心、嗳气、烧心等胃腑的症状,但同时又有脐腹部胀甚,叩之鼓音,大便数日一行,量少不畅等小肠气滞的症状。《灵枢·四时气篇第十九》曰:"小肠胀者,少腹䐜胀……。"周学海《读医随笔》指出:"脐乃小肠之部。"《医原》亦指出:"当脐及小腹按痛,邪在小肠……"。可见脐腹部胀甚,其病位主要是在小肠。由于小肠气滞较甚,腑气不通,而致胃气上逆,导致呃逆持续不断。治疗采用理气通腑,和胃降逆之法,用小承气通腑泄浊,理气消胀;加大腹皮、广木香、炒莱菔子等加强理气消胀之功;用黄连温胆汤清热和胃降逆,加吴茱萸、柿蒂加强降逆平呃之效。经用药,大便得通,气滞减轻,呃逆亦明显好转。可见此时行气通腑为治疗之关键。至三诊时,随着症状的好转,胃之气阴不足的证候随之出现,故于方中加入益气护阴之品。本例患者共治疗20余天,服药20剂,取得了满意的效果。通过此例呃逆的治疗,可以看出呃逆一证有时亦须从小肠论治。

(白震宁、王海萍 整理)

肠易激综合征

案1 肠易激综合征

白某,男,68岁,大学教师。

初诊 2011年9月2日。主因间断脐腹部疼痛2年,加重2个月来诊。

患者于2年前无明显原因出现脐腹部疼痛,反复发作,曾在某医院进行系统检查,于2011年4月行上中消化道造影示:十二指肠憩室。近2个月来症状逐渐加重,在某医院行腹部CT检查,示:左肾小囊肿,最后诊为肠易激综合征。于今日上午来诊。

刻下症见:脐腹部隐隐疼痛,常于饱餐后疼痛加重,腹部畏冷,口干口苦,纳食尚可,大便不规律,时干时稀。舌质暗,舌苔黄,脉沉弦。

中医诊断:腹痛。

证属:小肠寒热错杂。

治法:平调寒热,理气和血止痛。

方用:自拟椒梅宁肠汤加味:

当归12g 白芍12g 元胡15g 川楝子10g 川椒10g 广木香10g 乌药10g 黄连8g 炮姜6g 乌梅10g 陈皮10g 浙贝母15g 甘草6g 生姜3片

4剂。

二诊 2011年9月6日。药后脐腹部疼痛明显好转,但觉食甜食后脘中稍有嘈杂不适,舌淡红,苔薄白,脉弦。继用前法,以前方去乌梅,加吴茱萸3g。

四诊 2011年9月16日。上药服9剂,脐腹部疼痛完全消失,继用前方随证加减进行调理。再服4剂后,诸恙消失,随访至今,未见复发。

按 本例肠易激综合征初诊时表现为小肠寒热错杂,治疗采用平调寒热,兼以理气和血止痛。方用白老师自拟椒梅宁肠汤加减。此方用黄连、炮姜调理寒热;用广木香、乌药、元胡、川楝子理气止痛;用川椒温中止痛。以乌梅酸收化阴,配川椒既能防其燥烈之性,又能加强止痛效果。因小肠为多气少血之腑,故用当归、白芍以养血和血,改善小肠血运以加强止痛效果。经前后用药近20余剂,腹痛消失。

(王海萍 整理)

案2 肠易激综合征

王某,女,27岁。

初诊 2011年9月9日。主因间断性腹痛近20年,加重2年来诊。

患者从小体质较弱，于上小学时即经常间断腹痛，此后病情时轻时重，近2年来症状逐渐加重，曾在某医院进行检查，粪便常规检查及大便培养未见异常，行纤维结肠镜检查未见异常，诊为肠易激综合征。于今日上午来院门诊。

刻下症见：大便稀溏，日行3～5次，伴脐腹部疼痛，遇冷加重，大便前脐腹疼痛明显，便后痛减，且受凉或紧张时即欲腹泻。伴全身乏力，嗜卧，纳呆，上腹部胀满，口干，口内生疮，月经正常，黄带多，味臭、舌淡，苔白，中根黄厚，舌面裂纹，脉弦细。

中医诊断：泄泻。

证属：脾肠虚弱，肝脾失和，兼寒热错杂。

治法：益气健脾，抑肝扶脾，兼调寒热。

方用：自拟连理痛泻汤加减：

太子参15g　炒白术12g　茯苓15g　炒白芍12g　陈皮10g　防风10g　广木香10g　生山药15g　黄连6g　炮姜6g　元胡15g　乌梅10g　川朴10g　砂仁6g　甘草6g　生姜3片

4剂。

二诊　2011年9月13日。药后腹泻次数减，但仍大便稀，稍有饮食不慎即感腹痛泄泻，且腹中仍畏冷，伴腹胀，余症同前。舌红，苔黄，舌面裂纹，脉弦细。继用前方加炒扁豆15g、炒山药15g。

四诊　2011年9月20日。上药服7剂后，目前精神较前好转，纳可，腹中仍觉畏冷，偶有便稀，唇干，面部有痤疮，舌红，苔薄白，脉弦细。以前方加重黄连为8g、乌梅为15g、减炮姜为3g，去厚朴、砂仁，另加秦皮10g，马齿苋30g。

六诊　至2011年10月8日。上药服15剂后，目前一般情况良好，纳食精神转佳，全身畏冷消失，大便日行1次不稀，腹中畏冷亦好转。舌红，苔薄白，根黄白稍厚，脉弦细。继用前方进退，继续调治，巩固疗效。

按　本例肠易激综合征主要表现为慢性反复发作之泄泻，病程日久，缠绵难愈。初诊时表现为脾肠虚弱，肝脾失和，又兼寒热错杂。故治以益气健脾，抑肝扶脾，兼调寒热。方用白老师自拟连理痛泻汤加味。该方用连理汤合痛泻要方为主，以太子参、炒白术、茯苓、甘草、生山药益气健脾；以炒白术、炒白芍、防风、陈皮抑肝扶脾；以黄连、炮姜调理寒热；乌梅、炒白芍酸收敛阴；以元胡止痛；以木香、川朴、砂仁理气和胃。经用近30剂药后，临床症状完全好转。

（王海萍 整理）

案3　肠易激综合征

李某，男，21岁，学生。

初诊　2011年7月19日。主因脐腹部间断疼痛1年余来诊。

患者于1年多以前因饮食不节后出现脐腹部疼痛，曾在某医院就诊，行上中消化道造影，未见明显异常，诊为肠易激综合征。近1个月来症状逐渐加重，于今日上午来诊。

刻下症见：脐腹部疼痛，每于受凉或食辛辣食物后脐周疼痛加重，疼痛发作时大便稀，日行5～6次，便中杂有黏液，但在疼痛间歇期，则大便不规律，可能数日不便，平素易上火，口臭，烧心，近几天来脐腹部又疼痛发作，伴腹中畏冷。舌红，苔白根黄，脉弦。

中医诊断：腹痛。

证属：小肠气血失和，寒热失调。

治法:理气和血,调和寒热。

方用:自拟椒梅宁肠汤加减:

当归12g　炒白芍12g　广木香10g　乌药10g　元胡15g　川楝子10g　黄连6g　黄芩10g　炮姜5g　川椒10g　乌梅10g　甘草6g　生姜3片

3剂。

二诊　2011年7月22日。药后脐腹部疼痛明显好转,腹中畏冷减轻,大便次数减少,日行1～2次,仍有时上腹部不适,纳可,睡眠尚好,舌红,苔白根黄,脉弦。以前方去当归、乌梅、川椒,加太子参15g、姜半夏9g、浙贝母15g。

4剂。

三诊　2011年7月26日。脐腹部疼痛未作,但大便仍不规律,数日不大便之后即感腹中不适,腹痛发作随即腹泻,日行3～4次,伴口臭,矢气臭,舌红,苔中根黄厚,脉弦。考虑此证属脾虚气滞,肠腑化热。改拟健脾清肠,调气和血法。处方:

白术12g　白芍12g　当归12g　黄连8g　黄芩10g　广木香10g　元胡15g　川楝子10g　苦参15g　桃杏仁各10g　生薏仁30g　炒莱菔子30g　甘草6g　生姜3片

3剂。

四诊　2011年7月29日。药后腹痛好转,大便次数减少,日行1次,但大便偏稀不畅。舌红,苔白微黄,脉弦。改拟疏肝健脾,调气和血为主。处方:

当归12g　白芍12g　柴胡10g　生白术30g　茯苓15g　陈皮10g　姜半夏9g　广木香10g　元胡15g　川楝子10g　炒莱菔子30g　黄连8g　甘草6g　生姜3片

4剂。此后,以上方进退,连续又服药近20余剂后,诸症消失,未再发作。

按　本例肠易激综合征的特点是脐腹部疼痛,每于受凉或食辛辣刺激食物后加重,且疼痛发作时,大便稀甚,日行5～6次,而在疼痛缓解期,则又数日不大便。一方面有腹中明显畏冷的寒象,另一方面又有易"上火"、口臭等热象。其证候较为复杂,故考虑其证属小肠气血失和,兼寒热错杂。治以理气和血,兼调寒热法,用自拟椒梅宁肠汤加减,药后症状很快好转。其后腹痛明显好转,但小肠寒热错杂又逐渐转化偏于热化,出现口臭、矢气臭、苔黄厚等热象,故又改拟健脾清肠、调和气血为主。肠腑热象经治好转后,又出现大便偏稀而不畅,故改用疏肝健脾,调和气血法。经过一个多月的治疗,服药30余剂,临床得以治愈。从此例患者的治疗全过程可以看出,肠易激综合征病变过程中症状多变,病机常常转化,故治疗必须仔细观察,做到方随证转,药随证变,方能取效。

(王海萍、白　煜 整理)

案4　肠易激综合征

原某,女,33岁,教师。

初诊　2011年7月18日。主因脐腹部反复胀满1年来诊。

患者于1年前因工作紧张劳累及饮食失节等原因出现脘腹胀满,曾去多家医院就诊,并行各种检查,后诊为肠易激综合征。因治疗无明显效果,于今日上午来诊。

刻下症见:脐腹部胀满,食冷物或受凉后腹胀加重,自觉腹部畏冷明显,但经常口疮作痛,大便不规律,平素大便干,4天前曾腹泻1次,现至今已4日未解大便。舌质红,苔白薄少,脉弦细。

查体：腹软，肝脾未及，腹中未及包块，脐腹部压痛（+），叩之呈鼓音。

中医诊断：腹胀。

证属：肠腑气滞，寒热错杂，兼气阴不足。

治法：理气消胀，平调寒热，兼益气养阴。

方用：半夏泻心汤合麦门冬汤加减：

太子参 15g　麦冬 15g　枳实 15g　川朴 15g　瓜蒌 30g　姜半夏 9g　黄连 6g　干姜 6g　黄芩 10g　炒莱菔子 30g　砂仁 6g　陈皮 10g　白芍 12g　甘草 6g　生姜 3 片

6 剂。

二诊　2011 年 7 月 25 日。药后脐腹胀满减轻，腹中畏冷亦减，口疮未愈，大便已行，不干但量少，舌质红，苔薄白，脉弦细。继用前法，以前方加鸡内金 15g、蒲公英 30g。6 剂。

三诊　2011 年 8 月 1 日。上药服后脐腹胀满症状消失，纳食增加，大便已正常，仍有饮食不慎时出现腹中不适感，口疮未愈。舌质红，舌苔薄白而少，脉弦细。继用前法，以前方加百合 30g、乌药 10g，减干姜为 3g。7 剂。

四诊　2011 年 8 月 8 日。药后口疮好转，但自觉腹中仍有畏冷感，大便偏稀，稍多食即感脐腹部作胀，乏力，舌偏红，苔薄白，脉弦细。改用《兰室秘藏》枳实消痞丸加减：

太子参 15g　白术 12g　茯苓 15g　枳实 12g　川朴 12g　姜半夏 9g　干姜 6g　黄连 6g　广木香 10g　砂仁 6g　陈皮 10g　炒白芍 12g　炒莱菔子 15g　甘草 6g　生姜 3 片

以此方加减继续调治，再服 20 余剂后，诸症消失。

按　此例肠易激综合征初诊时以脐腹胀满 1 年为主诉，其特点一是既觉腹部明显畏冷，且受凉后腹胀加重；又经常有口疮作痛。二是大便不规律，时稀时干，往往是在腹泻之后又数日不大便且干。三是舌苔薄白而少，有气阴不足之征象。故考虑其证属肠腑气滞，寒热错杂，兼气阴不足。治以理气消胀，平调寒热，兼益气养阴。经治症状好转，12 剂后，腹胀消失。但口疮未愈，稍减干姜用量，加入百合、乌药后，口疮好转，但腹部仍有畏冷感。反复了解其临床表现，稍多食即作胀、乏力、便溏，显系脾虚气滞所致。故改用健脾消胀法，用李东垣之枳实消痞丸加减，服用 20 余剂后，症状消失。枳实消痞丸除健脾之外，尚有调理寒热，理气消胀之功，该方不仅能用来治疗痞满、腹胀等病证，而且还能用来治疗脾虚气滞、寒热错杂，阴火上炎之口疮诸疾。由此可见，临床慢性胃肠病如伴有反复不愈的口疮，则应从阴火论治。

（王海萍、白　煜 整理）

案 5　肠易激综合征

谭某，男，20 岁，大学生。

初诊　2011 年 10 月 7 日。主因脐腹部反复疼痛 2 年，加重 5 个月来诊。

患者既往有慢性胃炎及十二指肠球部溃疡史，于 2 年前无明显诱因出现脐腹部疼痛，阵发性加重，近 5 个月来症状逐渐加重，曾行上中消化道造影未见异常。于今日上午来院门诊，要求中医治疗。

刻下症见：面色黄白，消瘦，纳差，脐腹部疼痛阵作，遇冷加重，伴腹胀、肠鸣，每于腹痛较重时即欲登厕而大便，大便后腹痛有时缓解，有时亦不能缓解，晨起脐腹胀甚，有时泛酸、干呕，大便不成形，日行 3 ~ 5 次，小便黄，舌质红，苔白，根微黄，脉弦细。

查体：腹软，肝脾未及，腹中未及包块，脐腹部压痛（+）。

中医诊断:腹痛。

证属:肝脾失和,寒热错杂。

治法:抑肝扶脾,兼调寒热。

方用:自拟连理痛泻汤加味:

党参 15g 炒白术 12g 茯苓 15g 陈皮 10g 炒白芍 12g 防风 10g 黄连 6g 炮姜 6g 广木香 10g 砂仁 6g 元胡 15g 川楝子 10g 川椒 10g 乌梅 10g 甘草 6g 生姜 3 片

5 剂。

二诊 2011 年 10 月 14 日。药后腹胀及腹痛程度稍减,大便仍稀,日行 2~3 次,仍纳呆,舌红,苔薄白,脉弦细。以前方去防风、陈皮,加乌药 10g、焦三仙各 15g。5 剂。

三诊 2011 年 11 月 8 日。症略同前,自述每于腹中受凉即脐腹作痛而欲腹泻,舌质红,苔薄白,脉弦细。改拟温中健脾、散寒止痛法,方用自拟香砂温肠汤加减:

党参 15g 炒白术 12g 茯苓 15g 炮姜 6g 炒白芍 12g 熟附片 10g 广木香 10g 乌梅 10g 元胡 15g 川楝子 10g 砂仁 6g 乌药 10g 川椒 10g 当归 10g 甘草 6g 生姜 3 片

5 剂。

四诊 2011 年 11 月 15 日。药后脐腹疼痛减轻,腹部畏冷亦减,纳食增加,仍有腹胀,大便偏稀。舌质红,苔薄白而少,脉弦细。以前方去熟附片、川楝子,加川朴 10g,加重炮姜为 10g。5 剂。

五诊 2011 年 11 月 22 日。腹痛消失,腹中畏冷减轻,腹胀明显好转,但又自觉口干,有“上火”感,大便偏稀。舌质红,舌苔薄白,脉弦细。调方如下:

太子参 15g 炒白术 12g 茯苓 15g 广木香 10g 炒白芍 12g 炮姜 10g 黄连 6g 乌梅 10g 乌药 10g 砂仁 6g 元胡 15g 川朴 10g 川椒 10g 陈皮 10g 甘草 6g 生姜 3 片

5 剂。

六诊 2011 年 12 月 8 日。目前自觉一般情况尚好,症状较前明显好转,腹痛未作,腹胀消失,精神纳食均好转,但腹中仍有畏冷,大便偏稀,日行 1 次。舌质红,苔薄白,脉弦细。继用前法,香砂温肠汤加减。以前方去川朴,再服 20 剂后,症状消失。

按 本例肠易激综合征主要表现为脐腹部疼痛,胀满,肠鸣,腹泻,且每于腹痛时即腹泻,泻后痛减,同时伴有腹部畏冷,舌红溲黄,故当时辨证为肝脾失和,寒热错杂。用连理痛泻汤加味进行治疗,药后症状有所减轻,但仍每于腹部受凉后即腹痛作泻,考虑患者病久脾阳虚惫,寒邪内结,故改用温中健脾、散寒止痛法,方用香砂温肠汤加味,5 剂后症状明显好转。其后五诊时,虽然腹痛消失,腹中畏冷减轻,腹胀明显好转,但又出现口干、自觉“上火”等症,说明寒邪内结已经明显好转,而脾阳未复,且存在寒邪郁久化热,而兼寒热错杂的倾向,故在用温中健脾的同时,兼调寒热。方用香砂温肠汤,去桂枝、小茴香,加黄连、乌梅、元胡等进行治疗,经服用 20 余剂后,诸症好转。

肠易激综合征在临床较为多见,有时治疗颇为棘手。因其在病机上多存在虚实夹杂,寒热错杂的特点,且在治疗过程中其病机亦在不断变化,所以必须详查其虚实性质、寒热程度,对证选方用药,方能取效。

(王海萍、白 煜 整理)

腹　痛

案1　腹痛原因待查

张某，男，51岁，农民。

初诊　2011年10月14日。主因上腹部脐左侧腹部疼痛半个月来诊。

患者既往有慢性"胃病"数年，上腹部间断反复疼痛，半个月前因饮食不慎出现上腹部及脐左侧腹部疼痛，于今日上午来诊。今日本院肠镜示：慢性结肠炎。

刻下症见：上腹部及脐左侧腹部疼痛，以脐腹部疼痛较甚，夜间疼痛更重，伴纳差，腹中畏冷，胀满，肠鸣，大便偏干。自诉平素易"上火"。查体：腹软，肝脾未及，腹中未及包块，上腹部及脐左侧腹部压痛(+)，腹部叩之鼓，舌红，苔薄白而少，脉弦。

中医诊断：腹痛。

证属：气阴不足，寒热错杂。

治法：益气养阴，平调寒热。

方用：百合乌药汤合良附丸、左金丸加减：

太子参15g　麦冬15g　百合30g　乌药10g　白芍12g　元胡15g　川楝子10g　黄连6g　吴茱萸3g　高良姜10g　香附10g　炒栀子10g　浙贝15g　炒莱菔子15g　砂仁6g　甘草6g　生姜3片

4剂。

二诊　2011年10月18日。药后上腹部疼痛消失，仍脐左侧腹部疼痛明显，夜间较甚，以致夜间不能入睡，仍腹胀，肠鸣，大便干，腹中畏冷。舌红，舌苔黄厚，脉沉弦。细思此证为寒邪与食积互结，郁久而化热所致，当属实证，而非虚证。其舌苔变化，由薄白而转黄厚，即可说明。故治宜消食导滞，兼以清热通腑。方用枳实导滞丸加减：

广木香10g　黄连6g　黄芩10g　炮姜6g　川朴15g　枳实15g　白芍12g　陈皮10g　姜半夏9g　茯苓15g　白术12g　熟大黄10g　焦三仙各15g　炒莱菔子30g　甘草6g　生姜3片

3剂。

三诊　2011年10月21日。药后脐左腹部疼痛明显减轻，白天基本不痛，但夜间仍觉疼痛较明显，腹胀减轻，同时餐后腹中不适，肠鸣，大便偏稀。舌质红，舌苔黄厚。继用前方去熟大黄、枳实、姜半夏、炮姜，加元胡15g、川楝子10g、生薏仁30g、败酱草30g、苦参15g。4剂。

四诊　2011年10月28日。药后腹痛基本消失，纳食恢复正常，大便偏干。舌红，舌苔黄，根稍厚，脉弦。以前方去白术、茯苓，加桃杏仁各10g。8剂。

五诊　2011年11月8日。目前一般情况尚好，纳食正常，腹胀及腹中畏冷消失，偶有饮食不慎时腹痛，舌脉如前。继用前方进退。

六诊　2011年11月15日。药后病情尚稳定，未见较大反复，仅有清晨有时腹中隐痛不适，纳佳，大便正常，舌红，舌黄根偏厚。继用枳实导滞丸去泽泻，加桃仁10g、川朴15g、炒莱菔子30g、当归12g、元胡15g、川楝子10g。再服12剂，诸症消失，病告痊愈。

按　本例腹痛在病变过程中，其寒热之病机变化相当明显。初诊之时，因其腹中畏冷，又且舌红苔薄白而少，故当时考虑证属气阴不足，又兼寒热错杂。用益气养阴、寒热并用之剂后，虽然上腹部疼痛得以缓解，但脐左侧腹部疼痛仍较明显，同时舌苔很快由薄白而少变为黄厚，说明肠腑寒邪与食积已化热，且蕴结于肠腑。当此之时，必须改用消食导滞，清热利湿，消胀通腑之法。故改拟《内外伤辨惑论》枳实导滞丸为主方。清·汪昂《医方集解》谓该方"饮食伤滞，作痛成积，非有以推荡之则不行，积滞不尽，病终不除，故以大黄、枳实攻而下之，而痛泻反止，《黄帝内经》所谓通因通用也。伤由湿热，黄芩、黄连佐以清热；茯苓、泽泻佐以利湿。积由酒食，神曲蒸窨之物，化食解酒，因其同类，温而消之。芩、连、大黄苦寒太甚，恐其伤胃，故又以白术之甘温，补土而固中也。"对该方用药做了详尽的说明。在此基础上，又据证而加入川朴、川楝子、元胡、炒莱菔子、桃杏仁、生薏仁、败酱草等，以加强行气散满、活血止痛与清化湿热的功效。前后共用药32剂，病获痊愈。可见临证之时，不仅要据证而分清虚实，同时要详细观察病机变化和证候变化，方能做到治法与方药有明确的针对性，从而提高临床疗效。

（王海萍 整理）

案2 腹痛伴黄疸原因待查

李某，男，21岁。

初诊 1985年11月18日。消化内科会诊病例。

主因持续性腹部疼痛，伴恶心呕吐12天要求会诊。

患者于12天前无明显原因出现左上腹部疼痛，伴恶心呕吐，1周后住入消化内科。入院后查双眼巩膜黄染，化验：黄疸指数10U，间接胆红素、尿胆原均正常，血常规正常范围，肝功能正常。腹部B超：肝胆胰脾肾未见异常。住院后反复出现腹痛，而黄疸原因不清，故特邀中医会诊。

刻下症见：面色晦暗而黄，两目白睛稍有黄染，恶心呕吐，不能进食，口干苦，脐腹两侧疼痛，阵发性加重，牵及两侧腰部及背部亦痛，大便干燥，小便黄赤，舌质红，苔黄白而厚，脉弦滑数。

中医诊断：腹痛，黄疸。

证属：中焦湿热壅盛，肝胆失于疏泄，肠腑腑气不通。

治法：清利湿热，疏利肝胆，通腑降浊。

方用：大柴胡汤、茵陈蒿汤加减：

柴胡12g 半夏10g 黄芩10g 茵陈30g 枳实15g 竹茹15g 栀子10g 陈皮10g 元胡15g 川楝子15g 郁金15g 白芍12g 大黄10g 金钱草30g 滑石15g 甘草6g 生姜3片

3剂。

二诊 1985年11月23日。上药服后，大便已通，为稀便，恶心消失，腹痛明显好转，纳食增加，仍觉口苦，舌质红，苔白微黄，稍厚，脉弦数。继用前法，以前方去大黄，加青皮10g。3剂。

三诊 1985年11月28日。诸症明显好转，腹痛未再发作，巩膜黄染明显消退，不恶心，纳食进一步好转，大便正常，舌质红，苔白，脉弦数。继用前方加赤芍12g。

四诊 1985年12月9日。黄疸完全消退，精神好转，纳食正常，大便正常，目前除偶有右侧腰部作痛外，无他不适。舌质红，边尖有小红点，苔白，脉弦。调方如下：

柴胡10g 半夏10g 黄芩10g 茵陈15g 白芍12g 陈皮10g 枳实15g 茯苓15g

郁金 15g　栀子 12g　蒲公英 30g　元胡 15g　川楝子 10g　甘草 6g　生姜 3 片

又服数剂后,复查肝功能及黄疸指数均正常,患者痊愈出院。

按　本例患者主因腹痛,伴恶心呕吐住院,入院后查出黄疸,但肝功、腹部 B 超正常,消化内科未能明确诊断,从而要求中医会诊。根据患者临床表现及舌脉,考虑其证属中焦湿热,波及肝胆,腑气不通,采用清利湿热、疏利肝胆、通腑降浊法,用大柴胡汤加茵陈蒿汤、金铃子散而取得良好疗效。大柴胡汤具有疏利肝胆、和解枢机、疏通升降、上下分消、兼通里实的功效,原方主治伤寒往来寒热,胸胁苦满,呕不止,郁郁微烦,心下痞硬或心下满痛,或协热下利等证。白老师运用此方治疗呕吐、腹痛等常取得良好疗效。本例患者治疗过程中,运用大柴胡汤和解中焦,兼以通腑降逆;加茵陈、栀子、金钱草、滑石等清利湿热退黄;加郁金加强疏利肝胆之功;加元胡、川楝子以理气止痛。经过 20 余天治疗,患者痊愈出院。直到出院也未能明确西医诊断。

（白宇宁 整理）

案 3　腹痛原因待查

杨某,男,18 岁,学生。

初诊　2009 年 7 月 3 日。主因间断脐腹两侧疼痛 1 年余,加重 1 个月来诊。

患者于 1 年多以前因饮食失节出现脐腹两侧间断疼痛,经治未愈,亦未能明确诊断。2008 年 1 月 30 日胃镜示:①慢性浅表性胃炎;②十二指肠球炎。近 1 周来症状加重,来院门诊。

刻下症见:脐腹部两侧疼痛,腹部喜暖畏冷,伴上腹部憋胀沉重,恶心,纳差,有时反酸,大便干,2 ~ 3 日一行,排便后腹痛似可减轻,小便正常,舌质红,边有齿痕,舌苔薄白而少,根黄,脉沉。

中医诊断:腹痛。

证属:小肠寒热错杂,兼气阴不足。

治法:平调寒热,佐益气养阴。

方用:百合乌药汤、香连丸合良附丸加减:

太子参 15g　百合 30g　乌药 10g　白芍 12g　陈皮 10g　黄连 6g　广木香 10g　高良姜 10g　香附 10g　元胡 15g　川楝子 10g　川椒 10g　炒莱菔子 30g　砂仁 6g　甘草 6g　生姜 3 片

4 剂。

二诊　2009 年 7 月 10 日。药后脐腹两侧疼痛消失,未再发作,恶心消失,纳食增加,腹中畏冷感明显好转,仍感上腹部稍胀,大便不畅,1 ~ 2 日一行,舌质红苔白,脉沉弦。继用前法,以前方去高良姜、香附、百合,加枳实 15g、柴胡 10g、炮姜 6g。4 剂。继续调治。

按　本例腹痛因病程较久,在病机上出现转化,表现为复合病机,一方面饮食失节,损伤脾肠,寒邪内结;另一方面,寒邪郁久,又出现化热,兼耗气伤阴。故初诊时证属寒热错杂,兼气阴不足。治以平调寒热,兼益气养阴法,用药后腹痛消失,腹中畏冷明显好转,舌苔由少而变为薄白,说明寒邪已去,气阴得复。唯感上腹部作胀,故加柴胡、枳实疏肝和胃消痞,继续调理。

（王海萍 整理）

案4 脐腹痛

王某,女,39岁。

初诊 2008年2月15日。主因脐周腹痛半年余来诊。

患者于2007年12月13日因先天性心脏病行心脏手术,术后出现低钾。半年前因饮食不节引起脐腹部疼痛,反复发作,曾在某医院就医,考虑肠易激综合征,经治未见明显好转。于今日上午来院门诊。

刻下症见:脐周腹中作痛,伴大便次数多,日行数次,偏稀,大便呈黑绿色,肠鸣,腹胀,腹中稍有畏寒,口干苦,舌质红,舌苔薄白,脉沉弦数。

查体:腹软,肝脾未及,腹中未及包块,脐腹部压痛明显。

化验:大便常规,潜血(+);血钾3.17mmol/L。

中医诊断:腹痛。

证属:肝脾失调,兼寒热错杂。

治法:调和肝脾,兼调寒热。

方用:痛泻要方加味:

炒白术12g 炒白芍12g 陈皮10g 防风10g 广木香10g 元胡15g 川楝子10g 乌药10g 川椒10g 黄连6g 炮姜6g 生薏仁30g 生地榆15g 甘草6g 生姜3片

4剂。

二诊 2008年2月19日。药后脐腹疼痛明显好转,已经基本不痛,腹中稍有不适感,仍肠鸣,大便日行2次,不稀。自觉活动后气短,纳少。舌红苔白,脉弦数。继用前法,以前方去川楝子,加太子参15g、槐花炭10g。3剂。

三诊 2008年2月22日。脐腹部疼痛未作,仍有脐腹部不适感,有时腹胀,大便可,色暗,寐差,舌质红,苔白,脉沉弦数。调方如下:

党参15g 炒白术12g 茯苓15g 陈皮10g 炒白芍12g 广木香10g 黄连6g 炮姜6g 元胡15g 生地榆30g 生薏仁30g 砂仁6g 炒枣仁15g 甘草6g 生姜3片

4剂。

四诊 2008年2月26日。目前一般情况可,纳食及大便正常,偶有腹中不适,仍寐差。舌质暗红,苔白,脉沉弦数。继用前法,以前方去炒枣仁、生薏仁,加乌药10g。4剂。

五诊 2008年3月4日。因饮食不慎,又有脐腹部轻微疼痛,排便后即好转,伴肠鸣,大便先干后稀,复查大便常规正常。舌脉如前。以前方去砂仁,加川椒10g、焦三仙各15g、炒山药15g。再服数剂,症状消失。

按 本例腹痛伴有大便失调,有便前腹痛,便后痛减的特点,据其舌脉及临床表现,初诊时其证属肝脾失调,兼寒热错杂。经用痛泻要方加味抑肝扶脾,调理寒热为治后,症状明显好转。当肝脾失和证候好转,大便已转正常,但脾虚的证候尚未恢复,故继用健脾理气,兼调寒热之法。经前后用药近20剂,临床症状得以消除。

(白宇宁 整理)

案5 脐腹痛

黄某,女性,50岁,会计。

初诊 2008年3月10日。主因脐周腹部疼痛胀满1个月余来诊。

患者素来性情急躁,大便常干,常服牛黄解毒丸、芦荟胶囊等通便药。于1个月前生气后出现脐周腹部疼痛胀满,以痛为甚,自行按摩后略有减轻,症状反复发作,曾在某医院检查未能明确诊断,亦未做特殊治疗。于今日来院门诊要求中医治疗。

刻下症见:脐周腹部疼痛胀满,脘中隐痛,伴有嗳气,纳可,腹中畏凉,大便干,2日一行,呈羊粪状,平素易上火,易生口疮。舌质红,舌苔黄白偏厚,脉沉。

中医诊断:腹痛。

证属:寒热错杂,兼小肠气滞。

治法:寒热并调,理气止痛。

方用:椒梅宁肠汤加减:

乌梅10g　当归12g　川椒10g　黄连8g　炮姜8g　生白芍12g　元胡15g　川楝子10g　乌药10g　瓜蒌30g　炒莱菔子30g　砂仁6g　川朴15g　广木香10g　甘草6g　生姜3片

二诊　2008年3月14日。上药服4剂后腹中疼痛胀满明显好转,目前自觉略有腹胀,大便日一行,通畅,纳食可,余无不适,效不更方,前方继服4剂而诸症消失。

按　患者平素性情急躁易怒,本次发病亦与情志失畅有关,缘于肝郁气滞,克脾犯肠,从而出现脐腹部疼痛。但患者已病久,病机上发生了转化,一是气滞日久化热,而出现口疮、便干。二是平素常服泄热通便药物,日久损伤中焦阳气,中焦失于温煦,则见脐周腹部畏冷;故其证属寒热错杂,小肠气滞。治以寒热并调,理气止痛。方用白老师自拟椒梅宁肠汤(当归、白芍、元胡、川楝子、川椒、乌梅、广木香、乌药、黄连、炮姜、太子参、甘草)去太子参,加川朴、瓜蒌、炒莱菔子、砂仁理气消胀,瓜蒌、炒莱菔子并有润肠通便之功。全方共奏寒热平调,理气除胀之效。服用8剂后症状消失。

从此病例的治疗过程我们可以得出一些启发:①腹痛一证病机复杂,变化多端,临床辨治应当注意寒热转化、虚实转化、由气及血等方面的病机转化。②对于寒热错杂的证候,治宜寒热并调,临床用药应据证调整温里药与清热药的比例,同时应适当配合调理气血之品。

(王洪艳 整理)

案6　脐腹痛

闫某,男,61岁,干部。

初诊　2008年3月14日。主因脐腹部疼痛半年来诊。

患者半年前因饮食不慎出现脐腹部疼痛,曾去某医院就诊,未能明确诊断,用中西药治疗未见好转,于今日来诊。

刻下症见:脐腹部疼痛伴腹胀,肠鸣,纳食正常,大便1日一行,偏稀。舌暗苔黄白厚,舌面有裂纹,脉沉弦。

既往史:高黏滞血症3年,慢性结肠炎6年。

中医诊断:腹痛。

证属:肠道湿热。

治法:清肠化湿。

方用:清肠化湿汤加减:

广木香10g　黄连6g　元胡15g　川楝子10g　黄芩10g　川朴15g　生薏仁30g　生白芍12g　陈皮10g　马齿苋30g　秦皮10g　生地榆30g　当归12g　杏仁10g　败酱草30g　甘草

6g 生姜3片

3剂。

二诊 2008年3月21日。腹胀减轻，仍有腹痛，大便稀，纳食正常。舌暗红苔黄厚，脉沉弦。继用前方去当归、杏仁、陈皮，加葛根15g、川椒10g、白蔻仁6g。4剂。

三诊 2008年3月28日。症状明显好转，大便稀。舌暗红，苔黄厚，脉弦。继用前法。以前方继服，4剂。

四诊 2008年4月11日。目前腹痛、腹胀已不明显，大便干稀不定。舌暗红，苔黄白，脉沉弦。继以前法治疗，调方如下：

广木香10g 黄连6g 黄芩10g 白芍12g 当归12g 秦皮10g 桃仁10g 生薏仁30g 冬瓜仁30g 败酱草30g 川朴15g 元胡15g 川楝子10g 杏仁10g 川椒10g 甘草6g

4剂。

2008年5月9日电话诉服上药后症状完全消失，大便亦恢复正常。

按 此患者腹痛已半年，且患有慢性结肠炎6年。初诊时表现为肠腑湿热之证。肠道湿热壅盛，阻滞气机，故腹胀、腹痛；湿邪中阻，化物失常，故肠鸣、泄泻；舌苔黄白厚裂纹为湿邪化热伤津之象。自拟清肠化湿汤具有清化肠道湿热之功效，故用之于此例患者很快见效，加减治疗1个月余痊愈。

（陈 英 整理）

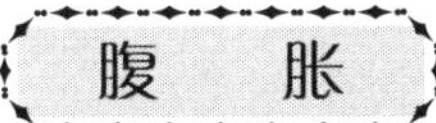

腹胀

案1 手术后腹胀

路某，男，71岁。

初诊 1981年12月12日。骨科会诊病例。

主因左侧股骨骨折手术后腹胀8天要求会诊。

患者于半月前因外伤致左侧股骨骨折，而入院骨科，并于1981年12月4日行固定术，术后出现腹胀，经治不愈，故要求中医会诊。

刻下症见：全腹胀满，脘痞似有物堵，恶心，不能进食，精神疲惫，汗多，大便秘结，小便黄少，口干。舌质红绛而干，舌苔黑燥，舌面无津，脉虚大而偶有结象。

查体：重病容，痛苦貌，面色晦暗，腹部膨满，叩之如鼓，压痛不明显。

中医诊断：腹胀。

证属：气阴耗损，腑气不通。

治法：益气养阴，理气通腑。

方用：新加黄龙汤加减：

太子参30g 生地25g 元参30g 麦冬25g 瓜蒌25g 半夏10g 黄连10g 厚朴10g 枳实10g 炒莱菔子30g 生大黄6g 甘草6g 生姜3片

2剂。

二诊 1981年12月14日。药后大便1次，不甚干，恶心消失，腹胀有所减轻，仍觉脘腹胀满，心悸汗出，舌质红绛，舌苔黄燥，舌面津少，脉虚大。继用前法，调方如下：

太子参 30g　生地 25g　元参 30g　麦冬 25g　瓜蒌 30g　炒莱菔子 30g　桃仁 12g　川朴 15g　枳实 10g　大黄 5g　赤芍 10g　浮小麦 30g　甘草 6g　生姜 3 片

2 剂。

三诊　1981 年 12 月 16 日。症较前明显好转,腹胀明显减轻,脘痞消失,纳食增加,精神亦有好转,仍感心悸汗多,大便尚可,舌质红略绛,舌苔薄黄,舌面津液增多,脉较前有力。继用前方 2 剂。另用西洋参 6g,另炖。

四诊　1981 年 12 月 18 日。目前腹胀基本消失,偶有轻度腹胀,纳食转佳,心悸未作,仍汗多,大便偏干,舌质红,苔薄黄,舌面已润,脉大无力。继用前法,以前方加重西洋参为 10g、大黄为 10g。再服 4 剂。腹胀消失。

按　本例患者为年高之人,本已气阴不足,加之外伤又兼行手术,伤津劫液耗气可想而知。且外伤手术施行麻醉,抑制胃肠之蠕动,手术后卧床更影响肠胃功能,故出现顽固腹胀便秘。初诊时据其脉证,断为气阴耗伤,腑气不通,采用益气养阴,理气通腑之法,方用新加黄龙汤加减。该方原系吴鞠通《温病条辨》治疗温病阳明热结、气液两虚之证,具有攻下腑实,补益气阴之功。白老师在运用时,根据患者的实际情况去芒硝、当归,加入理气消胀之枳实、厚朴、炒莱菔子。又因患者有脘痞似有物堵、恶心之症,故合用小陷胸汤。由于气阴耗伤明显,津液尤为不足,故以太子参、西洋参易人参。治疗过程中酌加桃仁、赤芍等活血之品,以促进肠腑之血液运行,以利其功能恢复。前后用药 10 余剂,症状消失,取得良好治疗效果。

(白宇宁　白　煜 整理)

案 2　腹胀

冯某,女,67 岁。

初诊　2012 年 1 月 13 日。主因脐腹部胀满 2 个月来诊。

患者于 2 个月前因饮食不慎,食冷物后出现脐腹部胀满,当时未引起重视,之后症状加重,曾去某医院进行检查,未能明确诊断,于今日上午来我院门诊要求中医治疗。

刻下症见:脐腹部胀满,脐左侧腹部隐隐作痛,腹中明显畏冷,纳差,口苦口臭,大便尚可。舌质暗红,舌苔黄白厚,脉沉弦。

查体:一般情况尚可,腹软,肝脾未及,脐左侧腹部压痛(+),并可触及条状物。

中医诊断:腹胀。

证属:小肠气滞,兼寒热失调。

治法:理气顺肠,兼调理寒热。

方用:自拟理气顺肠汤加减:

广木香 10g　川朴 15g　大腹皮 30g　陈皮 10g　黄连 6g　干姜 6g　半夏 9g　茯苓 15g　白芍 12g　炒莱菔子 30g　砂仁 6g　焦三仙各 15g　甘草 6g　生姜 3 片

4 剂。

二诊　2012 年 1 月 17 日。药后脐腹胀满减轻,口苦口臭亦减,仍觉腹中畏冷,大便可。舌脉如前。继用前方加桂枝 6g。

三诊　2012 年 2 月 7 日。上方服 10 剂,目前自觉腹胀及脘中畏冷明显好转,腹痛稍减,纳食增加,大便先干后稀,仍口苦口臭,舌质暗,舌苔黄根厚,脉沉。调方如下:

柴胡 10g　姜半夏 9g　黄芩 10g　陈皮 10g　茯苓 15g　枳实 10g　川朴 10g　广木香 10g

炒白芍12g 砂仁6g 焦三仙各15g 甘草6g 生姜3片

6剂。

四诊 2012年2月17日。药后脐腹胀满消失，纳食好转，但仍感上腹部畏冷，且受凉后作胀，大便尚可。舌质暗，苔黄厚，脉沉。继用前方加黄连6g、干姜6g、瓜蒌15g。6剂。

五诊 2012年2月24日。病情明显好转，腹胀未作，腹部畏冷消失，纳食基本正常，仍感脐左侧腹部隐痛，口干口苦，大便尚可。舌质暗，苔黄根稍厚，脉沉。调方如下：

柴胡10g 姜半夏9g 黄芩10g 瓜蒌20g 白芍12g 干姜6g 黄连6g 枳实10g 川朴10g 陈皮10g 茯苓15g 广木香10g 砂仁6g 焦三仙各15g 甘草6g 生姜3片

4剂。

六诊 2012年3月2日。药后自觉症状基本消失，脐腹不胀，腹痛未作，偶有饮食不慎时腹中稍有不适感。舌暗，苔白根偏厚，脉沉弦。嘱以前方继服，巩固疗效。

按 本例患者主因饮食失节，过食生冷之后而使寒邪食积凝聚小肠，阻滞小肠气机所致，但在病变过程中，其病机又发生转化，由于寒邪食滞郁久化热，故又同时出现口苦口臭，苔黄等热象。寒热互结于小肠，进一步阻滞气机，故见脐腹部胀满，隐隐作痛，纳差等。所以在初诊之时，寒热互结、小肠气滞为其主要病机。治疗一方面当调其寒热，一方面理气顺肠。以广木香、川朴、大腹皮、陈皮理气行气，黄连、干姜调其寒热，半夏、茯苓和中降逆，莱菔子、焦三仙消食除胀，以白芍、甘草缓急止痛。当腹中畏冷症状好转，仍觉口苦口臭，则合以小柴胡汤调治，经用药30余剂后，诸症消失。临床上胃肠病之属于寒热失调所致之病证较为多见，临证贵在权衡寒热之轻重矣。

（白宇宁 白 煜 整理）

案3 腹胀

李某，男，35岁。

初诊 2008年9月19日。主因脐周腹部胀满2个月余来诊。

患者既往经常大便偏干，反复发作，逐渐加重。近2个月来出现脐腹部胀满，同时大便秘结，曾用中西药物(不详)治疗，未能好转，于今日上午来院门诊。

刻下症见：脐腹部胀满较甚，伴腹痛，肠鸣，腹中稍畏冷，口干苦，纳差，大便干结不畅，5~6日一行。舌质暗，舌苔黄白厚，脉沉弦。

查体：腹软，肝脾未及，腹部压痛(-)，全腹叩之呈鼓音。

中医诊断：腹胀。

证属：小肠气滞，兼郁而化热。

治法：理气顺肠，兼以清肠通腑。

方用：理气顺肠汤加减：

广木香10g 川朴15g 槟榔10g 黄连6g 黄芩10g 大腹皮30g 当归12g 白芍12g 桃杏仁各10g 陈皮10g 炒莱菔子30g 砂仁6g 炒谷麦芽各15g 熟大黄12g 甘草6g 生姜3片

二诊 2008年10月24日。上方服10剂，目前腹胀明显好转，腹痛减轻，大便日行2次，不甚干，但仍不畅，纳可，舌质暗，苔白，根黄厚，脉沉弦。以前方去槟榔、炒谷麦芽、熟大黄，加瓜蒌仁30g、火麻仁30g、郁李仁20g。

三诊 2008年12月5日。上方又服10剂,目前自觉腹已不胀,腹痛消失,大便日行2次,仍感不畅,尿黄,舌质暗,苔白,根黄白稍厚,脉沉弦。调方如下:

当归12g 赤芍30g 桃杏仁各15g 枳实15g 川朴15g 陈皮10g 瓜蒌仁30g 火麻仁30g 黄连6g 黄芩10g 炙紫菀15g 炒莱菔子30g 熟大黄12g 甘草6g 生姜3片

以上方加减,再服10余剂,诸症均瘥。

按 本例腹胀素来大便偏干,近2个月来出现脐腹胀满,日趋加重,大便5~6日一行,干结不畅,口干苦,苔黄厚等症,证属小肠气滞,郁而化热。治疗当一方面理气顺畅,行气消胀;一方面清其郁热,兼以通腑。方用广木香、槟榔、川朴、陈皮、大腹皮、杏仁、炒莱菔子等以理气行气,用黄连、黄芩清肠泄热,配当归、白芍、桃仁等养血活血,用熟大黄以通腑降逆。药后腹胀明显好转,但大便仍然不畅,故加火麻仁、瓜蒌仁、郁李仁等以润畅通便。三诊时,腹胀及腹痛均已消失,但大便仍欠畅通,考虑病久患者肠腑血分瘀滞,故加大量赤芍配桃仁促进肠管血运恢复,以活血通便;加紫菀配瓜蒌、杏仁、莱菔子等以肃降肺气,以利通便;加枳实配厚朴、陈皮以加强理气行气之功,使气血得行,肠腑得通,腹胀得除。

(白宇宁 白 煜 整理)

案4 腹胀

孙某,男,61岁。

初诊 2008年4月7日。主因脐腹部胀满4年来诊。

患者于4年前出现脐腹周围腹部胀满,反复不愈,近2个月症状加重,曾去某医院消化科就诊,服用消胀片、莫沙必利等药物,未见好转,于今日上午来院门诊。既往有高血压、脑梗死病史。

刻下症见:脐腹部胀满较甚,伴腹中畏冷,隐隐作痛,腹部喜揉,揉则可矢气而腹胀稍减,但旋即腹中又觉胀起,大便2~4日一行,质干欠通畅,排便后腹中亦不适,口干,纳食欠佳。舌质暗红,苔中心黄白微厚,根部苔少,脉沉。

中医诊断:腹胀。

证属:小肠气滞,兼阴津不足。

治法:理气顺肠,兼以护阴生津。

方用:百合乌药汤合理气顺肠汤:

百合30g 乌药10g 白芍12g 当归12g 陈皮10g 广木香10g 川朴15g 大腹皮30g 桃杏仁各10g 瓜蒌30g 炒莱菔子30g 砂仁6g 甘草6g 生姜3片

4剂。

二诊 2008年4月14日。药后矢气增多,腹胀减轻,腹中畏冷好转,腹痛未作,自述咽中痰多,大便3~4日一行,仍较干,排便不畅,舌暗红,苔白根少,脉沉。继用前法,以前方加浙贝母15g、火麻仁30g、郁李仁20g。4剂。

三诊 2008年4月21日。药后脐腹部胀满已好转,近来未再作胀,大便亦好转,不干。又觉上腹部似有“物堵”感。舌暗红,苔白而少,脉沉弦。调方如下:

百合30g 乌药10g 瓜蒌30g 姜半夏9g 白芍12g 黄连6g 枳实15g 川朴15g 大腹皮30g 桃杏仁各10g 炒莱菔子30g 火麻仁30g 郁李仁20g 陈皮10g 甘草6g 生姜3片

4剂。

四诊 2008年5月12日。脘中“堵”感消失,又感腹中作胀,但较前轻,自觉咽中痰多不利,大便不干欠畅,2~3日一行,舌质暗,苔白微黄中心厚,脉沉。继用前方去半夏、枳实、郁李仁,加当归12g、浙贝母15g、广木香10g。4剂。

五诊 2008年5月19日。腹胀减轻,且排便后腹中不适减轻,大便仍不畅。舌质暗,苔黄白,中心厚,脉沉。考虑此时气机虽然较前畅通,阴津得以恢复,但气郁日久化热,故治疗当理气顺肠,兼以清肠。处方:

当归12g 白芍12g 广木香10g 槟榔10g 瓜蒌30g 川朴15g 陈皮10g 桃杏仁各10g 半夏9g 黄连6g 黄芩10g 炒莱菔子30g 火麻仁30g 炮姜3g 甘草6g 生姜3片

六诊 2008年6月9日。药后症状明显好转,目前自觉腹中不痛,偶有腹中轻度作胀,痰减少,纳正常,大便偏稀尚畅快,舌暗红,苔白,脉沉弦。继用前方去半夏,加浙贝母15g,继续调理,再服10余剂,诸症消失。

按 本例腹胀患者初诊时,肠腑气滞较著,但同时又伴有阴津不足之候,经用理气顺肠,行气消胀,兼以护阴生津法治疗,腹胀减轻,但大便仍干结不畅,故加火麻仁、郁李仁以润燥通便。三诊时,腹胀好转,便秘减轻,但又觉上腹部痞满发堵,故合用小陷胸汤以化痰消痞,症状很快消失。其后腹胀虽然好转,气机较前通畅,舌苔由原先根部少苔变为舌苔黄白且中心厚,提示其证随着气机的通畅,津液敷布恢复,但在病机上又出现气郁日久化热的倾向,故改拟理气顺肠,兼以清肠,药后症状明显好转。在治疗过程中,运用理气顺肠的方法,一直据证随证加减,从而取得较好效果。由此提示我们治疗胃肠病胀满一类病证而运用理气法时,常须根据证候的虚实寒热而加减用药。

(白宇宁 白 煜 整理)

案5 腹胀

杨某,女,20岁,学生。

初诊 2008年7月21日。主因脐腹部满胀2年来诊。

患者于2年前因饮食不慎,又兼受凉之后出现脐腹部胀满,反复发作,逐渐加重。曾在某医院就诊,诊为肠功能紊乱,用中西药物治疗未见好转,于今日来院门诊,要求中医治疗。

刻下症见:脐腹部胀满明显,每于受凉或饮食油腻之物后加重,一般多在餐后及下午腹胀更甚,伴有时脐腹疼痛,腹中畏冷,脘痞,消化迟缓,纳食欠佳,大便偏干,日一行,不通畅,平素易“上火”,口干苦。舌质红,苔黄白根厚,脉弦。今日查大便常规(-)。

中医诊断:腹胀。

证属:小肠气滞,寒热互结。

治法:理气顺畅,调理寒热。

方用:理气顺肠汤加减:

当归12g 白芍12g 川朴15g 广木香10g 大腹皮30g 炒莱菔子30g 砂仁6g 黄连6g 黄芩10g 炮姜6g 元胡15g 枳实15g 姜半夏9g 瓜蒌30g 甘草6g 生姜3片

6剂。

二诊 2008年8月1日。药后腹胀好转,腹中畏冷减轻,仍感口干苦,大便尚好。舌红苔白根黄,脉弦。以前方去半夏、砂仁、枳实,减炮姜为3g。4剂。

三诊 2008年8月8日。服药期间腹胀消失。但前2天吃羊肉后腹胀腹痛又作，仍感腹中畏冷，大便尚可，舌苔黄白厚，脉沉弦。调方如下：

广木香10g 陈皮10g 姜半夏9g 茯苓15g 黄连6g 黄芩10g 炮姜10g 川椒10g 元胡15g 炒白芍12g 川朴15g 大腹皮30g 炒莱菔子30g 砂仁6g 焦三仙各15g 甘草6g 生姜3片

再服4剂。

四诊 2008年8月12日。药后腹胀消失，脐腹疼痛好转。近几天又觉上腹部痞满作痛，大便正常。舌质红，苔白，根黄白厚，脉弦细。改拟疏肝和胃，兼调寒热。处方：

柴胡10g 白芍12g 枳实15g 陈皮10g 姜半夏9g 茯苓15g 瓜蒌20g 黄连6g 黄芩10g 干姜10g 广木香10g 元胡15g 吴茱萸3g 砂仁6g 甘草6g 生姜3片

4剂。

五诊 2008年8月19日。目前上腹部疼痛及痞满好转，偶尔受凉后觉轻度腹中胀满或作痛，大便仍不畅，口苦。舌红，苔白根黄厚，脉沉弦。拟理气和血止痛法。处方：

当归12g 白芍12g 广木香10g 大腹皮30g 川朴15g 陈皮10g 黄连6g 炮姜6g 元胡15g 川椒10g 乌药10g 砂仁6g 炒莱菔子30g 甘草6g 生姜3片

4剂。

六诊 2008年8月25日。诸症明显好转，现除大便稍不规律外，无他明显不适感。舌质红，苔白，根黄稍厚，脉弦。继用前方去川椒、大腹皮，加川楝子10g。再服5剂，告愈。

按 本例腹胀属小肠气滞，兼寒热失调，经用理气顺肠，行气消胀，兼调寒热之剂后，腹胀很快好转。但又因饮食不节而致病情反复，故在处方中又加入消食导滞之品。四诊时脐腹胀好转，但又出现上腹部痞满疼痛，故改拟疏肝和胃、兼调寒热之剂。五诊时诸症均已好转，气滞及寒热失调均已经减轻，故在处方中酌情稍减少相应的调寒热药物。经前后治疗月余，共用药27剂，患者历时2年的腹胀得以治愈。

（白宇宁 白 煜 整理）

案6 腹胀

郑某，男，50岁，工人。

初诊 2007年7月10日。主因间断脘腹胀满不适1个月来诊。

患者1个月前因生气、酒食失节等原因出现脘腹胀满不适，伴有嗳气，就诊于山西省人民医院消化科，诊断为功能性消化不良。服用法莫替丁和多潘立酮后症状缓解，但停药即复发。既往有脾切除病史。近几日症状又作，故来院要求中医治疗。

刻下症见：脘腹胀满，伴有纳呆，大便不畅，口干苦，舌质暗，苔黄厚腻，脉沉弦稍数。

中医诊断：腹胀。

证属：肝肠气滞，湿热内盛。

治法：理气除胀，清肠化湿。

方用：四逆散合芍药汤加减：

柴胡10g 白芍12g 枳实15g 黄连6g 广木香10g 桃仁10g 杏仁10g 半夏9g 黄芩10g 生大黄10g 槟榔10g 川朴15g 炒莱菔子30g 败酱草30g 生苡仁30g 甘草6g 生姜3片

二诊　2007年7月13日。上药服3剂后,大便尚可,日行1～2次,腹胀减,纳稍增,舌暗,苔黄腻,脉沉弦。继用前法,以前方去生薏仁、败酱草,加瓜蒌30g、焦四仙各15g,黄连改为9g。

三诊　2007年7月17日。上方服用4剂后,腹胀减,纳稍增,大便日行2次,不畅,舌苔黄厚腻,脉沉弦数。改用清肠化湿为主。处方:

杏仁10g　生薏仁30g　白蔻仁6g　川朴10g　半夏9g　桃仁10g　冬瓜仁30g　生大黄10g　败酱草30g　茯苓15g　陈皮10g　黄连6g　瓜蒌30g　枳实15g　炒莱菔子30g　黄芩10g　鸡内金30g　甘草6g

四诊　2007年7月24日。服药4剂后大便尚好,寐可,纳食不多,易饱,乏力,腹胀。舌暗红,苔黄厚,脉沉。继用前法,以前方去鸡内金、冬瓜仁、黄芩、瓜蒌,加用滑石10g、栀子10g、竹叶10g,以增强清利湿热之功。

五诊　2007年7月28日。服4剂后腹胀好转,纳增,寐增。舌暗,苔白根厚,脉沉弦。继用前法,以前方去滑石、竹叶,加用焦三仙各15g,大腹皮30g消食理气。4剂。

六诊　2007年8月2日。患者自诉偶有腹胀,食欲尚可,二便可,睡眠佳,患者症状明显好转,效不更方,继服前方4剂后诸症全除。

按　本例患者1个月来反复出现脘腹胀满,伴有纳呆,大便不畅,口干,嗳气等症状。由于情志不舒,肝气郁结,疏泄失职,横逆犯脾胃,脾失运化,胃失受纳则出现脘腹胀满不适,纳呆;胃气上逆则出现嗳气;脾失运化,湿邪内生,肝气水湿均可郁久化热,酿生湿热,湿热壅滞肠道,腑气不通,则见大便不畅;湿热耗津,则见口干。方用四逆散合芍药汤加减。方中柴胡四逆散疏肝解郁,理气除胀;以芍药汤清化肠中湿热,兼能调气散满。芍药汤原为刘完素《素问·病机气宜保命集》治疗湿热痢的名方。白老师以之用来治疗湿热壅滞肠腑之腹胀,去当归、官桂,加川朴、杏仁、莱菔子理气除胀,加半夏和胃降逆,加生薏仁、败酱草以加强清热化湿之功。服3剂药后腹胀减轻,纳略增,加用瓜蒌、焦四仙理气消食除胀,并加重黄连用量,增强清中焦湿热之力。再服4剂后气机阻滞症状明显好转,但仍有肠道湿热,故改拟清肠化湿汤加减清化湿热。后随证又加入滑石、栀子、竹叶等清利湿热,加入大腹皮、炒莱菔子、焦三仙以理气消食,经前后用药23剂后症状消除。

此病例为肝郁气滞与肠腑湿热同时出现,而且肠腑湿热亦能导致肠腑气滞。故在治疗时既要疏理肝气,同时要注意清化湿热。而肠腑湿热往往不易速除,因此在临床治疗中,要注意据证分别采用芳化、清热、通腑、利湿、泄浊、消导以及宣畅气机诸法的配合应用。

（王洪艳 整理）

便　秘

案1　便秘

丁某,男,65岁,退休干部。

初诊　2010年1月4日。主因便秘伴腹中疼痛1年余来诊。

患者于1年前无明显诱因出现便秘伴腹中疼痛,经多方治疗未见好转。于今日来我院门诊治疗。

刻下症见:便秘伴腹痛腹胀,腹部畏冷,矢气多,矢气后腹中稍舒,下午及夜间为重,大便干,日 1 次,排便不畅。舌红,舌苔黄白布满全舌,脉弦。

中医诊断:便秘。

证属:肠腑气滞,寒热失调。

治法:理气顺肠通便,兼调寒热。

方用:理气顺肠汤加减:

乌药 10g 广木香 10g 川朴 15g 大腹皮 15g 炒莱菔子 30g 砂仁 6g 陈皮 10g 当归 12g 炒白芍 12g 姜半夏 9g 茯苓 15g 炮姜 6g 黄连 6g 小茴香 10g 甘草 6g 生姜 3 片

4 剂。

二诊 2010 年 1 月 18 日。药后腹痛腹胀减,大便已正常。舌红,苔黄白,脉弦。守方不变,继用理气顺肠汤加苍术 10g,4 剂。

2010 年 1 月 25 日,患者又因他病来诊,自诉服上药后大便正常,腹部已无不适。

按 本例患者,便秘伴腹痛已 1 年余,平素矢气多,矢气后腹中稍舒,可见为肠腑气滞所致;患者腹中怕凉,但舌苔黄白,可见兼有寒热错杂之证。初诊时经用理气顺肠通便、兼调寒热之理气顺肠汤后,腹胀明显缓解,继用前方加减,再服 4 剂。患者 1 年之病,经服用 8 付中药而治愈。

(陈 英 整理)

案 2 便秘

陈某,男,80 岁,退休工人。

初诊 2010 年 6 月 19 日。主因排便困难 1 个月来诊。

患者 1 个月前无明显诱因出现大便困难,继而住院治疗,经灌肠后大便困难缓解,数日后又大便不下,无奈之下出院,于今日上午来门诊请求中医治疗。

刻下症见:自诉大便数日未行,伴口干苦,口臭,腹中胀痛,恶心,呕吐,纳差,寐差。舌暗,苔白腻根厚,脉沉弦细。

中医诊断:便秘。

证属:痰浊化热,壅结肠腑,胃失和降。

治法:化痰清热,通腑降逆。

方用:黄连温胆汤加减:

太子参 15g 桃仁 10g 杏仁 10g 当归 12g 瓜蒌 30g 陈皮 10g 枳实 15g 川朴 15g 黄连 8g 炒莱菔子 30g 郁李仁 15g 竹茹 15g 姜半夏 9g 元胡 15g 砂仁 6g 生甘草 6g 生姜 3 片

3 剂。

二诊 2010 年 6 月 29 日。药后每日大便 1 次,量少,软便,纳食好转,恶心明显减轻,仍口苦。舌红,苔白根黄厚,脉弦。考虑少阳阳明合病,改用大柴胡汤加减:

太子参 15g 柴胡 10g 姜半夏 9g 黄芩 10g 生白芍 12g 枳实 15g 陈皮 10g 郁金 15g 瓜蒌 30g 黄连 6g 竹茹 15g 炒莱菔子 30g 砂仁 6g 鸡内金 15g 熟大黄 10g 生甘草 6g 生姜 3 片

4 剂。

三诊 2010 年 7 月 7 日。现大便 2 日一行,偏稀,纳食恢复正常,恶心消失,口苦,舌暗红,苔白根偏厚,脉弦。继用前法,以前方去太子参、黄连、竹茹、砂仁,加桃杏仁各 10g、蒲公英

30g、川朴15g。4剂。

四诊 2010年7月14日。目前大便日一行,量偏少,纳食正常,余无不适。舌红,苔白,脉弦。守前法继续治疗,以上方去蒲公英、川朴,加太子参15g、丹参15g,3剂。

2010年10月其子来看病,述其父亲服上药后大便已正常,无不适。

按 本例患者便秘较重,不用通便手段则大便不下。由于痰浊壅结肠腑,腑气不通,故腹中胀痛而便秘;积滞之邪郁久化热则口干苦、口臭;肠腑不通,影响胃之和降,则恶心、呕吐、纳差;且“胃不和,则卧不安”,故寐差。初诊时用黄连温胆汤加瓜蒌、郁李仁、莱菔子等化痰清热兼通腑降逆治疗后,症状稍缓解。二诊时考虑少阳阳明合病,故改用大柴胡汤加减治疗,药后便秘症状缓解。以后继续用大柴胡汤加减,最终患者痊愈。

(陈 英 整理)

案3 便秘

李某,女,69岁。

初诊 2011年6月13日。主因大便秘结5个月余来诊。

患者近5个月来无明显原因出现大便干结,排便困难,曾服用一些通便中成药,未能好转,于今日上午来院就诊。

刻下症见:大便干结,2~5日一行,排便困难,无腹部不适,平素痰多,不利,自觉咽部稍干,口苦,易“上火”,纳、寐可,自诉双下肢憋胀,舌质红,苔微黄,脉沉。

既往史:患者于2004年行胆结石切除术,1986年行子宫切除术。

中医诊断:便秘。

证属:肠燥津亏,痰阻气滞。

治法:养阴增液,肃肺化痰。

方用:增液润肠汤加减:

生地24g 元参30g 麦冬24g 火麻仁30g 枳壳15g 陈皮10g 桔梗10g 浙贝母15g 炒苏子10g 瓜蒌30g 桃杏仁各10g 炙紫菀15g 炒莱菔子30g 郁李仁15g 甘草6g 生姜3片

5剂。

二诊 2011年6月20日。大便好转,目前2日一行,有时腹中不适,舌红苔白,脉沉细,继用前法。以前方加当归12g,升麻10g。5剂。

三诊 2011年6月27日。大便较前好转,1日一行,有时咽中有痰。舌红苔薄白,脉沉弦细。继用前法,以前方继服。5剂。

按 《内经》曰“人年四十,阴气自半”。本例患者,年老体衰,素体阴虚,肠燥津亏,肠失濡润,传导失常,遂致便秘。加之平素痰多,痰凝气滞,一方面影响肺之肃降功能,而肺与大肠相表里,影响大肠之通降;另一方面,痰阻可致气机失畅,亦可使便秘加重。故其病机关键是阴液不足,肠失濡润,兼痰阻气滞。治宜养阴增液,肃肺化痰为主。方用自拟增液润肠汤以滋阴增液,润肠通便。加瓜蒌、莱菔子、杏仁、浙贝母、苏子、紫菀肃降肺气而化痰;桃仁、当归活血润肠。用药10余剂后,症状即缓解。

(王 健 整理)

案4 便秘

梁某,男,58岁,干部。

初诊 2008年7月18日。大便干结不畅10余年,加重半年来诊。

患者既往有胆结石,胆囊息肉史,形体肥胖,嗜食肥甘酒浆。于10年前出现大便不畅,经治未愈。近半年来症状加重,曾在某医院服用中药多剂,未见明显好转,于今日上午来医院就诊。

刻下症见:大便干结、不畅,有排不尽感,数日一行,腹胀较甚,伴头蒙,口黏,少寐,纳差,小便正常。舌体胖大,舌质暗,苔白根黄厚,脉沉弦。

中医诊断:便秘。

证属:脾虚湿阻,肠腑气滞。

治法:健脾化湿,理气消胀。

处方:生白术30g 生薏仁30g 杏仁10g 白蔻仁10g 川朴15g 陈皮10g 大腹皮30g 半夏9g 炒莱菔子30g 黄连8g 茯苓15g 炙紫菀15g 甘草6g 生姜3片

3剂。

二诊 2008年7月21日。药后大便明显好转,较前畅快,腹胀明显减轻,仍有排不尽感,矢气多,纳增,头闷口黏好转,仍口干,睡眠欠佳,舌胖,舌质暗,苔白根厚腻,脉沉弦。继用前法。处方:

生白术30g 当归12g 桃杏仁各12g 枳壳15g 川朴15g 生薏仁30g 白蔻仁6g 炒莱菔子30g 瓜蒌30g 陈皮10g 半夏9g 茯苓15g 黄连8g 郁李仁15g 甘草6g 生姜3片

三诊 2008年8月8日。上药服4剂后,自觉效果良好,又按上方服用8剂,目前大便日行1次,粪质不干通畅,偶有排不尽感,腹胀消失,口干口黏好转,纳食转佳,舌胖,舌质暗红,苔白,脉弦。继用前法:

生白术30g 当归12g 桃杏仁各12g 生薏仁30g 川朴15g 广木香10g 黄连8g 陈皮10g 半夏9g 茯苓15g 炙紫菀15g 瓜蒌30g 炒莱菔子30g 甘草6g 生姜3片

以此方随证加减,间断服药1个月后,大便基本正常,但饮食不慎后,有时可出现大便偏干,嘱其继服前方调理,其后症状消失。随访至今,未见复发。

按 本例便秘患者素体肥胖,属痰湿内盛体质。缘于平素嗜食肥甘及饮酒过度,损伤脾胃,致使脾虚失运,肠腑湿滞,阻塞气机,出现腹胀、便秘、排便不畅,头蒙、口黏等症状。其治疗一方面当健脾化湿,一方面应理气消胀。方中重用生白术以健脾化湿,兼能运脾通便;用茯苓、生薏仁、白蔻仁、半夏等和中化湿;用川朴、陈皮、大腹皮、炒莱菔子以理气消胀,莱菔子兼有行气润肠通便之功;加紫菀配杏仁,利肺气以润肠通便;用黄连清其肠腑湿滞所化之湿热。其后又据证酌加瓜蒌、郁李仁、当归、桃仁等润肠通便之品。经前后用药30余剂,使10余年顽固便秘得以治愈。

(胡明丽 整理)

慢性腹泻

案1 慢性腹泻

路某,女,51岁。

初诊 2011年12月20日。主因腹泻2个月来诊。

患者于2个月前因饮食不慎出现腹泻,反复不愈,日渐加重,曾经用抗生素输液7天无效,于今日来诊。今日化验大便常规(-),上中消化道造影示:胃下垂。

刻下症见:大便稀,日行5~6次,食冷物后腹泻症状加重,伴腹中畏冷,腹中作胀。舌暗淡,苔白厚腻,脉沉弦。

中医诊断:泄泻。

证属:寒湿困脾。

治法:健脾燥湿,祛寒止泻。

方用:胃苓汤合理中汤加减:

党参15g 炒苍术10g 炒白术12g 茯苓15g 川朴10g 泽泻10g 猪苓10g 广木香10g 炮姜10g 黄连5g 炒扁豆15g 防风10g 炒白芍12g 甘草6g 生姜3片

5剂。

二诊 2011年12月27日。腹泻明显好转,目前大便日行1次,偶有2次,粪质偏稀,腹胀减轻,自述有时自觉下肢作困,腹亦有“下坠”感,舌暗淡,苔白根稍厚,脉沉弦。以前方加羌独活各6g、葛根12g。5剂。

三诊 2012年1月6日。目前大便已正常,成形不稀,稍有偏干,腹中畏冷消失,自觉口中有味,口苦。舌暗苔白,脉沉。改用健脾升清,兼调寒热,以升阳益胃汤加减:

党参15g 炒白术12g 茯苓15g 陈皮10g 广木香10g 羌独活各6g 防风10g 黄连6g 炮姜6g 葛根12g 炒白芍12g 泽泻10g 当归10g 甘草6g 生姜3片

再服5剂。腹泻痊愈。

至2012年2月14日患者因感冒来诊,诉前腹泻已愈,未再发作。

按 本例泄泻病已2个月,每于食冷物后症状加重,据其舌脉,证属寒湿困脾,清阳不升,故用胃苓汤合理中汤加减以健脾燥湿,祛寒止泻。方中以理中汤温中祛寒健脾,以胃苓汤燥湿运脾止泻,加防风、羌独活、葛根以升清阳,加木香以调理气机,黄连以防止化热,白芍以敛阴。用药后症状明显好转。

治疗过程中密切注意其病机转化,当寒湿得以祛除之时,脾虚清阳不升即成为主要矛盾,故加用羌独活、葛根等升阳;其后又出现口臭、口苦等化热倾向,故改用李东垣升阳益胃汤而收功。

(白宇宁 白 煜 整理)

案2 慢性腹泻

王某,男,38岁。

初诊 2008年3月31日。主因反复腹泻伴脐周腹痛7~8年,加重1个月来诊。

患者8年前患流行性出血热,经治痊愈。2001年又因胆结石行胆囊切除术,之后经常出现腹泻，间断发作，在某医院进行检查，未能明确诊断。近 1 个月症状加重，于今日来院要求中医治疗。

刻下症见：大便泄泻，泻而不畅，日行 4 ~ 5 次，呈稀糊状，有酸臭味，每于餐后或紧张时即便，便前腹痛，便后痛减，纳食尚可，口干口黏。舌质红，舌苔黄厚腻，脉沉弦。

中医诊断：泄泻。

证属：肠腑湿热，兼肝脾失调。

治法：清肠化湿，兼调和肝脾。

方用：清肠化湿汤合痛泻要方：

炒白术 12g　炒白芍 12g　陈皮 10g　防风 10g　广木香 10g　黄连 6g　黄芩 10g　秦皮 10g　苦参 15g　生地榆 30g　生薏仁 30g　炮姜 3g　败酱草 30g　乌梅 10g　甘草 6g　生姜 3 片

6 剂。

二诊　2008 年 4 月 14 日。口干口黏减，大便次数减少，但仍不畅，每于便前脐腹作痛，泻后痛减。舌质红，舌苔白，根黄厚，脉沉。继用前法，以前方加元胡 15g、川椒 10g。6 剂。

三诊　2008 年 4 月 28 日。目前大便较前好转，日行 1 ~ 2 次，稍有不畅，脐腹部疼痛明显缓解，纳可，有时上腹部痞满，舌质红，苔白，脉沉弦。仍以清肠化湿为主。处方：

炒白术 12g　炒白芍 12g　广木香 10g　黄连 6g　黄芩 10g　元胡 15g　秦皮 10g　生地榆 30g　茯苓 15g　败酱草 30g　生薏仁 30g　川椒 10g　乌梅 10g　甘草 6g　生姜 3 片

6 剂。

四诊　2008 年 5 月 12 日。诸症明显好转，大便基本正常，1 日一行，不稀，纳可，偶有脐腹部胀痛不适，口干，手心热。舌质红，苔薄白，根黄，脉沉。继用前方进退，嘱再服 6 剂，巩固疗效。

按　本例泄泻病程较久，间断发作，近 1 个月症状加重，从初诊时的症象来看，主要是肠腑湿热，兼肝脾失调，故治疗当以清肠化湿为主，兼以调和肝脾。方用清肠化湿汤清肠化湿，兼调肠腑气机，并配痛泻要方以调肝脾。药后症状缓解，泄泻好转，腹痛减轻，舌苔由黄厚腻，逐渐变为白苔，说明湿热已减，最后改用健脾清热化湿收功。

（白宇宁、白　煜 整理）

案 3　慢性腹泻

闫某，女，74 岁。

初诊　2011 年 5 月 3 日。主因腹泻、腹痛 1 年，加重 1 个月来诊。

患者于 2010 年 5 月无明显诱因出现腹泻，质稀如水，便后腹痛，2010 年 7 月 20 日某中医院以急性胃肠炎收治入院。经治症状稍减，但仍反复发作。近 1 个月来症状加重，于今日上午来院就诊。

刻下症见：大便 1 日一行，质稀如水，便后腹痛更甚，大便后全身乏力，腹中气聚，嘈杂，平素易生口疮，精神欠佳，纳差，失眠，患病以来消瘦 20kg，舌红，苔少，脉沉弦。

既往史：高血压病 2 级，陈旧性脑梗，胆囊切除术后，慢性萎缩性胃炎，某医科大学附属医院诊断为“肠道血管痉挛”？

体格检查：神清，一般情况可，心肺无明显异常，腹软，肝脾肋下未及，脐周压痛(++)，肠鸣音 3 ~5 次/分,未闻及血管杂音,移动性浊音阴性。

中医诊断:泄泻。

证属:肝脾失和,气阴两虚,寒热失调。

治法:抑肝扶脾,育阴养血,兼调寒热。

处方:连理痛泻汤、驻车丸加减:

炙黄芪 12g　太子参 10g　炒白术 10g　生山药 30g　广木香 10g　炒白芍 10g　黄连 6g　阿胶 10g　防风 6g　炮姜 3g　陈皮 10g　元胡 10g　煨诃子 10g　炙甘草 6g　生姜 3 片

3 剂。

二诊　2011 年 5 月 10 日。大便 1 日 1 次,腹痛减轻,嘈杂明显,有饥饿感,脐中悸动,寐差,上腹部疼痛憋胀,舌红,苔少,脉沉弦。继用上法,前方加重黄芪 18g,加浙贝母 15g、乌贼骨 30g。3 剂。

三诊　2011 年 5 月 17 日。大便量少,基本成形,大便后全身乏力,头晕,上腹部疼痛,烧心,口干欲饮,腹中气聚,舌红,苔少,脉沉弦滑。调方如下:

黄芪 15g　太子参 15g　炒白术 12g　生山药 15g　炒白芍 12g　阿胶 10g　广木香 10g　黄连 6g　炮姜 3g　浙贝母 15g　乌贼骨 30g　元胡 15g　煨诃子 10g　甘草 6g　生姜 3 片

3 剂。

四诊　2011 年 5 月 20 日。头晕、乏力好转,烧心减,大便不稀,量偏多,腹痛消失,口干,稍有腹胀,舌红,苔少根黄,脉沉弦。以前方去浙贝母、乌贼骨,加防风 10g、乌梅 10g、葛根 12g,生山药改为炒山药 30g。

3 剂。

按　泄泻之证,病因繁多,前贤多责之于湿,正如《内经》云:"湿盛则濡泄"。然阴虚泄泻,所论较少。该患者因久病不愈,精神紧张,忧思伤脾,土虚木乘,脾失健运,运化失常,清浊不分,引起泄泻。同时,患者因久泻伤及脾胃之阴,脾阴亏虚,脾失濡养,运化失调,虚热内生,而出现大便时溏时泻,胃中嘈杂不适,纳少,腹胀,舌红少苔之象。故本例泄泻患者既有肝脾失和,又有气阴两虚,寒热失调的证候。阴虚泄泻较之脾胃气虚或脾肾阳虚证,在治疗上较难把握。张锡纯在《医学衷中参西录》云:"欲滋其阴而脾胃易泥,欲健其脾而真阴愈耗,凉润温补,皆不对症,治疗颇为棘手。"白老师方用连理痛泻汤健脾益气,抑肝扶脾,兼调寒热;用驻车丸去当归育阴养血,清肠止泻。同时加生山药以滋脾阴,加广木香以调气,诃子以收敛止泻。全方具有抑肝扶脾,育阴养血,寒热平调之功。驻车丸为《备急千金要方》方,主治阴虚发热,肠滑下利脓血,日夜无度,腹痛难忍。本例患者经上述药物治疗 12 剂后,即取得了明显效果。

(王　健 整理)

案 4　结肠癌术后腹泻

陆某,男,52 岁,退休干部。

初诊　2010 年 12 月 6 日。主因大便泄泻 1 年余来诊。

患者 2009 年 5 月行结肠癌手术,术后出现大便泄泻,经化验大便常规(-)、潜血(-),经用中西药物治疗未见明显好转。于今日上午来院门诊。

刻下症见:大便泄泻,日行 2 ~3 次,便中无脓血,伴头晕,乏力,纳差,心烦,舌质暗,苔黄白厚腻,脉沉弦数。

中医诊断：泄泻。

证属：脾虚湿滞，湿毒内蕴。

治法：健脾燥湿，兼以清化湿毒。

方用：平胃散加减：

炒苍术 10g　川朴 15g　陈皮 10g　姜半夏 9g　茯苓 15g　柴胡 10g　黄芩 10g　生薏仁 30g　炒白芍 12g　藤梨根 15g　败酱草 30g　莪术 10g　夏枯草 15g　太子参 15g　甘草 6g　生姜 3 片

5 剂。

二诊　2010 年 12 月 13 日。症状稍减轻，大便不成形，1 日一次，舌质暗，苔白微黄，脉沉弦。继用健脾燥湿，兼清化湿毒为主，以前方去柴胡、黄芩、炒白芍、陈皮，加黄连 6g、藿香 10g、广木香 10g、白蔻仁 6g、白术 12g、白花蛇舌草 30g。5 剂。

三诊　2011 年 1 月 11 日。大便已正常，纳食恢复正常，仍觉头晕乏力，舌暗苔白，脉沉弦。考虑脾虚气血化生不足，给予益气健脾养血，兼清湿毒为主，调方如下：

生黄芪 18g　太子参 15g　炒白术 12g　当归 12g　茯苓 15g　广木香 10g　龙眼肉 10g　鸡内金 15g　莪术 10g　浙贝母 15g　元参 15g　夏枯草 15g　生牡蛎 30g　生薏仁 30g　白花蛇舌草 30g　甘草 6g　生姜 3 片

6 剂。

药后症状明显减轻，又调治月余，无明显不适停药。

按　本例患者为结肠癌术后泄泻，病情迁延 1 年余。初诊时主要表现为脾虚湿滞，湿毒内蕴。由于术后脾虚，湿邪不化，湿毒内蕴，出现大便泄泻；脾虚气血化生不足则头晕、乏力等。故治以健脾燥湿，兼以清化湿毒。经初诊、二诊治疗后，患者大便转为正常。三诊时主要以脾虚气血不足为主，给予益气养血健脾药后，患者症状缓解，继续调理月余痊愈。

（陈　英 整理）

案 5　结肠癌术后腹泻

郭某，男，68 岁，退休工人。

初诊　2010 年 10 月 26 日。主因大便不规律伴便稀半年来诊。

患者 2010 年 4 月行结肠癌手术后即出现大便不规律伴便稀，经西医治疗未见缓解。特请求中医治疗。

刻下症见：自诉大便无规律，便质稀，腹胀，纳食一般，口黏，咽中痰多不利，精神差，舌胖，舌质红，舌苔黄腻，脉沉弦。

中医诊断：泄泻。

证属：脾虚湿阻化热，湿热壅滞肠腑。

治法：健脾和中，清肠化湿。

方用：四君子汤合清肠化湿汤加减：

太子参 15g　炒白术 12g　茯苓 15g　广木香 10g　黄连 6g　黄芩 10g　生薏仁 30g　秦皮 10g　苦参 15g　炒白芍 12g　川朴 10g　马齿苋 30g　生地榆 30g　陈皮 10g　姜半夏 9g　甘草 6g　生姜 3 片

3 剂。

二诊 2010年10月29日。药后大便仍稀,腹胀消失,口黏减,咽中痰减,精神好转,舌质红,舌苔黄,脉沉弦。加重清化湿毒之力。前方去半夏,加浙贝15g、夏枯草15g、藤梨根12g。4剂。

三诊 2010年11月9日。大便好转,稍腹胀,舌质红,苔黄白,脉沉弦。继用益气健脾,清肠化湿为主。处方:

太子参15g 苍术12g 川朴15g 陈皮10g 姜半夏9g 茯苓15g 浙贝15g 莪术10g 藤梨根15g 生薏仁30g 白蔻仁6g 黄芩10g 夏枯草15g 广木香10g 甘草6g 生姜3片

6剂。

药后患者症状明显好转,又以香砂六君子汤加减调理1个月余,诸症消失。

按 本例亦为结肠癌术后泄泻。初诊时表现为脾虚湿阻化热,湿热壅滞肠腑。由于脾虚湿热壅滞肠腑,运化失常则大便稀;湿热阻滞气机,气机不畅,则腹胀;脾虚痰湿不化,则口黏,咽中痰多不利;脾虚气弱,故精神差。给予健脾和中,清肠化湿,药后症状得以缓解。考虑患者结肠癌为湿毒内壅所致,故二诊、三诊逐渐加重清化湿毒之力,患者症状逐步缓解,其后又以香砂六君子汤加味以健脾除湿,巩固疗效。

(陈 英 整理)

溃疡性结肠炎

案1 溃疡性结肠炎

张某,女,41岁,农民。

初诊 1986年6月30日。

主因腹痛腹泻伴脓血黏液便半年来诊。

患者于1985年12月28日无明显原因,出现腹泻,一日数十次,水样便,有时呈酱油色,有时呈鲜红色,伴发热,但无里急后重。在当地医院服中药数十剂,效果不明显,病情逐渐加重。于1986年5月27日在地区医院就诊,行直肠镜检查,诊为直肠糜烂。5月29日来我院内科门诊,怀疑结肠癌,行结肠镜检查示:镜深入23cm所见:肠黏膜均呈明显充血水肿状,质脆易出血。20cm以后,出血倾向更明显,见新鲜积血较多。因患者入镜时痛苦较大,未再进镜。印象:结肠炎性质待定。1986年6月16日钡灌肠造影(低张)示:钡灌肠时,造影剂抵达回盲部通过顺利,管腔略变细,结肠袋消失,肠黏膜不规则,可见多发息肉和小溃疡龛影(回盲部至直肠),管壁未见充盈缺损及狭窄,余(-)。诊断考虑:溃疡性结肠炎、结肠多发息肉。于1986年6月29日住入中医科病房。

刻下症见:面黄肌瘦,周身乏力,腹泻,便中出血量多,大便日行数十次,夜间10余次,完谷不化,里急后重,腹痛明显,纳食欠佳,小便少,舌质淡红,苔黄,根厚腻,脉弦细。

入院后查:血沉74mm/h。大便培养:未发现致病菌。

中医诊断:肠澼。

证属:脾虚肝旺,湿热伤络。

治法:抑肝扶脾,清化湿热,凉血止血。

方用：痛泻要方合香连丸：

炒白术 12g　炒白芍 12g　陈皮 10g　防风 10g　葛根 20g　茯苓 15g　广木香 10g　黄连 10g　生地榆 30g　槐花炭 15g　生薏仁 30g　炒扁豆 30g　甘草 6g　生姜 3 片

灌肠：锡类散 0.9g(3 支)，珠黄散 0.9g(3 支)，云南白药 0.2g。用生理盐水 60ml，加入上药，混匀温热后灌肠，每晚临睡前灌入。

三诊　1986 年 7 月 9 日。上药服 9 剂，症状减轻，大便日行 5～7 次，鲜血减少。便前仍有腹中作痛及里急后重感。以前方去扁豆，加黄芪 15g、党参 15g、羌活 6g。7 剂。

五诊　1986 年 7 月 17 日。腹泻减轻，日行 3 次，腹痛亦有好转。舌脉如前。于前方中加鸦胆子 15 粒，装胶囊中吞服。灌肠药中加地塞米松 1 支(5mg)。7 剂。

六诊　1986 年 7 月 24 日。因服牛奶后，病情反复，大便次数增多，日行 10～20 余次，夜间 5～6 次，便中脓血多，色红，腹中疼痛，以便前为著，伴里急后重。面色㿠白，消瘦乏力，有时腹中有灼热感，舌偏红，苔白微黄，中心较厚，脉细数。考虑患者病机属病久后脾气虚衰，大肠不固，湿热伤络。改拟益气健脾，固涩止泻，凉血止血法。处方：

党参 12g　白术 12g　茯苓 15g　炮姜炭 3g　广木香 10g　陈皮 10g　秦皮 12g　生地榆 30g　银花炭 15g　槐花炭 15g　炒白芍 12g　防风 10g　煨诃子 10g　赤石脂 30g　黄连 10g　甘草 6g　生姜 3 片

4 剂。

因用灌肠药后，多在灌肠后 10 分钟后即解大便，不能保留，影响疗效，故停用灌肠，嘱用锡类散改为口服，每次 2 支，配云南白药 0.2g，早晚各 1 次。

七诊　1986 年 7 月 28 日。药后症状明显减轻，大便次数明显减少，脓血明显减少，夜间大便一次或不大便，腹痛及里急后重减轻，精神纳食好转，舌偏红，苔白中心稍厚，脉沉细稍数。继用前方。

九诊　1986 年 8 月 7 日。上方又服 10 剂。目前病情稳定，大便日行 3 次，能成形，脓血很少，腹痛及里急后重感消失，纳食已正常，一天可吃 0.5kg 粮食，精神较佳，要求出院调理。嘱复查肠镜，但患者因惧怕疼痛，拒绝再做检查。改拟下方出院后继续调治：

党参 15g　炒白术 12g　茯苓 15g　陈皮 10g　广木香 10g　炒白芍 12g　防风 10g　黄连 6g　炮姜 3g　生地榆 30g　秦皮 10g　苦参 15g　槐花炭 10g　生薏仁 30g　甘草 6g　生姜 3 片

至 1986 年 9 月初家属来院门诊告曰，患者按前方又服 20 剂，目前一般情况良好，大便日行 1 次，无脓血，精神纳食均正常。嘱以前方继服 10 剂。以善其后。

按　溃疡性结肠炎为临床难治病，而且极易反复。本例患者除患有溃疡性结肠炎外，尚合并结肠多发息肉，故其临床症状较重，初诊时大便日行数十次，滑脱不禁，起初用抑肝扶脾、清化湿热、凉血止血，用药 10 余剂后症状缓解。之后又因饮食不慎而病情反复，症状相当严重，改用益气健脾、固涩止泻、凉血止血之法后，症状很快好转，再服 30 余剂后，临床症状基本消失。本例溃疡性结肠炎属虚实夹杂，寒热错杂，病机较为复杂，其证候为复合证候，而且不断变化。《丹溪心法》曰："凡治痢疾，最当察虚实，辨寒热，此泻痢中最大关系。"这些论述对我们临床治疗这类疾病有重要指导意义。

（白宇宁 整理）

案2 溃疡性结肠炎

王某,女,32岁。

初诊 2008年6月2日。

主因大便脓血伴腹痛2年余,反复发作来诊。

患者于2006年1月因饮食不节、情志失畅等原因,出现大便夹有脓血,伴腹痛。2006年2月曾行纤维结肠镜检查,诊为溃疡性结肠炎、直肠炎。此后病情时轻时重,反复发作,日久不愈。于今日上午来院门诊,要求中医治疗。

刻下症见:大便稀溏,杂脓血多,日行2~5次,便前腹痛,肠鸣,腹部畏冷,有时腹胀,消瘦乏力,纳食欠佳,舌质暗,苔白,中根部黄厚,脉沉弦。

中医诊断:休息痢。

证属:脾虚湿盛,肝脾失和,寒热错杂。

治法:健脾化湿,抑肝扶脾,平调寒热。

方用:连理痛泻汤加减:

太子参15g 炒白术12g 茯苓15g 炒白芍12g 广木香10g 黄连8g 炮姜6g 生薏仁30g 生地榆30g 炒槐花10g 秦皮10g 马齿苋30g 防风10g 陈皮10g 甘草6g 生姜3片

4剂。

二诊 2008年6月9日。药后脓血减少,腹痛减轻,腹部畏冷好转,舌质红,苔白根黄,脉沉细数。以前方加黄芩10g、乌梅10g,减黄连为6g。4剂。

三诊 2008年6月30日。上药服后,症状明显好转,故又自服10余剂,目前大便日行1次,便中无血,杂有少量脓性物,便前腹中稍有不适,精神纳食正常,腹中畏冷消失,舌质红,苔黄根厚,脉弦。继用前法,以前方去乌梅、炒槐花,加白及15g。服6剂后停药。

五诊 2008年10月13日。近日大便次数多,便中脓血较多,伴腹痛,腹中畏冷,舌苔白微黄,脉沉细。继用连理痛泻汤加槐花炭10g、黄芪15g。

六诊 2008年11月17日。上方服用20余剂,目前大便次数减少,日行1~2次,不稀,杂有少量脓血,仍有腹痛肠鸣,舌质红,苔黄白,中根厚,脉沉弦细。以前方去黄芪,加三七粉5g。

八诊 2008年12月15日。上药服12剂后,大便脓血消失,日行1次,为软便,便前仍有腹痛,腹不胀。以前方继服6剂后停药。

九诊 2009年3月2日。近半个月来又腹痛便溏肠鸣,便中脓血较多,舌尖红,苔白根黄白厚,脉弦稍数。再用连理痛泻汤加槐花炭、苦参、秦皮、马齿苋、白及、三七粉等。并嘱用下方灌肠。处方:

苦参15g 生地榆30g 黄连6g 马齿苋30g 秦皮10g 白及10g

水煎100ml,兑入三七粉3g,每晚睡前保留灌肠,日1次。

以上方据证加减,再服20剂,并继续灌肠。

十二诊 2009年4月20日。便中脓血消失,大便日行1次,为软便,仍有肠鸣,脘痞,脘中畏冷,继用前方去苦参、槐花炭、白及、三七粉,加姜半夏、苏梗等,再服5剂后,症状消失,停药。

十三诊 2010年4月20日。自2009年4月至今,一年以来,病情一直稳定,未再复发。但近1个月来又出现脓血便,大便日行5次,脐腹部疼痛明显,腹中畏冷,恶心呕吐,嗳气纳呆,面色苍白,乏力,口干苦,脉细。拟用健脾和胃,调和肝脾,平调寒热法。处方:

太子参 15g 炒白术 12g 茯苓 15g 陈皮 10g 姜半夏 9g 广木香 10g 砂仁 6g 黄连 6g 炮姜炭 6g 炒白芍 12g 防风炭 10g 生地榆 30g 生薏仁 30g 元胡 15g 白及 30g 甘草 6g 生姜 3 片

并嘱继续用灌肠药，以上方随证加减。

十七诊 2010 年 6 月 14 日。上药服用近 30 剂，诸症明显好转，目前大便日行 1 次，便中无脓血，便稀，腹痛消失，纳食精神恢复正常，舌质红，苔白，根微黄，脉弦细稍数。继用前法进退，并嘱继续坚持灌肠，再服 15 剂后停药。

按 本例溃疡性结肠炎患者病情缠绵，反复发作，在病变过程中一直存在正虚邪实，寒热失调的病理变化。初诊时用药 10 余剂后症状很快好转，其后病情曾有两次复发，均经治得以好转，曾 1 年多内未再复发。第 4 次复发病情较重，仍用连理痛泻汤加减，配合灌肠中药，调治近 2 个月，病情得以控制。

《医门法律 · 痢疾论》曾曰："凡治痢不分标本先后，概用苦寒者，医之罪也。……凡治痢不审病情虚实，徒执常法，自怯专门者，医之罪也。……凡治痢不分湿热多寡，輙投令成丸药误人者，医之罪也。"明确告诉人们在治疗痢疾时必须注意详查虚实，审其寒热，辨清湿热多少而后用药。白老师通过长期临床实践，在总结溃疡性结肠炎基本病机的基础上，汲取前人经验，制定了连理痛泻汤一方，照顾到了该病的寒热虚实气血各个方面，集健脾、温中、清热、除湿、调气、柔肝、止血于一方，对慢性迁延不愈的患者，有较好的疗效。

（白宇宁 整理）

案 3 溃疡性结肠炎

贺某，女，57 岁。

初诊 2008 年 6 月 27 日。主因间断脓血便 5 年，加重 2 个月就诊。

患者 5 年前无明显原因出现脓血便，近 2 个月症状加重，于 2008 年 5 月 6 日在本院行电子结肠镜检查，诊断为溃疡性结肠炎（距肛门 8cm，直肠点片状糜烂溃疡充血）。

刻下症见：大便日行 1 ~ 2 次，夹有脓血，白多赤少，纳可，自觉全身灼热，无腹痛，舌质暗，苔白，中根部黄白厚，脉沉弦。

既往史：痔疮。

中医诊断：休息痢。

证属：肠腑湿热。

治法：清肠化湿，凉血止痢。

方用：清肠化湿汤加减：

广木香 10g 黄连 6g 黄芩 10g 秦皮 10g 生地榆 30g 马齿苋 30g 苦参 15g 白及 15g 黄柏 10g 生薏仁 30g 苍术 10g 败酱草 30g 当归 12g 白芍 12g 甘草 6g 生姜 3 片

4 剂。

二诊 2008 年 7 月 1 日。大便脓血消失，仍有黏液。舌质暗，舌苔白，中根部苔白厚，脉沉。继用前法。以前方继服。6 剂。并嘱中药保留灌肠。处方：

黄连 6g 苦参 15g 生地榆 30g 马齿苋 30g 秦皮 10g 败酱草 30g 白及 15g 三七粉 3g。

3剂。水煎100ml,保留灌肠,1日1次。

三诊 2008年7月8日。脓血消失,纳可,大便尚可。舌质暗,苔白,根黄白稍厚,脉沉,继用前法。以上方去黄柏,加椿根白皮10g。6剂。

四诊 2008年7月15日。大便日行1~2次,无脓血及黏液,纳食及精神好,舌质暗,苔白根稍厚,继用灌肠方。

六诊 2008年8月5日。目前一般情况好,纳可,大便无脓血。舌质暗,苔白偏厚,脉沉。继用灌肠方。

七诊 2009年4月28日。病情又有反复,大便中夹有脓血,继用清肠化湿汤加减12剂后,脓血消失。

九诊 2009年9月4日。近1周大便中杂有脓性分泌物,大便日行2次,偏稀,伴腹中作痛,肛门下坠。舌质暗,苔白根黄厚,脉沉。仍以清肠化湿为主。处方:

广木香10g 黄连6g 黄芩10g 炮姜3g 秦皮10g 马齿苋30g 苦参15g 生地榆30g 炒白术12g 生薏仁30g 炒白芍12g 陈皮10g 防风10g 槐花炭10g 甘草6g 生姜3片

6剂。

十诊 2009年9月11日。大便脓性分泌物稍减,腹痛消失,嗳气,脘痞,纳稍减,肛门下坠,腹中畏冷。舌质暗,苔白根黄厚,脉沉。改用健脾化湿、兼调寒热法,用自拟连理痛泻汤加减:

太子参15g 炒白术12g 茯苓15g 陈皮10g 苍术10g 炒白芍12g 防风12g 广木香10g 黄连8g 川朴10g 炮姜3g 生苡仁30g 秦皮10g 马齿苋30g 生地榆30g 甘草6g 生姜3片

以此方加减,再服19剂后症状消失。

十三诊 2009年12月4日。20天前腹痛,大便偏稀,偶有脓血,腹中畏冷。舌质暗,苔白根厚,脉沉弦。继用连理痛泻汤加减:

党参15g 苍白术各12g 茯苓15g 陈皮10g 生薏仁30g 防风10g 广木香10g 生地榆30g 黄连6g 炮姜3g 元胡15g 炒白芍12g 白蔻仁6g 秦皮10g 甘草6g 生姜3片

以此方加减,又服15剂。

十六诊 2009年12月29日。便中脓血消失,大便成形,肠鸣减,纳可。舌质暗,苔白根黄,脉弦。仍用连理痛泻汤为主随证加减,又间断服用30余剂。另在原灌肠方中去败酱草,加生黄芪12g继续灌肠。

二十一诊 2010年4月6日。我院电子肠镜检查示:①溃疡性结肠炎(直肠型)愈合期;②直肠息肉(距肛门4cm以下黏膜粗糙充血)。目前仍觉肛门下坠,大便成形,大便有黏液,肠鸣,近日咳嗽,痰白。舌质暗,舌苔白,中根厚腻,脉沉。改用清肠化湿,兼调理寒热法。炒杏仁12g、白蔻仁6g、生薏仁30g、川朴10g、姜半夏9g、陈皮10g、茯苓30g、广木香10g、黄连6g、炮姜3g、薤白10g、秦皮10g、生地榆30g、苦参15g、马齿苋30g、甘草6g、生姜3片。

5剂。

二十二诊 2010年4月27日。近日住院行直肠息肉射频治疗,目前大便日行1次,无脓血。舌暗,苔白根黄白厚,脉沉弦。继用清肠化湿汤加减调理,再服16剂后,症状消失停药。

按 本例患者患溃疡性结肠炎5年,初诊时呈现肠腑湿热的证候,经用清肠化湿法,配合中药保留灌肠，用药 1 月余后，症状基本消失。但该患者在其后的病变过程中，又出现 3 次反复，但病情比较轻微。在治疗过程中，随着湿热的逐渐清除，脾虚湿盛，兼寒热错杂的证候日趋明显，故在十诊时改用连理痛泻汤加减进行治疗。经前后诊治 20 余次，间断服药 100 余剂，经近 2 年治疗，病情基本控制。

通过此例患者的治疗可以看出，溃疡性结肠炎病情缠绵，常易复发。同时也反映出该病病久之后，常出现由实转虚，或因虚致实的病机特点。

（王　健 整理）

急性阑尾炎并发阑尾周围脓肿

王某，女，42 岁。

初诊　2007 年 9 月 16 日。主因右下腹部疼痛 5 天，伴腹中包块 2 天要求会诊。

患者于 5 天前突然出现全腹疼痛，伴恶心呕吐，到某医院急诊室观察，查血白细胞 $18\times10^9/L$，给予抗生素及对症治疗。第二天腹痛逐渐局限于右下腹部，外科会诊，诊为急性阑尾炎，入院继续抗感染治疗。2 天后腹部 B 超检查发现阑尾区包块，大小 7cm×6cm。医院考虑阑尾周围脓肿，动员手术治疗，患者及家属不同意，于病后第 5 天要求中医会诊。

刻下症见：精神较差，腹痛以右下腹部为甚，拒按，扪之有鹅卵大之包块，伴腹胀，恶心，纳差，大便干结，数日未行，发热，午后体温 37.8℃，舌质红，苔黄厚，脉弦数。

中医诊断：肠痈。

证属：热毒内盛，瘀热互结肠腑，化脓成痈。

治法：通腑泄热，化瘀解毒排脓。

方用：大黄牡丹皮汤加味：

生大黄 10g　丹皮 10g　桃杏仁各 10g　冬瓜仁 30g　生薏仁 30g　败酱草 30g　蒲公英 30g　黄连 8g　元参 15g　浙贝母 15g　元胡 15g　川楝子 10g　没药 10g　赤白芍各 12g　甘草 6g　生姜 3 片

二诊　2007 年 9 月 19 日。3 剂后，大便已通，恶心明显好转，纳增，腹痛减轻，体温正常，舌质红，苔黄厚，脉弦。继用前方加夏枯草 15g、乳香 10g。

三诊　2007 年 9 月 26 日。上方服 6 剂后，腹痛明显减轻，纳佳，大便正常，腹部包块较前有所缩小。以前方去蒲公英，大黄，加丹参 15g，莪术 10g、当归 12g、鸡内金 15g。

四诊　2007 年 10 月 4 日。上方服 7 剂，目前一般情况良好，腹痛消失，大便正常，纳佳，腹部包块如核桃大小，舌脉如前，继用前方加炮山甲 6g。

五诊　2007 年 10 月 18 日。上方共服 14 剂，目前精神、纳食、二便恢复正常，腹痛未作，腹中包块消失，舌偏红舌苔薄微黄，脉弦细。改拟益气和血，清热散结，以清其余邪。至 2011 年 6 月 26 日，患者因经来乳房胀痛来诊，说前阑尾包块未再发作。

按　本例患者患急性阑尾炎并形成阑尾周围脓肿，中医辨证属热毒内盛，瘀热互结，化脓成痈。其治疗一要通腑泄热，二要解毒排脓，三要化瘀消癥散结。但上述三方面的治疗应分三个阶段进行。第一阶段为热毒内盛于肠腑，瘀热互结化脓成痈，治疗重点应采用通腑泄热，清热解毒，佐以化瘀活血排脓。方用大黄牡丹皮汤通腑泄热，破瘀散结；加黄连、蒲公英、败酱草以清热解毒;加赤芍、没药、元胡、川楝子以行气活血,消肿散结。第二阶段,腑实已通,热毒稍减,但瘀热内结已成癥结,故治疗重点应以活血化瘀,消癥散结为主,佐以清热解毒。用乳香、没药、丹参、莪术、当归、赤芍、桃仁、丹皮活血化瘀,元参、浙贝母、夏枯草、炮山甲软坚散结;辅以蒲公英、败酱草、黄连,清热解毒。服用20余剂后,包块消失。第三阶段,虽然病情基本好转,包块消失,热毒消除,但病久恐气血耗伤,且又有余热未清之虞,故此时治疗应以益气养阴和血,佐以清热散结,以清其余邪。

(白震宁 整理)

肠粘连、肠梗阻

案1 胃癌手术后肠粘连伴肠道不全梗阻

患者密某,男,59岁。

初诊 2011年11月15日。主因脐腹部反复胀满疼痛近半年,加重3天来诊。

患者于2011年4月因患胃癌行胃切除术,此后经常脐腹部胀满疼痛反复发作。曾在某医院就诊,诊为肠粘连。近3天来因症状加重,在外院检查,诊为肠粘连并发肠道不全梗阻,给予抗感染治疗,未见明显好转。于今日上午来院门诊要求中医治疗。

刻下症见:脐腹部胀满,疼痛,阵发性加重,腹中肠鸣,时有条状物隆起,餐后加重,伴纳呆,嗳气,腹部畏冷,大便干,3日未行。舌暗,苔黄白厚,脉弦。查体:肝脾触及不满意,腹部膨满,叩之如鼓,脐腹部压痛(+),反跳痛(-),腹中未及包块。

中医诊断:腹痛。

证属:小肠气结,寒热失调。

治法:理气通肠,兼调寒热。

处方:当归12g 白芍12g 桃杏仁各10g 枳实15g 川朴15g 广木香10g 大腹皮30g 炒莱菔子30g 黄连6g 炮姜6g 生大黄12g 砂仁6g 甘草6g 生姜3片

3剂。

二诊 2011年11月18日。药后腹部胀满疼痛明显好转,矢气多,腹中条状物隆起消失,大便已通,昨日稀便2次,仍肠鸣。舌暗,苔白,脉沉弦。查体:腹部平坦,叩之稍鼓,脐腹部压痛(+)。继用前方,改生大黄为熟大黄,另加焦三仙各15g。4剂。

三诊 2011年11月22日。症状明显好转,腹痛消失,腹不胀,腹中条状物消失,仍有时肠鸣,纳食增加。舌暗苔白,脉弦细。继用前方加太子参15g。

四诊 2011年11月28日。目前纳食恢复正常,精神好转,腹胀腹痛未作,大便正常,偶有烧心,汗多。舌暗淡,苔白,脉弦细。改拟健脾和胃,兼理气顺肠。处方

太子参15g 白术12g 茯苓15g 陈皮10g 姜半夏9g 广木香10g 砂仁6g 炒白芍12g 枳实15g 川朴15g 炒莱菔子30g 黄连6g 莪术10g 焦三仙各15g 甘草6g 生姜3片

5剂。

五诊 2011年12月5日。一般情况好,纳佳,腹胀腹痛未作,有时肠鸣,大便正常。舌暗淡,舌边有齿痕,苔白,脉沉弦细。继用前法,以前方加黄芪18g,白花蛇舌草30g,10剂。继续调治。

按 手术后肠粘连在临床较为多见，目前尚无特效治疗方法，运用中医药治疗此病常能改善症状。本例患者初诊时肠腑气结的症状较重，故治疗以理气通腑为主，以大黄通腑；以枳实、川朴、广木香、大腹皮、炒莱菔子、杏仁等理气行气；以当归、白芍、桃仁养血活血，改善肠腑血运；因兼具寒热失调的病理变化，故以黄连、炮姜调理寒热。药后症状很快好转，随着大便的通畅，腹胀腹痛明显好转。用药7剂后症状基本消失，但正气有所耗伤，故加太子参以扶正。四诊时，纳食精神恢复正常，腹胀腹痛未作，舌暗淡，脉弦细，考虑此时证候已经转化为脾胃虚弱为主，兼有肠腑气滞，故治疗方法改用健脾和胃为主，兼以理气顺肠，方用香砂六君子汤加部分理气顺肠药。五诊时，虽然肠粘连症状消失，但考虑患者原系胃癌术后，故在健脾和胃调气的基础上加黄芪、莪术、白花蛇舌草等，一以补气扶正，一以抗癌解毒。

（白震宁 整理）

案2 结核性腹膜炎肠粘连伴肠道不全梗阻

患者齐某，女，36岁，农民。

初诊 1982年7月12日。会诊病例。主因腹痛腹胀4个月余，加重1周要求会诊。

患者于20年前曾患肺结核，后经治好转。1982年3月初无明显原因出现腹痛腹胀，经当地县医院诊治，未能好转，亦未明确诊断。近1个月来症状日趋加重，于1982年6月22日住入本院消化内科，经系统检查，诊为结核性腹膜炎并发肠粘连，并开始抗结核治疗。近1周来腹痛腹胀突然加重，内科考虑并发不全性肠梗阻，于今日上午要求中医会诊。

刻下症见：消瘦颧红，周身乏力，腹痛拒按，以脐腹部为甚，伴腹部膨满，叩之如鼓，矢气很少，大便数日一行，量少，不畅，无食欲，已禁食数日，手足发热。舌质紫暗，舌苔白微黄，根部苔腻，脉弦细。

中医诊断：腹痛。

证属：瘀血内停，气机阻滞。

治法：活血化瘀，兼调气机。

方用：膈下逐瘀汤加减：

当归15g 赤芍15g 川芎10g 桃仁10g 红花10g 生蒲黄10g 五灵脂10g 元胡10g 川楝子10g 枳壳10g 生地15g 丹参25g 炒莱菔子30g 生姜3片

3剂。

二诊 1982年7月15日。药后腹痛减轻，矢气增多，大便较前通畅，食欲稍增，已开始进食，舌脉如前。继用前法，以前方加白芍15g。3剂。

三诊 1982年7月19日。目前腹痛较前明显减轻，仍有轻度腹胀，肠鸣，大便不规律，时干时稀，或先干后稀，精神纳食好转，舌脉如前，调方如下：

太子参15g 白术12g 茯苓15g 当归15g 赤白芍各15g 川芎10g 桃仁10g 红花10g 生蒲黄10g 五灵脂15g 元胡15g 川楝子10g 枳壳10g 广木香10g 炒莱菔子15g 生姜3片

3剂。

四诊 1982年7月22日。腹痛基本消失，仍有轻度腹胀，精神、纳食正常，大便尚可，仍觉口干，手足心热，眼干，牙龈肿痛，舌紫暗，苔薄白，原根部腻苔已退，脉弦。仍以活血化瘀，理气消胀为法。处方：

当归20g　赤白芍各15g　生地25g　川芎6g　桃仁10g　红花10g　生蒲黄10g　五灵脂10g　广木香10g　枳壳10g　炒槟榔10g　丹皮10g　元胡12g　炒莱菔子30g　生姜3片

3剂。

五诊　1982年7月26日。诸症见轻，腹痛消失，腹胀明显好转，仍有牙痛。继用前法，以前方继服。3剂。

六诊　1982年7月29日。病情稳定，目前自觉腹痛及腹胀基本消失，偶有轻度腹胀，大便正常，牙痛未再发作，舌暗，苔白，脉弦细。患者准备近期出院，改拟养血活血，健脾调气法，用当归芍药散加味继续调治：

当归20g　赤白芍各15g　川芎6g　白术12g　茯苓15g　泽泻10g　桃仁10g　红花10g　广木香10g　枳壳10g　丹皮10g　元胡10g　甘草6g　生姜3片

10剂。

按　《景岳全书》曰"有形者痛在血分，或为食积，凡血癥食积而胀痛者，必痛有常所，而胀无休息，不往不来，不离其处者，是有形之痛也，然或食或血，察所所因，乃可攻而去之。"本例患者为结核性腹膜炎合并肠粘连而引发肠道不全梗阻。初诊时腹痛腹胀较甚，伴大便失调。据其临床表现及舌脉，当属瘀血腹痛。经服用活血化瘀、兼疏通气机之剂15剂后，腹痛及腹胀基本消失，大便恢复正常。然而此类病证当其腹痛腹胀好转，肠道不全梗阻缓解之后，仍应坚持用活血化瘀，消癥散结之法继续调治，以缓解或减轻其粘连程度，防止梗阻再次发生。

（白宇宁 整理）

案3　手术后肠粘连并发肠道不全梗阻

冯某，女，37岁，干部。

初诊　2011年10月17日。主因反复腹痛7年来诊。

患者于2008年5月15日因肠梗阻在中国人民解放军总医院（北京301医院）行剖腹探查术，术中发现脾脏长有炎性假瘤压迫而导致肠梗阻发生，故进行脾切除及部分结肠切除手术。术后发生肠瘘，于2008年5月30日行肠造瘘术，术后仍然感染严重。于2008年7月发现左侧输尿管梗阻，左肾积水，于2009年3月中国人民解放军总医院行左肾穿刺引流术，目前仍带有穿刺引流管。2011年1月在南京军区医院做肠造瘘还纳术，术中因粘连严重，切除了右半结肠。自2011年4月至10月期间，腹部疼痛反复发作，共发生4次肠梗阻，每次都住院进行治疗。半月前腹痛再次发作而住院，入院诊为肠粘连并发肠道不全梗阻，目前仍在本院消化内科住院治疗。

刻下症见：脐腹部疼痛隐隐，按之加重，稍有腹胀，腹中明显畏冷，手足冷，大便不成形，日行4～5次，纳食差，头晕腰困，消瘦乏力，小便可。舌暗红，苔薄白，脉沉弦细数。

中医诊断：腹痛。

证属：气血两虚，脾阳不振，肠络瘀阻。

治法：益气养血，活血化瘀，温中止痛。

方用：八珍汤、桂枝茯苓丸加减：

太子参15g　炒白术12g　茯苓15g　当归12g　炒白芍12g　桂枝6g　桃仁10g　川芎6g　乌药10g　广木香10g　炮姜6g　黄连6g　元胡15g　川楝子10g　乌梅10g　砂仁6g　甘草6g　生姜3片

三诊 2011年10月31日。上方服9剂，目前腹痛明显好转，头晕亦好转，纳食增，仍大便稀，肠鸣，乏力，舌质暗红，苔薄白，脉弦细。继用前法为主，在其后的治疗中，一直随证加减：脘中不适，恶心，纳差时，加陈皮、姜半夏、竹茹、鸡内金；腹胀明显时加川朴、大腹皮、枳实、炒莱菔子；肾引流管感染，苔黄腻时，加生薏仁、败酱草、丹皮、冬瓜仁；盆腔有积液时，加生薏仁、泽兰、木瓜；腰困明显时加熟地、山萸肉、生山药、川断；腹痛明显时加赤芍、莪术、丹参、五灵脂；腹中畏冷明显时，加重干姜；乏力明显时，加黄芪；至2012年5月21日前后诊治共23次，服药90余剂，患者整体情况明显好转，自觉偶有腹胀、肠鸣，精神纳食明显好转，未再发生梗阻现象。

二十四诊 2012年5月25日。自述于5月23日晚上因饮食不慎，腹痛突然加重，伴腹胀甚，不能进食，饮水亦觉腹中难受，腹中明显畏冷，昨日大便稀，日行7～8次，舌质红，苔白根黄，脉弦细。昨日去医院拍腹部平片，提示可见液平面。考虑再次发生肠道不全梗阻。证属寒凝气滞，肠腑不通。治宜行气散寒，益气通腑。处方：

太子参15g 熟附片10g 枳实15g 厚朴15g 广木香10g 槟榔10g 生大黄10g 赤白芍各10g 桃杏仁各10g 炒莱菔子30g 甘草6g 生姜3片

嘱服1剂。

2012年5月26日电话告：药后腹痛及腹胀明显减轻，夜间睡眠平稳，未发生腹痛，嘱以上方再服2剂。

二十五诊 2012年5月28日。自觉症状减轻，腹痛及腹胀好转，大便日行4～5次，偏稀，仍肠鸣，腹中畏冷好转，饮水后腹中稍有不适感，矢气少，舌质红，苔白微黄，中根厚，脉弦。今日上午复查腹部平片未见液平面，仅见肠管积气。以前方加当归12g、元明粉10g、川朴改用30g。

2012年5月29日电话告，一般情况尚好，嘱以上方去元明粉，再服4剂。

二十六诊 2012年6月4日。目前症状明显缓解，纳食基本恢复正常，腹痛未作，腹胀轻微，仍肠鸣，腹喜暖，舌质红，苔薄白，脉弦。调方如下：

太子参15g 当归12g 白芍12g 桃杏仁各10g 广木香10g 砂仁6g 黄连6g 干姜6g 熟大黄12g 炒莱菔子30g 枳实15g 川朴15g 甘草6g 生姜3片

3剂。

按 近年来腹部手术后肠粘连患者在临床较为多见，此类患者常因饮食不慎而导致肠道不全梗阻反复发作，甚为痛苦，目前临床尚无特效药物进行治疗。本例患者曾因肠粘连合并肠道不全梗阻反复发作，再加上原来基础病较多，故初诊出现虚实夹杂之候，表现脾虚气滞，肠络瘀阻。经运用中药进行调治，一方面益气健脾养血以扶正气；一方面活血化瘀，兼理气行气以祛邪，促进肠道功能恢复。自从运用中药调治半年来，未再发生梗阻现象。但因患者饮食不慎，过食生冷油腻之物再次诱发肠道不全梗阻，出现腹痛腹胀加重，辨证为寒凝气滞，肠腑不通，采用行气散寒、益气通腑法，运用调胃承气汤加熟附片、太子参、桃杏仁、木香、槟榔、莱菔子等，用药3剂，肠道不全梗阻即得以解除。而且此次发病未再住院进行输液等治疗。可见中医药在治疗这类疾病方面，有自己的优势和较好的疗效。

（白宇宁 整理）

案4 结肠癌手术后并发肠梗阻

王某，男，68岁，退休干部。

初诊 2010年7月13日。主因腹痛腹胀1周要求会诊。

患者原系直肠癌,2个月前在某肿瘤医院行手术治疗,其后在该院进行化疗,在化疗期间突然出现剧烈腹痛、腹胀,诊为粘连性肠梗阻,经输液、抗感染、胃肠减压等治疗,未能缓解。于2010年7月13日要求会诊。

刻下症见:全腹膨满,疼痛拒按,腹部叩之如鼓,身热夜甚,烦躁汗出,大便10日未行,舌红,苔黄厚,脉沉弦。

中医诊断:肠结。

证属:肠腑实热内结,腑气蕴结不通。

治法:清热通腑,行气活血。

方用:加味大承气汤:

生大黄10g 枳实15g 川朴15g 桃杏仁各12g 黄芩10g 赤白芍各12g 炒莱菔子30g 广木香10g 芒硝10g 败酱草30g 当归12g 甘草6g 生姜3片

水煎服,日1剂,早晚分服。

二诊 2010年7月16日。大便已通,腹中疼痛及胀满消失,食欲好转,体温已正常,舌红,舌苔中根部黄厚腻,脉沉弦。继用前方去芒硝、败酱草、当归,加陈皮10g、姜半夏9g、茯苓15g、竹茹15g、生薏仁30g、白蔻仁6g、莪术10g。

上药共服14剂。

四诊 2010年7月30日。患者一般情况良好,纳佳,精神好转,大便正常,舌淡红,苔白,脉沉弦。考虑此时患者的病机已经发生变化,当腑实内结消除之后,脾虚之象渐显。故改拟健脾益气,化痰散结,佐以和中为法,用六君子汤加味:

太子参15g 白术12g 陈皮10g 姜半夏9g 茯苓15g 黄连6g 枳实15g 瓜蒌30g 鸡内金15g 莪术10g 夏枯草15g 浙贝15g 藤梨根15g 白芍12g 甘草6g 生姜3片

以前方进退,共服药80余剂,其间曾据证酌情加入山慈菇、壁虎、三七参、白花蛇舌草、煅瓦楞子、仙鹤草、龙葵等。

五诊 2011年7月1日。患者面色红润,精神颇佳,纳食二便正常,体重增加,腹中无不适,舌胖质暗红,苔白,脉沉弦,继用前法,以善其后。

按 本例患者为结肠癌术后肠粘连导致的肠梗阻。初诊时表现为全腹膨满疼痛拒按,大便不通,舌质红,苔黄厚,治以清热通腑,行气活血,方用加味大承气汤。方中以大黄、芒硝峻下热结,枳实、厚朴、木香、莱菔子行气消胀,桃仁、赤芍、当归活血,黄芩清肠中郁热,败酱草清热解毒。本方较大承气汤治疗粘连性肠梗阻更有针对性,不仅具有通下腑实的作用,而且兼能行气活血,清热解毒。因此类患者在病机上大多存在肠腑实热内结,气滞血瘀,热毒内盛的情况,故以此方治疗此类病证能够取得较好的疗效。此外,当腑气得通,梗阻缓解之后,即应据证改用扶正祛邪之法。

(白震宁 整理)

原发性急性腹膜炎并发肠道不全梗阻、急性肾功能不全

周某,男,47岁,农民。

初诊 1996 年 2 月 7 日。主因腹部胀痛伴恶心呕吐 10 天，咳嗽胸憋 4 天入院。

患者于半个月前因劳动汗出受凉后，出现全身恶寒发热，伴头晕乏力，体温达 39℃，经本村医疗站静脉输液（用药不详）发热渐退。于病后第 3 天出现腹部胀痛，并伴有恶心呕吐。随即去县医院诊治，经查未能明确诊断，给予静脉输液（用药不详）治疗 6 天，病情有增无减，于近 4 天来又出现胸憋、咳嗽、呼吸困难。于昨日来院急诊，今日以肠道不全梗阻收入病房。

入院时查：血常规：白细胞 4.5×10^9/L，中性 0.8。尿常规：蛋白质（+），血尿淀粉酶正常。胸部 X 线常规：左肋膈角可见少量积液。腹部 X 线透视：中下腹显示肠内小液平，扩张轻度。诊断：①左侧胸腔积液（少量）。②腹部不全肠梗阻。腹部 B 超：双侧胸腔积液；少量腹水。

查体：体温 36℃，心率 70 次/分，呼吸 20 次/分，血压 17.5/10.5kPa，腹部膨隆，未见肠型，腹肌紧张，上腹及脐腹部压痛（+），反跳痛（+），腹部未见包块，移动性浊音（+），肠鸣音亢进。

刻下症见：全腹胀满疼痛，拒按，恶心呕吐，纳差，不能进食，胸憋气紧，咳嗽，痰白而黏，全身乏力，倦怠嗜卧，大便两日未行，小便量少，舌质红，舌苔黄白而厚，脉弦。

中医诊断：腹痛，咳嗽。

西医诊断：肠道不全梗阻？胸腔积液原因待查。

证属：腑实内结，肠道气机阻滞。

治法：通腑行气。

方用：小承气汤加味：

大黄 15g　枳实 15g　厚朴 15g　桃仁 15g　赤白芍各 15g　炒莱菔子 30g　广木香 10g　槟榔 10g　甘草 6g　生姜 3 片

1 剂。同时给予西医支持疗法，禁食、胃肠减压，并用氨苄西林、甲硝唑静脉滴注。

二诊 1996 年 2 月 8 日。服中药后腹痛加重，昨晚排出糊状大便，便后腹痛减轻。查体：腹肌较前柔软，舌脉如前。昨日进行腹穿，化验腹水常规：颜色，血色、浑浊；比重，1.016；红细胞（++++）；白细胞（++）；多核细胞 0.60；单核细胞 0.40。继用前法，以前方继服。1 剂。

三诊 1996 年 2 月 9 日。昨日排大便两次，约 300ml，为褐色稀糊状，自觉腹胀疼痛较前减轻。查体：腹部较前柔软，上腹部压痛较前减轻，反跳痛（±），移动性浊音（+）。今日化验肾功能：BUN 86.9mmol/L，CO_2-CP 10mmol/L。腹水培养未见细菌生长。PPD 试验（-）。肝功能正常，血沉 11mm/h。目前西医诊断考虑：①原发性急性腹膜炎；②肠道不全梗阻；③急性肾功能不全。西药治疗同前，并给予 5% 碳酸氢钠 100ml，静脉滴注。停止胃肠减压，开始进流食。继用行气通腑泻浊法，继服前方。3 剂。

四诊 1996 年 2 月 12 日。目前大便已通，日 1～2 次，稀糊状，色褐，尿多，腹胀消失，腹痛大减，仍有轻微咳嗽。查体：腹部平坦，脐腹压痛（+），反跳痛（-），移动性浊音（-），肠鸣音正常。舌质红，前半舌苔薄白而少有裂纹，脉弦。改拟益气养阴，行气消胀法，佐以活血通瘀。处方：

太子参 15g　石斛 15g　赤白芍各 12g　桃仁 10g　泽兰 30g　丹参 20g　大腹皮 30g　陈皮 10g　元胡 10g　大黄 6g　茯苓 15g　广木香 10g　川朴 10g　炒莱菔子 30g　甘草 6g　生姜 3 片

2 剂。

五诊 1996 年 2 月 14 日。仍有阵发性腹痛，矢气多，腹不胀，尿多，昨日 24 小时尿量达 3800ml。昨日复查 BUN 14.4mmol/L，CO_2-CP 19mmol/L。舌质红，苔白，舌面有裂纹，脉弦滑。继用前法，以前方去石斛、泽兰、陈皮、广木香、茯苓，加麦冬 15g、丹皮 10g、枳实 15g、蒲公英

30g。3剂。

六诊 1996年2月17日。目前腹胀腹痛均消失,大便日1次,成形,纳可,眠安,舌质红,苔白腻,根黄,脉弦滑。查体:腹部无征。复查肾功能:BUN 6.0mmol/L,CO_2-CP 20mmol/L,Cr 171.4umol/L。中药改拟清热化湿,行气通瘀,益气解毒,仿大黄牡丹皮汤。

太子参15g 赤白芍各15g 桃仁15g 丹皮10g 生薏仁30g 冬瓜仁30g 生大黄6g 蒲公英30g 败酱草30g 枳实10g 厚朴10g 元胡10g 滑石10g 甘草6g 生姜3片

九诊 1996年2月26日。上方服7剂。目前患者精神、纳食、二便均正常,自述无明显不适。复查B超:胸腹腔未见液性暗区,双肾未见异常。胸透未见异常。血常规正常。停用抗生素及中药,嘱明日出院,回家调养。

按 本例患者为一危重病例,经中西医结合治疗得以治愈。初诊时表现为腹痛腹胀,恶心呕吐,西医诊断肠道不全梗阻,中医考虑证属腑实内结,肠腑气机阻滞,采用通腑行气法,用小承气汤加木香、槟榔、桃仁、莱菔子等,药后腑实得通,腹痛、腹胀明显好转。其后发现肾功能异常,故考虑为急性腹膜炎并发肠道不全梗阻、急性肾功能不全。继用通腑泄浊,理气消胀,前后用药5剂后,大便已通,腹胀消失,腹痛大减。此时腑实虽通,但又出气阴耗伤之迹象,故于方中酌加益气养阴之品。六诊时,诸症基本消失,但舌苔黄白腻,考虑其证转为肠腑湿热,气血瘀滞,故改拟清化湿热,行气活血,佐以益气解毒,再服7剂后,诸症消失,化验、B超等检查均恢复正常。本例患者在治疗过程中运用中西两法进行治疗,采用支持疗法、抗感染、胃肠减压等西医治法;采用通腑泄浊,行气消胀之中药,使腑实得通,症状很快减轻。在出现急性肾功能不全时,仍用通腑泄浊法为主,使肾功能很快恢复正常。可见对一些危重病采用中西两法互相配合,各取所长,往往能提高临床疗效。

(王海萍 整理)

胆石症

白某,女,39岁,农民。

初诊 2001年5月8日。主因右上腹反复疼痛半年余,加重15天来诊。

患者近半年多来,经常右上腹部疼痛,每于食油腻食物之后加重。半个月前因食油煎食物后疼痛再次发作,于今日上午来院门诊。今日本院腹部B超示:①胆囊结石(泥沙型);②慢性胆囊炎。

刻下症见:右上腹部疼痛,伴上腹部胀满,恶心欲吐,厌油腻,纳呆,口干苦,大便干。舌质红,苔黄厚腻,脉弦。

查体:腹软,肝脾触及不满意,右上腹部压痛(+),莫菲征(+),腹中未及包块。

中医诊断:腹痛。

证属:湿热蕴结胆腑,肝胆疏泄失常。

治法:清化湿热,疏利肝胆,通腑排石。

方用:大柴胡汤加味:

柴胡10g 姜半夏9g 黄芩10g 白芍12g 枳实15g 郁金15g 金钱草30g 青陈皮各10g 片姜黄10g 广木香10g 生大黄10g 滑石15g 海金沙10g 竹茹15g 鸡内金15g

甘草6g 生姜3片

6剂。

二诊 2001年5月15日。药后上腹部疼痛减轻,恶心好转,大便已通,上腹部胀满亦减,仍感口苦,纳欠佳,舌质红,苔黄厚腻,脉弦。继用前方去竹茹,加茵陈15g。6剂。

三诊 2001年5月22日。目前症状明显好转,恶心消失,右上腹部疼痛及上腹部胀满均消失,纳食恢复正常,大便稍干,舌质红,苔黄,脉弦。继用前方继服。6剂。

四诊 2001年6月5日。上方共服12剂,目前患者无明显不适。今日复查B超:胆囊壁稍毛糙,未见结石。舌质红,苔黄,脉弦。改用疏肝利胆,清热和胃法,继续调理。处方:

柴胡10g 姜半夏9g 黄芩10g 白芍12g 枳实15g 郁金15g 青陈皮各10g 广木香10g 茯苓15g 蒲公英30g 鸡内金15g 瓜蒌30g 甘草6g 生姜3片

按 本例胆结石初诊时表现为肝胆湿热,蕴结胆腑,疏泄不利,波及胃腑,胃失和降等病机,故在治疗上运用清化湿热,疏利肝胆,通腑排石的治法。以大柴胡汤和解枢机,疏利肝胆,通腑降逆;加郁金、青陈皮、片姜黄、广木香等以加强疏肝利胆,行气止痛之效;加金钱草、海金沙、滑石、茵陈等一以清利湿热,一以促进排石。用药10余剂后,右上腹疼痛及上腹部胀满消失,恶心、纳呆等症状明显好转。前后共服20余剂药后,复查B超,胆结石消失。运用中医药治疗胆结石、胆囊炎一类的病,一般消除或减轻症状比较好,泥沙型或小的结石有望排出。如属较大的结石则很难排出,也可先行碎石再用中医药利胆排石。

(白震宁 整理)

慢性乙型病毒性肝炎

闫某,男,35岁。

初诊 2011年5月23日。主因上腹部胀满不适10余年,伴恶心纳差半个月来诊。

患者近10余年来间断上腹部胀满不适,既往曾有乙型肝炎史,近半个月来因症状加重,遂来院门诊。

刻下症见:上腹部胀满,餐后加重,伴恶心、呕吐、纳差,饥时上腹部隐痛,有时伴心慌、头晕、乏力,眼花,口干,大便正常,小便黄,查目睛可疑黄染,舌质红,苔黄白,根厚腻,脉沉弦。嘱查肝功能、腹部B超、胃镜。

中医诊断:黄疸?

证属:肝胃失和,湿热中阻,胃气上逆。

治法:疏肝和胃,降逆止呕,兼清化湿热。

方用:柴胡四逆散合黄连温胆汤加味:

柴胡10g 白芍12g 枳实15g 竹茹15g 苏叶6g 黄连6g 姜半夏9g 瓜蒌15g 黄芩10g 蒲公英30g 鸡内金15g 陈皮10g 茯苓15g 五灵脂15g 乌贼骨30g 甘草6g 生姜3片

5剂。

二诊 2011年6月6日。于5月24日行胃镜检查示:①胃黏膜脱垂症;②慢性浅表性胃炎,伴糜烂。HP(+++)。查肝功能:ALT 796U/L,总胆红素49.3μmol/L,间接胆红素31.1μmol/L,直接胆红素18.2μmol/L。乙肝系列:HBsAg(+);HBeAb(+);HBCAb(+);乙肝病毒前S抗原(+)。腹部B超示:脾大。上药服后恶心呕吐好转,脘痛已不明显,稍有脘痞,纳食较前好转,大便正常,小便仍黄,舌质红,苔黄根厚腻。目前证属湿热内蕴,兼肝胃失和。治宜清利湿热,兼以疏肝和胃。方用柴胡四逆汤合茵陈蒿汤加减:

柴胡10g 白芍12g 枳实15g 茵陈15g 栀子10g 郁金15g 生薏仁30g 白蔻仁6g 陈皮10g 金钱草30g 虎杖15g 蒲公英30g 浙贝15g 焦楂15g 竹茹15g 甘草6g 生姜3片

6剂。

三诊 2011年6月13日。自觉精神明显好转,脘痞及脘痛消失,恶心未作,有时脘中稍有不适感,纳食尚可,大便正常,小便黄。舌红,苔黄,脉沉弦。以前方去浙贝、柴胡,加丹参15g、板蓝根30g、石菖蒲10g。6剂。

四诊 2011年6月20日。脘中不适好转,不恶心,纳可,大便正常,小便黄。舌质红,苔黄,脉弦。治法用清化湿热,兼清热解毒。处方:

茵陈20g 栀子10g 丹参15g 郁金15g 金钱草30g 白芍12g 生山药15g 黄芩10g 板蓝根30g 虎杖15g 蒲公英30g 连翘15g 焦楂15g 陈皮10g 甘草6g 生姜3片

6剂。

五诊 2011年6月27日。纳食尚可,自觉口干,脘中稍有不适,大便正常,小便黄。舌质红,苔黄根厚,脉弦。调方用清化湿热,兼健脾燥湿。处方:

柴胡10g 白芍12g 茵陈20g 栀子10g 丹参15g 郁金15g 苍术10g 川朴10g 生薏仁30g 白蔻仁6g 藿香10g 连翘15g 石菖蒲10g 金钱草30g 虎杖15g 焦楂15g 甘草6g 生姜3片

6剂。

六诊 2011年7月4日。一般情况尚可,但易疲劳,纳食尚可,腹不胀,大便亦正常。舌质红,苔白,根黄厚,脉弦。以前方去柴胡、白芍、丹参、苍术,加白术12g、茯苓15g、蒲公英30g。6剂。

七诊 2011年7月11日。除容易疲劳外,无其他不适。舌质红,苔白,根黄偏厚,脉弦。调方以益气健脾,兼清化湿热。处方:

太子参15g 白术12g 茯苓15g 丹参15g 郁金15g 茵陈20g 栀子10g 陈皮10g 虎杖15g 连翘15g 生薏仁30g 白蔻仁6g 藿香10g 金钱草30g 焦楂15g 蒲公英30g 甘草6g 生姜3片

以上方服20剂。

十一诊 2011年8月8日。自觉症状消失,精神纳食转佳。于2011年8月2日复查肝功能:ALT 20U/L,血清总胆红素18.5μmol/L,间接胆红素15.3μmol/L,直接胆红素3.2μmol/L。继用益气健脾,疏肝清热法调理。处方:

太子参15g 白术12g 茯苓15g 陈皮10g 丹参15g 郁金15g 浙贝母15g 蒲公英30g 柴胡10g 白芍12g 枳实12g 金钱草30g 虎杖15g 黄连6g 甘草6g 生姜3片

按 本例患者初诊时,以上腹部胀满,恶心,呕吐,纳差为主症来诊。证属肝胃失和,湿热中阻,胃失和降。治以疏肝和胃,降逆止呕,兼清化湿热法,用柴胡四逆汤合黄连温胆汤加减,药后症状明显好转。但查出肝功能异常,ALT及总胆红素升高,说明慢性乙型肝炎处在活动阶段,结合脉证,考虑证属湿热壅滞肝胆,波及中焦。故改用清化湿热,疏肝和胃法,以柴胡四逆汤合茵陈蒿汤加减。治疗过程中，清化湿热药主要用茵陈、栀子、金钱草、石菖蒲、黄芩、藿香等；清热解毒药主要用蒲公英、板蓝根、连翘等；健脾化湿等主要用白术、茯苓、苍术、生薏仁、白蔻仁等；疏肝理气药主要用柴胡、白芍、枳实、川朴、陈皮等；活血化瘀药主要用丹参、郁金、虎杖、焦楂等。至七诊时，诸症好转，但容易疲劳，故改用益气健脾，兼清化湿热之法。经2个月余的治疗，不仅临床症状消失，肝功能亦恢复正常。

（白宇宁 整理）

脂肪肝

王某，男，25岁。

初诊 2011年6月7日。主因腹泻伴脐腹部不适半个月来诊。

患者素体肥胖，嗜饮酒，半个月前饮酒后出现大便泄泻，伴脐腹部不适，作胀。既往血压偏高。于今日上午来诊。今日腹部B超示：重度脂肪肝。实验室检查，肝功能：ALT 190.8U/L，AST 147.7U/L，γ-GT129U/L，总胆汁酸17.1μmol/L。

刻下症见：形体肥胖，时有脐腹部不适作胀，腹部畏冷，大便稀，不成形，日行2～3次，大便后腹中不适可缓解，伴口臭，素易“上火”。舌质暗，舌边齿痕，苔白，脉沉。

中医诊断：泄泻。

证属：脾虚湿阻，兼寒热错杂。

治法：健脾燥湿，兼调寒热。

方用：胃苓汤加减：

苍术10g　川朴15g　陈皮10g　姜半夏9g　茯苓15g　白术12g　泽泻10g　猪苓10g　广木香10g　生薏仁30g　大腹皮20g　黄连8g　炮姜6g　白蔻仁6g　甘草6g　生姜3片

3剂。

二诊 2011年6月14日。症状好转，腹部不适作胀减轻，腹部畏冷感不明显，大便已不稀，日行1次，仍有“上火”感，口中有味，舌质暗红，苔白，脉沉弦。继用前法，以前方去炮姜、猪苓，加荷叶10g、茵陈15g、郁金15g、虎杖15g、金钱草30g。6剂。

三诊 2011年6月21日。自觉症状明显好转，大便正常，目前无明显不适感，舌脉如前。调方如下：

茵陈15g　苍白术各12g　茯苓15g　泽泻10g　猪苓10g　荷叶10g　丹参15g　郁金15g　虎杖15g　金钱草30g　广木香10g　黄连6g　生薏仁30g　白蔻仁6g　甘草6g　生姜3片

6剂。

四诊 2011年6月28日。目前一般情况好，无明显不适，大便正常，自觉颈部不适，舌质暗，体胖，苔白，脉沉弦。以前方去猪苓，加炒白芍12g、葛根15g。6剂。

五诊 2011年7月8日。近日自觉“上火”，有口疮作痛，纳食二便正常。舌质暗，舌体胖，苔白，脉沉弦。调方以清化湿热为主。处方：

茵陈15g　栀子10g　荷叶10g　金钱草30g　泽泻15g　丹参15g　郁金15g　虎杖15g　蒲公英30g　炒白芍12g　元参15g　丹皮10g　茜根10g　土茯苓15g　生薏仁30g　甘草6g　生姜3片

6 剂。

六诊 2011 年 7 月 19 日。口疮好转,颈部不适消失,无明显不适感。舌脉如前。继用上方去丹皮、元参,加柴胡 10g、枳壳 10g。10 剂。

七诊 2011 年 8 月 20 日。目前仍稍有“上火”感,颈部起皮疹,稍痒。余无明显不适。以 7 月 8 日方去元参、葛根、土茯苓,加苦参 15g、草决明 12g、制首乌 12g。

以上方又服用近 20 剂后,停药。至 2012 年 2 月 10 日八诊时患者自述,于 2012 年 1 月 11 日体检,化验肝功能正常,腹部 B 超示:轻度脂肪肝。目前除大便偏稀外,余无不适,舌质暗,舌苔白,脉弦。嘱用下方继续调理:

茵陈 20g 栀子 10g 丹参 15g 郁金 15g 泽泻 15g 虎杖 15g 炒白芍 12g 生薏仁 30g 苍术 10g 茯苓 15g 金钱草 30g 制首乌 10g 焦山楂 15g 荷叶 10g 苦参 15g 生姜 3 片

并嘱戒酒。

按 近年来临床上脂肪肝患者较为多见,此类患者多为平时恣食肥甘油腻之物过多,或嗜酒过度所致,且身体多较肥胖。本例患者初诊时主要是以腹部不适胀满,大便泄泻来诊,其证属脾虚湿困,又兼寒热错杂。经用健脾燥湿,兼调寒热之法,以胃苓汤加减治疗后,症状很快缓解。之后改用健脾清热化湿法,以茵陈五苓散加减进行调治。当患者无明显不适时,仍需继续坚持治疗。选用茵陈、苍术、荷叶、茯苓、泽泻、金钱草、生薏仁、苦参、草决明等清热化湿,化痰降浊,兼降血脂;用丹参、郁金、山楂、虎杖、白芍、制首乌等活血通络,促进肝之脂肪代谢,降低血脂。所以此类患者的治疗贵在坚持,同时注意生活饮食节制与适当加强运动。

(白宇宁 整理)

急性胰腺炎假性囊肿形成

陈某,女,52 岁,个体。

初诊 2010 年 10 月 6 日。主因上腹痛近 1 个月来诊。

患者 2010 年 9 月 10 日因急性胰腺炎、胆结石在某医院行手术治疗,并放置引流管,术后出现上腹痛,经西医治疗未见明显好转。2010 年 9 月 27 日查肝功:ALT 313U/L,AST 113U/L,γ-GT 91U/L。CT:胰腺炎引流后改变,假性囊肿形成(胰周见较大范围液性低密区,致使局部软组织结构不清,其中胰前方病灶局限包裹,壁硬毛糙)。特于今日来门诊要求中医治疗。

刻下症见:上腹痛,伴口干苦,汗出,纳食可,餐后胸骨后不适,双下肢乏力,喜叹息,偶有咳嗽,大便 3~4 日一行,质干,寐可,舌暗红,苔黄根厚,脉沉。伤口局部仍用引流管引流,引流管分泌物黏稠。

中医诊断:腹痛。

证属:气滞血瘀,兼热毒内蕴。

治法:疏肝理气,化瘀消结,清热解毒,兼以通腑。

方用:大柴胡汤加味:

柴胡 10g 姜半夏 9g 黄芩 10g 郁金 15g 瓜蒌 30g 白芍 12g 青皮 10g 陈皮 10g 浙贝 15g 丹参 15g 莪术 10g 三棱 10g 夏枯草 15g 蒲公英 30g 败酱草 30g 鸡内金 15g 生大黄 10g 甘草 6g 生姜 3 片

三诊 2010 年 10 月 12 日。上方服 6 剂,腹痛减轻,仍口苦,乏力,纳食可,大便日行 2 次,

舌暗红,苔黄根厚,脉沉弦。继用前法。处方:

太子参 15g 柴胡 10g 姜半夏 9g 黄芩 15g 生白芍 12g 郁金 15g 陈皮 10g 丹参 15g 莪术 10g 三棱 10g 夏枯草 15g 浙贝 15g 败酱草 30g 炮山甲 3g 银花 30g 生大黄 10g 生薏仁 30g 甘草 6g 生姜 3 片

五诊 2010 年 10 月 26 日。上方服 10 剂,目前一般情况可,纳食二便正常,偶有腹中刺痛,口干,乏力减,舌暗,苔白,脉沉弦。继用前方加减。

以上方随证加减,引流管脓性分泌物增多时,加桃杏仁、冬瓜仁、丹皮、元参;腹痛明显时,加元胡、川楝子;上腹部胀满时,加枳实。

九诊 2010 年 11 月 23 日。上方服用 30 剂,一般情况好,腹中无明显不适,口苦,大便正常,舌质暗,苔白微黄,脉弦。继用前方,5 剂。

十诊 2010 年 12 月 21 日。目前伤口局部感染,自觉伤口作痛,口干苦,纳呆,大便干,舌质暗,舌苔白,根厚,脉沉。调方如下:

柴胡 10g 姜半夏 9g 黄芩 15g 赤白芍各 12g 陈皮 10g 郁金 15g 枳实 15g 败酱草 30g 生薏仁 30g 桃仁 10g 冬瓜仁 30g 丹皮 10g 夏枯草 15g 泽兰 30g 生大黄 10g 炮山甲 6g 鸡内金 15g 甘草 6g 生姜 3 片

十二诊 2011 年 1 月 11 日。上方服 10 剂,一般情况尚好,目前自觉上腹部痞满作痛,口苦,纳欠佳,大便不畅,舌质暗,苔白,根黄厚,脉沉。以前方去泽兰、生薏仁、败酱草、赤芍、冬瓜仁、丹皮、炮山甲、夏枯草,加元胡 15g、川楝子 10g、广木香 10g、瓜蒌 30g、熟大黄 15g。

二十诊 2011 年 5 月 10 日。继以上方加减服用近 40 剂。2011 年 4 月 26 日复查 B 超示:①胆囊切除术后改变;②胰腺引流术后改变。复查肝功能正常。目前自觉上腹部痞满灼热,嗳气,腹中畏冷,大便不畅,舌暗,苔白,脉沉。调方如下:

柴胡 10g 姜半夏 9g 黄芩 10g 白芍 12g 枳实 15g 郁金 15g 青陈皮各 10g 瓜蒌 30g 黄连 6g 吴茱萸 3g 浙贝 15g 茯苓 15g 鸡内金 15g 桃杏仁各 10g 蒲公英 30g 甘草 6g 生姜 3 片

二十二诊 2011 年 5 月 24 日。上方服 8 剂后,脘痞及灼热消失,纳增,精神好,不恶心,大便好转,舌暗,苔白,脉沉弦。自诉近日引流管已拔掉,伤口愈合良好,病情稳定。嘱以上方加丹参 15g,再服 5 剂后,停药。

2012 年 3 月患者带其外甥前来看病,见其红光满面,自诉情况良好,体重增加,病情未再反复。

按 本例患者初诊时,除胰腺假性囊肿外,同时引流管尚有脓性分泌物,伴肝功能异常。辨证为气滞血瘀,热毒内蕴,经用大柴胡汤加青陈皮、郁金疏肝清热,和胃通腑;加丹参、三棱、莪术、赤芍、桃仁活血化瘀;加夏枯草、浙贝、炮山甲软坚散结;加蒲公英、败酱草、银花清热解毒;加生薏仁、冬瓜仁、泽兰活血利湿,兼以排脓;加元胡、川楝子理气止痛。前后治疗半年余,服药百剂,终使囊肿消失,肝功亦恢复正常。

(陈 英 整理)

奔豚气

海某,男,49 岁。

初诊　1984年1月11日。主因少腹部有气上冲半个月来诊。

患者患高血压病8年。半月前因情志不舒，恼怒生气后出现脘腹胀满，少腹部有气上攻冲，于今日上午来院门诊。

刻下症见：患者自觉有气从少腹部向上攻冲至心胸，时轻时重，甚时脘腹胀满疼痛。伴心烦易怒，眩晕，失眠，背困，纳欠佳，口干苦，舌苔白，脉弦。

查：血压：160/110mmHg。心电图正常。

中医诊断：奔豚气。

证属：肝郁气滞，肝气上逆。

治法：疏肝理气，平肝降逆。

方用：柴胡加龙骨牡蛎汤加减：

柴胡10g　半夏10g　黄芩10g　生龙牡各30g　郁金10g　白芍15g　陈皮10g　茯苓15g　白术12g　当归15g　枳壳10g　焦三仙各15g　甘草6g　生姜3片

5剂。

二诊　1984年1月16日。药后自觉少腹部气上攻冲消失，未再发作，脘腹胀满疼痛亦随之而消失。仍有头晕，心烦，背困，舌脉如前。继用前法，以前方去白术，加葛根20g、丹参15g、白蒺藜15g、钩藤15g。继续调理。

按　本例患者之临床表现与前人所说的奔豚气十分相似，《金匮要略·奔豚气病脉证治篇第八》曰："奔豚病，从少腹起，上冲咽喉，发作欲死，复还止，皆以惊恐得之。"又曰："奔豚气上冲胸，腹痛，往来寒热，奔豚汤主之。"但奔豚汤所治之证为肝气郁结，化热上冲，该方具有养血清肝，和胃降逆之功效。而本例患者，则主要是肝郁气滞，肝气上逆所致。与奔豚汤证略有区别。故改用柴胡加龙骨牡蛎汤，疏肝和胃、平肝降逆。

（白宇宁、白　煜 整理）

第二节　杂病医案辑要

重症支气管哮喘

高某，女，31岁，已婚（妊娠3个月），某学院描图员，会诊病例。

初诊　1982年2月20日。主因反复喘憋、咳嗽11年，加重2个月，持续喘促胸憋5天要求会诊。

患者于1970年因感冒后引发咳嗽、气喘、胸憋，以后反复发作，日趋加重。近3年来曾多次发作，每次发作须用平喘、抗感染、激素等西药治疗，方能缓解。近2个月又因感冒诱发，咳嗽胸憋，呼吸困难，在单位医院治疗不效，于1982年1月3日入院。入院诊断：支气管哮喘。入院后给用复方氨茶碱、喘定、氯苯那敏、青霉素、地塞米松等治疗，症状逐渐缓解。以后又有两次类似发作，均以上述治疗暂获缓解。至1982年2月15日下午，哮喘发作，喘憋甚剧，呼吸困难，经用异丙肾上腺素喷雾吸入，吸氧，静脉滴注氨茶碱、碳酸氢钠、地塞米松（20mg/d），毛花苷C，肌内注射喘定、苯海拉明、地西泮未见缓解。以后加用静脉滴注先锋霉素（4g/d）、庆大霉素（16万U/天）、氯化钾，激素改用氢化可的松（500mg/d），并用奴夫卡因（300mg/d），肌内注射异丙嗪，氯丙嗪，10% 水合氯醛灌肠等，连用 6 日。至 1982 年 2 月 20 日仍处于哮喘持续状态，因用大量西药不效，要求中医会诊。

刻下症见：胸憋气短，喘促极甚，张口抬肩，不能平卧，呼吸困难，喉中痰鸣辘辘有声，痰黄黏不易咯出，汗多，口干思饮，4～5 日未解大便，纳食极差，面部、眼睑、手背明显水肿，舌质红，舌苔黄厚腻，脉滑数。

查体：体温 37.2℃，双肺可闻及广泛哮鸣音，右下肺可闻及少许湿啰音，心率 120 次/分。肝于右肋下 1.5cm 可及，剑突下压痛明显。血常规：白细胞计数 13.7×10^9/L，中性 0.93。

中医诊断：哮证。

证属：风寒外束，痰热内蕴。

治法：宣肺定喘，清热化痰。

方用：定喘汤加减：

炙麻黄 9g　炒杏仁 10g　生石膏 30g　炒苏子 10g　黄芩 10g　桑白皮 12g　瓜蒌 30g　知母 10g　浙贝母 10g　炙紫菀 15g　白果 10g　天竺黄 6g　甘草 6g　生姜 3 片

2 剂。

二诊　1982 年 2 月 22 日。喘促较前大有好转，已能平卧，大便已通，仍痰黏不利，口干思饮，面部水肿，舌暗红，苔黄，脉滑数。以前方去知母，加橘红 10g，竹沥膏 10g。西药氢化可的松逐渐减量，停用庆大霉素。今日查血常规：白细胞 9.4×10^9/L，中性 0.84。

三诊　1982 年 2 月 24 日。上方再服 2 剂，哮喘基本控制，自由体位，能下地活动，精神转佳，谈笑自若，喉中稍有气粗，面部、眼睑、手背水肿明显减轻，二便正常，仍有胃脘不适，纳少，口鼻干燥，舌红，苔薄黄，脉小滑稍数。查心率 80 次/分，两肺呼吸音稍粗，啰音消失，血象正常。停前西药，改口服螺旋霉素常规量。继用前法，调方如下：

炙麻黄 8g　炒杏仁 10g　生石膏 24g　炒苏子 10g　桑白皮 12g　知母 10g　炙紫菀 12g　橘红 10g　半夏 10g　瓜蒌 15g　天竺黄 10g　浙贝母 10g　黄芩 10g　白果 10g　甘草 6g　生姜 3 片

2 剂。

四诊　1982 年 2 月 26 日。目前一般情况尚好，喘促已缓解，痰不多，精神较佳，睡眠二便正常，活动自如，口干，上腹部餐后有胀满感，舌质红，舌苔薄黄，脉滑。以前方减石膏为 18g、麻黄为 6g、天竺黄为 6g，去白果，加炙杷叶 10g。2 剂。西药已停用氢化可的松，停止输液。

五诊　1982 年 3 月 1 日。自觉诸症均好转，上下肢面部水肿消失，纳食增加，上腹胀满消失，仍口干，舌质红苔白，脉滑。以前方去天竺黄，加乌梅 15g。2 剂。

六诊　1982 年 3 月 4 日。患者咳喘消失，精神饮食均佳，口干轻，舌尖略红，苔白，脉小滑。两肺呼吸音清晰，无干湿性啰音。改用养阴清肺，健脾化痰法以善其后。

按　本例患者哮喘 11 年，此次发作虽用大量抗生素、激素、解痉平喘剂均未能控制，呈哮喘持续状态长达 5 天。虽患者妊娠 3 个月，然其证属实，经云：“有故无陨，亦无陨也。”（《素问·六元正纪大论》）。故用宣肺定喘，清肺化痰方药治疗后得以控制。

调治实喘之道，贵在开肺之闭。肺闭不开，其病难瘳。导致肺闭之因不外两端：一为风寒外束，肺气不宣；二为痰热内蕴，阻于气道。故宣肺化痰乃开肺闭之大法。本案哮喘大作，持续 5 天不解，实为肺闭未开之故。诚如费伯雄所云：“治痰先理气，不为疏泄，则胶固不通，此定喘用麻黄之意也”（《医方考》）。

（白震宁 整理）

肺源性心脏病

杨某,女,79岁,农民。

初诊 2010年10月26日。主因咳嗽、气喘20余年,加重1个月来诊。

患者于20余年前出现咳嗽,每于秋冬季节发作,之后症状逐渐加重,出现气短喘促,反复不愈。1个月前不慎受凉后出现咳嗽、气喘,在某医院检查诊断为肺心病,经治疗未见好转。于今日来门诊要求中医治疗。

刻下症见:咳嗽,气喘,咳少量白色泡沫痰,活动后气短、心慌,双下肢水肿,全身怕冷,夜间喉间有痰鸣,纳食正常,尿少,大便正常,舌红,苔黄,脉沉弦细。

既往史:高血压病6年。

中医诊断:肺胀。

证属:肺气虚弱,兼痰饮溢肺。

治法:补益肺气,泻肺祛饮。

方用:生脉散合椒目瓜蒌汤加减:

太子参15g 麦冬15g 五味子10g 炙桑白皮12g 炒苏子15g 桃仁10g 杏仁10g 瓜蒌15g 泽兰12g 木瓜15g 生薏仁30g 浙贝15g 葶苈子10g 椒目10g 甘草6g 生姜3片

4剂。

二诊 2010年11月1日。咳嗽减轻,下肢水肿减轻,精神好转,舌红,苔黄,脉沉弦。以前方去木瓜,加重葶苈子为15g、泽兰为20g,另加陈皮10g、大腹皮20g、茯苓皮15g、丹参15g,4剂。

三诊 2010年11月9日。症状明显好转,咳嗽明显减轻,心悸气短及下肢水肿明显好转,二便正常。舌红,苔白微黄,脉沉弦。调方如下:

太子参15g 麦冬15g 五味子10g 丹参15g 郁金15g 泽兰15g 葶苈子30g 椒目10g 炒苏子15g 川朴10g 桃仁10g 杏仁10g 瓜蒌15g 炙桑白皮12g 茯苓皮15g 木瓜15g 甘草6g 生姜3片

4剂。

四诊 2010年11月26日。咳嗽消失,喉中时有少量白痰,活动后气喘,但较前明显减轻,下肢不肿,精神好,舌红,苔黄白,脉沉弦。处方:

党参15g 麦冬15g 五味子10g 防己10g 大腹皮15g 陈皮10g 丹参15g 郁金15g 泽兰15g 葶苈子30g 椒目10g 炒苏子15g 桃仁10g 杏仁10g 瓜蒌15g 炙桑白皮12g 茯苓皮20g 木瓜15g 甘草6g 生姜3片

4剂。

后患者又继续治疗半月余,均以上方加减,症状基本消失。

按 本例患者为肺心病,初诊时主要表现为肺气虚弱兼痰饮溢肺。由于肺气虚弱,肺的通调水道之功受到影响,致痰饮内停上溢于肺,表现为咳嗽,气喘,咳少量白色泡沫痰,夜间喉间有痰鸣等;水湿趋下,故双下肢水肿;肺气不足,故活动后气短;水饮凌心,心气不足,则心悸。治以补益肺气,泻肺祛饮。经用生脉散合椒目瓜蒌汤加减治疗后,患者痰饮内盛之症得以缓解,调治月余而安。

(陈 英 整理)

支气管扩张咯血

王某,女,25 岁。

初诊　1983 年 2 月 21 日。主因反复咳血近 5 个月,加重 1 周来诊。

患者于 1982 年 9 月突然咳血数日,伴胸痛,经某医学院附属医院检查,诊为支气管扩张症。之后咳血反复不愈,近 1 周前咳血明显加重,于今日来院要求中医治疗。

刻下症见:咳血时轻时重,伴胸痛,咳嗽,痰黏不利,黄白相兼,午后低热,面色㿠白,消瘦,纳差,神疲乏力,大便干结,舌质红,苔薄白而少,脉细数。

中医诊断:咳血。

证属:气阴两虚,痰热损伤肺络。

治法:益气养阴,清肺化痰,凉血止血。

处方:黄芪 30g　知母 12g　桔梗 10g　辽沙参 15g　藕节 30g　三七粉 10g　花蕊石 20g　阿胶 10g　白及 20g　桑白皮 15g　鱼腥草 30g　黛蛤散 10g　紫菀 15　白茅根 30g

4 剂。

二诊　1983 年 2 月 28 日。咳血稍减,仍咳嗽,痰黏不利,仍有午后低热,精神差。舌脉如前。继用前法,以前方再服 4 剂。

三诊　1983 年 3 月 7 日。症略同前。昨日突然高热,痰量增多且不利,舌脉如前。以前方去阿胶、花蕊石,加桃杏仁各 10g,苇茎 30g,冬瓜仁 30g。6 剂。

四诊　1983 年 3 月 14 日。咳血量较前减少,咳嗽减轻,痰白较前减少,仍有胸痛、低热,神疲乏力,口干,大便干。舌质红,苔薄白,脉细数。继用益气养阴,清肺化痰,凉血止血法。处方:

黄芪 30g　知母 15g　桔梗 10g　辽沙参 15g　藕节 30g　白及 20g　花蕊石 20g　三七粉 10g　桑白皮 15g　地骨皮 30g　紫菀 15g　黛蛤散 10g　瓜蒌 30g　鱼腥草 45g　白茅根 30g

五诊　1983 年 3 月 21 日。上方再服 6 剂。诸症减轻,咳血已止,咳嗽明显好转,痰不多,低热已退,纳食增加,精神好转,仍大便偏干,舌质红,尚润,苔薄白,脉沉细稍数。继用前方进退,嘱用上方再服 8 剂。之后即用前方去花蕊石、黛蛤散、瓜蒌、鱼腥草、白茅根,加百合、生地、白芍、元参、浙贝母、麦冬、阿胶等,配蜂蜜制成膏剂,继续治疗。

六诊　1983 年 5 月 25 日。以上方服 8 剂后,即改用膏剂,共服 2 剂,目前病情明显好转,咳血未作,不咳嗽,痰不多,低热已退,精神纳食转佳,舌脉如前,嘱继用前方膏剂继服,以巩固疗效。

按　本例咳血反复发作,初诊时表现为气阴两虚,痰热内盛,灼伤肺络。方用黄芪、辽沙参、知母益气养阴;桑白皮、黛蛤散、桔梗、紫菀、鱼腥草清肺化痰止咳;阿胶、白及养血止血;三七粉、藕节、花蕊石化瘀止血;白茅根凉血止血。全方具有益气养阴,清肺化瘀,凉血化瘀止血的功效。在治疗过程中,病情时有波动,发热明显时加地骨皮以清退虚热,并加重鱼腥草用量;咳脓性痰多时加苇茎、冬瓜仁、桃仁、杏仁、生薏仁;咳血停止,肺阴亏虚之象明显时则加百合、生地、白芍、元参、浙贝母、麦冬、阿胶等以养阴润肺。治疗后期,改汤剂为膏剂,扶正祛邪,进行调理,逐步缓图,以固其本。

(白震宁 整理)

急性风湿性关节炎

房某，女，32岁，农民。

初诊　1984年10月18日。主因双下肢关节肿胀疼痛伴发热半月余来诊。

患者于40天前小产，20天前受凉后突然发热，咽痛，数日后出现四肢关节疼痛，以下肢膝踝关节疼痛为著，伴发热，关节局部红肿有灼热感。在当地医院住院治疗，诊为急性风湿性关节炎活动期，用青霉素、地塞米松及多种解热镇痛抗风湿药治疗不效，于1984年10月15日来院中医科门诊，门诊医师用八珍汤加减，服3剂后病情如故。于1984年10月18日经人介绍来门诊求治。

刻下症见：双下肢关节疼痛难忍，不能步履，由家人扶持来诊，因关节疼痛较甚，夜间难以入眠，双膝踝关节局部明显红肿灼热，小腿水肿，周身恶风，汗出不多，午后发热较甚，头晕恶心，纳差口渴，便干溲黄，舌红，苔黄厚，脉滑数。

查：血压120/80mmHg，心率100次/分，体温37.5℃，血沉80mm/h。

中医诊断：痹证。

证属：气血亏虚，外感风寒湿邪，郁久化热。

治法：祛风散寒，除湿消肿，兼以清热通络，养血益气。

方用：桂枝芍药知母汤加味：

桂枝10g　白芍30g　知母15g　麻黄10g　苍术15g　防风10g　防己15g　熟附片10g（先煎），生薏仁30g　生石膏30g　川牛膝10g　赤小豆30g　黄柏10g　当归15g　黄芪30g　甘草6g　生姜3片

3剂。

二诊　1984年10月22日。药后关节疼痛明显减轻，肿胀减半，余症同前。因虑其病得自产后，体质偏差，且有明显湿热之象，故改用三妙散加味：

苍术10g　黄柏10g　川牛膝10g　生薏仁30g　独活10g　寄生15g　秦艽10g　防风10g　当归15g　赤芍15g　赤小豆30g　防己15g　豨莶草30g　生姜3片

3剂。

三诊　1984年10月25日。药后关节疼痛加重，肿胀如初，舌脉如前。细思本病虽为产后，诚属顽症，非用祛风散寒，清热利湿，消肿定痛之重剂不能奏效，再用10月18日初诊方去黄柏，加重熟附子为20g。

四诊　1984年11月6日。上方服6剂，患者自己步行来诊，欣喜相告，疗效甚好，关节疼痛大减，基本消失，红肿灼热消退，体温正常，纳眠均佳，舌质稍暗，苔白，脉沉缓。要求继续治疗。复查血沉47mm/h。继用前法，以前方去石膏，减附子为10g。3剂。

五诊　1984年11月9日。病情逐日好转，精神纳食均佳，体温正常，关节局部不肿，膝关节不痛，踝关节于走路多时微痛，舌苔薄白，脉缓。要求索方回乡继续治疗。以上方加木瓜15g，继续调治。

1984年12月1日患者来信，诉上方服8剂后，感觉良好，目前关节已不痛不肿，步履自如，精神纳食、睡眠均正常。唯觉脚趾微有发困感，下肢不能太高抬起。目前在县医院复查血沉：10mm/h。嘱用养血祛风法以善后。处方：

当归15g　赤白芍各12g　寄生20g　秦艽12g　川牛膝12g　独活10g　桂枝10g　防风

10g　生薏仁30g　苍术12g　黄芪24g　防己12g　豨莶草30g　甘草6g　生姜3片

再服8剂后，停药。

按　本例患者为小产后感受外邪所致，初诊之时关节红肿疼痛较甚，不能步履，伴发热，血沉80mm/h。当时考虑小产后气血亏虚，外感风寒湿邪，杂合致病，与前人所记载之“白虎历节”颇为相似。《金匮要略》曰：“诸肢节疼痛，身体尫羸，脚肿如脱，头眩短气，温温欲吐，桂枝芍药知母汤主之。”经用此方加减进行治疗，症状明显好转。其后因虑其小产后，用麻附等欠当，又改用三妙散加味，结果病情反复，关节疼痛肿胀如初，再改用桂枝芍药知母汤，并加重附子用量，再用9剂，病情基本控制，再服8剂，不仅临床症状消失，而且血沉恢复正常范围。

一般认为急性风湿性关节炎多属热痹范畴，就本例患者发病情况来看，亦有属气血亏虚，寒热错杂者。

（白震宁、王海萍 整理）

结节性红斑

案1　结节性红斑

路某，女性，35岁，商人。

初诊　2007年12月24日。主因间断双下肢起结节红斑5个月来诊。

患者于5个月前无明显诱因双下肢出现结节样红斑，隆起于皮肤表面，就诊于某医科大学附属医院，查白细胞增高、血沉增快及抗链球菌溶血素“O”升高，诊断为“结节性红斑”，给予激素治疗，症状有所好转，但反复发作。10月份以来发现心率快，服用美托洛尔缓释片后心率减慢，仍有阵发性心慌，目前仍服用激素治疗。为求进一步诊治，于今日上午来院门诊要求中医治疗。

刻下症见：双下肢小腿伸侧可见散在多个结节样红斑，高出皮肤，大小不等，直径约1cm左右，呈紫蓝色，局部压痛。现仍有间断新起红斑，8～9日1次，不痒，伴双下肢沉重困乏，有灼热感，心悸，纳食可，二便可，舌暗，苔白，脉沉。

中医诊断：瓜藤缠。

证属：心气不足，脉络瘀阻。

治法：补益心气，活血通络。

方用：生脉散合四物通络汤加减：

太子参15g　麦冬12g　五味子10g　生地18g　当归12g　赤白芍各12g　丹参15g　独活10g　桑寄生15g　鸡血藤15g　丹皮10g　豨莶草15g　泽兰10g　地龙10g　甘草6g　生姜3片

3剂。

二诊　2008年1月4日。下肢红斑未起，但下肢有时作痛，伴有心悸，纳可，大便可，舌质暗，舌苔白根黄白厚，脉沉。继用前方，服5剂。

三诊　2008年1月14日。下肢仍起个别红斑，自诉人多时感气短，心悸，纳可，二便可，舌质暗，舌苔黄白厚腻，脉沉。考虑目前有化热的趋势，中医辨证为湿热下注，瘀血阻络。治以清利湿热，佐以活血通络，拟方用四妙散合当归赤小豆汤加减：

苍术10g　黄柏10g　生薏仁30g　川牛膝10g　茜根10g　丹参15g　萆薢12g　赤白芍各12g　防己12g　赤小豆30g　当归12g　杏仁10g　木瓜15g　甘草6g　生姜3片

5剂。

四诊　2008年1月21日。下肢结节红斑未再新起，膝关节下蹲时作痛，精神、纳食可，二便正常，仍有时心悸。舌暗，苔白偏厚，脉沉。继用前法，以前方加用桑寄生15g，再服5剂。

五诊　2008年1月28日。结节红斑未起，偶有心慌，下肢小腿仍有时疼痛，纳可，手足凉，二便正常，舌暗，苔黄白偏厚，脉沉。继用前方加用伸筋草15g、豨莶草15g、秦艽10g、川芎6g以活血通络。5剂。

六诊　2008年2月4日。结节红斑未起，偶有心慌，下肢困，疼痛好转，舌暗红，苔白微黄，脉沉。中医辨证同初诊，方以生脉散和四物通络汤加减：

太子参15g　麦冬12g　五味子10g　生地18g　当归12g　赤白芍各12g　独活10g　桑寄生15g　丹皮10g　豨莶草15g　泽兰10g　地龙10g　川芎6g　生薏仁30g　赤小豆30g　木瓜15g　怀牛膝10g　生姜3片

5剂。

七诊　2008年2月18日。结节红斑未起，局部不痒，活动后心慌，下肢畏凉，舌暗，苔黄白，脉沉。继用前方，再服7剂，症状明显好转，结节红斑基本消退，留有色素沉着。

按　结节性红斑属中医"瓜藤缠"范畴。多由外感风邪，内有湿热，经络阻隔，瘀血凝滞而成，临床治疗多用清化湿热，化瘀通络等法。本例患者初诊时除下肢脉络瘀阻外，同时伴有心悸等心气不足的证候，故在治疗时，一方面用生脉散以补益心气，兼养心阴；同时用四物通络汤活血化瘀，通利经络。四物通络汤是白老师临床经验方，方中以四物汤养血活血，加丹参、鸡血藤、泽兰活血通络，桑寄生强健筋骨，地龙、豨莶草、独活祛风通络，诸药合用共奏活血通络之功。服用7剂后症状有所减轻。但在调治过程中又出现湿邪郁久化热而成湿热下注，阻隔经络之证，故用清化湿热，兼以活血通络法，方用四妙散合当归赤小豆汤加减，15剂后红斑未再起。当湿热之邪得以清除后，仍感下肢困、偶有心慌，故继用益气养心，兼以活血通络，以初诊方加减进行治疗，再服12剂，症状消失。

从此病例我们可以看出：①结节性红斑，疼痛不适，反复发作，伴有心悸、肢困乏力时，则属虚实夹杂，为心气虚衰，伴有脉络瘀阻。②本病治疗过程中，要注意病机转化，常可出现由实转虚或因虚致实的病机变化。本例患者在治疗过程中曾一度出现湿热下注，阻隔经脉的征象，当湿热得以清除后，又出现虚实夹杂之候。③结节性红斑的发病与中医"痹证"之"热痹"有相似之处，极易耗伤心气心阴，故在治疗过程中应注意保护心气心阴，以防传之于心。

（王洪艳　整理）

案2　结节性红斑

韩某，女，45岁，医务工作者。

初诊　1983年5月20日。主因双下肢起红斑，伴低热50天来诊。

患者于50天前发现双下肢肿胀疼痛，继之高热，体温达39℃，同时双下肢起结节性红斑，该院医生诊断为结节性红斑，用青霉素等进行治疗，数日后高热消退，但双下肢结节性红斑未退，反复发作，伴低热不退。1983年5月11日查血沉：102mm/h；OT(++++)；胸片示：陈旧性肺结核。于今日上午来院门诊，要求中医治疗。

刻下症见：低热，每日体温波动在 37 ~ 37.5℃，双下肢散在多个结节样红斑，大小约 1cm，略高于皮肤，稍呈紫蓝色，局部有灼热感，疼痛，按之加重，自觉双下肢肿胀，周身乏力，精神差，汗多，纳呆，大便稀，口苦，心烦，舌质胖，有齿痕，舌苔黄厚，脉沉弱。

中医诊断：痹证。

证属：脾虚湿郁化热，湿热壅滞经络。

治法：益气升清，清化湿热。

方用：补中益气汤合二妙丸加减：

黄芪 30g　党参 15g　白术 12g　赤茯苓 20g　当归 12g　升麻 6g　柴胡 10g　苍术 12g　黄柏 12g　生薏仁 30g　赤芍 12g　陈皮 10g　秦艽 10g　地骨皮 20g　甘草 6g　生姜 3 片

5 剂。

二诊　1983 年 5 月 27 日。药后症减，精神稍好，近 3 天体温正常，未再出现低热，双下肢红斑略同前，舌脉如前。以上方加防己 10g、杏仁 10g、丹皮 10g。

三诊　1983 年 6 月 17 日。上方服 11 剂，目前诸症较前好转，低热未作，精神纳食明显好转，下肢仍有散在结节红斑未消退，大便正常，小便可，舌胖齿痕，苔黄，脉沉稍数。调方如下：

黄芪 18g　白术 12g　防己 10g　杏仁 10g　苍术 10g　黄柏 10g　生薏仁 30g　木瓜 15g　丹皮 10g　秦艽 10g　赤小豆 30g　当归 12g　赤芍 12g　桑寄生 15g　甘草 6g　生姜 3 片

四诊　1983 年 6 月 29 日。上方服 10 剂，目前体温正常，精神纳食正常，双下肢结节红斑逐渐消退，未再新起，但近来下肢关节疼痛，手足心热，汗多，双下肢轻度水肿，舌质红，苔少，脉沉。改拟益气养血，凉血活血法。处方：

黄芪 18g　知母 10g　生地 18g　丹参 15g　丹皮 10g　泽兰 10g　木瓜 15g　寄生 15g　秦艽 10g　当归 12g　赤白芍各 12g　鸡血藤 15g　赤小豆 30g　怀牛膝 10g　生姜 3 片

五诊　1983 年 7 月 13 日。上方服 10 剂后，双下肢关节疼痛好转，结节性红斑大多消退，未再新起，原红斑留有色素沉着，局部不肿不痛，皮温正常，舌脉如前，嘱以前方继服，10 剂。其后复查血沉 25mm/h。

按　本例患者初诊时表现为双下肢起红斑，低热不退伴周身乏力，精神差，汗多，纳呆，便稀，舌胖齿痕，脉沉弱等气虚证候；同时又伴有心烦、口苦，红斑局部灼热，舌苔黄厚等湿热壅阻的证候。故其证当属中气虚弱，湿热下注之虚实夹杂的复合证候。治疗用补中益气汤补气升清，清退虚热；用二妙丸加生薏仁清化湿热；加秦艽辛散透热，加赤芍、地骨皮凉血退热。服药 3 剂，体温即正常，未再出现低热，再加丹皮等凉血消斑之品，服 10 余剂后，全身症状明显好转。之后即改用防己黄芪汤、二妙散合当归赤小豆散以健脾益气，清化湿热，再服 10 剂，红斑减退，未再新起。病变后期，虽然诸症明显好转，但其证又出现湿热伤阴的病机转化，故又改用益气养阴，凉血活血法进行治疗。经前后近 2 个月的治疗，服药 40 余剂，临床症状消失。

（白震宁、王海萍 整理）

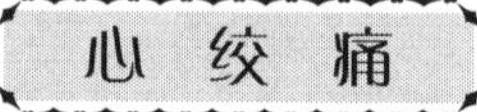

心绞痛

案 1　心绞痛

楚某，男，48 岁。

初诊 1986年7月4日。心肾科会诊病例。主因发作性胸骨后疼痛4个月要求会诊。

患者于11年前患后壁心肌梗死,近4个月来出现胸骨后疼痛,间断发作。目前已住院1月余,病情未能控制,要求中医会诊。

刻下症见:胸骨后疼痛,阵发性加重,每次发作持续半小时,每日上午疼痛发作较多,伴全身精神差,气短,身冷,以胸背部为著,脘中似有气上逆,痰多,咽部有发憋感,嗳气,纳呆,大便尚可,舌质暗淡,苔白腻,脉沉弦而时有结象。

查体:血压140/100mmHg,心率72次/分;听诊心律不齐,心音低钝。心电图示陈旧性心肌梗死。

中医诊断:胸痹。

证属:痰瘀互结,心阳痹阻。

治法:宣痹通阳,活血化痰。

方用:瓜蒌薤白半夏汤加味:

瓜蒌20g 薤白10g 半夏10g 橘红10g 茯苓15g 枳实10g 丹参30g 郁金10g 檀香10g 砂仁6g 桂枝6g 白术12g 红花10g 炙甘草6g 生姜3片

3剂。

二诊 1986年7月8日。药后胸骨后疼痛稍减,但仍有发作,舌脉如前。以前方去桂枝、白术、檀香、砂仁,加生蒲黄12g,五灵脂12g,葛根30g,生山楂15g

3剂。

三诊 1986年7月11日。药后症状明显减轻,胸骨后疼痛发作次数减轻,疼痛时间缩短,背部畏冷感好转,痰量减少,纳食增加,仍觉脘中似有气上逆,大便偏干,舌质暗淡,苔白稍腻,脉沉弦。继用前法,调方如下:

瓜蒌30g 薤白10g 半夏10g 橘红10g 茯苓15g 枳实15g 竹茹15g 生蒲黄12g 五灵脂12g 丹参30g 葛根30g 郁金15g 石菖蒲10g 红花10g 生山楂30g 甘草6g 生姜3片

3剂。

四诊 1986年7月15日。自述服中药以后,胸骨后疼痛明显好转,偶有疼痛发作,痰不多,纳正常,仍觉咽部有发憋感及脘中有气上逆感,寐欠佳,口干,舌质暗,苔白,脉沉弦。血压:120/80mmHg。继用前法,以前方去竹茹、山楂、红花,加生龙牡各20g、远志10g、茯苓15g。3剂。

五诊 1986年7月18日。近5天胸痛未发作,现除咽部有发憋感外,余无明显不适,寐好转,纳食、精神正常,舌脉如前。继用前法,以前方继服。

九诊 1986年8月2日。以上方随证加减,又服12剂,目前自觉一般情况良好,偶胸骨后轻微疼痛。舌暗苔白,脉沉弦。继用前法,调方如下,嘱继续调理。处方:

瓜蒌30g 薤白12g 半夏10g 丹参15g 郁金15g 檀香10g 砂仁6g 陈皮10g 茯苓15g 枳实15g 葛根30g 生蒲黄10g 五灵脂10g 甘草6g

以上方再服10余剂后,患者病情稳定,出院回家调养。

按 本例患者初诊之时,胸骨后疼痛较重,据其舌脉辨证为痰瘀交阻,心阳受阻,治以宣痹通阳,化痰降浊,活血化瘀法。用药6剂后,症状明显好转。以前方随证加减,再服6剂后,胸痛基本消失。方用瓜蒌薤白半夏汤为主,加橘红、茯苓、桂枝、石菖蒲等以宣痹通阳,化痰降浊;用丹参、郁金、红花、蒲黄、五灵脂、葛根、檀香、山楂等以活血通脉;用枳实理气行气,使气行则血行;并加生龙牡、远志等以镇心安神。因药证相合,故疗效颇捷,不仅使顽固胸前区疼痛得以缓解,而且使心律不齐亦消失,血压趋于正常,精神、纳食各方面均好转。

(白震宁 整理)

案2 心绞痛

郝某,男,63岁,退休工人。

初诊 1984年10月15日。主因胸憋疼痛反复发作10余年,加重2年来诊。

患者于10余年前发现高血压病、高血压性心脏病、冠心病。此后经常发生胸憋疼痛,曾数次住医院治疗。近2年来胸憋疼痛频繁发作,每日发作数次,在某医院就诊,诊为冠心病心绞痛,每次发作需服用异山梨酯、硝酸甘油片,服后当时能缓解。平时尚用冠心苏合丸、速效救心丸、双嘧达莫等。由于长期未能控制发作,于今日来院门诊,要求配合中医治疗。

刻下症见:胸憋疼痛,每日发作数次,每次约4~5分钟,夜间发作较多,每夜只能睡3~4小时,后半夜因胸憋疼痛而难以入睡。伴下肢无力,手足发凉,纳差,咽中有痰不利,口干口苦黏,不思饮水,舌质暗淡,苔黄厚腻,脉沉迟。血压:160/100mmHg。

中医诊断:胸痹。

证属:阳虚阴寒凝滞,痰浊闭阻心脉。

治法:温阳散寒,宣痹化痰,活血通脉。

方用:桂枝附子汤合瓜蒌薤白半夏汤加减:

熟附片9g 桂枝6g 瓜蒌20g 薤白10g 橘红10g 半夏10g 茯苓15g 枳实10g 丹参20g 郁金10g 石菖蒲10g 红花10g 白芥子10g 生姜3片。5剂。

二诊 1984年10月22日。药后胸憋疼痛明显减轻,发作次数减少,夜间未再发作,睡眠增加,纳食精神好转,口干苦消失,唯活动多后仍感胸憋疼痛,但疼痛程度轻微,大便偏稀,舌质暗嫩红,津多,舌苔薄白,根部稍厚腻,脉沉弦。继用前法,以前方加葛根30g、白术12g,瓜蒌减为15g。5剂。

三诊 1984年10月29日。近1周来胸憋疼痛未再明显发作,夜间疼痛未作,患者自觉精神好转,纳可,睡眠好转,痰明显减少,手足发凉亦减轻,活动多时仍感胸憋气短,舌暗,苔白根稍厚,脉沉弦。继用前法,调方如下:

党参15g 白术12g 茯苓15g 陈皮10g 半夏10g 熟附片10g 桂枝6g 丹参15g 郁金15g 瓜蒌15g 薤白10g 枳实10g 红花10g 甘草6g 生姜3片

以此方再服10余剂后,诸症好转,胸憋疼痛未见明显发作。后即停药。

按 《金匮要略》曰:“胸痹,不得卧,心痛彻背者,瓜蒌薤白半夏汤主之。”《类证治裁》亦曰:“胸痹,胸中阳微不运,久则阴乘阳位而为痹结也。其症胸满喘息,短气不利,痛引心背。由胸中阳气不舒,浊阴得以上逆,而阻其升降,甚则气结咳唾,胸痛彻背。”本例患者初诊之时,其证既有阳虚寒凝心脉之象,又有痰浊闭阻心脉之候。由于痰浊阻滞心脉,心血运行失畅,故又兼有心血瘀滞的病机在于其中。故治以温阳散寒,化痰通脉。用桂枝附子汤以温阳散寒,瓜蒌薤白半夏汤以宣痹化痰,另加丹参、红花活血通脉。经用药20余剂,使频发胸憋疼痛得以控制。

(白震宁 整理)

心律失常

案1　频发室性早搏

武某,女,48岁,教师。

初诊　1982年5月6日,心肾科会诊病例。主因持续性胸憋、眩晕1个月余要求会诊。

患者于1973年发现高血压以来经常头晕、头痛,记忆力下降,睡眠不佳,血压波动在(160~130)/(110~90)mmHg。1982年4月初,症状加重,并伴心悸,就诊于单位医院,心电图提示"完全性右束支传导阻滞"、"频发室性早搏",服用普萘洛尔、地西泮,疗效不佳。4月3日因劳累、精神紧张突然晕倒在地,意识丧失,但无惊叫抽搐及大小便失禁,经拳击心脏按压后约半分钟清醒。次日上午反复发作7~8次,每次持续3~5分钟,患者发作前无任何不适之感。于1982年4月4日住入本院心肾内科病房,入院诊断:①高血压病(Ⅱ期);②心律失常(完全性右束支传导阻滞,频发室性早搏);③心源性晕厥;④冠心病。入院后曾多次晕厥及频发室性早搏,经用利多卡因、妥卡尼、苯妥英钠、胺碘酮、普鲁卡因胺等进行治疗,晕厥症状缓解,但仍有频发室性早搏。1983年5月6日频发室性早搏明显增多,每分钟13次,半小时达175次,继续静脉注射妥卡尼。患者入院已月余,一直有频发室性早搏发作,每次发作都需静脉注射妥卡尼或静脉滴注利多卡因方能减轻,并一直在心脏监护室进行监护。故要求中医会诊。

刻下症见:患者自觉胸憋闷气喘,头晕,耳鸣,烦躁失眠,精神差,上腹部胀满不适,恶心纳差,口干苦,舌质红,舌苔黄,脉细弱而结。目前仍有频发室性早搏,上午10点50分出现短阵三联律,持续10秒钟。

中医诊断:胸痹。

证属:气阴两虚,胃失和降,兼心血瘀阻。

治法:益气养阴,和解枢机,和胃降逆。

方用:生脉散合小柴胡汤、温胆汤加减:

党参15g　麦冬15g　五味子10g　丹参15g　郁金10g　柴胡10g　半夏10g　黄芩10g　陈皮10g　茯苓15g　枳实10g　竹茹10g　生麦芽30g　甘草6g　生姜3片

1剂。

二诊　1982年5月7日。服药后,自觉症状大有好转,早搏明显减少,胸憋气喘及心烦减轻,上腹部不适及恶心好转,纳食增加,昨晚睡眠好,精神较前亦有好转,舌质红,苔薄黄,脉细,但较前有力,偶有结象。要求继续服药。嘱以前方继服。

三诊　1982年5月13日。又服4剂,患者精神较佳,谈笑自若,能下地活动。仍有时头晕,每于劳累、情绪激动后加重,纳可,微有心烦,稍有口干口苦,睡眠不实,舌质偏红,舌苔白根黄,脉细缓,无结象。近几天来未再发生频发室性早搏,心电图示:窦性心律,偶发室性早搏。于5月9日解除心脏监护转入普通病房。虽有时有偶发早搏,但患者自觉无明显不适感。继用前方治疗。2剂。

四诊　1982年5月15日。目前患者一般情况好,精神、纳食、睡眠及大小便均恢复正常,情绪明显好转,仍觉有时头晕,稍觉乏力。心率80次/分,律齐,未闻早搏。舌质稍红苔白,脉细。继用前方4剂。

五诊 1982年5月21日。自觉无明显不适,诸症均好转,舌偏红,苔白,脉细,偶有结象。准备近两日出院,改拟下方,嘱继续调治。处方:

党参25g 麦冬15g 五味子10g 丹参30g 生地25g 桂枝10g 茯苓15g 阿胶10g 郁金10g 炒枣仁25g 半夏10g 陈皮10g 竹茹10g 生麦芽30g 炙甘草10g 生姜3片

5剂。

按 本例患者为一危重病患者,在西医进行抢救治疗的情况下,生命得以救治。但之后的治疗过程中,频发室性早搏仍未能控制,一直在心脏监护室进行监护,故要求中医会诊。根据初诊时的临床表现,其胸憋气喘,头晕耳鸣,烦躁失眠,精神差,及舌红苔黄,脉细缓而结,当属心之气阴两虚之象,其上腹部胀满,恶心欲吐,纳差,口干苦等属枢机不利,胃失和降所致。故治以益气养阴,佐和解枢机、和胃降逆之法,方用生脉散加丹参、郁金,并合用小柴胡汤及温胆汤加减。药后症状明显好转,不仅早搏明显减少,而且胸憋气喘以及上腹部胀满、恶心等症状亦好转,纳食增加,精神随之亦好转。用药10余剂后,诸症好转,早搏消失。

生脉散为传统治疗心肺气阴两虚证之名方。《医方集解》谓:"人有将死脉绝者,服此能复生之,其功甚大。"《医学启源》亦谓该方"补肺中元气不足"。《伤寒论》谓小柴胡汤主治"胸胁苦满,默默不欲饮食,心烦喜呕。"《三因极一病证方论》谓温胆汤"治心胆虚怯,触事易惊,或梦寐不祥,或异象惑,遂致心惊胆摄,气郁生涎,涎与气搏,变生诸证;或短气悸乏,或复自汗,四肢水肿,饮食无味,心虚烦闷,坐卧不安。"同时此方并有和胃降逆止呕之功效。本例患者在治疗过程中运用生脉散来益气救阴,用小柴胡汤来和解枢机,用温胆汤来和胃降逆,经三方配合应用,取得了良好的效果。

(白震宁 整理)

案2 频发房性早搏

雷某,女,48岁,家庭妇女。

初诊 1983年5月17日。主因心悸伴头晕乏力3年,加重1个月来诊。

患者于3年前出现心悸,之后反复发作,伴头晕、乏力,近1个月来因症状逐渐加重,于今来院门诊。

刻下症见:心悸不安,气短不足以息,头晕较甚,全身乏力,下肢痿软水肿,不思饮食,视物模糊,自述"目中有流火"感觉,汗多,周身恶风畏冷,口干苦,舌质暗,舌薄黄而润,脉沉迟时有结象。

查:血压160/110mmHg,心率45次/分。胸部听诊:心未闻杂音,心律不齐,有频发的期前收缩,两肺(-)。心电图检查:①心电图不正常;②心电轴正常;③窦性心动过缓;④频发房性早搏,偶发室内差异传导。

中医诊断:心悸。

证属:心气不足,心肾阳虚,心血瘀阻。

治法:益气温阳,活血化瘀,兼镇心安神。

处方:黄芪30g 党参15g 桂枝10g 附片10g 菟丝子15g 当归12g 川芎6g 桃仁10g 红花10g 怀牛膝10g 生龙牡各30g 葛根30g 丹参30g 生姜3片

6剂。

二诊 1983年5月23日。自诉药后诸症明显好转,心悸及气短明显减轻,精神、纳食好转，头晕亦减，但仍有轻度头晕及下肢乏力，身微恶风寒，二便正常。舌质暗，苔白润，脉沉，未见结象。查心率：65 次/分。血压：100/68mmHg。继用益气养心，温补心肾，兼以活血安神。处方：

黄芪 30g　党参 15g　当归 12g　桂枝 10g　附片 10g　丹参 30g　茯神 15g　生龙牡各 25g　仙灵脾 15g　菟丝子 15g　红花 10g　炙甘草 6g　生姜 3 片

6 剂。

三诊　1983 年 5 月 30 日。近几天因劳累，症状又有反复，又觉心悸气短，头晕乏力，身体困顿嗜卧，“目中流火”，下肢轻度水肿。继用前法，调方如下：

黄芪 30g　桂枝 12g　附片 12g　丹参 24g　红花 10g　当归 12g　白芍 12g　菟丝子 20g　仙灵脾 15g　巴戟天 15g　党参 15g　白术 12g　茯苓 25g　炙甘草 10g　生姜 3 片

上方再服 10 余剂后，诸症消失。两月后因患者感冒来诊，诉前疾未再发作。

按　“目中流火”的症状，在李东垣《脾胃论·卷下》神圣复气汤条下有所记载，其症见“上热如火，下寒如冰，头作阵痛，目中流火，视物𥆧𥆧，耳鸣耳聋，……气短喘咳，少气不足以息”，为阳虚寒盛之证。本例患者心悸日久，反复发作。初诊时表现为一系列心肾阳虚、心血瘀阻的证候，头晕乏力，肢肿畏冷。舌暗，苔薄而润，脉沉迟而结。心率：45 次/分，血压：160/110mmHg，查心电图，有频发房性早搏及窦性心动过缓。经用益气温阳，活血安神之剂，症状明显好转。心率：65 次/分，血压：100/68mmHg，均恢复正常。其方中以黄芪、党参补益心气；桂枝、附片、菟丝子、仙灵脾、巴戟天等温补心肾之阳；当归、白芍、川芎、桃仁、红花、丹参、葛根活血通脉；怀牛膝强壮腰膝；生龙牡镇心安神。

本案的治疗取得效果，给我们以很大启发，一般认为血压高的患者不宜用温补药，而白老师这里重在辨证，在确认其证属心肾阳虚之证，即放心应用益气温阳、补益心肾兼活血安神之法，结果不仅血压没有升高，反而降至正常。同时使缓慢的心率由 45 次/分，恢复为 65 次/分，早搏得以消失。由此可见，运用中医药治疗心律失常、高血压等心血管病，一定要以中医辨证论治为原则，不可完全囿于西医的诊断。

（白震宁 整理）

案 3　频发室性早搏

郝某，女，33 岁，会计。

初诊　1987 年 12 月 19 日。主因心悸间断发作近 5 个月来诊。

患者近 1 年来出现月经量逐渐减少，5 个月前出现心悸，且每于月经来前症状明显。曾经心电图检查示：频发室性早搏。曾用中西药物（不详）治疗，未见明显改善，于今日来诊。

刻下症见：心悸不安，每于月经来或劳累生气后早搏频繁发作，每分钟约 10～20 次。现正适经期，伴胸闷不舒，头晕失眠，倦怠乏力，舌质暗，苔白，脉弦细而结。

中医诊断：心悸。

证属：心气不足，兼心血瘀阻。

治法：益气养心，活血化瘀。

方用：生脉散合桃红四物汤加减：

党参 15g　麦冬 12g　五味子 10g　桂枝 6g　当归 12g　白芍 12g　川芎 10g　桃仁 10g　红花 6g　丹参 15g　生龙牡各 30g　白术 12g　茯苓 15g　炙甘草 6g　生姜 3 片

7 剂。

二诊　1988 年 1 月 6 日。上方服后，症状减轻，心悸明显好转，精神亦有所好转，但仍有时感觉心悸与胸闷，有偶发早搏。舌质暗，苔白，脉弦细偶有结象。继用前方，以前方继服 6 剂。

三诊　1988 年 1 月 16 日。药后早搏消失，本月月经来（现正适经期），未再发作室性早搏。自觉心悸症状消失，精神纳食尚好，睡眠好转，舌质暗，舌苔白，脉弦细。继用前方法，以前方加重丹参为 24g，另加炒枣仁 15g。

四诊　1988 年 2 月 3 日。上方服 12 剂，目前一般情况尚好，心悸未再发作，精神睡眠可，舌脉如前。为防止月经来时再发作，要求继续治疗。嘱继用前法，以前方再服 7 剂。至 1988 年 2 月月经来时早搏未见发作，之后即停药。随访 20 余年，病情未再复发。

按　本例患者早搏，为间断性发作，且每与月经、劳累、生气等有关。妇人以血为主，心主血，血分不和，常可影响到心。患者正值壮年，却出现月经量少，又无明显血虚表现，查其舌质暗，说明其血分有瘀滞。此外，患者临床表现，尚有头晕失眠、倦怠乏力等心气不足之象，故其证应属心气不足，兼心血瘀阻。经用生脉散合桃红四物汤加减进行治疗，症状明显缓解。前后共用药 30 余剂，早搏即消失，未再复发。

（白震宁 整理）

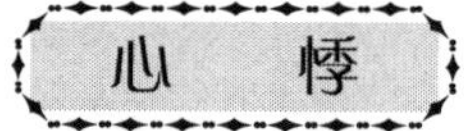

心　悸

常某，男，45 岁，机关干部。

初诊　1984 年 10 月 9 日。主因心悸 10 年，反复加重来诊。

患者于 10 年前无明显原因，出现心悸，逐渐加重，1984 年 10 月 4 日去心内科检查。血压：右上 150/90mmHg，左上 160/90mmHg。查体：心率 84 次/分，主动脉瓣区有二级收缩期杂音，肺（-），腹软，上腹部腹主动脉搏动增强，有收缩期杂音，肝脾不大；双侧足背动脉搏动稍弱，双下肢血压：右下 198/108mmHg，左下 174/90mmHg。查：超声心动图正常，心电图大致正常。未能确诊。曾服用某院中医所开之养阴补心安神中药数剂，症状加重。

刻下症见：经常心悸，惕惕而动，脘中有气上逆攻冲，伴头晕，失眠，便溏，少腹部及双下肢发凉，以双脚为甚，口干，牙痛，经常咽痛。舌质暗红，舌苔薄白而润，脉沉细稍弦。

中医诊断：心悸。

证属：心肾阳虚，心肾不交。

治法：温补心肾之阳，交通心肾。

方用：金匮肾气丸加味：

熟地黄 18g　山萸肉 10g　生山药 12g　茯苓 15g　泽泻 10g　丹皮 10g　熟附片 10g　肉桂 6g　生龙牡各 20g　补骨脂 15g　五味子 10g　党参 15g　炙甘草 6g　生姜 3 片

3 剂。

二诊　1984 年 10 月 12 日。药后症状同前，无明显改善。改用温补心阳，温肾潜镇法。处方：

桂枝 15g　炒白芍 15g　生龙牡各 30g　附片 10g　五味子 10g　党参 15g　茯神 15g　远志 10g　泽泻 10g　熟地 24g　生山药 15g　丹皮 10g　怀牛膝 10g　甘草 6g　生姜 3 片

3剂。

三诊 1984年10月15日。上方服后心悸明显减轻,脘中气逆减半,下肢发凉亦减,口干,牙痛亦明显好转,睡眠增加,大便稍溏,舌质暗红,苔薄白,脉沉细。继用前法,以前方去泽泻,加丹参15g、炒枣仁15g。3剂。

四诊 1984年10月18日。心悸大减,脘中气逆上冲之感基本消失,食欲增加,精神显著好转,仍感少腹部及左脚发凉,大便偏稀,1日一行,舌脉如前。继用前法,以前方加黄芪20g、当归10g。5剂。

五诊 1984年10月24日。目前心悸已不明显,脘中气逆感消失,精神尚可,仍觉下肢发凉,大便偏稀,舌脉如前。调方如下:

桂枝15g 炒白芍12g 生龙牡各30g 茯苓20g 远志10g 五味子10g 当归10g 熟地20g 炒山药30g 熟附片12g 丹参15g 炒枣仁20g 怀牛膝10g 甘草6g 生姜3片

5剂。

六诊 1984年11月2日。目前一般情况良好,精神尚好,偶感受凉时心悸,下肢及少腹畏凉好转,睡眠尚可,仍不耐疲劳,舌质暗红,苔薄白,脉沉弦细。继用前方去炒枣仁,加黄芪30g,继续调理。

按 本例心悸患者,病程已久,长达10年,反复发作,未能明确诊断。初诊时辨证为心肾阳虚,心肾不交,用金匮肾气丸加味,药后症状不减。其后考虑此证当属心肾阳虚,水气上冲。因心阳亏虚,心失温煦,故见心悸,惕惕而动;肾阳虚弱,失于敷布,故见少腹及下肢发凉;阳虚水气上逆,则见脘中有气上逆攻冲;阳虚头失阳气充养,故头晕;肾阳虚衰,则见脾阳不足,故便溏;阳虚寒盛,浮阳上越,故见口干、牙痛、咽痛等症。本例患者所出现之口干、牙痛、咽痛,并非心肾不交,而是阳虚寒盛,虚阳浮越所致。故治以温补心阳,兼以温肾潜镇。方用桂枝加桂汤合金匮肾气丸。以桂枝加桂汤加附子温通温补心阳,平冲降逆,以化寒水之气;以金匮肾气丸温补全身阳气;加生龙牡潜阳镇逆;加党参、五味子、远志补益心气,安养心神。药后心悸明显减轻,脘中气逆减半,以此方进退,再服10余剂,诸症若失。由此可见,桂枝加桂汤之温通心阳,平冲降逆之功效甚佳。

(白震宁 整理)

急性肾小球肾炎

案1 急性肾小球肾炎(高度水肿)

王某,男,51岁,采购员。

初诊 1984年1月20日。住院病例。主因颜面、周身水肿,尿少,伴脘腹胀满,纳差7天入院。

患者于半月前曾患感冒,出现发热恶寒周身不适,当时未作特殊治疗。7天前发现颜面部水肿、尿少,继之肿势日趋加重,波及四肢。同时出现身微恶寒,咳嗽,周身不适,头痛头晕,脘腹胀满,食欲缺乏,腰困乏力等。在县医院曾用青霉素、双氢克尿噻等治疗,未见明显好转。于1984年1月20日住入中医病房。

刻下症见:周身高度水肿,尿少,伴胸憋咳嗽,身恶寒,脘腹胀满,恶心纳差,头晕,腰困乏力,舌苔白厚而腻,脉浮紧。

查体:体温 37.2℃,呼吸 20 次/分,心率 72 次/分,血压 196/110mmHg。两肺底叩诊呈浊音,听诊呼吸音弱,全腹部膨满,移动性浊音(±),上下肢明显可凹性水肿。

实验室及其他辅助检查:血 Hb 9.3g/dl;血 K^+ 2.8mmol/L,Na^+ 120 mmol/L,Cl^- 100 mmol/L,血尿素氮 56mg%,血 Cr 2.46mg%;尿蛋白(+++),白细胞(+),红细胞(+)。胸透:双侧胸腔少量积液。

中医诊断:水肿。

西医诊断:急性肾小球肾炎并发肾功能不全。

证属:风水泛滥。

治法:疏表宣肺,利湿行水。

方用:麻黄连翘赤小豆汤合五皮饮:

炙麻黄 10g　炒杏仁 10g　连翘 15g　赤小豆 30g　桑白皮 12g　茯苓皮 30g　大腹皮 30g　猪苓 10g　泽泻 10g　陈皮 10g　荆芥 10g　车前子 20g　川朴 15g　甘草 6g　生姜 3 片

3 剂。

二诊　1984 年 1 月 23 日。药后病情有增无减,仍水肿较甚,尿少,咳喘,腹胀,舌苔黄白而厚腻,脉浮滑数。考虑肺气失于宣降,风邪入里化热,改拟宣肺行水,散风清热之法。以前方加生石膏 30g,生白术 12g,并加用西药氨茶碱、呋塞米、螺内酯、复方降压片等。

三诊　1984 年 1 月 31 日。上方连用 8 天,水肿更甚,头面,四肢甚至腰背部皆肿。尿少,24 小时尿量不足 800ml,咳嗽痰多,胸憋,呼吸困难不能平卧,腹中胀甚,恶心呕吐,不能进食。查:血压 200/120mmHg,两肺底叩实音,两肺底可闻及较多湿性啰音。腹部高度膨隆,叩之呈鼓音。移动性浊音(+)。舌脉如前。胸透:双侧胸腔积液较前增多。辨证考虑,风邪袭肺,肺失宣降,风邪水气既有入里化热之趋势,又兼湿阻气滞,病在上中下三焦,故改用宣肺清热,行气利水法。方用越婢加术汤,麻黄连翘赤小豆汤合导水茯苓汤加减:

麻黄 10g　杏仁 10g　生石膏 30g　白术 12g　桑白皮 12g　大腹皮 30g　陈皮 10g　茯苓皮 30g　葶苈子 30g　连翘 15g　赤小豆 30g　广木香 10g　槟榔 12g　泽泻 20g　川朴 15g　甘草 6g　生姜 3 片

四诊　1984 年 2 月 4 日。连用 4 日,药后尿量大增,24 小时尿量为 2000 ~ 3600ml,水肿明显减轻,恶心消失,纳食增加,自觉精神好转,腹胀消失,咳嗽喘逆均好转,查:血压 180/100mmHg,两肺底湿啰音消失,腹软,移动性浊音(-),舌苔白腻,脉滑稍数。改导水茯苓汤为主:

桑白皮 12g　炒杏仁 10g　川朴 15g　大腹皮 30g　陈皮 10g　白术 12g　茯苓 30g　广木香 10g　槟榔 10g　葶苈子 20g　泽泻 10g　木瓜 15g　砂仁 6g　甘草 6g　生姜 3 片

五诊　1984 年 2 月 8 日。上方再服 4 剂,水肿完全消退,目前除自觉腰困乏力外,余无明显不适。查:血尿素氮 23mmol/L,尿蛋白(++),白细胞(+),红细胞(+),管型 0 ~ 1。胸透胸腔积液消失。改用防己黄芪汤益气健脾,清利湿热。处方:

黄芪 18g　白术 12g　防己 10g　陈皮 10g　桑白皮 12g　茯苓 20g　大腹皮 30g　川朴 15g　泽泻 10g　广木香 10g　木瓜 15g　白芍 12g　生薏仁 30g　甘草 6g　生姜 3 片

以上方随证加减,继续调治。再服 20 余剂,诸症消失。出院时查:血压 120/80mmHg,化验尿常规,除尿蛋白(±),白细胞(+),红细胞(+)外,余皆正常。仍以前方为主,出院调治。

按　本例患者初诊之时,水肿较甚,同时伴有恶寒,胸憋咳嗽,脘腹胀满,恶心纳差等症。

当时辨证为风水泛滥，治以疏风宣肺，利湿行水，用麻连赤小豆汤合五皮饮等，但药后病情有增无减，出现喘咳加重，腹胀较甚。改用越婢加术汤合麻连赤小豆、五皮饮，并加用螺内酯、呋塞米等利尿西药。连用8天后，水肿更甚，腰背部皆肿，24小时尿量不足800ml，并出现腹水胸腔积液，血压高达200/120mmHg。再三推敲其病机，进行分析，考虑此时证属风邪袭肺，肺失宣降，水湿失于敷布，湿阻气滞，壅滞三焦。此时不仅上焦肺气失于宣降，不能通调水道，而且波及下焦肾，使肾失开阖；同时水湿壅盛，困阻中焦，气机阻滞，导致三焦气化不利，水肿益甚。此时治疗一方面用越婢加术汤合麻黄连翘赤小豆汤加葶苈子以疏风清热，宣肺行水；另一方面用导水茯苓汤加川朴以宣通中焦气机，化气行水。用药4剂后，尿量大增，水肿很快减轻，再以导水茯苓汤为主服4剂后，水肿完全消退。导水茯苓汤（赤茯苓、麦冬、泽泻、白术、桑白皮、紫苏、槟榔、木瓜、大腹皮、陈皮、砂仁、木香、灯心）为《奇效良方》方，该方具有行气利水之功，临床用之得当，疗效颇捷。

（白震宁 整理）

案2 急性肾小球肾炎（尿血）

赵某，女，12岁，学生。

初诊 1984年11月3日。住院患者。主因尿血伴脐腹部疼痛10天入院。

患者于1984年10月12日突然高烧咽痛，继之全身起红色疹点，微有痒感，以颈、胸、腹部为多，在当地医院治疗，2天后体温下降。10月21日发现两侧颈项部肿痛，10月24日发现尿血，伴脐腹部疼痛。到当地职工医院门诊治疗5天，病情未见好转。10月27日发现面部眼睑水肿，腹痛加重，伴恶心、呕吐、纳差等。10月29日在当地县医院查：尿蛋白（++++），白细胞（+），红细胞（+++），细胞管型（+），血沉80mm/h。10月31日因病情加重，遂来院中医科门诊，诊为急性肾小球肾炎，门诊医生予麻黄连翘赤小豆汤合小蓟饮子加减，服后即吐。1984年11月3日17点急诊住入中医科病房。入院后查：尿常规：尿蛋白（++），脓白细胞（+）多数，红细胞满视野，透明管型（+），滴虫（+）；血常规：白细胞 6×10^9/L，红细胞 2.6×10^{12}/L，血色素7.6g/dl，血小板 160×10^9/L；尿素氮29mg%；血沉80mm/h。

刻下症见：精神委顿，面色黄白，颜面下肢轻度水肿，腹部膨满，疼痛拒按。腹痛以脐周为著，阵发性加重，伴恶心欲吐，不能进食，自述上腹部有气上逆，口干苦，尿色深红而量少，大便干结，三日未行，腰困乏力。

查体：体温36.8℃，心率96次/分，呼吸16次/分，血压160/96mmHg。急性病容，神清，颜面眼睑稍有水肿，咽充血，双侧颌下淋巴结如蚕豆大，双侧颈部淋巴结稍肿大，有明显触痛，腹部稍膨满，腹肌较紧张，有柔韧感，脐腹部压痛明显，全腹反跳痛（+），肠鸣减弱，双肾区叩击痛（++），双下肢可凹性水肿（+），舌质淡红，舌苔中心及根部黄厚，脉弦细数。

中医诊断：尿血，腹痛。

西医诊断：急性肾炎，腹痛原因待查（考虑全身急性感染致腹腔淋巴结炎症?）。

证属：湿热壅盛，蕴滞三焦，升降失常，玄腑不通，胃失和降。

治法：急则治标，先以和解枢机，清热通腑，和胃降逆为主。

方用：大柴胡汤加减：

柴胡10g 白芍12g 枳实10g 姜半夏10g 黄芩10g 竹茹10g 元胡12g 川楝子12g 大黄10g 陈皮10g 大小蓟各15g 白茅根30g 生甘草6g 生姜3片

1 剂。

二诊 1984 年 11 月 4 日。服药后，大便 2 次，腹痛恶心有所减轻，早晨起床后要求喝稀饭，稍能进食。舌脉如前。继用前方加丹皮 10g、桃仁 10g、三七粉 6g。3 剂。

三诊 1984 年 11 月 7 日。大便已正常，仍有脐腹部疼痛，但程度明显减轻，腹部较前软，纳食增加，恶心不著，上腹部气逆感消失，颜面及双下肢水肿基本消失，24 小时尿量达 2500ml。仍腰困乏力，尿色如浓茶，舌淡红，舌苔黄中心较厚，脉弦细重按无力。查：血压 112/68mmHg，尿素氮 12mg%；尿常规：尿蛋白（+），白细胞（+），红细胞（+）多数；大便常规（-）。下午有低热，体温：37.4℃。改拟清化湿热，和胃降逆，凉血止血法。以小蓟饮子加减：

生地 15g 当归 10g 赤白芍各 10g 丹皮 10g 炒栀子 10g 大小蓟各 15g 黑蒲黄 10g 藕节 30g 淡竹叶 10g 竹茹 10g 元胡 12g 陈皮 10g 姜半夏 10g 白茅根 30g 生甘草 6g 生姜 3 片

3 剂。

四诊 1984 年 11 月 12 日。近几天仍觉脐腹部疼痛，微恶心，纳差，大便偏干，小便暗红，苔白而厚，脉弦细无力。再用大柴胡汤加减，以 11 月 3 日方加太子参 15g。7 剂。

五诊 1984 年 11 月 21 日。腹痛明显减轻，纳食增加，精神好转，尿色渐清，舌苔中心偏黄厚，脉弦细无力。尿常规：尿蛋白（+），红细胞（+），2～3/HP，白细胞（+），3～7/HP。查体：腹软，脐腹部轻压痛，反跳痛（-）。继用大柴胡汤加减，以 11 月 12 日方去大黄，加炒莱菔子 30g，败酱草 30g、丹皮 10g、桃仁 10g。8 剂。

六诊 1984 年 11 月 30 日。体温正常，精神转佳，饮食好，尿色已清，脐腹部仍有阵发性疼痛，大便偏干。舌苔黄白，脉弦细。考虑脐周腹痛为虫积？改拟乌梅丸加减：

乌梅 30g 黄柏 10g 黄连 6g 川椒 10g 干姜 6g 细辛 3g 附子 6g 元胡 10g 川楝子 10g 陈皮 10g 当归 12g 白芍 15g 党参 12g 生姜 3 片

10 剂。

八诊 1984 年 12 月 17 日。病情明显好转，目前除脐腹部轻微疼痛外，无明显不适，精神、纳食、二便恢复正常。12 月 14 日复查尿常规：尿蛋白（±），红细胞（+）少数，白细胞（+）多数。目前考虑证属气滞血瘀，湿热未清，改用养血活血，理气止痛，清化湿热法。处方：

当归 12g 白芍 12g 桃仁 10g 元胡 12g 川楝子 12g 广木香 10g 槟榔 10g 川朴 10g 陈皮 10g 黄芩 10g 姜半夏 10g 炒莱菔子 30g 白茅根 30g 生姜 3 片

3 剂。

九诊 1984 年 12 月 20 日。昨日大便出蛔虫一条。症略同前。12 月 12 日复查：血沉 57mm/h，血红蛋白 10g/dl。继用寒热并用，安蛔止痛法。以 11 月 30 日方去附子、党参，加槟榔 10g、甘草 6g。6 剂。

十诊 1984 年 12 月 27 日。目前除脐腹部偶有轻度疼痛外，余无不适感。舌苔白中心较厚，脉弦细。调方如下：

柴胡 10g 当归 12g 白芍 12g 元胡 15g 川楝子 10g 广木香 10g 陈皮 10g 桃仁 10g 川椒 10g 黄连 6g 姜半夏 10g 炒莱菔子 30g 蒲公英 30g 甘草 6g 生姜 3 片

6 剂。

十二诊 1985 年 1 月 11 日。一般情况良好，脐腹部自觉偶有不适，余况均佳。12 月 28 日复查血常规：白细胞 9.4×10^{9}/L，红细胞 3.7×10^{12}/L，血红蛋白 12.5g/dl。尿常规（-）。血沉：10mm/h，肾功能正常。要求出院，嘱继用前方 5 剂，回家调理。

按 本例患者之发病,由内伤外感相合而致病。由禀赋不足,加之饮食失节,故素来脾虚湿滞。又因外感风热之邪,故而引起咽痛、发热及全身发疹。由于失治,邪热内传,与湿相合,而成湿热之邪。湿热下注肾与膀胱,损伤阴络,引起尿血。湿热壅盛,停滞中焦,积聚胃肠,升降失常,故见恶心呕吐,纳食差;湿热阻滞,肠道气血运行受阻,腑实不通,故出现腹痛、便秘;湿热水湿泛溢于肌肤,故见颜面及下肢水肿。由于病机复杂,病情较重,前医已用麻黄连翘赤小豆汤合小蓟饮子,服后即吐,说明此时按风水从上焦论治的方法不可再用。仔细推敲其病机,当前的主要矛盾在于中焦湿热壅盛,胃失和降,玄腑不通。故当急则治其标,先从中焦及下焦为治,用大柴胡汤加味和解枢机,清热通腑,和胃降逆。一剂后大便已通,症状稍减,4 剂后症状明显减轻。后因恶心、呕吐、腹痛、便秘等症状明显好转,而改用清化湿热、凉血止血之小蓟饮子加减,恶心、纳差,腹痛、便干等症状又有反复。所以四诊时再次改用大柴胡汤,再服 7 剂,不仅恶心纳差,腹痛便干等症状明显好转,而尿蛋白亦转为(+),尿红细胞亦明显减少,尿色转清。说明和解枢机,通腑降浊,清化湿热在治疗过程中的重要作用。至六诊时,用大柴胡汤加减方 19 剂后,诸症好转,唯脐腹仍有阵发性疼痛,故又改用乌梅丸加减,后便出蛔虫一条,说明腹痛与虫积亦有关。其后改用养血活血,理气止痛,兼清化湿热之法。至 1985 年 1 月 11 日十二诊时,患者面色红润,精神、纳食均佳,二便正常,无明显不适,且各项血尿化验及血压均已正常,故出院回家调理。

值得注意的是,此例患者在住院期间的治疗,除早期用过 3 周青霉素及口服维生素 C 外,全部采用中医药进行治疗。

(白震宁 整理)

慢性肾小球肾炎

和某,女,32 岁,小学教师。

初诊 2011 年 1 月 11 日。主因全身乏力半年余来诊。

患者于半年前无明显原因出现全身乏力,未引起重视,未做检查治疗。近 2 周来症状日趋加重,于今日上午来院门诊。2010 年 12 月 30 日外院查尿常规:潜血(+++),蛋白(++),红细胞:280.5↑,细菌计数 4481.3,镜检红细胞 25~30/HP。2011 年 1 月 5 日:类风湿因子 73.5↑,补体 C3 0.83↓,补体 C4 0.14↓。腹部 B 超示:胆结石。诊为慢性肾炎,于今日上午来诊。

刻下症见:全身倦怠乏力,精神较差,伴心悸,胸憋,气紧,喜太息,恶心,纳呆,口干,下肢憋胀,大便正常,小便少,色深红如浓茶。舌暗红,苔黄根厚腻,脉沉细数。

中医诊断:尿血。

证属:湿热蕴结,胃失和降。

治法:清化湿热,和胃降逆,兼以凉血止血。

方用:温胆汤合连苏饮加味:

蝉蜕 10g 苏叶 10g 姜半夏 9g 陈皮 10g 土茯苓 30g 枳实 15g 竹茹 15g 大小蓟各 15g 蒲公英 30g 黄连 6g 仙鹤草 30g 石韦 20g 太子参 15g 白茅根 30g 藕节 30g 甘草 6g 生姜 3 片

5 剂。水煎服。

二诊 2011 年 1 月 21 日。恶心好转,纳增,精神较前稍好转,仍气短,喜太息,小便黄,量增加,大便偏稀。舌红,苔白而薄少根黄,脉沉弦细数,证属气阴不足,兼下焦湿热。改拟益气养阴,清化湿热,方用参芪地黄汤加味:

生黄芪 18g 太子参 15g 生地 18g 生山药 30g 山萸肉 10g 女贞子 15g 旱莲草 15g 麦冬 15g 五味子 10g 仙鹤草 30g 石韦 15g 土茯苓 20g 大小蓟各 15g 藕节 30g 蝉蜕 10g 苏叶 10g 白茅根 30g 生姜 3 片

6 剂。

三诊 2011 年 1 月 28 日。纳食尚好,大小便正常,仍有时晨起恶心,伴头晕,乏力,腰困,耳鸣,小腹胀,手足冷,舌暗苔白,脉沉弦细数。拟益气养阴,兼以和胃降逆。以生脉散、温胆汤合二至丸:

太子参 15g 苏叶 10g 陈皮 10g 姜半夏 9g 土茯苓 20g 枳实 15g 竹茹 15g 黄连 6g 石韦 20g 大小蓟各 15g 麦冬 15g 五味子 10g 女贞子 15g 旱莲草 15g 桂枝 6g 白芍 12g 白茅根 30g 生姜 3 片

6 剂。

四诊 2011 年 2 月 14 日。今日化验尿常规:潜血(-),蛋白(+)。目前恶心消失,纳可,但自觉嗜卧,易疲劳,身畏冷,脐腹作胀。舌红,苔薄白,脉沉细数。改拟益气养阴健脾,兼以化湿。以防已黄芪汤加味:

生黄芪 18g 白术 12g 防己 10g 太子参 15g 麦冬 15g 女贞子 15g 旱莲草 15g 石韦 20g 土茯苓 15g 蝉蜕 10g 苏叶 10g 乌药 10g 桂枝 6g 白芍 12g 仙鹤草 30g 甘草 6g 生姜 3 片

6 剂。

五诊 2011 年 2 月 21 日。身冷好转,仍乏力,腰困,大便稀,舌脉如前。继用前方去苏叶、蝉蜕,仙鹤草,加川断 15g、丹参 15g、山萸肉 10g。6 剂。

六诊 2011 年 2 月 28 日。精神好转,仍有头晕,腰困,纳尚可,小腹胀,近又牙龈肿痛,舌暗红,舌苔薄白而少,脉弦细。改拟滋肾养阴,兼以利湿。处方:

太子参 15g 麦冬 15g 五味子 10g 丹参 15g 生地 18g 生山药 15g 茯苓 15g 泽泻 10g 女贞子 15g 旱莲草 15g 石韦 15g 蒲公英 30g 乌药 10g 蝉蜕 10g 白茅根 30g 生姜 3 片。6 剂。

七诊 2011 年 3 月 14 日。今日查尿常规,潜血(+++),蛋白(++)。牙龈肿痛好转,目前自觉头晕,易疲劳,下肢憋胀,纳食二便正常,舌质暗,苔薄白而少,脉沉弦细。仍用益气养阴,兼清化湿热法,再用参芪地黄汤加减:

黄芪 18g 太子参 15g 生地黄 15g 山萸肉 10g 生山药 20g 土茯苓 15g 泽泻 10g 丹皮 10g 木瓜 15g 石韦 15g 大小蓟各 15g 女贞子 15g 旱莲草 15g 蝉蜕 10g 麦冬 15g 五味子 10g 白茅根 30g 生姜 3 片

6 剂。

八诊 2011 年 3 月 21 日。近几天感冒,自觉恶寒,有时往来寒热,喷嚏,周身酸痛,手憋胀,大便偏稀。舌暗苔薄白,脉浮细。拟益气解表法,用人参败毒散合小柴胡汤加减:

党参 15g 苏叶 10g 葛根 12g 柴胡 10g 姜半夏 9g 黄芩 10g 荆芥 10g 防风 10g 芦根 15g 枳壳 10g 桔梗 10g 茯苓 15g 白茅根 30g 甘草 6g 生姜 3 片

3 剂。

九诊 2011 年 3 月 28 日。感冒已愈,纳可,大便偏稀,仍有时头晕,腰困,精神欠佳,舌

暗,苔薄白,脉弦细。改拟益气养血,健脾化湿为法。方用防己黄芪汤合当归芍药散加减:

黄芪 18g 炒白术 12g 防己 10g 当归 12g 炒白芍 12g 川芎 6g 茯苓 15g 泽泻 10g 太子参 15g 蝉蜕 10g 苏叶 10g 石韦 15g 仙鹤草 30g 白茅根 30g 甘草 6g 生姜 3 片

6 剂。

十诊 2011 年 4 月 4 日。今日化验尿常规:尿蛋白(±),潜血(++)。自觉头晕好转,仍感疲劳,腰困。舌脉如前。继用前方。6 剂。以上方加减,再服用 20 余剂。

十四诊 5 月 23 日。复查尿常规,尿蛋白(±),潜血(-)。目前自觉精神纳食尚可,仅劳累后感腰困,寐欠佳,二便正常,舌质暗,舌苔薄白,脉弦细。改拟归脾汤合二至丸加减:

黄芪 18g 党参 15g 炒白术 12g 茯苓 15g 当归 12g 远志 10g 广木香 10g 砂仁 6g 山萸肉 10g 女贞子 15g 旱莲草 15g 川断 15g 石韦 15g 麦冬 15g 五味子 10g 白茅根 30g 生姜 3 片

5 剂。嘱继续服用,巩固疗效。

十五诊 2011 年 8 月 1 日。自述上方服用 20 剂停药,目前自觉一般情况良好,除午后稍感疲劳外,无他不适。今日本院复查尿常规(-)。仍以前方加减,继续调理。

按 本例患者初诊时,虽然倦怠乏力症状明显,但同时又伴有胸憋气紧,恶心纳呆,苔黄厚腻等,故考虑证属湿热蕴结,胃失和降,湿热伤络。故治以清化湿热,和胃降逆,兼以凉血止血。用药数剂后,恶心好转,纳食增加,但由于湿热耗伤气阴出现气阴不足,兼下焦湿热证候,故治疗用参芪地黄汤合二至丸以益气滋肾,加土茯苓、石韦等清利湿热,加大小蓟、藕节、白茅根、仙鹤草等凉血止血。治疗过程中,一直据证加减,当出现乏力倦怠、易疲劳、大便偏稀、舌苔薄白等脾虚证候为主时,以防己黄芪汤,四君子汤加减;当出现头晕,腰困,牙龈肿痛,舌红苔少等气阴不足证候为主时,以参芪地黄汤加减;当出现气血两虚,兼脾虚湿滞的证候为主时,以防己黄芪汤合当归芍药散加减;当出现脾胃气血亏虚的证候为主时,以归脾汤合二至丸加减治之。经过 4 个月的治疗,患者不仅症状消失,而且化验检查恢复正常。此类患者病程长,在治疗过程中常易病情反复,临床治疗要注意把握扶正与祛邪的关系。

(白震宁、白 煜 整理)

肾病综合征肾炎型

范某,女,13 岁。

初诊 2009 年 8 月 10 日。主因患肾病综合征肾炎型,蛋白尿久治不愈来诊。

患者于 2007 年因感冒出现眼睑水肿,去某儿童医院检查,尿检异常,诊断为"肾病综合征肾炎型",予对症及激素治疗,目前激素正在撤减过程中,仍有蛋白尿。今日我院尿常规示:尿蛋白(++)。平素易感冒。近日感冒,服药后症状好转。

刻下症见:咽干,纳可,大便可,尿量少。舌红,苔白根黄厚,脉滑数。

中医诊断:虚劳。

证属:气阴不足,湿热内蕴。

治法:益气养阴,清化湿热。

处方:太子参 15g 麦冬 12g 元参 15g 桔梗 10g 女贞子 15g 旱莲草 15g 石韦 15g 石菖蒲 10g 黄柏 10g 生薏仁 30g 萆薢 10g 丹参 15g 生地 15g 苍术 10g 益母草 15g

白茅根 30g 生姜 3 片

四诊 2009 年 9 月 14 日。以上方加减,服用 27 剂,今日复查尿常规示:尿蛋白(+++),PH6.5。纳可,大便尚好,咽赤,舌红,苔白根厚,脉沉数。处方:

蝉蜕 10g 柴胡 10g 半夏 9g 黄芩 10g 银花 30g 石韦 12g 石菖蒲 10g 丹参 15g 杏仁 10g 生薏仁 30g 萆薢 10g 泽兰 10g 益母草 10g 滑石 10g 白茅根 30g 甘草 6g 玉米须 30g 生姜 3 片

十诊 2009 年 11 月 10 日。以上方加减,服用 40 余剂。今日化验尿常规:蛋白(++)。目前精神尚好,纳佳,溲黄。舌苔白,根黄白偏厚,脉沉数。处方:

太子参 12g 丹参 12g 萆薢 10g 生薏仁 30g 石菖蒲 10g 石韦 10g 土茯苓 15g 苍术 10g 黄柏 10g 女贞子 12g 旱莲草 12g 当归 10g 赤白芍各 10g 益母草 30g 泽兰 10g 白茅根 30g 生姜 3 片

10 剂。

十一诊 2009 年 11 月 24 日。4 天前出现鼻塞,清涕,咽痛,尿可。舌红,苔黄白,脉浮数。处方:

荆芥 10g 薄荷 6g 桔梗 10g 蝉蜕 10g 连翘 15g 银花 20g 牛蒡子 10g 元参 15g 生石膏 18g 柴胡 10g 芦根 20g 黄芩 10g 竹茹 10g 白茅根 30g 甘草 6g 生姜 3 片

4 剂。

十三诊 2009 年 12 月 8 日。我院化验尿常规:潜血(-),蛋白质(++),白细胞(-)。目前感冒已愈,大便偏干,小便黄。舌红苔白根黄,脉弦数。继用清热化湿法。处方:

蝉蜕 10g 柴胡 10g 半夏 9g 黄芩 10g 车前草 30g 陈皮 10g 土茯苓 12g 生薏仁 30g 滑石 12g 石菖蒲 10g 萆薢 10g 丹参 12g 石韦 15g 白茅根 30g 生甘草 6g 生姜 3 片

10 剂。

十四诊 2009 年 12 月 22 日。目前一般情况尚可,纳可,小便正常。舌红,苔黄根厚腻,脉沉弦细数。处方:

生地 15g 生山药 12g 土茯苓 15g 泽泻 10g 丹皮 10g 苍术 10g 黄柏 10g 生薏仁 30g 石韦 10g 丹参 15g 蝉蜕 10g 车前草 30g 泽兰 10g 益母草 15g 白茅根 30g 玉米须 30g 生姜 3 片

10 剂。

十五诊 2009 年 12 月 28 日。感冒 2 天,鼻塞,流黄涕,咽痛,大便可。舌红,苔黄偏厚,脉浮数。继用 11 月 24 日方,4 剂。

十六诊 2010 年 1 月 12 日。感冒已愈,今日化验尿常规:蛋白(++),余(-)。纳可,咽不痛,大、小便正常。舌红,苔白根厚,脉弦细数。处方:

生地 15g 苍术 10g 黄柏 10g 生薏仁 30g 萆薢 10g 石菖蒲 10g 丹参 15g 蝉蜕 10g 车前草 30g 泽兰 10g 土茯苓 15g 白茅根 30g 石韦 15g 益母草 15g 玉米须 30g

10 剂。

十七诊 2010 年 2 月 2 日。目前一般情况可。舌红,苔根黄白稍腻,脉弦细数。继用上方加女贞子 12g、旱莲草 12g。10 剂。

十八诊 2010 年 8 月 3 日。现激素已停用。今日我院化验尿常规示:尿蛋白(+),潜血(-)昨天感冒,鼻塞流涕,咽痛,大便偏干。舌红,苔黄,脉浮数。处方:

银花 15g 连翘 15g 薄荷 6g 桔梗 10g 牛蒡子 10g 元参 15g 荆芥 10g 竹叶 6g 香薷 10g 芦根 15g 板蓝根 15g 白茅根 30g 生甘草 6g 蝉蜕 10g 生姜 3 片

4 剂。

十九诊 2010 年 12 月 24 日。今日我院化验尿常规:潜血(+++),蛋白(-),红细胞 0~2(0~3)个/HP。今日出现发热,咽干,鼻塞,流清涕,纳食、二便可。舌边红,苔黄,脉浮数。继用前方去香薷、板蓝根,加柴胡、半夏、黄芩、葛根。3 剂。

二十诊 2011 年 4 月 18 日。患者又因感冒来诊,化验尿常规,潜血(-),蛋白(-);血常规:WBC 6.7×10^9/L,RBC 4.41×10^9/L,PLT 432×10^9/L。

按 肾病综合征在激素撤减过程中,病机复杂,治疗困难,极易复发。本例患者病久既有气阴不足,又兼湿热内蕴,同时尚有血分瘀阻,所以在治疗上运用补益药时要注意慎用温补药,因温补药性味多辛燥,选用不当可伤阴,可用黄芪、太子参、麦冬、五味子、女贞子、旱莲草补气养阴。咽痛红肿时,加清热利咽药,用玄参、牛蒡子、僵蚕等;湿热内蕴明显时加清化湿热之品,如萆薢、土茯苓、生薏苡仁、黄柏、滑石、玉米须、车前子、石韦、泽泻等。活血化瘀药应贯穿慢性肾炎的整个治疗过程中。活血化瘀药能改善肾脏微循环,减少炎症渗出,从而减轻肾脏病理性损害。常用药物如当归、赤芍、川芎、丹参、益母草、泽兰等。

(王 健 整理)

慢性肾功能不全

李某,男,45 岁。

初诊 1990 年 3 月 23 日。主因双下肢水肿,伴腰困乏力 3 年来诊。

患者于 20 年前因工厂事故导致脾破裂及双肾受伤,当时急诊入院行脾切除等治疗,其后出现尿血,后经治好转。3 年前发现双下肢轻度水肿,伴腰困乏力。于 1988 年 6 月上述症状逐渐加重,同时血压升高,尿蛋白(+++~++++),肾功能检查不正常。半年前住某医院,经用降压、利尿、中药等治疗,未见明显好转,于 1990 年 1 月出院。因病情一直未能控制,于今日来院要求中医治疗。

刻下症见:头晕、耳鸣,腰膝酸软,全身乏力,双下肢明显水肿,指压痕(++),纳差,口干,有时咽痛,舌质暗红,舌苔薄少,根苔黄白厚腻,脉沉弦细。

查:血压 180/100mmHg;尿常规:尿蛋白(+++~++++),尿潜血(+);肾功能:血尿素氮 60mg%。

中医诊断:水肿。

证属:气阴两虚,兼水湿瘀血留滞。

治法:益气滋肾,活血利水。

方用:参芪麦味地黄汤加减:

生黄芪 30g 生熟地各 10g 生山药 30g 山萸肉 10g 茯苓 15g 泽泻 10g 丹皮 10g 女贞子 15g 旱莲草 15g 麦冬 15g 五味子 10g 怀牛膝 15g 车前子 15g 防己 15g 木瓜 15g 当归 12g 赤芍 12g 生薏仁 30g 益母草 30g 生姜 3 片

六诊 1990 年 5 月 11 日。以上方随证加减,服 30 余剂,目前水肿渐退,精神纳食较前好转,头晕减轻,仍觉腰困,尿量尚可,舌质暗红,舌苔薄白而少,根部黄厚腻。考虑目前其证除气

阴两虚之外,尚有湿热下注。故治宜益气养阴,活血利水,兼清化湿热。处方:

生黄芪 30g　太子参 15g　生熟地各 15g　山萸肉 10g　生山药 30g　茯苓 15g　泽泻 10g　丹皮 10g　苍术 10g　黄柏 10g　女贞子 15g　旱莲草 15g　丹参 15g　麦冬 15g　五味子 10g　怀牛膝 10g　益母草 30g　生姜 3 片

七诊　1990 年 5 月 25 日。上方服 14 剂,目前自觉精神转佳,纳食增加,腰困好转,双下肢不肿,舌暗红,舌苔薄白,根黄偏厚稍腻,脉沉弦细。2 天前在职工医院化验尿常规:尿蛋白(±~+)。嘱继用前法,以前方继服。

在其后的治疗过程中,一直以参芪麦味地黄汤为主,并据证进行加减,养血活血药选用当归、赤芍、川芎、丹参、泽兰、益母草等;清化湿热药选用苍术、黄柏、石韦、生薏仁、萆薢、白茅根、玉米须等;健脾固肾药选用白术、菟丝子、芡实、金樱子、枸杞子等。

十七诊　1990 年 9 月 11 日。上方又服近 80 剂,患者自觉一般情况良好,精神尚好,纳食正常,无明显不适,双下肢未再出现水肿,9 月 6 日在职工医院复查尿素氮 20mg% ,尿常规:尿蛋白(±)。血压 130/90mmHg。

仍以参芪麦味地黄汤为主,继续调治,再服 10 余剂后,停止治疗。至 2012 年 4 月,20 余年后,其妻弟相告,患者病情一直稳定,未再复发。

按　本例慢性肾功能不全系由外伤导致肾脏受损所致,初诊时表现为一系列气阴两虚的证候,但同时又有血分瘀滞,水湿潴留。故治以益气滋肾,活血利水,方用参芪麦味地黄汤以益气滋肾;加怀牛膝、车前子、防己、木瓜、生薏仁以利水;加赤芍、当归、益母草以活血;加女贞子、旱莲草以加强滋肾养阴之功。经用 30 余剂后,症状明显好转。其后又在气阴两虚的基础上出现湿热之象,故又以参芪麦味地黄汤加苍术、黄柏、生薏仁、石韦、萆薢、牛膝等清化湿热。并据证酌情选加活血化瘀及健脾固肾之品,经近半年的治疗,服药 120 剂,患者病情得到控制。

(白震宁　王海萍 整理)

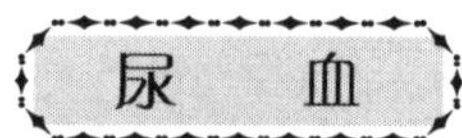

尿　血

王某,男,51 岁,干部。

初诊　1986 年 1 月 4 日。主因尿血 3 天来诊。

患者于 1985 年 12 月 24 日因感冒出现头痛咽痛。12 月 29 日发现眼睑轻度水肿。1986 年 1 月 1 日晚同房后出现肉眼血尿。1986 年 1 月 2 日在某医院查尿常规:红细胞满视野。该院用青霉素、链霉素肌内注射治疗。于今日上午来院要求中医治疗。

刻下症见:尿色红,伴腰困,无排尿疼痛,口干,大便尚可,舌质红,苔中心及根黄,脉弦滑。

中医诊断:尿血。

证属:阴虚火动,灼伤血络,兼膀胱湿热。

治法:滋阴降火,清利湿热,兼以凉血止血。

方用:小蓟饮子合二至丸加减:

生地 24g　竹叶 6g　大小蓟各 15g　滑石 10g　木通 10g　丹皮 10g　藕节 30g　黑栀子 10g　女贞子 15g　旱莲草 15g　川断 15g　蒲公英 30g　黄柏 10g　白茅根 30g　生姜 3 片

3 剂。

二诊　1986年1月7日。药后尿色较前转清，但化验仍有红细胞。继用前方，去木通。3剂。

三诊　1986年1月12日。前几天在某医院做膀胱B超，未见异常。尿培养(-)，尿抗酸杆菌(-)。膀胱镜检查提示：膀胱上方输尿管附近有一片部位局部粗糙，余未见异常。目前尿色已清，无明显不适感。舌质红，苔薄白，脉弦。尿常规检查：尿蛋白(-)，红细胞1~2个/HP，余(-)。嘱继用前方，再服10剂后，复查尿常规(-)。随后停药。至1986年5月复查膀胱镜，未见异常。

按　《太平圣惠方·治尿血诸方》曰："夫尿血者，是膀胱有客热，血渗于脬故也。血得热而妄行，故因热流散，渗于脬内而尿血也。"《张氏医通·卷五·溲血》亦曰："经云：胞移热于膀胱，则癃溺血。可知溺血之由，无不本诸热者。多欲之人，肾阴亏损，下焦结热，血随溺出，脉必洪数无力，治当壮水以制阳光……。"又曰："老人溲血，多是阴虚，亦有过服助阳药而致者，多难治。"本例患者，素有下焦湿热，发病由于同房交合，致使相火妄动，灼伤血络而尿血。虽然西医进行了一系列检查，亦未能明确诊断。中医考虑其证属阴虚火动，灼伤血络，兼有膀胱湿热。故治以滋阴清热利湿，佐以凉血止血法。方用小蓟饮子合二至丸。方中重用生地，合女贞子、旱莲草滋阴凉血止血；用丹皮、栀子、藕节、大小蓟清热凉血止血；用竹叶、滑石、木通、白茅根、黄柏、蒲公英清利湿热。药后症状很快缓解。

（白震宁　王海萍 整理）

尿　频

案1　老年性尿频

季某，男81岁，离休干部。

初诊　2011年11月11日。主因尿频5年，加重半年来诊。

患者于5年前出现尿频，此后日渐加重，曾去医院泌尿外科诊治，诊为慢性前列腺炎，用中西药物治疗，未见明显效果，于今日上午来诊。

刻下症见：尿频，尿急，尿灼热，且排尿不畅，不仅白天尿频，夜间亦频，每夜需排尿6~8次，严重影响休息睡眠，苦不堪言，伴小腹畏冷，大便干，纳食尚可，舌质暗，苔黄厚腻，脉沉。

中医诊断：淋证。

证属：下焦湿热。

治法：清化湿热，利尿通淋。

方用：四妙丸加味：

苍术10g　黄柏10g　生薏仁30g　川牛膝10g　萆薢10g　石菖蒲10g　丹参15g　桃杏仁各10g　萹蓄15g　瞿麦15g　滑石10g　车前草30g　败酱草30g　生甘草6g　生姜3片

4剂。

二诊　11月22日。药后尿灼热好转，仍尿频，尿急，大便干，伴手足心热，但小腹畏冷，舌脉如前。改用三妙丸合滋肾通关丸：

苍术10g　黄柏10g　生薏仁30g　知母10g　肉桂5g　黄连6g　桃杏仁各10g　败酱草30g　王不留行10g　乌药10g　车前草30g　瓜蒌30g　甘草6g　生姜3片

4 剂。

三诊　11 月 29 日。药后尿频尿急明显好转，现夜尿 2 次，排尿较前通畅，尿灼热及尿痛消失，小腹畏冷明显减轻，大便已正常，睡眠亦明显好转，精神较佳，舌质暗，苔黄根偏厚，脉沉。继用前法，以前方去瓜蒌，加生地 18g，生山药 15g，土茯苓 15g，益智仁 10g，继服 10 余剂。2 月后其女来看病时告其父尿频症状现已基本痊愈，未再反复。

按　老年人慢性前列腺炎尿频临床颇为常见，一般多认为肾虚封藏失职为其主要病机，但亦有属湿热蕴结膀胱者，而老年人属肾阴亏虚兼湿热内蕴亦为多见。本例患者为高龄老人，肾之气阴已显不足。其治疗过程大体分为三个阶段，初诊之时，其湿热蕴结膀胱之象颇为明显，故以清化湿热，利尿通淋为主要治法，以四妙丸加萹蓄、瞿麦、滑石、车前草等清化湿热，兼以利尿通淋，以萹蓄、石菖蒲化湿分清降浊，以丹参、桃仁活血，败酱草清热解毒，全方共奏清化湿热，利尿通淋解毒之功。第二阶段，药后湿热之象稍减，但仍尿频，小腹畏冷，说明除下焦湿热外，尚有膀胱气化失常的病机在于其中，故以四妙丸继续清化湿热，兼配合滋肾通关丸一以用知母、黄柏清下焦湿热，一以用肉桂助膀胱气化，兼配合桃仁、王不留行活血通经，乌药理气行气，败酱草清热解毒，药后使湿热进一步得以清解，膀胱气化功能得到恢复，故尿频症状得以明显减轻。第三阶段，尿频虽然好转，但此时在病机上存在着既有肾之气阴不足，又有下焦膀胱湿热未清，故其治疗应以补益肾阴合以清化湿热。以六味地黄丸滋补肾阴，同时以三妙丸继续清化湿热，滋肾通关丸清化湿热，兼助气化，前后共服药 20 余剂，病情得以控制。

（王海萍、白　煜 整理）

案 2　神经性尿频

吴某，女，58 岁，农民。

初诊　2011 年 2 月 11 日。主因尿频 10 年来诊。

患者 10 年前无明显诱因出现尿频，经西药治疗无缓解，苦不堪言。于今日来院门诊要求中医治疗。

刻下症见：小便频数，夜间尤甚，每夜 12 ~ 14 次，小便淋漓不尽，无尿痛，伴小腹胀痛，且有下坠感，时有头晕耳鸣，舌暗苔薄白少，脉沉弦细。

今日本院查：肝、胆、胰、脾、双肾、膀胱 B 超，未见异常。血沉、血糖、肾功能均正常范围。尿常规（-）。

既往史：胃下垂 12 年。

中医诊断：尿频。

证属：气虚下陷，兼阴分不足，膀胱气化无权。

治法：益气升清，兼以养阴清热。

方用：《医学衷中参西录》升陷汤加减：

黄芪 30g　知母 10g　桔梗 10g　升麻 6g　柴胡 6g　黄柏 10g　萹蓄 15g　瞿麦 15g　乌药 10g　元胡 15g　川楝子 10g　蒲公英 30g　益智仁 10g　白茅根 30g　甘草 6g　生姜 3 片

4 剂。

二诊　2011 年 2 月 15 日。小腹胀减，余症同前，舌暗苔薄白，脉沉弦。方用：升陷汤合生脉散、滋肾通关丸加减：

生黄芪 18g　知母 10g　升麻 6g　桔梗 10g　柴胡 6g　枳壳 30g　生地 15g　熟地 15g

太子参 15g 麦冬 15g 五味子 10g 乌药 10g 益智仁 10g 黄柏 10g 肉桂 3g 蒲公英 30g 覆盆子 10g 甘草 6g 生姜 3 片

4 剂。

三诊 2011 年 2 月 22 日。小便次数明显减少,夜间排尿 3～4 次,小腹稍胀,口干,大便干,舌暗苔薄白,脉弦细。处方:

生黄芪 18g 知母 10g 桔梗 10g 升麻 6g 柴胡 6g 枳壳 30g 太子参 15g 麦冬 15g 五味子 10g 乌药 10g 肉桂 3g 益智仁 10g 蒲公英 30g 覆盆子 10g 败酱草 30g 鸡内金 15g 木香 10g 甘草 6g 生姜 3 片

3 剂。药后症状明显好转,尿频明显减轻。

后患者带药返回老家继续服药,未再来诊。2011 年 7 月其女告曰患者小便次数已明显减少,已能安睡。

按 本例尿频已 10 年有余,严重影响患者生活质量。根据患者症状体征,诊断为气虚下陷,兼阴分不足,膀胱气化无权。患者气虚下陷,不能固涩津液,则小便频,且淋漓不尽;气虚下陷,无以托举,故腹部下坠感;气虚下陷,气血不能上荣头目耳窍,故头晕耳鸣;阴虚,故症状以夜间为重。初诊时用益气升清的升陷汤加减治疗后,患者症状稍减。考虑肾司二便,小便频必与肾与膀胱有关,且患者阴分不足,故于方中酌加滋肾之品,以升陷汤合生脉散加熟地、益智仁益气补肾养阴,升清举陷,兼合滋肾通关丸清下焦湿热,助膀胱气化。经服药近 20 余剂后,患者症状得以缓解。

(陈 英 整理)

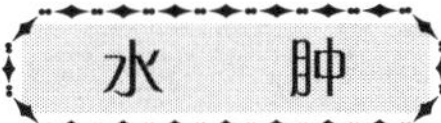

水 肿

案 1 不明原因水肿

方某,女,60 岁。

初诊 1985 年 11 月 6 日,心肾科会诊病例。主因双下肢水肿,伴麻木憋胀 1 年余,加重 2 个月来诊。

患者于 1 年多之前无明显原因出现双下肢水肿,伴麻木憋胀,曾在当地医院就诊,未能明确诊断。近 2 个月来症状逐渐加重,于 10 天前住入本院心肾科,经一系列检查,排除肾脏等泌尿系统疾病,该科主任查房怀疑为隐匿性糖尿病?因目前未能确诊,治疗效果欠佳,故邀请中医会诊。

刻下症见:双下肢水肿明显,伴憋胀麻木,周身疼痛,头晕,乏力,背困,汗多,手足心热,口干欲饮,自述心中有灼热感,大便正常,小便少,舌质红,舌苔薄白而少,脉沉细。

中医诊断:水肿。

证属:气阴两虚,水湿潴留。

治法:益气养阴,佐以利水。

方用:参芪地黄汤加减:

生熟地各 18g 山萸肉 10g 生山药 20g 茯苓 15g 泽泻 10g 丹皮 10g 怀牛膝 10g 车前子 15g 当归 12g 白芍 12g 黄芪 20g 麦冬 15g 五味子 10g 沙参 15g 女贞子 15g

生姜3片

5剂。

二诊 1985年11月12日。自述药后头晕及心中烦热减轻，口干明显好转，仍觉双下肢憋胀麻木，下肢水肿，尿少，舌脉如前。继用前方去麦冬、五味子，加木瓜15g、桑寄生15g、通草1.5g，3剂。另用乌梅泡水代茶饮。

三诊 1985年11月15日。症状好转，尿量增加，自觉手足心热好转，心中灼热消失，余症同前。继用前方3剂。

四诊 1985年11月19日。诸症明显好转，下肢水肿明显减轻，尿量多，自觉双下肢憋胀、麻木及身痛减轻，头晕背困好转，舌质红，苔薄白尚润，脉沉细。继用前法，调方如下：

黄芪18g 生熟地各15g 生山药20g 山萸肉10g 茯苓15g 泽泻12g 丹皮10g 怀牛膝10g 车前子15g 通草1.5g 木瓜20g 当归12g 白芍12g 女贞子15g 桑寄生15g 生姜3片

6剂。

五诊 1985年11月26日。诸症继续减轻，精神纳食正常，双下肢轻度水肿，憋胀及麻木感基本消失，未再出现心中灼热，大便偏干，小便转清，尿量正常。舌红，苔白而润，脉沉细。继用前方进退。3剂。

六诊 1985年11月29日。目前一般情况良好，下肢水肿、头晕背困均已消失，麻木憋胀感好转，精神纳食正常，大便正常。经内科检查未查出明显异常，拟明日出院，嘱带前方回家继续调理。

按 本例水肿经一系列检查，未能明确诊断。初诊时除下肢明显水肿外，还伴有下肢麻木憋胀，周身疼痛等经脉痹阻不通的症状，同时又可见头晕、乏力等气虚症状，及手足心热、口干、心中灼热、背困等阴虚症状。所以其证属气阴两虚，水湿潴留。下肢麻木憋胀及周身疼痛均为水湿潴留，经脉痹阻；或气阴不足不能荣养所致。故治法采用益气养阴，配合利水之法。用参芪地黄汤加减。方中以六味地黄丸滋阴兼以利水；加黄芪以益气，用沙参代党参者，乃因阴虚偏重，故以之益气养阴；加当归、白芍以养血和血通经脉，以解除其经脉痹阻治其下肢憋胀麻木；加麦冬、五味子、女贞子，以养阴生津治其口干欲饮，心中灼热；加怀牛膝、车前子以加强利水作用而治其水肿。5剂后，心中灼热口干减轻，故去麦冬、五味子，加木瓜、寄生、通草以利水消肿。以此方为主，再服15剂后，双下肢水肿及憋胀麻木消失，余症明显好转，精神纳食二便正常。最后临床基本治愈而出院。

（白震宁、王海萍 整理）

案2 不明原因水肿

李某，男，74岁，退休工人。

初诊 2006年10月25日。主因四肢憋胀，双下肢水肿2年来诊。

患者于3年前患脑梗死、脑萎缩，经治遗留右侧半身不遂，思维语言迟钝。2年前又行前列腺切除术。之后于2年前出现四肢憋胀，双下肢水肿，经治不愈，于今日前来就诊。

刻下症见：右侧半身不遂，言语謇涩，反应迟钝，四肢憋胀乏力，双下肢水肿，按之凹陷，纳食尚可，大小便正常，舌质暗红，舌苔白，根部苔偏厚腻，脉沉。

查：腹部B超：左肾囊肿。尿常规(-)。

中医诊断:水肿。

证属:气虚血瘀,水湿内停。

治法:益气活血,利水消肿。

方用:自拟芪瓜归芍兰豆汤加味:

黄芪 18g　冬瓜皮 30g　泽兰 30g　木瓜 15g　赤小豆 30g　当归 12g　赤白芍各 12g　川芎 6g　生地 15g　茯苓 15g　泽泻 10g　陈皮 10g　大腹皮 30g　丹参 15g　桃仁 10g　益母草 30g　生姜 3 片

二诊　2006 年 10 月 31 日。上药服 5 剂,上肢手臂憋胀消失,双下肢憋胀水肿明显减轻,舌脉略同前。嘱继用前方,再服 10 余剂,水肿消失。

按　本例患者为脑梗死、脑萎缩后遗症,同时出现四肢憋胀,双下肢水肿,经检查未能明确诊断。根据病史及其临床表现考虑证属气虚血瘀,水湿内停。故治以益气活血,利水消肿,方用芪瓜归芍兰豆汤加味。芪瓜归芍兰豆汤系白老师自拟方,具有益气活血,利水消肿之功,主要用来治疗气虚血瘀,水湿潴留之水肿。方中用黄芪益气,冬瓜皮、木瓜、赤小豆、泽兰益气活血利水;当归芍药散养血活血,健脾利湿;另配陈皮、大腹皮行气利水,经用药 10 余剂后,症状明显缓解。

(白震宁、王海萍 整理)

案 3　特发性水肿

王某,女,29 岁,公司职员。

初诊　2010 年 10 月 15 日。主因双下肢水肿半年来诊。

患者于半年前无明显诱因出现双下肢水肿,重则眼睑亦肿,化验尿常规(-),腹部双肾 B 超(-)。某医院诊断为特发性水肿。经输液治疗未见明显疗效。今日来院门诊请求中医治疗。

刻下症见:双下肢水肿,伴腰困痛,怕冷,大便 2~3 日一行,小便正常,舌暗红,边有齿痕苔薄黄,脉沉细。

中医诊断:水肿。

证属:脾虚湿阻,血分失和。

治法:益气健脾,兼活血利水。

方用:自拟芪瓜归芍兰豆汤加减:

生黄芪 30g　冬瓜皮 30g　当归 12g　白芍 12g　川芎 6g　泽兰 12g　泽泻 10g　木瓜 15g　桑寄生 15g　川断 15g　赤小豆 30g　生白术 30g　茯苓 15g　防己 10g　益母草 15g　生姜 3 片

6 剂。

二诊　2010 年 10 月 22 日。仍下肢水肿,腰困痛好转,大小便正常。舌质暗红,苔白,脉沉细。以前方去川断、桑寄生,加生薏仁 30g。6 剂。

三诊　2010 年 11 月 5 日。下肢水肿好转,余无不适。舌质暗红,苔白,脉沉细。前方加重益母草为 30g,5 剂。

以上方加减治疗,再服 10 余剂后,水肿逐渐消失。

按　本例水肿患者表现为脾虚湿阻,血分失和。脾虚运化失常,以致水湿内停,导致下肢水肿;水湿停积日久,影响气血运行,导致血分失和。根据患者证候,治以益气健脾,兼活血利水,予自拟芪瓜归芍兰豆汤加减治疗。本方具有益气健脾,活血利水之作用。患者连续治疗20余日,症状消失。

(陈 英 整理)

案4 不明原因水肿

陶某,女,76岁,家庭妇女。

初诊 1983年3月2日。主因双下肢反复水肿,伴疼痛痿软10余年,加重2个月来诊。

患者于10年前开始发现双下肢水肿,反复发作,近2个月来症状逐渐加重,曾去某医院就诊,未能明确诊断。于今日上午来院门诊。

刻下症见:双下肢水肿,有明显指压痕,伴双下肢发凉疼痛,痿软无力,屈伸不利,不能步履。同时可见气短,头晕乏力,纳差,有时腹胀,小便少。舌质淡紫,舌苔白根厚,脉沉弱。

查:尿常规(-),血常规(-),血沉62mm/h。

中医诊断:水肿。

证属:脾肾两虚,湿阻经脉。

治法:健脾补肾,除湿通经。

方用:防己黄芪汤合济生肾气丸加减:

黄芪30g 白术10g 防己10g 桂枝5g 当归10g 熟附片10g 白芍10g 熟地15g 茯苓15g 泽泻10g 生薏仁30g 桑寄生20g 怀牛膝10g 车前子10g 鸡血藤15g 生姜3片

6剂。

二诊 1983年3月9日。药后双下肢水肿明显减轻,疼痛好转,下肢活动较前自如,且较前有力,精神较前亦有好转,舌脉如前。继用前法,以前方加重桂枝为9g,另加杜仲12g。6剂。

三诊 1983年3月16日;药后双下肢水肿基本消退,发凉疼痛、痿软均明显好转,纳食增加,头晕消失,精神好转,小便尚可,舌淡,苔白,脉沉弱。继用前法,以前方继用。再服10余剂后,诸症渐愈。

按 本例水肿患者,年事已高,水肿反复发作已10余年。与一般水肿所不同的是,一般水肿为水湿泛溢于肌肤所致,而本例水肿则为脾肾阳虚,水湿浸渍,阻滞经脉,经脉血行失畅。故临床表现除下肢水肿外,并可见下肢疼痛,屈伸不利等症。由于病程既久,耗伤正气,脾肾不足,故见下肢痿软无力、乏力、气短、头晕等症。治以健脾补肾,利水消肿,兼以和血通脉。经用防己黄芪汤补气健脾利水,济生肾气丸补肾利水,加当归、白芍、鸡血藤养血活血通经,药后症状明显好转。前后用药20余剂,症状基本消失。

(白震宁、王海萍 整理)

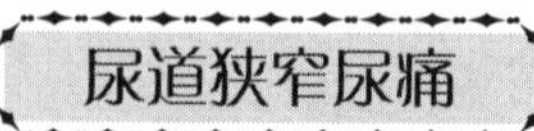

张某,男,25岁。

初诊 2006年8月8日。主因尿痛,排尿不畅10余年来诊。

患者于10余年前因外伤导致尿道狭窄，此后经常出现尿痛，排尿不畅，反复加重。近期曾在某医院就诊，用抗生素等治疗，未见明显好转，于今日来院门诊，要求中医治疗。今日在本院行双肾、膀胱、输尿管等B超检查，未见异常。尿常规(-)。

刻下症见：自觉排尿时疼痛，尿不尽，且排尿不畅，伴尿有灼热感，纳食尚可，大便正常，舌质暗红，苔白，脉沉。

中医诊断：淋证。

证属：湿热下注，瘀热互结。

治法：清利湿热，活血通淋。

方用：滋肾通关丸加减：

知母10g 黄柏10g 肉桂5g 琥珀6g 桃仁10g 赤芍12g 炮山甲5g 滑石10g 车前草30g 海金沙10g 萹蓄30g 金钱草30g 蒲公英30g 鸡内金15g 生甘草6g 生姜3片

二诊 2006年10月10日。自述上方服6剂后，症状明显好转。因路途遥远，就医不便，遂继续服用30余剂，目前尿痛及尿灼热症状消失，排尿不尽及排尿不畅症状基本消失，要求继续治疗，巩固疗效，查舌脉同前。以前方去海金沙、滑石、金钱草，加泽兰30g、瞿麦30g、生蒲黄10g。嘱再服10剂，继续调治。

按 本例患者因外伤导致尿道狭窄，出现排尿疼痛，排尿不尽且不畅，其病机有两方面的情况：一是外伤导致尿道狭窄，必有血分瘀阻；二是长期排尿不尽不畅，必然郁久化热出现下焦湿热。故其证属瘀热互结，湿热下注。治以活血通淋，清利湿热，方用滋肾通关丸加活血通瘀之桃仁、赤芍、炮山甲、琥珀。炮山甲性喜走窜，功专行散，内通脏腑，外透经络，直达病所，血聚能散，血凝能开；琥珀活血散瘀，利尿通淋。加滑石、车前草、萹蓄、海金沙、金钱草、蒲公英等清利湿热以通淋，海金沙尤善止尿道疼痛，为治诸淋涩痛之要药。经用药40余剂后，临床症状消失。

滋肾通关丸为李东垣《兰室秘藏》方，由黄柏、知母、肉桂组成，功能清下焦湿热，助膀胱气化，主治湿热蕴阻膀胱，尿闭不通，小腹胀满，尿道涩痛等症。其用肉桂主要是助膀胱气化。

(白震宁 整理)

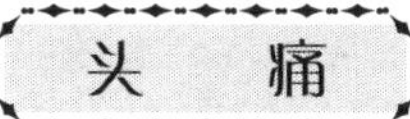

头痛

案1 神经性头痛

张某，女，17岁，中学生。

初诊 2007年10月19日。主因头痛3个月来诊。

患者于3个月前无明显原因出现头痛，发病以来曾在多处就诊，曾行脑CT、血沉、血象等检查，均属正常范围。

刻下症见：头痛，以头顶痛为甚，伴恶心欲吐，纳呆，消瘦，乏力，大便干。该患者年届高三，学业紧张，因经常头痛，几致不能坚持学习。舌偏红，舌苔白微黄，脉细弱。

中医诊断：头痛。

证属：血虚头痛。

治法:养血滋阴,和络止痛,佐以和胃降逆。

方用:加味柴胡四物汤:

太子参 15g　生地 15g　当归 12g　白芍 12g　川芎 8g　柴胡 10g　姜半夏 9g　黄芩 10g　蔓荆子 12g　瓜蒌 30g　枳实 15g　竹茹 15g　陈皮 10g　全蝎 5g　甘草 6g　生姜 3 片

4 剂。

二诊　2007 年 10 月 23 日。头痛明显减轻,恶心消失,精神好转,纳食增加,大便偏稀,舌脉如前。继用前法,以前方去瓜蒌,加白术 12g、茯苓 15g。再服 5 剂。

三诊　2007 年 10 月 30 日。头痛基本消失,近 1 周来仅轻微头痛一次,纳食精神明显好转,但仍感嗜卧,白带多,舌苔白,脉弱。继用益气养血法,以八珍汤合温胆汤,加石菖蒲、蔓荆子等继续调治,2 周后,病告痊愈。

按　该患者年届高三,学业紧张,劳累过度,心力疲惫,以致耗伤阴血,营血亏虚,不能上荣于脑髓脉络,而致头痛发生。其临床表现除头痛外,尚有恶心欲吐,纳呆,大便干等胃失和降的症状,故其治疗除用四物汤养血和血止痛外,同时加小柴胡汤、温胆汤等和解枢机,和胃降逆;配蔓荆子、全蝎以通络止痛。该患者头痛虽然表现为头顶痛,但综其脉症,当属内伤血虚头痛,而非外感头痛,故而不用藁本一类引经药物。经用加味柴胡四物汤头痛症状明显好转,胃失和降症状消失,即改用八珍汤加味,并以熟地易生地,以加强益气养血之功效,前后共服药 20 余剂,头痛得以治愈。

（王海萍、白震宁 整理）

案 2　头痛

李某,女,30 岁,干部。

初诊　1983 年 3 月 15 日。主因头痛 2 年,反复发作,加重 1 周来诊。

患者素来体弱,于 2 年前开始出现右侧头痛,逐渐加重,曾就诊于某医院,用中西药物进行治疗,未见好转,于今日来院门诊要求中医治疗。

刻下症见:头痛,以右半头痛为主,且右侧头部眉棱骨处痛为甚,痛甚则恶心,且每于沐浴之后头痛加重,伴面色萎黄,神疲乏力,午后背困,寐多梦,纳一般,咽中痰白而黏,大便 3 ~ 4 日一行,小便正常。舌质淡,舌苔薄白,脉细而迟。

今日本院查心电图示:①窦性心动过缓;②不正常心电图;③窦性心律不齐。

中医诊断:头痛。

证属:气血两虚,风邪入络。

治法:益气养血,和胃降逆,兼祛风止痛。

方用:圣愈汤合六君子汤加减:

黄芪 24g　党参 12g　当归 15g　白芍 12g　川芎 12g　白术 10g　陈皮 10g　半夏 10g　茯苓 15g　桔梗 10g　丹参 15g　柴胡 10g　全蝎 3g　蔓荆子 10g　甘草 6g　生姜 3 片

4 剂。

二诊　1983 年 3 月 22 日。自述服药期间头痛未作,停药后头痛一次,现自觉精神好转,食欲增加,睡眠转佳,已不恶心,大便仍 3 ~ 4 天一行,舌淡红,舌苔薄白,脉细缓。改用益气养血,升清降浊。处方:

黄芪 24g　党参 12g　白术 12g　陈皮 10g　半夏 10g　茯苓 10g　当归 15g　赤白芍各

12g　川芎12g　柴胡10g　升麻6g　桔梗10g　蔓荆子10g　炙甘草6g　生姜3片

6剂。

三诊　1983年3月29日。药后头痛未再发作，精神纳食睡眠转佳，痰不多，大便尚可，舌淡红苔白，脉细。患者要求服用丸药，嘱其服补中益气丸、养血归脾丸继续调治。

按　本例头痛患者，初诊时表现为气血两虚，所以治疗用圣愈汤益气养血。因其病程较久，头痛程度较甚，又兼有胃失和降的证候，故又合用六君子汤一方面健脾化痰，一方面和胃降逆；并用川芎加全蝎、蔓荆子以祛风止痛。药后头痛明显好转，之后胃失和降症状消失，即用补中益气汤合八珍汤，一方面益气养血，一方面升清降浊。经过治疗，使顽固头痛得以痊愈。

（王海萍　白震宁 整理）

案3　头痛

宋某，男，49岁，大学教师。

初诊　1984年9月4日。主因头痛2个月余来诊。

患者于2个月前因劳累过度出现头痛头胀，曾在校医院诊治，用中西药物治疗，未见好转，于今日来院要求中医治疗。

刻下症见：头痛头胀，以巅顶部位较重，疼痛时发时止，伴头部麻木，不能用脑，劳累看书则加重，睡眠梦多，口干，饮食二便尚可，舌质暗，苔薄白，间有剥苔，脉弦细。

中医诊断：头痛。

证属：血虚肝旺，风邪入络。

治法：养血平肝，祛风通络。

方用：四物汤加减：

当归15g　川芎10g　赤芍12g　天麻10g　地龙12g　全蝎6g　柴胡6g　白芷12g　钩藤20g　生龙牡各30g　甘草6g　生姜3片

3剂。

二诊　1984年9月12日。药后症略同前。反复推敲其证，当属肝肾阴血亏虚，肝阳偏亢。改用滋阴养血，兼以平肝法，方用《医醇賸义》养血胜风汤加减：

当归15g　白芍15g　川芎10g　生熟地各18g　茯神15g　枸杞子15g　天麻10g　菊花10g　制首乌15g　女贞子15g　丹参24g　珍珠母30g　钩藤15g　炒枣仁20g　桑叶12g　生姜3片

6剂。

三诊　1984年9月19日。药后头痛明显减轻，但仍头胀及麻木，舌脉如前。继用前法，以前方加黑芝麻30g。6剂。

四诊　1984年9月26日。目前头痛已不明显，但仍觉头胀麻木，口干好转，睡眠欠佳，舌质暗，舌苔薄白，剥苔消失，脉弦细。仍用滋阴养血，佐活血通络。处方：

当归15g　赤芍12g　川芎10g　生熟地各18g　制首乌15g　太子参20g　麦冬12g　五味子10g　丹参30g　桃仁10g　红花10g　茯苓15g　生石决明30g　菊花10g　夜交藤30g　生姜3片

6剂。

五诊　1984年10月5日。自觉头胀及头部麻木明显减轻，偶有轻微头痛，但时间不长，纳食二便正常，仍睡眠欠佳，易疲劳，舌脉如前。再拟益气养阴，养血胜风法为主，用养血胜风汤合生脉散：

太子参 15g　麦冬 15g　五味子 10g　丹参 15g　生熟地各 18g　当归 15g　白芍 12g　川芎 10g　枸杞子 15g　菊花 10g　制首乌 15g　炒枣仁 15g　桑叶 10g　甘草 6g　生姜 3 片

再服 6 剂，诸症消失。

按　本例患者头痛 2 个月，经治不愈，初诊时考虑证属血虚肝旺，风邪入络，用四物汤加平肝之天麻、生龙牡、钩藤，祛风止痉之全蝎、地龙、白芷。药后效果不佳。仔细推敲其症，其头痛虽为巅顶为甚，但并非受风加重，而是劳累用脑加重，故其病为血虚而机窍失荣所致，所以治疗重点应以滋养阴血为主。费伯雄《医醇賸义·诸痛》曰："有血虚头痛者，自觉头脑俱空，目眊而虚，养血胜风汤主之。"故改用费氏此方加减，稍佐平肝之天麻、钩藤、珍珠母等，药后头痛明显减轻。其后头痛基本消失，但仍头胀，麻木，考虑可能与血虚脉络失畅有关，故据证加入桃仁、红花、丹参等活血通络之品。头胀、麻木好转，仍有易疲劳等症，考虑气阴两虚、血虚失荣，故最后用生脉散合养血胜风汤而收功。

养血胜风汤为费氏治疗血虚头痛之主方。方中以四物汤加枸杞子、黑芝麻以养血；加五味子、炒枣仁、柏子仁以补心血，安心神；加桑叶、菊花以清利头目而祛其虚风。全方具有滋养阴血，胜风止痛之功效。临床用之，颇有捷效。前贤经验，值得学习借鉴。

（王海萍　白震宁 整理）

案 4　头痛

谢某，女，20 岁，学生。

初诊　2004 年 8 月 24 日。主因间断头痛 1 年余来诊。

患者于 1 年前因用脑过度出现头痛，间断发作，于今日来院门诊。

刻下症见：头痛以两侧为主，伴有面色少华，健忘，善惊易恐，心情抑郁，喜叹息，偶有失眠，精神一般，饮食可，大小便正常。平素月经 2～3 月一次，量少色淡。舌淡，苔薄黄，脉沉弦细。

中医诊断：头痛。

证属：血虚肝郁。

治法：养血疏肝通络。

方用：柴胡四物汤加减：

当归 12g　白芍 12g　川芎 10g　生地 15g　柴胡 10g　姜半夏 10g　黄芩 10g　生龙牡各 15g　全蝎粉 3g　蔓荆子 10g　茯苓 15g　陈皮 10g　远志 10g　甘草 6g　生姜 3 片

3 剂。

二诊　2004 年 8 月 27 日。药后头痛明显减轻，自觉心情抑郁，舌苔白根黄，脉沉。继用前法，调方如下：

当归 12g　白芍 12g　川芎 10g　生地 15g　柴胡 10g　姜半夏 10g　黄芩 10g　郁金 10g　陈皮 10g　茯苓 15g　枳实 10g　远志 10g　全蝎粉 3g　珍珠母 15g　甘草 6g　生姜 3 片

再服 5 剂，症状消失。

按　本例患者头痛 1 年，因用脑耗血，血不上荣，脑无所养，而发头痛，属于内伤血虚头痛。陆拯《近代中医珍本集·内科分册》曰："血虚头痛，厥阳上扰，头脑空痛，目花眩晕，脉弦而细。……此则宜养血柔肝"。同时因患者长期情绪抑郁，使肝失条达，肝气郁结，从而形成血虚肝郁之证。治疗上用四物汤养血柔肝，小柴胡汤和解枢机、调畅气机，加全蝎粉通络，蔓荆子清利头目，茯苓、陈皮健脾理气。因血虚，心神失养，出现善惊易恐，失眠等症，故加入龙骨、牡蛎、远志宁心安神定志。药后症状好转，经适当加减而愈。

（寇永锋 整理）

三叉神经痛

李某，男，72岁，退休干部。

初诊 2010年10月13日。主因左侧头部及面部剧烈疼痛2年来诊。

患者自诉两年前无明显诱因出现左侧头部及面部剧烈疼痛，经某医院诊断为三叉神经痛，曾于2009年连续三次进行三叉神经手术治疗，未见缓解。特于今日请中医治疗。

刻下症见：左侧头部、面部呈阵发性电击样剧痛，发作频繁，每于受冷热刺激诱发，疼痛难忍，痛苦不堪，平素口干，舌质暗红，苔薄白腻，脉沉。

中医诊断：头痛。

证属：风邪阻络，瘀血停滞，兼有化热。

治法：搜风通络，活血止痛，兼以清热。

方用：芎芷石膏汤加减：

川芎12g 白芷12g 生石膏30g 细辛3g 全蝎6g 地龙10g 天麻10g 赤芍12g 白芍12g 当归12g 生地15g 蔓荆子10g 苍术10g 甘草6g 生姜3片

4剂。

二诊 2010年10月20日。头面部症状无改善，仍疼痛，舌质暗红，苔薄白腻，脉沉。继用前法，加重搜风通络之品。处方：

川芎12g 白芷12g 生石膏30g 细辛6g 全蝎6g 地龙15g 天麻10g 赤芍12g 白芍12g 当归12g 生地15g 僵蚕10g 没药10g 生石决明20g 甘草6g 生姜3片

3剂。

三诊 2010年10月30日。头面部疼痛程度减轻，舌暗红苔白，脉沉弦。改拟桃红四物汤加搜风通络之品：

当归12g 赤芍12g 白芍12g 川芎30g 生地18g 白芷20g 细辛6g 桃仁10g 红花10g 全蝎6g 地龙15g 僵蚕10g 蜈蚣2条，天麻10g 没药10g 苍术10g 炒白术10g 甘草6g 生姜3片

4剂。

四诊 2010年11月9日。药后头面部疼痛消失未再发作，舌质暗红，苔白，脉沉弦。继用前方去苍术，加防风10g。6剂。

五诊 2010年11月23日。病情明显好转，近半月来疼痛仅发作一次，舌暗红，苔白根黄，脉沉弦。继用前法进退，以前方去防风，加黄芩10g，加重白芷为30g，6剂。

六诊 2010年11月30日。疼痛未再发作，舌质暗红，苔白，脉沉弦。以前方去黄芩，再服6剂，巩固疗效。

按 本例头痛已有2年之久，患者苦不堪言。初诊时表现为风邪阻络，瘀血停滞，兼有化热。治以搜风通络，活血止痛，兼以清热。用芎芷石膏汤加活血通络之品，经服7剂药之后，头

面部疼痛症状始减轻。三诊时化热之象已好转，故去石膏，改用活血化瘀，搜风通络之重剂，用桃红四物汤加没药活血化瘀止痛，加全蝎、僵蚕、天麻、蜈蚣、地龙搜风通络止痛，加白芷、细辛祛风止痛，经近2个月的治疗，用药近30剂，患者病情得以控制。

（陈 英 整理）

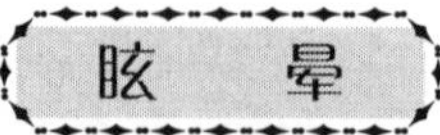

眩晕

案1 眩晕

丁某，女，50岁，某高校教工。

初诊 1983年5月5日。主因眩晕20天来诊。

患者于20天前出现头晕，伴恶心，当时查血压偏高，未做特殊治疗，之后症状日趋加重，于今日来院要求中医治疗。

刻下症见：眩晕，耳鸣，胸脘满闷，恶心，纳呆，心烦口苦，心悸，气短，乏力，失眠，夜间汗多，下肢轻度水肿。舌暗红，舌苔黄白，脉沉迟。

查：心率52次/分；血压160/100mmHg；心电图，窦性心动过缓。

中医诊断：眩晕。

证属：肝郁气逆，干心犯胃，母病及子。

治法：疏肝平肝，和胃降逆，镇心安神。

方用：柴胡加龙骨牡蛎汤加减：

柴胡10g 姜半夏10g 黄芩10g 党参12g 陈皮10g 茯苓15g 白芍15g 枳实10g 竹茹10g 郁金10g 川楝子10g 生龙牡各25g 白蒺藜15g 钩藤20g 甘草6g 生姜3片

5剂。

二诊 1983年5月12日。药后自觉精神好转，头晕大减，胸脘满闷消失，纳增，仍微有恶心，睡眠欠佳，心悸，舌脉如前。查：心率58次/分，血压120/90mmHg。继用前法，调方如下：

柴胡10g 姜半夏10g 黄芩10g 党参15g 郁金10g 丹参15g 瓜蒌25g 枳实15g 竹茹15g 白芍12g 菊花10g 白蒺藜15g 夜交藤25g 葛根30g 生姜3片

4剂。

三诊 1983年5月19日。自觉眩晕明显好转，心烦、口苦、胸闷均消失，但仍觉耳鸣，眼睛视物模糊，睡眠欠佳，心慌气短，汗多，脚跟痛。舌暗红，苔黄白，脉沉。考虑此时证属心气不足，兼肝肾亏虚。改拟益气养心，兼补肝肾。处方：

黄芪30g 五味子10g 太子参15g 麦冬15g 丹参10g 白芍12g 熟地黄20g 山药15g 制首乌20g 怀牛膝15g 郁金10g 葛根30g 菊花10g 夜交藤25g 豨莶草30g 生姜3片

5剂。

四诊 1983年5月24日。近因劳累，又觉头晕耳鸣，乏力，腰背困，汗多。舌脉如前。心率68次/分。继用前法，以前方继服。5剂。

五诊 1983年5月30日。药后精神好转，头晕、心慌基本消失，眼糊耳鸣、胸闷消失，肢肿消退，寐仍欠佳，乏力，汗多，舌质红，苔薄白，脉沉细。查：心率62次/分，血压120/

80mmHg。再拟益气养血、滋补肝肾以善其后。处方：

黄芪30g　当归15g　熟地黄25g　生山药20g　茯苓15g　制首乌15g　丹参20g　枸杞子15g　菊花10g　五味子10g　通草1.5g　夜交藤25g　生麦芽30g　豨莶草15g　生姜3片

按　本例眩晕在诊治过程中，大体分为三个阶段。第一阶段，初诊时除眩晕耳鸣外，伴胸脘满闷，恶心纳呆等肝郁气逆犯胃的症状，同时又伴心悸、气短、失眠等肝病及心，心神不安的症状，故治以疏肝平肝，和胃降逆，镇心安神，用柴胡加龙骨牡蛎汤和解枢机，平肝镇惊安神；合温胆汤以和胃降逆止呕；加郁金，川楝子以疏肝解郁；加白蒺藜、钩藤以平肝清眩。药后症状明显好转。第二阶段，为眩晕、心烦、口苦、胸脘满闷、恶心等症状好转后，仍有心悸气短、乏力汗多，耳鸣眼糊、足跟痛等心气不足、肝肾虚亏的证候，故治以益气养心，兼补肝肾之法。方用生脉散加黄芪，以益气养心；加熟地、制首乌、白芍、山药、怀牛膝等补肝肾；加丹参、葛根、豨莶草等以活血脉，通经络。第三阶段，头晕、心慌诸症基本消失，但仍有乏力，汗多，寐差等气血亏虚，肝肾不足之候，故最后以益气养血，滋补肝肾法善后。

本例患者经治后，不仅临床症状明显改善，而且心率血压均恢复正常，心率由52次/分转变为68次/分；血压由160/100mmHg转变为120/80mmHg。因此，治疗此类病证应根据患者不同的病程阶段的不同证候，分阶段，采用相应的治法来进行治疗。

（白震宁、王海萍 整理）

案2　眩晕

裴母，女，70岁。

初诊　2004年4月11日。主因眩晕20余年，眩晕加重伴脘中气逆恶心半个月来诊。

患者既往有糖尿病、高血压病史，平素经常头晕，一直服用降血压西药，近半个月来自觉头晕加重伴脘中气逆，恶心。于今日上午来院门诊。

刻下症见：自觉头晕恶心，上腹部有气上逆，纳呆，嘈杂，泛酸，烧心，伴眼视物模糊，心烦易怒，后颈项痛，精神不佳，大便干，舌质暗，苔白腻，脉沉弦。

中医诊断：眩晕。

证属：痰浊中阻，肝气夹胃气上逆。

治法：化痰平肝，和胃降逆。

方用：旋覆代赭汤合温胆汤加减：

旋覆花10g　代赭石18g　陈皮10g　半夏9g　茯苓15g　枳实15g　竹茹15g　黄连6g　吴茱萸3g　浙贝15g　丹参15g　白芍12g　川楝子10g　瓜蒌20g　鸡内金15g　甘草6g　生姜3片

二诊　2004年4月16日。上药服4剂，症状明显减轻，目前脘中气逆及恶心泛酸均明显好转，纳增，心烦亦减，大便不干，仍觉头晕，舌脉如前。继用前法，以前方加白蒺藜15g，4剂。

三诊　2004年4月23日。目前各症大见好转，头已不晕，纳食佳，恶心及腹中气逆消失，心烦好转，大便正常，嘈杂泛酸烧心明显减轻，仍觉后颈项痛，精神欠佳，舌暗，舌苔白，脉沉弦。继用前法，调方如下：

天麻12g　陈皮10g　姜半夏9g　茯苓15g　枳实15g　竹茹15g　瓜蒌30g　丹参15g　郁金15g　白芍12g　葛根18g　白蒺藜15g　黄连8g　吴茱萸3g　浙贝母15g　甘草6g　生姜3片

再服5剂,症状消失,停服中药。

按 经云“诸风掉眩,皆属于肝”,一般眩晕都与肝有关。本例眩晕又同时与痰有关,因痰浊中阻,肝气夹胃气上逆,故出现眩晕恶心、脘中气上逆等症。故治以化痰平肝,和胃降逆。张元素《医学启源》谓半夏治疗“太阴痰厥头痛,非此不能除。”程国彭《医学心悟》谓:“有痰湿壅遏者,书云头旋眼花,非天麻半夏不能除是也。”半夏除能治疗痰浊引起的眩晕之外,尚有和胃降逆止呕之功效。本例患者用温胆汤和胃降逆,旋覆代赭汤重镇平肝,降逆和胃,经用10余剂后,诸症好转。

(白震宁、王海萍 整理)

案3 眩晕

于某,男,65岁,退休工程师。

初诊 2011年2月22日。主因间断头晕1周来诊。

患者自诉1周前无明显诱因出现头晕,经治未见缓解。今日特来门诊要求中医治疗。

刻下症见:头晕伴恶心,耳鸣,多梦,痰多,纳食、二便正常,舌暗苔薄,脉沉弦。

既往史:脑动脉硬化。

中医诊断:眩晕。

证属:肝血亏虚,风痰内作。

治法:养血平肝,息风化痰,和胃降逆。

方用:张洁古天麻半夏汤合四物汤:

天麻10g 柴胡10g 姜半夏9g 黄芩10g 生地15g 当归12g 白芍12g 川芎10g 丹参15g 郁金15g 陈皮10g 枳实15g 竹茹15g 浙贝15g 石菖蒲10g 甘草6g 生姜3片

4剂。

二诊 2011年3月1日。自诉头晕明显减轻,恶心消失,痰减少,仍有耳鸣,舌暗苔薄,脉沉弦。考虑有血瘀,以前方去竹茹,加桃仁10g、红花10g。5剂。

2011年5月陪老伴来看病,自诉头晕未再复发。

按 本例眩晕表现为肝血亏虚,风痰内作。肝血亏虚,不能上荣头目耳窍,加之肝风内动,故头晕,耳鸣;风痰内停,故痰多;风痰内作,影响胃之和降,故恶心。治以养血平肝,息风化痰,和胃降逆。经用天麻半夏汤合四物汤治疗后,头晕诸症明显缓解。考虑患者有脑动脉硬化,故二诊时改四物汤为桃红四物汤以加强养血活血之力。

(陈 英 整理)

案4 眩晕

牛某,男,73岁。

初诊 2011年2月22日。主因间断头晕4个月来诊。

患者于4个月前无明显诱因出现头晕,无恶心、呕吐、汗出、耳鸣等症状,在某医院行头颅CT未见明显异常。

刻下症见:头晕,口苦,口干,烧心,反酸,纳少,记忆力减退,心烦,失眠,视物模糊,平素大便一日3~4次,近日大便干。舌暗红,苔白,有裂纹,脉沉弦数。

中医诊断:眩晕。

证属:肝阴亏虚,虚热上扰。

治法:滋阴清热,佐以平肝清眩。

方用:一贯煎加减:

沙参 15g　麦冬 15g　生地 24g　当归 12g　川楝子 10g　生白芍 12g　浙贝母 15g　白蒺藜 15g　天麻 10g　丹参 15g　菊花 10g　石菖蒲 10g　远志 10g　丹皮 10g　炒栀子 10g　甘草 6g　生姜 3 片

5 剂。

二诊　2011 年 3 月 1 日。药后头晕明显减轻,烧心减,仍口干口苦,晨起眼睑、下肢水肿,手足心热,大便成形,一日 2 次,舌暗红,苔薄白,脉弦。上方加夜交藤 15g。5 剂。

三诊　2011 年 3 月 15 日。感冒后头晕复发,双眼模糊,耳痒,口干,手足心热,二便调。舌红苔少边黄,脉沉弦。以 2 月 22 日方去石菖蒲,加夜交藤 30g,珍珠母 30g。5 剂。

四诊　2011 年 3 月 23 日。症状明显好转,现头晕基本消失,仅偶作,口干苦,寐差,舌红,苔少,脉沉弦。处方:

沙参 15g　麦冬 12g　生地 15g　当归 12g　夜交藤 15g　生白芍 12g　枸杞子 10g　菊花 10g　天麻 10g　川楝子 10g　白蒺藜 15g　珍珠母 30g　丹参 15g　远志 10g　甘草 6g

5 剂。

至 2011 年夏季患者因鼻炎来诊时,说上药服后头晕未再发作。

按　本例患者主要病机为肝阴亏虚,虚热上扰,故以一贯煎加减治之。方中生地滋阴养血,补益肝肾;沙参、麦冬、当归,配合生地滋阴养血以柔肝;川楝子与甘草同用疏肝柔肝。《兰室秘藏》谓“虚风内作,非天麻不能除”,天麻为治眩晕要药。天麻、白蒺藜息风止痉而无辛散燥烈之虞;丹参清心除烦,养血安神;菊花清利头目,使清阳得升,浊阴得降;丹皮清热凉血,栀子清热泻火,二药为伍,治肝胆郁热之头晕,口苦咽干,心烦不寐。珍珠母重镇安神。诸药合用,标本同治,药中病机,头晕迅速缓解。

白老师强调,治疗这类患者,用药不可疏略安神。“心为五脏六腑之大主”,神安则脏安,常用酸枣仁、远志、丹参等。

(白震宁、王海萍 整理)

耳　病

案 1　耳闭

周某,女,42 岁,农民。

初诊　2003 年 11 月 21 日。主因耳内似有物堵塞感 4 天来诊。

患者于 4 天前因生气后出现耳中似有物堵,伴有头顶部疼痛,于今日来院门诊。

刻下症见:耳内有堵塞感,伴有头顶部疼痛,痛时恶心,呕吐,口黏,身上起皮疹,作痒,精神、饮食及睡眠可,大便偏干,三日一行,小便正常,舌暗苔白,脉弦细。

中医诊断:耳闭。

证属:肝郁血虚,痰浊内阻。

治法：疏肝养血，化痰通窍。

方用：柴胡四逆散、温胆汤合四物汤加减：

柴胡 10g 郁金 15g 白蒺藜 12g 当归 12g 白芍 12g 川芎 10g 生地 24g 陈皮 10g 姜半夏 10g 茯苓 10g 枳实 15g 竹茹 15g 瓜蒌 30g 石菖蒲 10g 路路通 10g 甘草 6g 生姜 3 片

3 剂。

二诊 2003 年 11 月 28 日。药后耳堵及恶心、呕吐好转，头痛减，大便亦好转，舌暗苔白，脉沉弦细，以前方加重茯苓为 15g。再服数剂而症状消失。

按 《寿世保元》曰："耳者属肾，而开窍于少阳之部，通会于三阳之间，……内经曰：五脏不和，则九窍不通"。《类证治裁·耳症》曰"肝病气逆，则头痛耳聋，以胆附于肝，而胆脉上贯耳中也。精脱失聪，治在肾，气逆闭窍，治在胆。"本例患者素本血虚，复由恼怒情志不遂，肝胆失于疏泄，气郁生痰，痰浊内扰，痰气交阻于耳窍，故见耳内似有物堵塞之感。其证属肝郁血虚，痰浊内阻。治宜养血和血，疏利肝胆，化痰降浊，兼通耳窍。方用四物汤以养血和血，柴胡四逆加郁金疏利肝胆；温胆汤加石菖蒲、瓜蒌以和胃利胆，化痰降浊；路路通配石菖蒲以通耳窍。用药后，症状很快缓解。

（寇永锋 整理）

案 2 耳鸣

安某，女，37 岁，教师。

初诊 2010 年 10 月 9 日。主因耳鸣 1 个月来诊。

患者于 1 个月前无明显诱因出现耳鸣，曾在某医院耳鼻喉科就诊，诊为神经性耳鸣，经西药治疗未见缓解。今日特来门诊请中医治疗。

刻下症见：耳鸣，伴烦躁，失眠，头晕，恶心，乏力，口苦，纳食正常，大便可，月经量少，自诉平素性情急躁易怒。舌质暗，苔黄白，脉沉弦细。

中医诊断：耳鸣。

证属：肝血不足，肝胆气逆，郁而化热，清窍闭塞。

治法：养血疏肝平肝，兼以清热通窍。

方用：柴胡四物汤加味：

当归 12g 白芍 12g 川芎 8g 生地 24g 柴胡 10g 姜半夏 9g 黄芩 10g 太子参 15g 珍珠母 18g 白蒺藜 15g 丹参 15g 石菖蒲 10g 郁金 15g 菊花 10g 甘草 6g

3 剂。

二诊 2010 年 10 月 12 日。药后耳鸣症状减轻，头晕心烦好转，恶心消失，仍口苦，乏力、舌质暗，苔白，脉沉弦细。继用前法进退。处方：

太子参 15g 当归 12g 白芍 12g 川芎 8g 生地 24g 柴胡 10g 枳壳 10g 姜半夏 9g 桂枝 6g 黄芩 10g 菊花 10g 枸杞子 10g 丹参 15g 白蒺藜 15g 珍珠母 18g 甘草 6g

4 剂。

三诊 2010 年 10 月 20 日。药后耳鸣消失，仍有耳中发紧感，余无不适。舌红苔薄白，脉弦细。

以前方去桂枝、枸杞子，加石菖蒲 10g、郁金 15g，再服 4 剂，症状消失，停药。

按　耳鸣为耳聋之前兆,如不及时治疗,日久会发展成耳聋。本例耳鸣为肝血不足,肝胆气机逆乱,郁而化热,蒙蔽清窍所致。由于肝血不足,肝胆气逆,清窍闭塞,故耳鸣,头晕,乏力,且月经量少亦为肝血亏虚的表现;肝胆郁热,则烦躁,口苦;气火横逆犯胃,则恶心;患者性情急躁易怒亦为血虚肝旺的表现。故给予柴胡四物汤加平肝通窍之品治疗之后,症状明显缓解,连续治疗半个月,患者耳鸣等症状消失。

(陈　英 整理)

案3　突发性耳聋

贺某,男,47岁,干部。

初诊　2010年12月25日。主因左耳聋、耳蒙2个月来诊。

患者素来嗜饮酒,平素性格暴躁,又嗜食辛辣,2个月前突然出现左耳作胀发蒙,听力减退而耳聋。曾在当地医院耳鼻喉科就诊,诊为突发性耳聋,因用西药治疗未效,于今日上午来诊。

刻下症见:左耳聋,伴耳胀耳矇,头晕,心烦易怒,口苦口干,两胁胀满,溲黄,大便干,舌质红,苔黄厚腻,脉弦数。

患者既往有高血压病、高脂血症史。

中医诊断:耳聋。

证属:肝胆湿热,蒙蔽清窍。

治法:清利肝胆湿热,兼以通闭开窍。

方用:龙胆泻肝汤加减:

龙胆草10g　栀子10g　黄芩10g　柴胡10g　生地18g　泽泻10g　当归12g　车前草30g　石菖蒲10g　郁金15g　白芍12g　天麻10g　白蒺藜15g　大黄10g　路路通10g　甘草6g　生姜3片

二诊　2011年1月8日。上药服12剂,目前自觉病情好转,耳聋及耳胀、耳蒙均明显减轻,两胁胀满消失,头晕及心烦口苦好转,大便正常。仍口干,舌红,苔黄根偏厚,脉弦。继用前方去大黄、车前草,加夏枯草15g、丹参15g。

三诊　2011年1月22日。上方再服12剂,耳胀及耳蒙消失,听力好转,头晕不著,仍觉口干苦,舌质红,前半舌苔偏少,根黄厚,脉弦。考虑此时病机已转化为肝胆郁热兼有肝肾阴虚。故改拟滋水清肝法。处方:

生地24g　生山药15g　茯苓15g　泽泻10g　丹皮10g　栀子10g　柴胡10g　赤白芍各12g　枳壳10g　夏枯草15g　当归12g　丹参15g　石菖蒲10g　郁金15g　磁石30g　甘草6g　生姜3片

12剂。

2012年1月8日患者因右侧胸胁作痛来诊,诉以前耳聋服完前药后即恢复正常。

按　本例素来肝旺,性情急躁,又兼嗜酒肥甘,故形成肝胆湿热。湿热之邪循少阳经脉上扰,逆壅于耳,清窍失灵,故卒然耳聋。湿热内扰清宫,故见眩晕;湿热盛于肝经,故两胁作胀,口干苦;肝火内盛,故烦躁易怒。《临证指南医案》云:“肾开窍于耳……,胆络脉附于耳,……邪干窍闭,治在胆经。盖耳为清空之窍,清阳交会流行之所,一受风热火郁之邪,……皆能失聪。”故治以清利肝胆湿热为主,兼以通窍。方用龙胆泻肝汤清利湿热,加石菖蒲、郁金、路路通以通闭开窍，天麻、白蒺藜、夏枯草以平肝清肝，丹参、赤芍以活血通络，20余剂后，症状明显好转。但由于病机出现湿热伤阴的倾向，故改用滋水清肝法。用滋水清肝饮，一以滋补肝肾之阴，一以继续清其郁热。同时继续加入通闭开窍、活血通络、平肝清肝之品。前后共用30余剂药，耳聋完全治愈。

（王海萍、白　煜 整理）

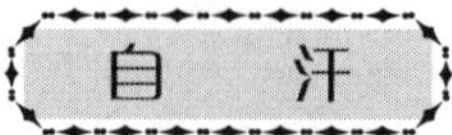

自　汗

张某，女，59岁。

初诊　2004年2月24日。主因经常汗出，易感冒近10年来诊。

患者素来体弱，10年前开始出现汗多，且经常感冒，曾多方求治未效，于今日上午来院门诊。

刻下症见：经常自汗多，白天时时汗出，以头部及上半身为著，伴恶风，背冷，倦怠乏力，寐差，纳食一般，大便尚可。舌质红，舌苔黄少，舌面有裂纹，舌质欠润，脉沉弦细。

中医诊断：自汗。

证属：气阴不足，兼卫表不固。

治法：益气敛阴，固表止汗。

方用：桂枝加黄芪汤合炙甘草汤加减：

桂枝10g　白芍10g　黄芪15g　玉竹18g　生地15g　麦冬15g　桔梗10g　太子参15g　知母10g　炙甘草10g　生姜3片，大枣5枚

3剂。

二诊　2004年2月27日。药后汗出减少，身冷好转，仍乏力寐差。舌红，苔中心少，脉沉弦细。以前方去知母、桔梗、玉竹，加乌梅10g、生山药15g、五味子10g、炒枣仁15g、浮小麦30g、茯苓15g。4剂。

三诊　2004年3月2日。仍觉汗多身冷，寐差，便稀。舌暗红，苔黄白中心少，脉沉。改用黄芪建中汤合生脉散：

黄芪15g　桂枝6g　白芍12g　太子参15g　麦冬15g　五味子10g　炒枣仁15g　煅龙牡各15g　浮小麦30g　远志10g　生山药15g　炙甘草6g　生姜3片

3剂。

四诊　2004年3月5日。出汗明显减少，仍寐差，乏力，下肢稍凉。舌脉如前。以前方加夜交藤20g。4剂。

五诊　2004年3月9日。出汗及睡眠均好转，但自觉眼干涩，夜晚咽干，舌暗红，苔薄黄，脉沉。继用前方加生地12g，元参12g。3剂。

六诊　2004年3月12日。眼干与咽干减，大便偏稀，又觉背部畏风，舌暗，苔白脉沉。以前方去元参，加炒白术12g、防风10g。4剂。

七诊　2004年3月19日。自汗已基本痊愈，大便正常，现自觉腹中有时不适，有畏冷感。舌暗，苔白微黄欠润，脉沉。改拟益气健脾固表，兼以护阴安神。处方：

太子参15g　白术12g　茯苓15g　陈皮10g　炒白芍12g　黄芪15g　防风10g　麦冬15g　五味子10g　煅龙牡各15g　炒枣仁15g　生山药15g　炙甘草6g　生姜3片

7剂。

八诊 2004年3月26日。目前症明显好转,精神、纳食、睡眠尚可,自汗未作,稍有眼干,舌脉如前。嘱继用前方加枸杞子12g,黄精15g,巩固疗效。

按 自汗一证,临床较为常见。一般认为阳虚自汗,阴虚盗汗,如《临证指南医案·汗》曰:"阳虚自汗,治宜补气以卫外;阴虚盗汗,治当补阴以营内。"但张景岳认为"自汗盗汗亦各有阴阳之证。"本例自汗患者初诊时,既有乏力,汗多,易感冒等气虚的证候,又有舌红苔黄少,舌面有裂纹,舌质欠润等阴虚表现,故其证属气阴不足,卫表不固。治以益气滋阴,固表止汗之法。方用桂枝加黄芪汤合炙甘草汤。方中以桂枝、白芍、黄芪、炙甘草益气固表,调和营卫,以太子参、麦冬、玉竹、生地养阴,知母养阴清虚热,桂枝尚能通阳。用药3剂,病情稍减,即去知母、桔梗、玉竹,加乌梅、五味子敛阴止汗,加山药滋脾养阴,加炒枣仁养心安神,加浮小麦以固表止汗。药后阴虚好转,但气虚症状仍明显。故改用黄芪建中汤合生脉散,以黄芪建中汤温中补气,以生脉散益气养阴,并加煅龙牡、浮小麦、五味子等敛汗,兼以炒枣仁、远志、五味子、煅龙牡等安神,药后症状明显好转。其后继用此方为主进行调理,脾虚明显,易感冒则加白术、防风,即成玉屏风散,补气固表;眼干,精神欠佳则加黄精、枸杞子。经过1个多月的治疗自汗得以治愈。

(王 健 整理)

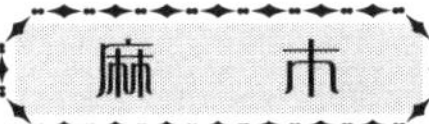

麻木

案1 舌麻

邵某,男,83岁。

初诊 2011年9月23日。主因舌麻4年,伴脘腹胀满2年来诊。

患者于4年前无明显原因出现舌麻,2年前又出现腹部憋胀。曾在外院进行治疗,未能好转。患者于1958年因外伤左肾切除,既往有高血压史。今日腹部B超示:胆囊壁毛糙。

刻下症见:舌麻,伴上腹部、脐两侧腹部胀满,时有泛酸、嗳气、口苦,腹部有"气上逆至咽"之感,每于气逆甚时舌麻加重,大便先干后软,日行一次。舌暗苔白,脉弦滑数。

查体:腹软,肝脾未及,腹中无明显压痛,未及包块,全腹部叩之鼓音。

中医诊断:舌麻。

证属:胃肠气机阻滞,气血阻遏失运。

治法:理气散满,行气消胀,佐以活血和血。

方用:自拟理气顺肠汤加减:

广木香10g 川朴15g 大腹皮20g 陈皮10g 白芍12g 川楝子10g 当归12g 桃杏仁各10g 炒莱菔子15g 砂仁6g 黄连6g 焦三仙各15g 甘草6g 生姜3片

7剂。

二诊 2011年10月11日。药后矢气多,腹胀明显减轻,腹中气逆感及舌麻好转,大便软便成形,纳可,舌暗苔白,脉弦数。查体:腹部叩之鼓音不明显。以前方去川楝子、陈皮,加太子参15g、白术12g、茯苓15g、炮姜3g。4剂。

三诊 2011年10月14日。腹胀进一步好转,腹中"气上逆至咽"之感明显减轻,舌麻消失,大便1日一行,舌暗苔白,脉沉弦。继用前方进退,4剂。

四诊　2011 年 10 月 21 日。腹胀消失，矢气多，腹中气逆感基本消失，舌麻未作，舌脉如前。继用前方继续调治。

按　舌麻一证，一般多认为与血虚、肝风、痰阻有关。《中医症状鉴别诊断学》列有"血虚舌麻"、"肝风舌麻"、"痰阻舌麻"三种常见证候。《证治汇补·口唇章》谓舌"气虚则麻痰"，说明亦有气虚所致者。但少有论述气滞气逆所致者。本例舌麻良由气机阻滞，气血运行受阻，不能上荣于舌所致，故采用理气行气，佐以活血和血之法，使气机得畅，而舌麻亦消失。《丹溪心法》谓"气血冲和，万病不生，一有怫郁，诸病生焉。"诚如斯言。

（王海萍、白　煜 整理）

案 2　舌麻

杨某，男，41 岁，干部。

初诊　1984 年 3 月 19 日。主因舌麻 1 个月来诊。

患者素体肥胖，于 2 个月前患感冒，未能及时治疗，以致拖延 20 余日才逐渐好转。近 1 月来自觉舌头麻木，逐渐加重，于今日上午来院门诊，要求中医治疗。

刻下症见：舌麻，伴有辣感，逐渐波及上颚部及口唇，并有开口时觉舌部有发凉之感，咽中痰多不利，头晕，嗜睡，纳一般，二便可。舌质红，苔黄白而腻，脉弦滑稍数。

中医诊断：舌麻。

证属：痰阻舌窍，肝郁气结。

治法：化痰开窍，疏肝调气。

方用：涤痰汤合柴胡四逆散：

陈皮 10g　半夏 10g　茯苓 15g　枳实 12g　竹茹 10g　石菖蒲 10g　郁金 10g　瓜蒌 30g　浙贝 15g　柴胡 10g　白芍 12g　桔梗 10g　木通 10g　甘草 6g　生姜 3 片

6 剂。

二诊　1984 年 3 月 26 日。药后舌麻及辣感减半，舌部发凉感消失，仍有时头晕，嗜睡，咽中痰不利。近几天又鼻衄。舌质红，苔薄黄，根黄腻。考虑目前有痰郁化热之象，改拟清热化痰为主，仍以涤痰汤加味：

陈皮 10g　半夏 10g　茯苓 15g　枳实 10g　竹茹 10g　石菖蒲 10g　黄连 10g　瓜蒌 30g　胆星 10g　浙贝 12g　桔梗 10g　郁金 10g　甘草 6g　生姜 3 片

上方再服 6 剂，诸症消失。

按　《辨舌指南》曰"舌痹者，强而麻也，乃心绪烦扰，忧思暴怒，气凝痰火而成。"可见舌麻可由气机郁滞，痰阻舌窍所致。本例患者初诊时见到痰浊内盛之见症，如头晕、嗜睡、痰多、苔腻、脉弦滑等，故治以化痰开窍，佐以调理气机，方用涤痰汤合柴胡四逆散，加瓜蒌、浙贝母、桔梗等化痰之品。经用药后，症状明显好转。二诊时，舌麻虽减，但出现鼻衄，考虑痰郁日久化热，故以原方去柴胡、白芍、木通，加黄连以清热，加胆星以清化痰热。初诊时患者有舌部发凉之感，其实并非寒象，而是痰阻舌窍，以致阳气受阻不布所致。

（王海萍、白　煜 整理）

案 3　面部麻木

张某，女，46 岁。

初诊 2011年7月11日。主因左侧面部麻木半个月来诊。

患者半年前发现“高血压”病，半个月前因恼怒后“受风”出现面部麻木，于今日上午来诊。

刻下症见：左侧面部麻木，双眼憋胀，伴头痛头晕，耳鸣，面部有烘热感，口干苦，大便正常，夜尿频，寐差。舌暗苔黄，脉沉弦。血压：130/100mmHg。

中医诊断：麻木。

证属：肝阳偏亢，络脉痹阻。

治法：平肝清肝，佐以活血通络。

方用：天麻钩藤饮加减：

天麻10g 白蒺藜15g 丹皮10g 栀子10g 白芍12g 夏枯草15g 生牡蛎30g 元参15g 生地15g 地龙12g 杜仲12g 寄生12g 夜交藤20g 丹参15g 桑叶10g 甘草6g 生姜3片

5剂。

二诊 2011年7月18日。头痛减轻，面部麻木及烘热感好转，睡眠好转，舌脉如前。继用前方进退。

五诊 2011年8月8日。上方服用15剂，症状明显好转，头痛消失，面部麻木明显减轻，纳食及二便正常，仍有时头晕，有时生口疮，舌脉如前，以前方去牡蛎、夜交藤，加生石决明30g、豨莶草15g、全蝎5g。

七诊 2011年8月22日。上方服用10剂，面部麻木消失，头晕明显好转，精神尚可，舌暗苔薄黄，脉沉。血压：120/80mmHg，以前方去杜仲、寄生，加怀牛膝10g，继续服用10余剂后症状完全消失。

按 麻木是人体气血经络的病变，临床以气虚失运及血虚不荣证候为多见。本例面部麻木，综观全身症状及舌脉，应属肝阳偏亢，肝风内动所致。良由肝阳素旺，情志怫郁，肝阳暴涨，阳动生风，风窜经络，络脉绌急，气血失运，面部肌肤失荣而出现麻木，伴有头痛，眩晕，耳鸣，面部有灼热感等肝阳偏亢的症状。故其治疗以平肝清肝为主，配合祛风活血通络。方中以天麻、白蒺藜、生牡蛎、石决明平肝，以丹皮、栀子、夏枯草清肝，以元参、生地养阴清热，以桑叶祛风，丹参，地龙，全蝎活血通络。经过服用40剂药，不仅麻木等症状完全消失，而且血压亦趋于平稳，逐渐正常。

（王海萍、白 煜 整理）

案4 手麻

白某，女，41岁。

初诊 2011年8月5日。主因手麻伴上腹部胀满2个月来诊。

患者2个月前因情志失畅生气出现双手麻木，伴上腹胀满，于今日来诊。既往有乳腺增生病史。

刻下症见：双手麻木，每于生气后症状加重，伴上腹部胀满，有时疼痛，牵及两胁，胸憋气紧，喜太息，纳食及二便正常，有时恶心。舌边尖红，苔白根黄，脉沉弦稍数。

中医诊断：麻木。

证属：肝郁气滞，气滞经脉，兼肝胃不和。

治法：疏肝理气，和胃降逆，兼以疏通经脉。

方用：柴胡疏肝散加味：

柴胡 10g　生白芍 12g　枳壳 10g　香附 10g　川芎 6g　陈皮 10g　姜半夏 9g　茯苓 15g　郁金 15g　片姜黄 10g　瓜蒌 15g　元胡 15g　川楝子 10g　黄连 6g　吴茱萸 3g　甘草 6g　生姜 3 片

4 剂。

二诊　2011 年 8 月 9 日。药后手麻减轻，胸闷气紧消失，偶有脘痛，脘痞好转，大便偏稀，舌红苔白，脉沉弦。继用前法去瓜蒌、黄连、吴茱萸，加黄芩 10g、青皮 10g。4 剂。

三诊　2011 年 10 月 11 日。患者述前服 8 剂药后，手麻已消失，未再发作，纳食增加，脘痞好转，近因饥时脘痛来诊，舌脉如前，继用前方加减进行调治。

按　《丹溪心法》曰"手足麻者属气虚，手足木者有湿痰死血，十指麻木，是胃中有湿痰死血。"《杂病源流犀烛 · 麻木源流》谓麻木"气虚是本，风痰是标，……治之之法，总须以补助气血为培本之要，不可专用消散，切记切记。"但手麻亦有因肝郁气滞，经脉痹阻所致者，如《类证治裁 · 麻木》曰："妇人因悒郁气结，致发麻痹者，当舒郁。逍遥散加香附、川芎"。本例手麻原由患者情志抑郁，肝气郁结，气机失畅，经脉痹阻所致，其伴随症状或为气机郁滞，经脉失畅；或为肝气犯胃，胃失和降。其致经脉失畅不仅影响到肝之经脉（两胁），而且影响及双手。故用疏肝理气，兼以疏通经脉，和胃降逆，以柴胡疏肝散疏肝理气，以二陈汤合左金丸和胃降逆，以片姜黄、郁金配青陈皮、川芎、香附、枳壳、柴胡等以理气通痹，临床取得了良好效果。

（王海萍、白　煜 整理）

案 5　左肩麻木

王某，男，56 岁，农村干部。

初诊　2011 年 12 月 26 日。主因左肩麻木近 50 天来诊。

患者素来嗜酒及嗜食肥甘厚味，8 年前曾患韦格纳肉芽肿，后经治好转。近 50 天前自觉受风后出现左肩部麻木，于今日上午来诊。

刻下症见：左肩部麻木沉重，左侧颈部耳垂以下亦麻木不适，夜间较重，以致辗转反侧，不能睡眠，局部稍有畏冷，眼睛发糊，大便稀，1 日一行，舌胖舌质偏红，舌苔黄厚腻，脉沉弦。

中医诊断：左肩麻木。

证属：湿热内盛，蕴滞经脉，兼外感风邪。

治法：清热利湿，疏风胜湿，宣通经脉，健脾燥湿。

方用：张洁古当归拈痛汤加减：

羌活 10g　防风 10g　葛根 15g　茵陈 15g　黄芩 10g　苍白术各 12g　茯苓 10g　泽泻 10g　当归 10g　生苡仁 30g　片姜黄 10g　柴胡 10g　地龙 12g　天麻 10g　姜半夏 9g　甘草 6g　生姜 3 片

5 剂。

二诊　2012 年 1 月 3 日。症略同前。以前方去柴胡、天麻、半夏、茯苓，加猪苓 10g、苦参 15g、知母 10g、升麻 8g、全蝎 6g。5 剂。

三诊　2012 年 1 月 9 日。左肩部麻木明显减轻，夜寐好转，纳食正常，大便仍稀。舌苔黄白偏厚腻，脉沉弦。继用前方。10 剂。

2012 年 1 月 30 日电话告曰，上药服后，左肩麻木消失。后因春节期间又饮酒，麻木稍有反复。嘱继服前方，再服10剂，痊愈。

按　本例患者素嗜饮酒，湿热内盛，复受风邪所侵，致使风湿热邪壅于经脉而出现肩部麻木较甚，以致夜间不能睡眠。张洁古当归拈痛汤具有清热利湿、疏风止痛之功效，适用于湿热相搏，外受风邪之证。《医学启源》谓此方："治湿热为病，肢节烦痛，肩背沉重，胸膈不利，遍身酸痛，下注于胫，肿痛不可忍。"故此病例用当归拈痛汤治之颇为合拍。经云：湿淫于内，治以苦温。方中羌活苦辛，透利关节而胜风湿；防风甘辛，温散经络中留湿，故以二味为君。升麻、葛根苦辛平，味之薄者，引清气上行散肌肉间风湿；白术苦甘温，健脾和中除湿；苍术体轻浮，气力雄壮，既能燥湿健脾，又能去皮肤腠理之湿，故以为臣。血壅而不流通则疼痛、麻木，当归辛温，活血通络，使气血各有所归。用苦参、黄芩、知母、茵陈，苦寒清热，燥湿利湿，乃苦以泄之也。"治湿不利小便，非其治也，猪苓苦温平，泽泻咸平，淡以渗之，又能导其留饮，故以为佐"（《医学启源·用药备旨》）。全方各药，气味相合，上下分消，则湿热壅滞得以宣通，血气通利，经脉和畅，诸证可愈。故清代张石顽称此方为治"湿热疼痛之圣方"。本例患者在应用过程中曾据证加入地龙、全蝎等搜风通络之品，从而加强了疗效。

（王海萍、白　煜 整理）

案6　右臂及右侧面部麻木

李某，女，32岁。

初诊　2009年6月2日。主因右臂及右侧面部麻木疼痛1年余来诊。

患者自诉1年前无明显诱因出现右臂及右侧面部麻木疼痛，经针灸治疗1个月未见明显效果。于今日来门诊请求中医治疗。

刻下症见：右臂及右侧面部麻木疼痛，伴有头痛，恶心，呕吐，心烦易怒，纳食、二便正常，舌质红，苔黄，脉弦细。

中医诊断：麻木。

证属：血虚肝旺，风痰流窜，胃失和降。

治法：养血平肝，化痰通络，和胃降逆。

方用：柴胡四物汤合温胆汤加减：

柴胡10g　姜半夏9g　黄芩10g　生白芍12g　枳实15g　茯苓15g　陈皮10g　竹茹15g　当归12g　川芎6g　生地15g　菊花10g　地龙10g　珍珠母18g　甘草6g　生姜3片

4剂。

二诊　2009年6月9日。恶心呕吐好转，余症同前，口干，舌红苔黄，脉弦细。以前方加重生地为24g、黄芩为15g、川芎为10g、珍珠母为24g，另加全蝎5g。

4剂。

三诊　2009年8月11日。自诉6月份服用前方后，症状明显好转，右臂及右侧面部麻木疼痛基本消失。因效佳，患者又自行服用10余剂，至目前症状未再发作，舌质红，苔黄白，脉弦细。继用前法，拟方如下：

柴胡10g　姜半夏9g　黄芩10g　枳实15g　茯苓15g　陈皮10g　竹茹15g　生白芍12g　当归12g　川芎10g　桃仁10g　郁金15g　甘草6g　生姜3片

4剂。嘱继续服用，巩固疗效。

按　本例患者主要表现为肝血不足，风痰流窜，胃失和降。肝血不足，不能荣于肢体头面，加之风痰流窜，导致右臂及右侧面部麻木疼痛，头痛；肝血不足，肝阳偏亢，则心烦易怒；肝阳上逆引动胃气上逆，则恶心，呕吐。针对患者证候，给予养血平肝，化痰通络，和胃降逆治疗。经用柴胡四物汤合温胆汤加减治疗后，患者麻木得以治愈。

（陈　英 整理）

案 7　下肢麻木

牛某，男，75 岁，退休干部。

初诊　2012 年 1 月 6 日。主因左下肢麻木 1 个月来诊。

患者既往有脑动脉硬化史，1 个月前无明显诱因出现左下肢麻木，曾在某医院就诊，行头颅 CT 检查，未见明显异常。于今日上午来门诊要求中医治疗。

刻下症见：左下肢麻木无力，不凉，稍有热感，伴耳聋，眼糊，口干，纳一般，大便尚可，舌质暗红，苔薄而少，舌面欠润，脉沉弦。今日查小便常规(-)。

中医诊断：下肢麻木。

证属：肝肾阴虚，脉络痹阻。

治法：滋补肝肾之阴，兼以活血化瘀。

方用：归芍地黄汤加减：

熟地 18g　山萸肉 10g　生山药 15g　茯苓 15g　泽泻 10g　丹皮 10g　当归 12g　炒白芍 12g　怀牛膝 10g　木瓜 15g　地龙 12g　丹参 15g　泽兰 15g　鸡血藤 15g　甘草 6g　生姜 3 片

8 剂。

二诊　2012 年 1 月 17 日。上药服后下肢麻木明显好转，下肢无力好转，自觉较前有力，仍觉口干，耳鸣，眼糊，大便偏稀，舌质暗红，舌苔薄白而少，舌面欠润有裂纹，脉沉弦。继用前法，以前方加枸杞子 15g、豨莶草 12g。6 剂。

三诊　2012 年 1 月 31 日。上药服后左下肢麻木及痿软无力基本消失。仍觉口干、耳鸣、视物模糊，睡眠欠佳，舌脉同前。继用前法，调方如下：

熟地黄 18g　山萸肉 10g　生山药 15g　茯苓 15g　泽泻 10g　丹皮 10g　当归 12g　炒白芍 12g　怀牛膝 10g　杜仲 12g　枸杞子 15g　菊花 10g　丹参 15g　夜交藤 15g　生姜 3 片

6 剂。嘱继续调理。

按　老年患者由于肝肾阴虚，脉络痹阻导致下肢麻木、痿软无力者较为多见。本例患者的临床表现既有肝肾阴虚之象，又有脉络瘀阻之象。故治以滋补肝肾之阴，兼活血通络。方用归芍地黄汤滋阴补肝肾，加牛膝、木瓜舒经壮腰膝，加鸡血藤、丹参、泽兰、地龙以活血通络。药后症状减轻，再加枸杞子补肝肾养血，豨莶草、杜仲既能补肝肾，又能强筋骨。诸药合用，症状很快得以缓解。归芍地黄汤即六味地黄汤加当归、白芍，出自《症因脉治》，原书记载该方主治外感吐血，脉芤而涩。但现代多用于治疗肢体麻木疼痛无力，痿痹一类的病证属肝肾之阴血亏虚所致者。

（王海萍、白　煜 整理）

案 8　半身麻木

王某，女，42 岁。

初诊　1997 年 4 月 11 日。主因右半身麻木 2 年，反复加重来诊。

患者于2年前开始出现右半身麻木,逐渐加重。曾在数家医院检查,未能明确诊断。

刻下症见:右半身麻木,胸闷痰多,咽喉不利,咽痛,口疮,右侧颌下淋巴结肿痛,大便偏干,舌苔黄白,脉沉滑。

中医诊断:麻木。

证属:风痰壅结,阻滞经脉,兼有化热。

治法:化痰通络,兼以清热。

方用:导痰汤合升降散加减:

橘红10g　半夏10g　茯苓15g　枳实10g　竹茹15g　片姜黄10g　胆南星10g　僵蚕10g　蝉蜕10g　大黄6g　瓜蒌15g　元参15g　白芥子10g　浙贝母15g　甘草6g　生姜3片

二诊　1997年4月22日。右半身麻木减轻,口疮已愈,痰减少,咽痛及颌下淋巴结肿痛减轻。继用前方随证加桑枝、地龙、桔梗、川牛膝、赤芍、桃仁、当归等。先后共服药40余剂,至1997年7月22日复诊,自诉右半身麻木消失,咽痛消失,痰不多,近又右胁部窜痛,以前方去蝉蜕、大黄、元参,加柴胡、郁金、青陈皮、元胡等疏肝理气止痛以善其后。

按　本例半身麻木系由风痰壅结,阻滞脉络所致。方用导痰汤合升降散加减。方用蝉蜕、僵蚕祛风升阳散火,橘红、半夏、茯苓、枳实、竹茹、浙贝母、瓜蒌、胆南星、白芥子等清化痰热,片姜黄、桑枝、地龙等通络,更加元参养阴清热利咽,全方共奏祛风化痰通络,兼以清热之功。病变前期,因痰郁化热,故加元参等养阴清热;病变中后期,因痰阻经脉,血分瘀滞,故加养血活血通络之当归、赤芍、川牛膝、桃仁、桑枝等。以祛风化痰与活血通络兼用,从而取得较好疗效。

（王海萍、白　煜 整理）

失　眠

案1　失眠

苏某,女,48岁,农民。

初诊　2011年6月28日。主因失眠2年,加重2个月来诊。

患者近2年来经常失眠,近2个月来因症状加重来院门诊。

刻下症见:睡眠极差,经常夜不能寐,伴全身乏力,心烦,全身畏冷,纳一般,二便尚可,素易“上火”,咽干,口苦,月经不调,现停经2个月。舌质暗,边尖红,苔黄,脉沉弦细。

中医诊断:不寐。

证属:血虚肝郁,虚热扰心。

治法:养血疏肝,和解枢机,重镇安神。

方用:四物汤合柴胡加龙骨牡蛎汤:

当归12g　白芍12g　川芎8g　生地12g　太子参15g　麦冬15g　五味子10g　柴胡10g　姜半夏9g　黄芩10g　生龙牡各18g　炒枣仁30g　丹参15g　远志10g　甘草6g　生姜3片

6剂。

二诊　2011年7月8日。药后精神好转,但仍寐差,舌脉如前。改拟养血活血,疏肝清热,除烦安神。方用四物汤、柴胡加龙骨牡蛎汤合酸枣仁汤:

当归12g　白芍12g　川芎10g　生地18g　桃仁10g　柴胡10g　枳壳15g　姜半夏9g

黄芩 10g 生龙牡各 20g 知母 10g 炒枣仁 30g 茯苓 15g 丹参 15g 五味子 15g 甘草 6g 生姜 3 片

6 剂。

三诊 2011 年 7 月 22 日。药后失眠明显好转，精神较佳，心烦及全身畏冷感消失，月经已来。舌边红苔白，脉沉弦细。继用前法去桃仁，加远志。再服 6 剂，病告痊愈。

按 本例失眠，病已 2 年，多方求治，未能好转。初诊之时，考虑证属血虚肝郁，虚热扰心，用四物汤合柴胡加龙骨牡蛎汤以养血疏肝，和解枢机，重镇安神。药后虽然精神好转，但仍寐差。进而推敲其病机，除心肝血虚外，尚有病久郁而化热，舌边尖红，苔黄，咽干，口苦即是明证。此外，患者 2 个月月经未来，可能伴有血分瘀滞。故其证应属心肝血虚、虚热内扰、兼血分瘀滞。改用四物汤、柴胡加龙骨牡蛎汤合酸枣仁汤以养血活血、疏肝清热、除烦安神，服药 10 余剂后，睡眠明显好转，而且月事已来。患者在初诊时有全身畏冷症状，结合舌脉，并非寒象，乃由于气血郁滞，不能畅达所致。所以运用养血活血、疏肝清热、除烦安神之法，不仅睡眠好转，而且全身畏冷症状得以消失。

（王海萍、白 煜 整理）

案 2 失眠

靳某，女，50 岁。

初诊 2009 年 7 月 20 日。主因失眠半年来诊。

患者于半年前因情志失畅出现失眠，经用一些中成药治疗未效，于今日来院门诊。

刻下症见：睡眠差，不易入睡，且寐后易醒，精神差，烦躁，易出汗，面部时有烘热感，纳食尚可，大便正常。舌质红，苔薄白而少，根黄，脉沉弦细。

中医诊断：不寐。

证属：阴血亏虚，郁热扰心。

治法：滋养阴血，清热安神。

处方：柏子仁 12g 太子参 15g 麦冬 15g 五味子 10g 当归 12g 白芍 12g 生龙牡各 15g 丹参 15g 郁金 15g 丹皮 10g 栀子 10g 远志 10g 炒枣仁 15g 夜交藤 15g 甘草 6g 生姜 3 片

3 剂。

二诊 2009 年 7 月 27 日。药后精神好转，出汗减少，睡眠较前好转，仍有时心烦，面部时有烘热感，舌质红，苔薄黄，根厚，脉弦细，继用前方加生地 15g、女贞子 15g。8 剂。

三诊 2009 年 8 月 7 日。症状明显好转，睡眠增加，面部烘热感减轻，舌苔薄白，根黄偏厚，脉弦细。继用前方进退，再服 10 剂。

五诊 2009 年 8 月 21 日。自觉一般情况良好，精神较佳，睡眠基本正常。仍有时面部有烘热感，大便稀。舌偏红苔黄，脉弦。改用丹栀逍遥散加味：

当归 12g 白芍 12g 柴胡 10g 白术 12g 茯苓 15g 丹皮 10g 栀子 10g 生龙牡各 15g 炒枣仁 15g 远志 10g 太子参 15g 麦冬 12g 五味子 10g 浮小麦 30g 甘草 6g 生姜 3 片

再服 6 剂。

七诊 2009 年 9 月 22 日。自诉上药服后，病情好转，睡眠正常。今因情志不舒又觉睡眠稍差,伴心烦,纳、二便均正常,舌质红苔薄白,根黄,脉弦细。继用前方加丹参15g、郁金15g。继续调治,巩固疗效。

按 本例患者初诊时主要表现为阴血亏虚,虚热扰心,故用滋养阴血,清热安神之法,药后症状很快好转。其后睡眠基本正常,但面部仍时有烘热感,且大便偏稀,舌红苔黄,脉弦,考虑此时证属肝郁脾虚,郁久化热,故改用疏肝健脾、清热安神之丹栀逍遥散合生脉散而收功。

(王海萍、白 煜 整理)

案3 失眠

边某,女,33岁。

初诊 2011年7月5日。主因失眠、精神差近1年来诊。

患者素来性格急躁,于1年前因情志郁怒出现失眠,之后出现乏力,精神欠佳,未作特殊治疗。于今日上午来院门诊要求中医治疗。

刻下症见:睡眠较差,每晚只能睡2~3个小时,不易入睡,且易醒。伴全身乏力,腰困,心烦易怒,纳呆,二便正常。舌胖,边有齿痕,舌质暗,苔黄,脉沉弦滑。

中医诊断:不寐。

证属:肝郁脾虚,气郁化火,内扰心神。

治法:疏肝健脾,解郁清热,兼以安神。

方用:丹栀逍遥散合越鞠丸加减:

当归12g 白芍12g 柴胡10g 白术12g 茯苓15g 丹皮10g 栀子10g 郁金15g 香附10g 川芎6g 神曲15g 远志10g 太子参15g 甘草6g 生姜3片

4剂。

二诊 2011年7月12日。药后诸症减轻,寐增,精神好转,仍腰困,纳呆,舌胖边有齿痕,苔薄白,脉沉弦细。继用前法,以前方去丹皮、栀子、郁金,加川断15g、寄生15g、黄精30g。

四诊 2011年7月26日。上方服9剂后,睡眠基本恢复正常,精神明显好转,纳增,心烦易怒感觉消失,腰困减轻,口干,又觉脚跟痛且有灼热感,舌质红,苔薄白而少,脉沉弦细。改用滋阴养血,兼补肝肾法。方用百合地黄汤合四物汤加味:

百合30g 生地15g 当归12g 白芍12g 川芎6g 黄精30g 丹参15g 郁金15g 太子参15g 麦冬15g 五味子10g 远志10g 川断15g 甘草6g 生姜3片

5剂。

五诊 2011年8月2日。睡眠良好,舌红,苔薄白,脉弦。继用前方调理,5剂。至8月30日患者因受凉后腹胀来诊,述失眠未再发生。

按 本例不寐初诊时,其证属肝郁脾虚,气郁化火,干扰心神。故用丹栀逍遥散合越鞠丸疏肝解郁、清热安神,药后症状明显好转。其后,随着治疗用药其肝郁化火之象渐减,而又呈现化火伤阴之象,最后改用百合地黄汤合四物汤、生脉散而失眠获愈。

不寐患者在治疗过程中应注意密切观察其病机变化,做到方随证转,药随证变。丹栀逍遥散合越鞠丸在临床治疗肝郁脾虚,郁而化火之不寐疗效甚佳,但当出现化火伤阴倾向时,则应顾及阴血,少用清热及香燥理气之品。

(王海萍、白 煜 整理)

郁　证

案 1　气郁身痛

张某,女,49 岁,家庭妇女。

初诊　1982 年 10 月 25 日。主因周身疼痛 1 个月来诊。

患者于 1 个月前因情志抑郁,恼怒生气后,出现全身疼痛,伴左侧头痛。曾去医院进行诊治,未能明确诊断,用止痛药物未见明显效果。于今日上午来院门诊要求中医治疗。

刻下症见:全身疼痛,疼痛性质为窜痛,部位不定,伴左半侧头痛,头中发热,周身乏力,手足心热,心烦,口干而苦,纳差,夜不能寐,大便偏干。舌质红,苔薄少欠润,脉沉弦。

中医诊断:郁证。

证属:肝郁化火伤阴,气郁络道。

治法:滋阴疏肝,理气和血通络。

方用:一贯煎加味:

沙参 20g　麦冬 15g　当归 15g　生地黄 25g　郁金 12g　赤白芍各 12g　川楝子 10g　片姜黄 10g　鸡血藤 30g　桑枝 30g　秦艽 12g　地龙 12g　夜交藤 30g　生麦芽 30g　生姜 3 片

6 剂。

2 个月后患者因他病来诊,述上药服后,身痛症状消失。

按　身痛一般多属痹证,多为风寒湿邪杂合而至,痹阻经络而引起。窜痛一般也认为多与风邪入侵有关。但本例患者其病史并无外感风邪,其病因与恼怒生气明显相关。同时,其症状又有头中发热、手足心热、心烦口苦、失眠便干、舌红苔少等一系列肝阴亏虚的表现。结合其病史及临床表现分析其病机,当属肝气郁结,日久化火,进一步伤阴,同时经脉气机痹阻。故证属肝阴亏虚,经脉气郁。治以滋阴疏肝,理气和血通经之法,方用一贯煎加味。以一贯煎滋阴疏肝,加郁金加强疏肝作用,加白芍柔肝,加赤芍、鸡血藤活血通络,加片姜黄、桑枝、秦艽、地龙以通经止痛,加夜交藤以养肝安神。经用药 6 剂,身痛症状即消失。

张山雷《中风斠诠》在论述一贯煎时曰:"凡胁肋胀痛,脘腹搘撑,多是肝气不疏,刚木恣肆为病。……若脉虚舌燥,津液已伤者,则行气之药,尤为鸩毒。柳州此方,虽从固本丸、集灵膏二方脱化而来,独加一味川楝,以调肝气之横逆,顺其条达之性,是为涵养肝阴第一良药。凡血液不充,经脉窒滞,肝胆不驯,而变生诸症者,皆可用之。……且此法因不仅专治胸胁脘腹搘撑胀痛已也,有肝肾阴虚而腿膝酸痛,足软无力,或环跳髀枢足跟掣痛者,是方皆有捷效。"先贤所论,至精至当,证之临床,诚如斯言。

(白震宁、王海萍 整理)

案 2　周身不适、心烦失眠

张某,女,43 岁。

初诊　2011 年 12 月 16 日。主因经常精神差,周身不适 1 年来诊。

患者既往有乳腺增生病史。近 1 年来出现精神差,全身畏冷,心烦失眠等症状,经在外院检查未能明确诊断,用中西药物治疗未见好转。于今日来院门诊。

刻下症见:周身乏力,精神差,自觉全身身冷,易感冒,盗汗,心烦失眠,性欲减退,纳呆,大便不规律,月经量少,色黑,有时头闷头痛,素易“上火”,常生口疮。舌质暗淡,苔白,脉沉弦。

中医诊断:郁证。

证属:气血不足,兼虚热内扰。

治法:益气养血安神,佐以清热除烦。

方用:圣愈汤、桂枝加龙骨牡蛎汤合酸枣仁汤:

桂枝6g 炒白芍12g 当归12g 川芎10g 生地15g 知母10g 炒枣仁20g 生龙牡各18g 茯苓15g 黄芪15g 太子参15g 甘草6g 生姜3片

4剂。

二诊 2011年12月26日。药后身冷减轻,睡眠好转,出汗减少,仍乏力纳呆头闷,心烦易怒,大便日行一次,不成形。舌质暗,苔薄黄,舌体胖大边有齿痕,脉沉弦。改拟养血疏肝健脾,兼以行气解郁,方用逍遥散合越鞠丸加减:

柴胡10g 炒白芍12g 当归12g 白术12g 川芎6g 香附10g 郁金15g 陈皮10g 茯苓15g 炒栀子10g 神曲15g 元胡15g 川楝子10g 甘草6g 生姜3片

8剂。

三诊 2012年1月9日。症状明显减轻,精神好转,睡眠增加,纳增,心烦头闷消失,近2天大便稀。舌质暗,苔白,脉弦。以前方加姜半夏9g,加重川芎为10g。

四诊 2012年2月20日。上方服用10余剂,诸症减轻,精神好转,近几天又自觉身热汗出,寐欠佳。舌质红苔白,脉弦。调方如下:

柴胡10g 白芍12g 当归12g 白术12g 川芎6g 茯苓15g 栀子10g 丹皮10g 炒枣仁20g 郁金15g 神曲15g 知母10g 远志10g 甘草6g 生姜3片

4剂。

五诊 2012年2月27日。一般情况良好,精神恢复正常,纳佳,身冷头闷未作,寐好转,醒后出汗,大便稀,近又有口疮。舌质暗,苔白微黄,脉沉弦细。继用前法,以前方加香附10g。4剂。继续调理。

按 本例患者初诊时症状繁杂,一方面有气血不足的表现,另一方面又有虚热内扰的症状。故初诊时以圣愈汤益气养血;以桂枝加龙骨牡蛎汤调和阴阳,兼以安神;以酸枣仁汤养血安神,清热除烦。药后气虚症状减轻,但又表现为血虚肝郁,肝脾失调为主,故改用逍遥散合越鞠丸以养血疏肝健脾,兼以行气解郁。用药20余剂后,症状明显好转。郁证患者临床上较为常见,其症状较复杂,全身不适,临床上要注意详析病机,并注意病机转化,随证用药,方能取得较好的疗效。

(王美玲 整理)

案3 气郁关节疼痛

张某,女,40岁。

初诊 2012年5月28日。主因腕、膝、踝关节疼痛1周来诊。

患者既往有慢性胃炎病史,20天前因情绪失畅生气后出现上腹部不适,近1周来出现手腕、膝、踝关节疼痛,于今日来院门诊。

刻下症见:手腕、膝、踝关节憋胀疼痛,与气候变化无关,伴脘中不适,口干苦,大便偏干,纳一般,月经正常。舌质暗,苔黄白,脉沉弦。

中医诊断:郁证。

证属:肝郁化热,经脉痹阻,胃失和降。

治法:疏肝理气,和胃降逆,清热宣痹。

方用:四逆散、小柴胡汤合左金丸加减:

柴胡 10g 生白芍 12g 枳实 15g 青陈皮各 10g 半夏 9g 当归 12g 黄连 6g 吴茱萸 3g 浙贝 15g 郁金 15g 片姜黄 10g 黄芩 10g 瓜蒌 30g 蒲公英 30g 元胡 15g 川楝子 10g 甘草 6g 生姜 3 片

4 剂。

二诊 2012 年 6 月 4 日。症状明显好转,脘中不适减轻,腕关节憋胀疼痛消失,膝、踝关节憋胀疼痛减轻,纳可,口干,大便正常。舌质红,苔微黄,脉沉弦。继用前法,以前方去半夏,加太子参 15g。5 剂。继续调理。

三诊 2012 年 6 月 11 日。目前一般情况好,无明显不适,脘中不适亦好转,纳可,手腕及膝踝关节憋胀疼痛消失。舌质红,苔薄白,脉沉弦。调方如下:

柴胡 10g 白芍 12g 枳实 15g 青陈皮各 10g 川楝子 10g 当归 12g 太子参 15g 麦冬 15g 浙贝 15g 郁金 15g 黄连 6g 吴茱萸 3g 蒲公英 30g 甘草 6g 生姜 3 片

4 剂。继续调理。

按 《医学入门·卷四·杂病分类》在论述“气滞”时指出:“气滞于中,则心腹胁肋刺痛,……气滞于外,则周身刺痛。”本例患者之关节疼痛病程不长,且与气候变化无关,说明非风寒湿邪所致,但其有情志抑郁病史,伴有上腹部不适,且有热象,故初诊时考虑证属肝郁气滞,郁而化热。一方面肝郁气机郁滞,波及经脉,致使经脉痹阻,失于宣通,而出现腕、膝、踝等关节憋胀疼痛;另一方面,肝郁气滞,日久犯胃,而出现上腹部不适。故治以疏肝理气,和胃降逆,清热宣痹之法,方用柴胡四逆散、小柴胡汤合左金丸。药后症状很快缓解。本例患者在治疗过程中,并未用治痹证之祛风散寒除湿之品,而以疏肝理气,清热和胃为主,佐以片姜黄以行气活血,通经止痛,即取得良好疗效。由此可见,临床对患者出现的一些症状,应综合分析,推求其致病之本源,方能取得捷效,即所谓“治病必求于本”。

(王美玲 整理)

甲状腺功能减退症

石某,女,55 岁,小学教师。

初诊 2011 年 8 月 12 日。主因全身畏冷近 8 年,加重 2 个月来诊。

患者于 8 年前出现身畏冷,后经医院检查,诊为甲状腺功能低下,后经治好转。2 个月前症状加重,伴恶心呕吐,在某医院住院治疗,行胃镜检查,诊为慢性浅表性胃炎伴糜烂,大便潜血(+),经治疗呕吐好转,但仍脘中不适,全身畏冷。于今日上午来院门诊要求中医治疗。

刻下症见:全身畏冷,尤以背冷为甚,纳欠佳,脘中不适,恶心,大便稀,不成形,小便可,双下肢水肿,睡眠差,心烦,舌暗淡,苔薄黄,脉沉细。

查:肝功能正常范围。腹部 B 超(-)。

中医诊断:虚劳。

证属:脾阳虚弱,胃失和降。

治宜:温中健脾,和胃降逆。

方用:理中汤合六君子汤加味:

党参15g 炒白术12g 茯苓15g 炮姜10g 桂枝6g 炒白芍12g 陈皮10g 姜半夏9g 吴茱萸6g 黄连6g 浙贝15g 远志10g 炒枣仁15g 合欢花15g 甘草6g 生姜3片

4剂。

二诊 2011年8月16日。药后脘中不适减,恶心消失,纳食好转,背冷稍减,睡眠稍增,双下肢仍肿。舌暗淡,苔白根厚。继用温阳健脾为主。方用真武汤合苓桂术甘汤:

桂枝6g 炒白术12g 茯苓15g 熟附片(先煎)10g 炒白芍12g 远志10g 生龙牡各18g 炒枣仁15g 木瓜15g 甘草6g 生姜3片

3剂。

三诊 2011年8月19日。药后身冷较前减轻,寐增,心烦消失,纳可,但又觉手心热,大便不规律,时干时稀,双下肢仍肿。舌边红,苔白,微黄,脉沉弦。继用前法。以前方加黄连6g、泽泻10g、猪苓10g。

四诊 2011年9月6日。上药服14剂。目前自觉身冷及背冷明显好转,纳食增加,双下肢已不肿,手心热消失,仍大便不成形,睡眠欠佳。舌暗偏红,苔白,脉沉。仍以温阳健脾为法。继用8月16日方,加泽泻10g、五味子10g。8剂。

五诊 2011年9月16日。药后仍觉背冷,小腹作胀,寐差,大便稀。舌质暗,苔薄白,脉沉。仍以温阳健脾为主。调方如下:

桂枝6g 炒白术12g 茯苓15g 熟附片10g(先煎) 炒白芍12g 生龙牡各24g 远志10g 广木香10g 砂仁6g 炒枣仁30g 五味子10g 丹参15g 炙甘草6g 生姜3片

六诊 2011年10月7日。上药服18剂,目前身畏冷好转,精神尚可,纳食正常,腹不胀,下肢不肿,仍大便不成形,寐欠佳,有时胸憋闷,活动后好转。舌偏红,苔白,脉沉。以前方去广木香、砂仁,加郁金15g、夜交藤20g。4剂。

七诊 2011年10月11日。现自觉一般情况好,纳食睡眠已正常,精神好转,畏冷感基本消失,下肢不肿,唯大便仍不成形。舌偏红,苔白,脉沉。继用前方进退,巩固疗效。

按 甲状腺功能减退症多因先天不足,或后天失养,以致脾肾阳虚而发病。本例患者病程达8年,来诊前曾因恶心呕吐,在某医院住院,诊为慢性浅表性胃炎伴糜烂,经治疗后呕吐好转,但仍脘中不适,恶心,纳差,便溏,伴全身畏冷,下肢水肿,舌淡,脉沉细,所以当时考虑脾阳虚弱,胃失和降。用理中汤合六君子汤温中健脾,和胃降逆。服药数剂,脘中不适恶心好转,纳增,胃失和降症状缓解。但仍全身畏冷,下肢水肿,故此时病机属脾肾阳虚,改用温阳健脾,兼以利水法,用真武汤合苓桂术甘汤、五苓散,用药17剂后,身冷及水肿明显好转。再用30剂后,诸症消失。人身之阳气生成源之于肾,肾阳为一身阳气之根本;脾胃后天之本,主运化。脾肾阳虚,则全身失去阳气温煦而畏冷;水湿运化无权,泛溢肌肤而水肿。故此等病证治疗必以温阳健脾为主。

(白 煜、王海萍 整理)

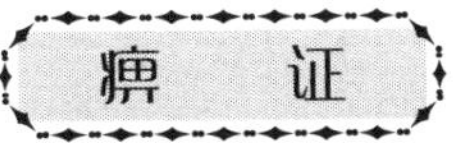

痹证

案1 下肢麻、关节肿胀

孔某,女,52岁。

初诊 2004年12月10日。主因左侧身体畏风寒，伴双下肢发麻，关节肿胀2年来诊。

患者10年前行胆囊切除术。平素易感冒，经常身畏风，2年前出现左侧身体畏风畏寒，双下肢发麻，关节肿胀。病情时轻时重，反复不愈，经中西医诊治未见明显效果。于今日上午来院门诊。

刻下症见：左侧半身畏风畏冷，双下肢麻木，双侧膝、踝关节明显肿胀，且自觉双下肢发凉发湿，如浴水中，伴心悸，失眠，纳少，精神差，大便不成形，日行2~3次，小便正常，舌质暗红，苔薄白，脉沉细。

中医诊断：痹证。

证属：阳气虚衰，风寒入络。

治法：温补阳气，祛风散寒。

方用：小续命汤加减：

黄芪15g 桂枝6g 炒白芍12g 熟附片10g(先煎) 炒白术12g 防风10g 防己10g 川芎6g 炙麻黄6g 党参12g 杏仁10g 茯苓15g 炙甘草6g

4剂，每日1剂，水煎服。

二诊 2004年12月17日。服用4剂后，左侧身体恶寒畏风消失，双下肢发麻及关节肿胀明显减轻，精神好转，仍睡眠欠佳，纳少，有时自觉心悸，大便稀不成形。舌暗红，苔薄微黄，脉沉。继用前法，以前方继服。6剂。

三诊 2004年12月24日。药后症状明显好转，目前自觉双下肢麻木及膝、踝关节肿胀明显好转，纳食增加，精神尚可，仍心烦，睡眠欠佳，大便不成形。舌脉如前。以前方去川芎、杏仁，加广木香10g、知母10g。6剂。

此后，以上方进退，据证加减，前后共治疗月余，共服药30余剂，诸症消失，病告痊愈。

按 小续命汤出自《备急千金要方》，有扶正祛风、温阳通络之效。原治中风，口眼歪斜，半身不遂，筋急拘挛，语言謇涩，风湿腰痛，痰火并多，六经中风及刚柔二痉。药用：麻黄、防己、人参、黄芩、桂心、甘草、芍药、川芎、杏仁各1两，附子1枚，防风1两半，生姜5两。《卫生宝鉴》指出本方"通治八风五痹、痿、厥等疾"。吴鹤皋曰："麻黄、杏仁，麻黄汤也，治太阳伤寒；桂枝、芍药，桂枝汤也，治太阳中风；此中风寒，有表证者所必用也。人参、甘草补气；川芎、芍药补血；此中风寒，气血虚者所必用也。风淫故主以防风，湿淫佐以防己，寒淫佐以附子，热淫佐以黄芩。病来杂扰，故药亦兼该也。"本例患者平素体弱，阳气不足，腠理空虚，风寒之邪滞留于关节筋骨，经络不通，而发生关节肿胀、麻木。故用小续命汤去黄芩、桂心，加黄芪、桂枝、白术、茯苓以加强益气固表、健脾利湿之效，诸药合用共奏温补阳气，祛风散寒，除湿通络之效。

（王 健 整理）

案2 下肢发凉

崔某，女，48岁。

初诊 2011年12月6日。主因双下肢发凉6年来诊。

患者于6年前无明显原因出现双下肢发凉，曾在多家医院就诊，未能好转，亦未能明确诊断，于今日上午来院要求中医治疗。

刻下症见：双下肢发凉较甚，畏风，无疼痛感，伴腰背部亦觉凉，纳可，大便调，睡眠差，双下肢水肿，有指压痕，自述素易"上火"，咽干痛，舌胖，边有齿痕，舌质暗红，苔白而润，脉沉。嘱查尿常规(-),血压:120/80mmHg。

中医诊断:痹证。

证属:脾阳虚怯,寒湿滞脉。

治法:健脾通阳,驱寒利湿。

方用:黄芪桂枝五物汤合五苓散加减:

黄芪 15g　桂枝 6g　当归 12g　白芍 12g　寄生 15g　川断 15g　白术 12g　茯苓 15g　泽泻 10g　生薏仁 30g　冬瓜皮 30g　肉桂 5g　黄连 6g　甘草 6g　生姜 3 片

6 剂。

二诊　2011 年 12 月 13 日。药后症略同前,舌暗淡,脉沉弦。改用桂枝芍药知母汤加减,加强温经散寒作用。处方:

黄芪 15g　桂枝 6g　知母 10g　熟附片 10g　防己 10g　防风 10g　炒白术 12g　炒白芍 12g　生薏仁 30g　木瓜 30g　茯苓 15g　怀牛膝 10g　甘草 6g　生姜 3 片

6 剂。

三诊　2011 年 12 月 20 日。药后下肢发凉减轻,仍感腰部畏冷,下肢水肿消失,舌暗,苔白,脉沉。以上方加干姜 10g、当归 12g。6 剂。

四诊　2011 年 12 月 30 日。双下肢畏凉明显减轻,腰背部畏冷亦减,自觉骶椎部仍畏冷。舌边红,苔白,脉沉。以前方去知母、干姜,加寄生 15g、乌梢蛇 10g。6 剂。

五诊　2012 年 1 月 6 日。症状明显好转,目前下肢发凉基本消失,腰部仍稍有畏冷感。舌苔白,脉沉。继用前方进退,再服 10 余剂,症状完全消失。

按　本例患者双下肢发凉已有 6 年之久,且伴有双下肢水肿,舌边齿痕,脉沉等症,故考虑证属脾阳虚惫,寒邪阻滞经脉。用黄芪桂枝五物汤益气健脾通阳,五苓散加生薏仁、冬瓜皮通阳利湿,肉桂散寒。药后症状如前,说明阳虚寒盛较重,改用桂枝芍药知母汤温通经脉,散寒除湿,以桂枝、熟附片温阳散寒,白术、茯苓、薏仁、木瓜、防己等健脾利湿,防风祛风,牛膝通络,知母清退虚热,药后双下肢发凉得以减轻。三诊时,虽下肢发凉减轻,但腰部仍感发凉,说明寒邪困阻于肾,仿肾着汤之意,加干姜以加强温阳散寒除湿之效。四诊时双下肢发凉基本消失,但腰骶部仍畏冷,故加寄生合怀牛膝以壮腰,乌蛇以搜风散寒通经络。经过用药近 40 剂,本例陈寒痼冷之疾最终得以治愈。

(王海萍 整理)

案 3　下肢憋胀疼痛

屈某,女,73 岁,退休干部。

初诊　2011 年 5 月 20 日。主因右下肢憋胀疼痛半个月来诊。

患者半个月前无明显诱因出现右下肢憋胀疼痛,经住院治疗未见缓解。今日特来门诊请求中医治疗。

刻下症见:右下肢憋胀疼痛,自诉站立时加重,右下肢沉重感,时有右下肢走窜不适,肢凉,纳食正常,大便正常,夜间小便频,舌质暗,有瘀点,舌苔黄白厚,脉沉弦。

既往史:风湿性关节炎 10 年,高血压病、糖尿病 5 年,脑梗死 1 年。

辅助检查:2011 年 5 月 11 日某医院双下肢静脉彩超未见异常。

中医诊断:痹证。

证属：瘀血阻滞经脉。

治法：养血活血，通脉止痛。

方用：桃红四物汤加减：

当归 12g　生白芍 12g　桃仁 10g　桂枝 6g　川牛膝 10g　鸡血藤 15g　丹参 15g　泽兰 15g　生薏仁 30g　木瓜 15g　红花 6g　川芎 6g　豨莶草 15g　生姜 3 片

4 剂。

二诊　2011 年 5 月 30 日。下肢憋胀减轻，仍疼痛，下肢凉，大小便正常，舌暗有瘀点，苔白，脉沉弦。考虑证当属风寒湿邪阻滞经脉，经脉痹阻，故改用祛风散寒、除湿通经法。方用桂枝芍药知母汤加减：

当归 12g　生白芍 12g　川芎 6g　桂枝 6g　熟附片 10g　乌梢蛇 10g　防风 10g　防己 10g　生白术 12g　知母 10g　生薏仁 30g　木瓜 15g　怀牛膝 10g　炒杜仲 12g　生姜 3 片

5 剂。

三诊　2011 年 6 月 6 日。药后症状明显好转，右下肢憋胀疼痛明显减轻，发凉好转，舌质暗，苔白，脉沉弦。以前方加地龙 10g。

5 剂。

四诊　2011 年 6 月 20 日。右下肢疼痛憋胀消失，下肢凉消失，仍觉行动时间长则下肢不适，舌暗苔白，脉沉。以前方去地龙，加生黄芪 18g。

5 剂。

此后患者间断治疗月余，症状基本消失。

按　本例患者属痹证范畴，初诊时考虑瘀血阻滞经脉，治以养血活血，通脉止痛，经用桃红四物汤加味治疗后，效果不甚明显。患者自诉除下肢憋胀疼痛外，兼有下肢凉，考虑风寒湿邪阻滞经脉，经脉痹阻，所以二诊时改用祛风散寒、除湿通经，予桂枝芍药知母汤加减治疗。用药 10 余剂后，患者症状消失。四诊时，患者诉行动时间长则下肢不适，考虑兼有气虚，故加生黄芪以益气温通，散寒除湿为治。患者间断治疗两月余，终获痊愈。

（陈　英 整理）

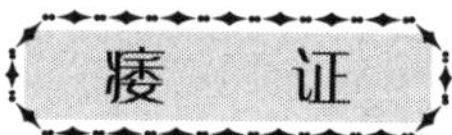

痿　证

韩某，男性，41 岁，工人。

初诊　2007 年 10 月 9 日。主因下肢痿软无力 1 周来诊。

患者既往有 2 型糖尿病病史 3 年，平素服用二甲双胍治疗，未规律检测血糖。近 1 周来自觉下肢痿软无力。曾到神经内科检查未能明确诊断。

刻下症见：双下肢痿软无力，伴口干、饮水量多，口苦，腰背窜痛，手麻，头闷，精神差，记忆力减退，眠差，梦多，四肢发凉，纳差，大便 3 ~ 4 日一行，小便量少，平素易上火，舌质红，舌苔黄白厚腻，中间有裂纹，脉沉弦细。

中医诊断：痿证。

证属：湿热下注，壅阻经脉。

治法：清热利湿，疏风胜湿，宣通经脉。

方用：当归拈痛汤加减：

太子参 15g 白术 10,茯苓 15g 当归 12g 羌活 10g 防风 10g 葛根 15g 升麻 6g 茵陈 15g 猪苓 10g 泽泻 10g 黄芩 10g 苦参 15g 苍术 10g 知母 10g 赤白芍各 12g 甘草 6g 生姜 3 片

二诊 2007 年 10 月 13 日。上药服 4 剂后,下肢痿软无力症状明显减轻,手麻、肢凉、口干等均有好转,纳食增加,仍觉精神欠佳,睡眠差,大便尚可,小便增多,舌脉略同前。继服前方 10 余剂而症状渐愈。

按 患者中年男性,平素饮食不节,损伤脾胃,不能运化水湿,湿浊内生,郁久化热,而成湿热。湿热壅阻经脉,则见下肢痿软无力,腰背窜痛,手麻;湿热上扰清空,则头闷、记忆力减退,睡眠梦多;湿热耗气,则精神差;湿热伤津,则见口干欲饮。舌红,苔黄白厚腻,中间有裂纹,脉沉弦细乃湿热壅盛、耗气伤津之征象。方用当归拈痛汤加减进行治疗。当归拈痛汤出自《医学启源》卷下。主治:湿热为病,肢节烦痛,肩背沉重,胸膈不利,遍身疼,下注于胫,肿痛不可忍。临床中凡属于湿热诸病均可应用,该方后世医家应用较广,白老师在运用时去人参,加太子参补气生津;加茯苓健脾渗湿;配白术、甘草则为四君子汤,具有益气健脾之功。羌活、防风祛风除湿止痛;葛根、升麻味薄引清气上行,散肌肉间风湿;苦参、黄芩、知母、茵陈苦寒以清泄湿热;当归活血通络;苍术健脾燥湿;猪苓、泽泻利尿除湿;另加赤白芍以柔肝活血敛阴,以防湿热伤阴。全方共奏清利湿热,兼宣通经脉之功。该患者经用药 10 余剂后,症状明显好转,并逐步消失,足见当归拈痛汤治疗湿热病疗效颇捷。

(王洪艳 整理)

小儿外感高热

案 1 上呼吸道感染发热

王某,男,4 岁。

初诊 2011 年 5 月 23 日。主因高热伴呕吐 2 天来诊。

患者于 2 天前无明显原因出现发热。2011 年 5 月 22 日去儿童医院检查,血常规:血白细胞 20.26×10^9/L,中性粒细胞百分比 0.756。考虑上呼吸道感染?给予抗生素输液治疗,未见明显好转,于今日上午来院门诊。

刻下症见:发热较甚,体温最高 40℃,同时伴恶心呕吐,纳差,无咳嗽,无腹泻,精神差,大便 2 日未行,舌质红,苔黄厚,脉浮数。

查体:咽赤,双侧扁桃体Ⅱ°肿大,无脓点。听诊:两肺(-)。腹软,腹部压痛(-)。

中医诊断:风温。

证属:邪袭卫表,热毒内盛,胃失和降。

治法:辛凉解表,清热解毒,兼以和胃降逆。

方用:银翘散合小柴胡汤加减:

荆芥 8g 薄荷 4g 桔梗 6g 牛蒡子 6g 蝉蜕 6g 连翘 10g 银花 12g 柴胡 12g 姜半夏 6g 黄芩 6g 葛根 10g 元参 10g 瓜蒌 15g 大青叶 15g 地丁 15g 芦根 12g 甘草 5g 生姜 3 片

2 剂。每 4 小时服 1 次,24 小时内服完。

二诊 2011 年 5 月 24 日。今晨仍发热，体温 39℃，药后稍有汗出，恶心呕吐好转，大便稀，自述脐腹部作痛，舌质红苔黄，脉浮数。今日复查血常规，白细胞 14.0×10^9/L，改拟解表清里，用柴葛解肌汤加减：

柴胡 15g 姜半夏 6g 黄芩 6g 陈皮 6g 茯苓 10g 葛根 10g 羌活 6g 生石膏 15g 银花 15g 连翘 10g 芦根 12g 大青叶 12g 蝉蜕 6g 甘草 5g 生姜 3 片

2 剂。药后发热消退。

按 本例患儿初诊时高热，伴恶心呕吐，且白细胞明显升高，西医考虑上呼吸道感染，给予抗感染治疗。中医考虑属风温邪袭卫表，热毒较盛，胃失和降，治以辛凉解表，清热解毒，兼以和胃降逆。药后恶心呕吐好转，大便已行，但仍发热，考虑此时证属表寒里热，遂改用表里双解，改拟柴葛解肌汤加减。柴葛解肌汤系《伤寒六书》方，功能辛凉解肌兼清里热，为解表清里之剂。本例患儿用后，体温很快降至正常。

（白震宁 整理）

案 2 上呼吸道感染发热

丁某，男，7 岁。

初诊 2011 年 1 月 25 日。主因高热 3 天来诊。

患儿于 3 天前突然高热，体温高达 40℃，曾去某儿童医院就诊，血常规检查：白细胞 9.4×10^9/L，中性粒细胞 0.827 4，中性粒细胞数 7.73×10^9/L，淋巴细胞 0.117 4；肺炎支原体血清学试验(+)。予美洛西林、利巴韦林、头孢呋辛酯、地塞米松输液，未见明显好转，于今日上午来院要求中医治疗。

刻下症见：高热，无恶寒，偶有咳嗽，有痰，纳呆，二便调，舌尖红，苔根部黄，脉浮数。

查体：咽红，扁桃体Ⅱ°肿大。

中医诊断：感冒。

证属：风热袭表，热毒炽盛。

治法：辛凉解表，清热解毒。

方用：银翘散合小柴胡汤加减：

荆芥 8g 薄荷 6g 桔梗 8g 连翘 10g 竹叶 6g 生石膏 12g 芦根 15g 柴胡 12g 姜半夏 8g 黄芩 8g 板蓝根 20g 元参 10g 葛根 10g 蝉衣 8g 甘草 5g 生姜 3 片

3 剂。

羚羊角粉 1.5g。用法：每次 0.5g，4 小时 1 次，冲服。

二诊 2011 年 1 月 28 日。服用 1 剂后热退身凉，口唇干裂起皮，大便 1 日 1 次，小便正常，舌红苔黄，脉浮数。继用前法，调方如下：

银花 15g 连翘 12g 桔梗 8g 牛蒡子 8g 薄荷 6g 板蓝根 20g 元参 10g 芦根 15g 竹叶 6g 蝉蜕 6g 神曲 15g 麦冬 10g 甘草 6g 生姜 3 片

3 剂。

按 本例患儿初诊时已高热 3 日，临床表现为一系列风热袭表、热毒炽盛之象，故治以辛凉透表，清热解毒。药用荆芥、薄荷、蝉衣、葛根、柴胡疏风解表退热；银花、连翘、板蓝根清热解毒，兼能透表；生石膏、黄芩清除气分之热；玄参、桔梗、牛蒡子清利咽喉；竹叶、芦根清热利尿，使热邪从小便而解；半夏、甘草和中。羚羊角粉清热息风解毒，以防热极风动。药后发热很快消退。经云:"体若燔炭,汗出而散"。此类患者在治疗过程中一定要注意配合应用辛凉疏风解表之品,使风热之邪从表而解,不可一味过用苦寒泄热之品。

(白震宁 整理)

案3 上呼吸道感染发热

庞某,女,7岁。

初诊 2010年1月29日。主因高热5天就诊。

患者5天前突然出现高热,去某医院就诊,查血常规正常范围,给予口服头孢、清开灵,用药3天,现仍发热,于今日上午来院就诊。

刻下症见:发热,今晨体温38℃,伴咳嗽,痰少,鼻塞,流清涕,口微渴,无咽痛,无恶寒,大便干燥,舌质红,舌苔黄,脉浮数。

中医诊断:感冒。

证属:风热犯肺。

治法:辛凉解表,宣肺止咳。

方用:银翘散合桑菊饮加减:

银花20g 连翘10g 荆芥10g 牛蒡子8g 淡豆豉8g 薄荷6g 桔梗8g 芦根15g 桑叶8g 菊花8g 生石膏15g 柴胡15g 黄芩8g 炒杏仁8g 瓜蒌20g 蝉蜕8g 甘草6g 生姜3片

3剂。1日2剂,水煎服,分4次口服。

2010年2月2日电话随访,家长诉患儿热退身凉,咳嗽减,大便正常。

按 本例患儿由于感受风热之邪,故发热、咳嗽、鼻塞、流涕;风热犯肺,肺失宣降,热邪伤津,故大便干燥。舌红苔黄,脉浮数,为风热侵袭肺卫之征,故用辛凉解表、宣肺止咳。方用银翘散辛凉解表、透邪外达;桑菊饮辛凉宣肺,兼以止咳。加生石膏、黄芩以清热邪;加柴胡、蝉蜕清热祛风,解表退热;加瓜蒌以利肺化痰,兼能润肠通便。一般小儿发热,白老师多用蝉蜕,以其疏风解表退热之效颇捷,现代有的医者认为该药尚有抗过敏的作用。

(王 健 整理)

周期性发热

谭某,女,26岁,干部。

初诊 1988年2月6日。主因周期性发热2年半来诊。

患者于2年半前开始出现月经期间高热,日趋加重,曾在省内外许多大医院系统检查,未能明确诊断。曾经妇科检查,未见异常;甲状腺功能检查正常范围;蝶鞍片、胸片正常;心电图正常。发热时血沉增快,血白细胞升高。

刻下症见:每于月经来潮前3~4天出现发热,体温高达41℃左右,月经来潮后不用药可自行缓解。发热时伴有牙疼、咽痛、目赤、烦躁,平素不烧时尚有头晕、心慌、乏力、恐惧(晚上不能一人独自睡觉,白天不敢一人上街)、失眠、腰困、纳差、溲黄等症。舌质红,苔黄,脉弦细数。

中医诊断：内伤发热。

证属：肝血不足，肝郁发热，兼忧郁伤神。

治法：疏肝解郁，养血安神，兼清肝泻火。

方用：柴胡四物汤加味：

当归 12g 白芍 12g 生地 15g 川芎 6g 柴胡 10g 半夏 10g 黄芩 10g 丹皮 10g 栀子 10g 丹参 15g 郁金 10g 生龙牡各 30g 远志 10g 淮小麦 30g 炙甘草 6g 生姜 3 片，大枣 5 枚

3 剂。

二诊 1988 年 2 月 10 日。症略同前，以前方加生地为 18g，另加赤芍 12g、茯神 15g。6 剂。

三诊 1988 年 2 月 27 日。药后自觉心慌、头晕、乏力明显好转，睡眠、纳食增加。自觉身热减轻，本月月经 2 月 21 日至，经前未再发热。患者情绪很好，要求继续治疗。继用前法，以上方加地骨皮 15g。5 剂。

四诊 1988 年 3 月 12 日。一般情况好，精神纳食佳，现已上班，心悸恐惧感已消失，能够一人上街行走。舌质红，苔白微黄，中心稍厚。继用前法，调方如下：

柴胡 10g 半夏 10g 黄芩 10g 白芍 12g 生龙牡各 30g 陈皮 10g 枳实 10g 茯神 15g 郁金 15g 远志 10g 丹皮 10g 栀子 10g 甘草 6g 淮小麦 30g 大枣 5 枚

6 剂。

五诊 1988 年 3 月 19 日。近日又觉发热，夜间体温 38℃，但心悸等症状不著，饮食尚可，舌红，苔中心黄腻，脉弦细数。以 2 月 6 日方去丹参，加茯神 15g、赤芍 12g。5 剂。

六诊 1988 年 3 月 26 日。本月月经 23 日来，来前又有发热，最高达 39℃，但比以前热度为低。目前自觉有时心悸，咽中干痛。舌红苔黄厚，脉弦。继用前法，以前方去丹皮、栀子、远志，加元参 15g、太子参 12g、葛根 15g，生地改用 24g。5 剂。

七诊 1988 年 4 月 2 日。月经已过，现体温不高，仍有心悸恐惧，手足发凉，心烦，舌质红，苔黄，脉弦细。调方如下：

当归 12g 白芍 12g 川芎 6g 生地 18g 柴胡 10g 半夏 10g 黄芩 10g 党参 15g 生龙牡各 30g 桂枝 10g 茯神 15g 石菖蒲 10g 远志 10g 郁金 15g 琥珀粉 5g 甘草 6g 生姜 3 片

5 剂。

八诊 1988 年 4 月 13 日。手足凉好转，仍觉心烦，自觉身热。舌脉如前。调方如下：

当归 12g 赤白芍各 12g 川芎 6g 生地 20g 太子参 15g 柴胡 10g 半夏 10g 黄芩 10g 生龙牡各 30g 白术 10g 茯神 15g 郁金 15g 丹皮 10g 栀子 10g 甘草 6g 生姜 3 片

5 剂。

九诊 1988 年 4 月 20 日。本月月经 15 日来，月经来前未发热，自觉周身不适憋胀，仍有恐惧感，舌脉如前。继用前法，以前方去丹皮、栀子，加桂枝 5g、琥珀粉 6g。5 剂。

十诊 1988 年 4 月 27 日。药后自觉症状明显减轻，精神转佳，头晕、心慌、腰困均好转，纳食正常，二便调。现已恢复工作上班月余，唯觉有时看惊险电视后有恐惧感，睡眠一般尚可，但必须二人同眠。舌苔白，脉弦细。继用前方加炒枣仁 15g、淮小麦 30g。

十三诊 1988 年 5 月 21 日。以上方进退又服 15 剂，目前一般情况好，自述精神、纳食、睡

眠均可,本月月经于 18 日来潮,今日已完,经前未再发热。有时外受惊吓有恐惧感。舌苔白,根偏厚,脉弦细。继用 4 月 27 日方去太子参,加党参 15g。5 剂。

十四诊　1988 年 6 月 18 日。近日去广州等地旅游,现刚归来。本月月经先期,8 日即至,经前未发热,经行 5 天即止。目前自觉稍有头晕、心悸、心烦,舌苔白微黄根偏厚,脉沉细。改拟养血疏肝,养心安神法调理。处方:

当归 12g　白芍 12g　川芎 6g　生地 18g　柴胡 10g　半夏 10g　黄芩 10g　党参 10g　麦冬 10g　五味子 10g　白术 10g　茯苓 15g　生龙牡各 30g　淮小麦 30g　甘草 6g　生姜 3 片　大枣 5 枚

十六诊　1988 年 7 月 9 日。上方服 10 剂。现一般情况好,本月月经于 7 月 6 日来,来潮前未发热。舌脉略同前,要求继续服药。以上方去白术、五味子、麦冬,加丹参 15g、郁金 15g、琥珀粉 6g、桂枝 6g。

二十诊　1988 年 8 月 13 日。以上方加减,共服药 20 剂,自觉精神、纳食睡眠均佳,一般无明显不适。本月月经于 8 月 4 日来,来潮前未见发热,经来时除稍头晕外,无其他不适感。舌边红,苔白根稍厚,脉弦细。继用前法,以 7 月 9 日方去桂枝,加石菖蒲 10g。继服 5 剂后停药。

按　本例经行发热,属内伤发热范畴。初诊时,根据其临床表现及舌脉,考虑证属肝血不足,肝郁发热,兼忧郁伤神。妇人以血为主,故此经行发热与血分相关。肝主藏血,肝郁日久,多可化热,伤及血分,形成血虚肝旺。一方面肝血亏虚,一方面肝经郁热,从而造成月经来潮前高热。故其治疗一方面要补养肝血,一方面要疏肝清肝,同时应解郁安神。方选柴胡四物汤加味,以四物汤养肝血,以小柴胡汤加丹皮、栀子、郁金疏肝清肝,以生龙牡、淮小麦、远志镇心养心安神。热势得以控制,则据证酌加党参、麦冬、五味子、桂枝、炒枣仁、白术、茯神、琥珀粉等益气健脾、镇惊安神之品。经 6 个月治疗,共服药 90 剂,使得经前发热得以完全治愈。

（王海萍 整理）

低热不退

赵某,女,50 岁。

初诊　1988 年 5 月 14 日。主因低热不退半个月来诊。

患者于 1 个月前因高热在某医院住院,经用抗生素等输液治疗半个月,症状好转出院。出院之后一直低热不退,现已半个月。1988 年 5 月 10 日查血沉 97mm/h,血 RF(+)。曾拍胸片等检查,未见明显异常,西医未能明确诊断。于今日上午来门诊,要求中医治疗。

刻下症见:每日低热,体温 37～38℃,伴头晕,乏力,心烦,口苦,纳呆,手足心热,大便干,小便黄,舌质红,舌苔黄白,脉弦细数。

中医诊断:风温。

证属:邪伏少阳。

治法:和解少阳,清热透邪。

方用:小柴胡汤加减:

柴胡 10g　半夏 10g　黄芩 10g　太子参 25g　白芍 12g　枳实 10g　芦根 15g　淡豆豉 10g　炒栀子 10g　竹叶 6g　生麦芽 30g　甘草 6g　生姜 3 片

3 剂。

二诊 1988年5月18日。药后发热稍减,体温每日37~37.3℃,纳食增加,大便不干,仍觉乏力,背困,手足心热,舌红,苔薄白,脉细数。以上方去淡豆豉、栀子、太子参,加沙参15g、麦冬12g、知母10g、秦艽10g、葛根15g。3剂。

三诊 1988年5月21日。低热明显好转,体温基本正常,近2天又觉咳嗽,痰多,口干,伴胸中隐痛,舌质红,苔薄白,脉弦细。改拟养阴清肺法。处方:

沙参15g 麦冬12g 知母10g 郁金10g 黄芩10g 枳实10g 瓜蒌20g 橘红10g 芦根30g 花粉15g 生麦芽30g 紫菀15g 鱼腥草30g 甘草6g 生姜3片

3剂。

四诊 1988年5月25日。咳嗽好转,头晕消失,体温正常,精神好转,纳食增加,仍觉胸闷,身痛。仍用养阴清肺法。处方:

沙参15g 麦冬12g 知母10g 柴胡10g 半夏10g 黄芩10g 枳实10g 瓜蒌30g 桑白皮15g 地骨皮15g 白芍12g 鱼腥草30g 甘草6g 生姜3片

3剂。

五诊 1988年5月28日。诸症明显好转,体温正常,精神好转,二便已调,已经上班工作。昨日复查血沉10mm/h。近2天又觉胃脘不适隐痛,舌质红苔薄白,脉弦细。改拟养胃和中调理。

按 本案初诊时,据其病史及发病季节,当属风温,高热消退后,余邪未解,伏于少阳,而见低热、头晕乏力,心烦、口苦、纳呆、便干、溲黄等症。故用小柴胡汤加淡豆豉、栀子、葛根、芦根、竹叶等和解少阳,清热透邪。药后症状减轻,体温基本正常,又出现肺阴亏虚,余热未清之证象,故用养阴清肺之法继续调治,使低热消退,血沉转为正常。

(白震宁 整理)

败血症高热

许某,女,64岁。

初诊 1982年3月9日。心肾会诊病例。主因高热持续不退40天要求会诊。

患者1981年2月出现胸憋气紧,伴发热,全身肌肉关节疼痛,于1981年2月28日住院,诊为:①支气管肺炎,②右侧渗出性胸膜炎,③中毒性心肌炎。经治疗好转,住院3个月后出院。1981年6月25日,因高热再次住院,诊为:①冠心病,②肺部感染。经控制感染、用扩张血管药物对症治疗,症状消失出院。1982年1月26日又出现高热,全身关节肌肉疼痛,胸憋气紧,右上腹部疼痛,咳嗽,扁桃体化脓,于病后23天,即1982年2月18日再次入院。2月18日查血常规:白细胞52×10^9/L,中性粒细胞0.92,血沉54mm/h;心电图:窦性心动过速,Ⅱ、Ⅲ、AVF出现弓背向下的ST段抬高上移0.1mm,T波无改变;胸片示:双侧肋膈角消失;腹部B超:提示胆囊炎、胆石症。入院诊断:①冠心病,②败血症?③胆石症。入院后先后用多种抗生素治疗,曾用青霉素、链霉素、红霉素、先锋霉素、氯霉素、氨苄西林、羧苄西林,以及氢化可的松等治疗。3月8日查血常规:白细胞24×10^9/L,多核细胞0.84,血沉64mm/h。由于高热40天不退,于1982年3月9日邀中医会诊。

刻下症见:高热,神清,每日中午体温39℃左右,汗多,面赤,口渴,呼吸气粗,精神委顿,恶心纳差,上腹部胀满,大便干,小便黄少。舌质红,中有裂纹,舌苔黄厚,脉洪数。

中医诊断:风温。

证属:阳明气分热盛,胃失和降。

治法:清气保津解毒,兼以和胃降逆。

方用:竹叶石膏汤加减:

太子参15g 麦冬12g 竹叶10g 生石膏30g 姜半夏10g 知母10g 竹茹15g 银花30g 连翘15g 瓜蒌30g 枳实10g 生麦芽30g 芦根30g 甘草6g 生姜3片

3剂。

二诊 1982年3月12日。药后发热减轻,体温最高37.8℃,上腹部胀满及恶心消失,纳食增加,精神好转,大小便正常,口干减,汗减少,舌质红,中有裂纹,舌苔黄厚,脉滑数。继用前法,以前方去枳实、竹茹,加元参30g、花粉15g,加重太子参为20g、麦冬为15g。4剂。

三诊 1982年3月15日。发热明显好转,午后体温37.2℃,目前精神纳食尚可,二便调,舌质红,中有裂纹,苔黄白,脉浮洪稍数。继用前法,以前方继服,4剂。

四诊 1982年3月20日。体温已正常,精神明显好转,已能下地活动,纳食尚可,二便正常,汗不多,仍觉口干,舌质红,中有裂纹,舌苔黄偏厚,脉滑数。继用前法,以前方继服4剂。

五诊 1982年3月25日。上方服4剂,血象已正常,体温正常,各方面情况已好转,精神纳食正常,二便调,舌质红,舌苔薄黄,脉弦细稍数。改拟养阴清热,以清余邪。处方:

辽沙参25g 麦冬15g 知母10g 元参15g 花粉30g 银花30g 连翘15g 芦根30g 瓜蒌30g 生薏仁30g 竹叶10g 甘草6g 生姜3片

再服6剂后,停药。

按 本例患者病情较重,曾用多种抗生素进行治疗。但高热一直不退,于病后高烧40天邀中医会诊。根据病史及其临床表现,有几方面的特点:①发病在冬春季节,发病急,病情重。②反复发作,患者于一年前的春天,也曾有类似病情发病。③初诊时症见高热、烦渴、有汗不解,小便赤黄等里热证候。以上特点说明属于中医之外感温热病范畴。初诊时表现为一系列阳明气分热盛之证象,经用竹叶石膏汤加味进行治疗,体温很快下降,诸症明显减轻。至三诊时体温已正常,五诊时血象亦恢复正常,其舌苔由原黄厚变为薄黄,脉象原先洪大转为细数,说明阳明气分之热已明显好转,阴虚之象渐渐显现。故改用养阴清热法,一以养阴生津,一以清其余邪。柳宝诒《温热逢源》曰:“……邪已化热,则邪热燎原,最易灼伤阴液,阴液一伤,变症蜂起,故治伏邪温病,当步步顾其阴液……。”

(白震宁 整理)

脓胸手术后感染高热

牛某,女,25岁。

初诊 1985年11月12日。胸外科会诊病例。

主因肺化脓症手术后胸腔感染出现高热不退,要求会诊。

患者20余天前因暴怒生气服敌敌畏,急送医院抢救,之后出现吸入性肺炎、肺化脓症住入胸外科,行支气管胸膜瘘(右)闭式引流,并于半个月前行右侧胸膜剥脱、右肺中叶切除术,术后胸腔感染,出现高热持续不退,目前引流管仍排出黄色脓性液,每日约80ml。经用大量抗生素及激素治疗未见明显好转,于今日要求中医会诊。

刻下症见：面色白而两颧红，消瘦乏力，精神较差，纳呆而不欲食，恶心欲吐，口干苦，发热恶寒，每日下午体温39℃，伴咳嗽，痰多，黄白黏稠不利，气短，胸中似有气上逆，大便偏干。舌质红，无苔，舌面干而无津，脉细数。

中医诊断：肺痈发热。

证属：肺阴耗竭，痰热内盛。

治法：养阴润肺，清肺化痰。

方用：沙参麦冬汤合泻白散加味：

辽沙参20g 麦冬15g 生地黄24g 石斛20g 知母12g 桃杏仁各10g 浙贝母15g 瓜蒌30g 桑白皮15g 地骨皮15g 鱼腥草30g 竹茹15g 乌梅15g 生麦芽30g 甘草6g 生姜3片

3剂。

二诊 1985年11月15日。药后症减，体温较前降低，每日下午37℃，发热恶寒好转，仍咳嗽，痰黄黏稠不利，纳食稍增，恶心减轻，仍口干。舌质红，舌面生少许白苔，舌面津液增多，脉细数。以前方去乌梅，加炙枇杷叶10g、胆南星10g。3剂。

三诊 1985年11月26日。停药7天。近4天又发高热，日晡潮热，每日午后体温达42℃，自觉发热恶寒，咳嗽较剧，痰黄黏，咳黄色脓性痰，咳出不利，纳差，恶心欲吐，大便偏干，舌红绛，舌苔薄少，舌面津少，脉细数。继用养阴清肺，化痰排脓法。用沙参麦冬汤、泻白散合千金苇茎汤：

辽沙参15g 天麦冬各15g 生地黄24g 知母10g 浙贝母15g 瓜蒌30g 桑白皮15g 地骨皮15g 鱼腥草30g 竹茹15g 桃杏仁各10g 苇茎30g 生薏仁30g 冬瓜仁30g 胆南星10g 生麦芽30g 甘草6g 生姜3片

3剂。

四诊 1985年11月29日。药后症状明显减轻，体温已转正常，咳痰减少，已无脓性痰，痰色转白，但仍咳嗽，不恶心，纳不多，大便尚可，舌质暗红，苔薄白，脉细数。以上方继服。3剂。

五诊 1985年12月3日。体温已控制，午后亦无低热，纳食增加。近2天又“感冒”，咳嗽加重，痰偶有脓性，大便3日未行，现引流管排出脓性液每日约20ml，且局部干燥不湿。舌质红，苔少，脉细数。继用前法，以前方加重桃杏仁各15g，去生薏仁、竹茹，加桔梗10g、炙紫菀15g。3剂。

六诊 1985年12月6日。近来精神好转，纳食增加，大便正常，仍咳嗽，夜间较重，痰白量不多，舌脉如前。改拟益气养阴，肃降肺气，化痰止咳。处方：

黄芪24g 知母15g 桔梗10g 辽沙参20g 天麦冬各15g 瓜蒌30g 桑白皮15g 地骨皮15g 桃杏仁各12g 炙紫菀15g 炙百部12g 浙贝母15g 生地24g 鱼腥草30g 生山楂20g 甘草6g 生姜3片

3剂。

七诊 1985年12月11日。目前病情稳定，体温一直正常，未见反复，咳嗽明显减轻，但自觉早上胃脘稍有作痛。舌脉如前。以前方去桃杏仁、百部、山楂，加白芍12g，乌梅10g。3剂。

八诊 1985年12月14日。体温正常，咳嗽不剧，痰白，有时呈黄色，以白稀痰为主，大便正常，口干，纳食欠佳，仍觉早上胃脘疼痛，舌稍暗红，舌苔白微黄，脉细稍数。调方如下：

黄芪24g 知母12g 桔梗10g 辽沙参15g 麦冬15g 白芍12g 桑白皮15g 地骨皮15g 乌梅15g 生薏仁30g 浙贝母15g 元胡10g 川楝子10g 蒲公英30g 甘草6g 生

姜3片

3剂。

九诊 1985年12月17日。胃脘疼痛好转,但近两天又咳嗽明显,有时吐黄脓痰,纳欠佳,大便尚可,舌脉如前。继用前法,调方如下:

黄芪24g 知母12g 桔梗10g 辽沙参15g 麦冬15g 炙紫菀15g 炙百部12g 桃杏仁各10g 苇茎30g 生薏仁30g 冬瓜仁30g 桑白皮15g 地骨皮15g 浙贝母15g 乌梅15g 甘草6g 生姜3片

6剂。

以上方服6剂后,患者一般情况良好,自觉无明显不适,之后即停止用药。

按 本例患者为肺化脓症手术治疗后出现胸腔感染而引起的高热持续不退。由于感染,热毒内盛,灼伤阴液,炼津为痰,而成痰热;又兼数次手术,耗伤气阴,故患者在初诊时,表现为肺阴耗竭,痰热内盛之重证。其高热不退,既与肺阴耗竭有关,亦为痰热内盛所致。故治疗一方面要养阴润肺,一方面要清肺化痰。经用沙参麦冬汤合泻白散加减治疗后,症状曾有减轻。但停药后,旋即又出现高热,且吐黄色脓性痰。故治疗宜在养阴清肺的基础上,配合清肺化痰,逐瘀排脓之法,合用千金苇茎汤。此方用后,不仅脓性痰明显好转,而且体温亦很快得以控制。

本例患者是中西医结合救治危急重症的病例,西医采用抢救、手术、引流,以及大量抗生素等救治,中医采用益气养阴,清肺化痰,逐瘀排脓解毒的方法,使患者肺阴耗竭,痰热内盛的证候得以救治,最后阴液得复,痰热得除,脓痰得消,体温趋于正常,临床诸症渐渐好转。

(白震宁 整理)

脓胸手术后低热

张某,女,21岁。

初诊 1988年6月11日。主因脓胸手术后持续低热2个月余来诊。

患者于8年前患肺结核。1986年8月发现气胸。1987年2月出现高热、胸痛、咳嗽,经某医院诊为肺化脓症,内科保守治疗无效,而行手术治疗。1988年4月又因脓胸复发而行第二次手术。手术后出现低热,咳黄色脓性痰,经用抗生素治疗,病情未见明显好转,因家境贫困,未能进一步治疗。现已持续低热2个月余,于今日来院门诊,要求中医治疗。

刻下症见:消瘦乏力,呼吸气短,胸痛咳嗽,咳黄色脓性痰,量多,不利,低热,午后体温37.5~37.8℃,口干,纳呆,大便干、舌质红,苔黄根厚,脉细数。

查体:右肺听诊可闻及较多湿性啰音。

中医诊断:肺痈。

证属:气阴耗伤,痰热内盛,正虚邪恋。

治法:益气养阴,清化痰热,排脓解毒。

方用:升陷汤合千金苇茎汤:

黄芪12g 知母12g 桔梗10g 沙参15g 麦冬10g 桑白皮12g 浙贝母12g 桃杏仁各10g 苇茎30g 冬瓜仁30g 生薏仁30g 鱼腥草30g 焦三仙各15g 甘草6g 生姜3片

6剂。

1988年6月22日二诊:证略同前,仍有低热,乏力,气短,胸痛,咳嗽,痰白黏而不利,纳少，大便偏干。舌质红，舌苔黄白，脉细数。继用前法，以前方加瓜蒌 30g、丹参 15g、炙百部 10g。6 剂。

三诊 1988 年 6 月 29 日。咳嗽减轻，痰减少，痰色转白，黏而不利，胸痛亦减，体温午后 37～37.5℃，大便好转，仍纳食欠佳，舌质红，苔黄白，脉细数。以 6 月 22 日方去麦冬、桑白皮，加黄芩 10g。6 剂。

四诊 1988 年 7 月 2 日。胸痛及咳嗽明显减轻，痰白，量不多，仍黏而不利，气短稍减，仍纳不多，大便已正常，体温午后 37～37.3℃，舌质红苔白，脉细数。继用上方加鸡内金 15g。

六诊 1988 年 7 月 23 日。上方服 12 剂，目前体温已正常，午后不发热，精神较前明显好转，纳食增加，胸痛气短消失，咳嗽轻微，痰白而少，口不干，大便正常，舌质偏红，苔白，脉细。听诊：右肺下可闻少许湿啰音。继用前法，调方如下：

黄芪 24g 知母 12g 桔梗 10g 沙参 15g 橘红 10g 桃杏仁各 10g 浙贝母 15g 瓜蒌 15g 苇茎 30g 生薏仁 30g 冬瓜仁 30g 鱼腥草 30g 茯苓 15g 炙百部 12g 甘草 6g 生姜 3 片

八诊 1988 年 8 月 10 日。上方服 10 剂，目前患者自觉一般情况良好，体温正常，精神纳食均明显好转，仍有轻微咳嗽，痰不多，舌偏红，苔白，脉细。继用益气养阴补肺，清肺化痰。以前方去苇茎、橘红、薏仁，加百合 30g、麦冬 15g。再服 6 剂后，停药。

按 本例肺痈原系肺痨发展而来，先是出现气胸，后又发展为肺痈，且经两次手术。《柳选四家医案》谓："肺痈之病，皆因邪瘀壅阻于肺络，久蕴生热，蒸化成脓。……初用疏瘀散邪泻热，……继用通络托脓，……。再用排脓清热解毒……。终用清养补肺，是清化余热。"本例患者虽经手术治疗，但手术后出现低热、胸痛、咳嗽迁延 2 个月不愈。初诊时证见气阴两虚，痰热内盛之象，故以益气养阴，清肺化痰，因其咳黄色脓性痰，量多且不利，故配合排脓解毒。用升陷汤去升麻、柴胡，加沙参、麦冬以益气养阴；用桑白皮、浙贝母止咳化痰；以苇茎汤排脓解毒；鱼腥草清肺解毒。用药 30 剂后，体温正常，诸症明显好转。

（白震宁 整理）

外伤感染后高热

成某，女，24 岁。

初诊 1985 年 11 月 26 日。骨科会诊病例。主因外伤致骨折、皮肤碾挫伤后感染引起高热 20 余天，要求会诊。

患者于 2 个月前因车祸致右上肢、左下肢骨折，同时有大面积皮肤碾挫伤，在骨科住院行手术治疗。住院治疗期间出现皮下组织大面积坏死，并发铜绿假单胞菌感染，经联合大量应用多种抗生素，效果不好，仍不能控制感染，疑有败血症及低蛋白血症。现患者体温持续高热已有 20 余天。因病情较重，同时并发腹胀便秘等症，故要求中医会诊。

刻下症见：精神差，自觉发热恶寒，体温持续升高，上午 38℃以上，下午可达 39.5℃，口烦渴多饮，腹胀，纳差，大便干结，数日未行，尿少，舌质红，苔黄厚，欠润，脉疾数。

中医诊断：外伤发热。

证属：热毒内盛，耗伤阴津，腑气不通。

治法：滋阴增液，泄热通腑，兼以凉血解毒。

方用:增液承气汤加减:

生地黄24g 元参30g 麦冬24g 赤芍15g 丹皮15g 生大黄6g 银花30g 蒲公英30g 败酱草30g 当归15g 生石膏24g 黄连9g 黄柏10g 生甘草6g 生姜3片

3剂。

二诊 1985年11月29日。药后大便已通,腹胀减轻,小便恢复正常,体温上午已正常,下午3点以后仍有发热,最高38.5℃,精神好转,纳食增加,口干好转,舌质红,舌体稍胖,苔白中心黄厚,脉弦细数。继用前法,调方如下:

生地黄24g 元参30g 麦冬24g 赤芍15g 丹皮15g 生大黄5g 银花30g 当归15g 黄连9g 黄柏10g 黄芩10g 桃杏仁各10g 乳没各10g 地骨皮30g 陈皮10g 甘草6g 生姜3片

3剂。

三诊 1985年12月3日。精神明显好转,发热恶寒消失,纳食恢复正常,腹胀消失,二便正常,体温渐趋正常,近2天每日下午体温最高37.5℃,但自述药后有恶心感,舌质红,苔黄,脉细数。考虑恶心可能与用乳香、没药有关,故宜去之。改拟清热养阴,和胃降逆。处方:

沙参15g 麦冬24g 生地24g 元参30g 柴胡10g 姜半夏9g 黄芩10g 枳实15g 竹茹15g 当归15g 赤白芍各15g 丹皮10g 黄连6g 银花30g 陈皮10g 甘草6g 生姜3片

3剂。

四诊 1985年12月7日。药后体温恢复正常,纳食及精神可,二便正常,舌质红,苔黄,脉弦细。继用上方进退,再服数剂,停药,由骨科继续换药治疗。

按 本例患者因当时病情较重,高热持续不退,虽经联合大量应用多种抗生素,仍效果不好,故骨科要求会诊。结合病史,患者外伤骨折及皮肤碾挫伤,本已阴血大伤,再兼皮肤感染,热毒进一步伤阴,结合其临床表现、舌脉等,考虑证属热毒内盛,耗伤阴津,兼腑气不通。故用《温病条辨》之增液承气汤加减以滋阴增液,泄热通腑,兼以凉血解毒。该方原为主治温病热结阴亏证,症见燥屎不行,下之不通,脘腹胀满,口干唇燥,舌红苔黄,脉细数等。本例患者虽非外感温热病,但其脉证与之相似,故用之颇有捷效。本例患者为中西医结合救治危重病的案例,中西医各自发挥其长处,使得病情得以很快控制。

(白震宁 整理)

肺癌手术后并发胸腔积液

杨某,男,64岁。

初诊 2008年6月12日。会诊病例。主因胸憋气短,午后发热1个月余来诊。

患者于2007年8月因肺癌行右肺中叶切除术。2008年1月以来曾化疗6次。近1个多月来出现胸憋气短,咳嗽,午后发热。今日本院胸部彩超示:①左侧胸腔积液(大量液性暗区,最深处4.7cm),②心包大量积液。腹部彩超示:肝囊肿。血肿瘤系列:CA_{125} 118U/ml,癌胚抗原94.3μg/ml。胸腔积液常规示:深红色,混浊,比重1.030;胸腔积液生化示:PRD49.9g/L,氯化物89.9mmol/L,葡萄糖6mmol/L。

刻下症见:恶心,干呕欲吐,纳呆无食欲,精神疲惫,胸憋气短,咳嗽,痰白黏而不利,口干,午后发热(午后体温 37.8℃),大便尚可,双下肢明显水肿,舌暗,苔白中根部黄厚腻,脉象弦细数而有结象。

中医诊断:悬饮。

证属:痰饮积胸,水饮上逆,胃失和降。

治法:先用和胃降逆为主。

方用:温胆汤合连苏饮加减:

太子参 15g　陈皮 10g　姜半夏 9g　茯苓 15g　枳实 15g　竹茹 15g　黄连 6g　苏叶 6g　吴茱萸 3g　瓜蒌 30g　炙杷叶 10g　郁金 15g　鸡内金 15g　甘草 6g　生姜 3 片

4 剂。水煎服。

二诊　2008 年 6 月 17 日。恶心干呕明显好转,仍胸憋,气短,咳嗽痰多,双下肢重度水肿,纳呆。舌暗,苔白中根部黄厚,脉弦细数。以前方去吴茱萸、郁金,加瓜蒌 30g、椒目 10g、葶苈子 30g。3 剂。

三诊　2008 年 6 月 20 日。药后恶心基本消失,纳食增加,胸憋气短好转,痰减少,双下肢水肿明显减轻,仍有午后低热。舌暗,苔黄白,脉沉弦数。以前方加生薏仁 30g、桃杏仁各 10g。4 剂。

四诊　2008 年 6 月 24 日。症状明显好转,不恶心,纳食增加,尿量多,胸憋气短减轻,双下肢水肿消失,午后体温最高 37.3℃。舌质暗,舌苔白,脉沉弦数。6 月 23 日心脏彩超示:①心包积液;②主动脉内径增宽;③左室顺应性减低。胸部彩超示:左侧胸腔积液(1.9cm×2.3cm)较前明显减少。改拟泻肺祛饮为主。

方用:椒目瓜蒌汤加减:

太子参 18g　瓜蒌 30g　椒目 10g　炒苏子 10g　桃杏仁各 10g　生薏仁 30g　炙桑白皮 12g　茯苓 30g　葶苈子 30g　泽兰 30g　浙贝母 15g　丹参 15g　陈皮 10g　半夏 15g　甘草 6g　生姜 3 片

3 剂,水煎服。

五诊　2008 年 6 月 27 日。体温已正常,胸憋明显好转,稍感气紧,尿量正常,下肢不肿,纳佳,大便可,舌暗苔白,中根部黄偏厚,脉沉数。以前方加鸡内金 15g,继服。8 剂。

六诊　2008 年 7 月 15 日。目前精神好转,纳食尚可,活动后稍感胸憋气短,口中发黏,大便正常,舌暗苔白根黄白厚腻,脉沉稍数。今日胸部彩超示:双侧胸腔未见明显异常。心脏彩超示:心包积液。继用前方去苏子、浙贝,加木瓜 15g、赤小豆 30g、白术 15g,继续调治。

药后患者病情曾一度好转。数月后患者病情加重不治而死亡。

按　本例患者肺癌手术后,出现胸腔积液,属中医悬饮范畴。初诊时,患者除胸憋气紧、下肢水肿外,尚有恶心,干呕欲吐,纳呆等胃气上逆,胃失和降的症状。所以治疗先用和胃降逆之法,用温胆汤合连苏饮。4 剂后恶心干呕好转,即改用泻肺祛饮之法。《医醇賸义》曰:"悬饮者,水流胁下,咳吐引痛。胁乃肝胆之位,水气在胁,则肝气拂逆,而肺金清肃之令不能下行,故咳而引痛也,椒目瓜蒌汤主之。"故处以椒目瓜蒌汤,加生薏仁利水渗湿,加丹参、泽兰、桃仁等活血利水,加杏仁、浙贝母利肺化痰。用药后胸腔积液明显减少,胸憋气短症状明显好转,尿量增加,肢肿消失。经过近 1 个月的治疗,胸腔积液完全消退。改用益气健脾合泻肺祛饮法继续调治。临床上癌症病程中伴胸腔积液的并发症并不少见,在辨证论治的基础上配合运用泻肺祛饮法有较好的疗效。

(白震宁　整理)

急性盆腔脓肿形成包块

案1 急性盆腔炎盆腔脓肿形成(蓄血证)

潘某,女,40岁,已婚,某厂采购员。

初诊 1971年11月9日。会诊病例。主因下腹部持续疼痛,伴发热20天,要求会诊。

患者于1971年10月20日突然发热恶寒,体温39℃左右,恶心呕吐2次,次日全腹疼痛加剧,来院急诊经对症治疗症状不减,于1971年10月22日住本院外科。入院查体:体温39℃,神清,急性重病容,心肺无异常,肝脾未扪及,腹部平坦无肠型,下腹部压痛明显,妇科做后穹窿穿刺未见异常。化验检查:血白细胞37.45×10^9/L,中性粒细胞0.79。入院后经静脉滴注四环素、氯霉素,肌内注射链霉素等,全身症状未见明显好转,腹部疼痛逐渐局限,考虑急性盆腔炎,于1971年10月30日转入妇科病房。妇科检查:下腹部有明显压痛,在脐下两指处可触及硬包块,不活动,压痛(++),大约14cm×12cm。肛诊:后穹窿饱满,可触到包块,质硬,不活动,触痛(++),直肠黏膜光滑,无大便淤积,子宫扪不清。转科后,继用静脉滴注四环素、维生素C,肌注链霉素,口服泼尼松及0.5%普鲁卡因30ml灌肠等仍未显效。考虑盆腔脓肿形成,建议切开引流,但患者拒绝手术,并拒绝继续输液治疗,要求中医会诊。

刻下症见:精神较差,面色晦暗,表情痛苦,不断呻吟,有时狂躁不安,发热以午后及夜间为甚,汗多,腹部肿物如儿头大,腹痛拒按,不思饮食,口干,大便干燥,数日未行,小便色黄,舌质暗红,舌苔黄厚,脉弦数。

查:体温38℃,血压110/80mmHg;血常规:白细胞13.2×10^9/L,中性粒细胞0.87。

中医诊断:下焦蓄血。

证属:瘀热互结。

治法:破血下瘀,清热通腑。

方用:桃核承气汤加减:

桃仁10g 生大黄10g 芒硝10g 桂枝5g 丹皮10g 赤芍10g 元胡10g 川楝子10g 蒲公英30g 甘草6g 生姜3片

1剂。

二诊 1971年11月11日。上药当日因故未服,昨日方服。药后大便得通,下黑粪2次,腹痛减轻,精神有所好转,体温37.4℃,撤去全部西药,单纯中药治疗。调方如下:

桃仁10g 大黄10g 芒硝10g 桂枝3g 丹皮10g 银花15g 当归10g 赤芍10g 乳香12g 没药12g 蒲公英30g 炮山甲6g 夏枯草15g 元胡10g 川楝子10g 生姜3片

2剂。

三诊 1971年11月13日。药后体温已正常,36.8℃,腹痛好转,大便通畅,精神食欲较佳,白带较多,以前方加椿根皮15g。

六诊 1971年11月25日。上方服8剂,腹痛大减,为间断性腹痛,饮食、精神佳,大便正常,腹中肿物较前软,可稍活动。舌质暗红,舌苔薄黄,脉弦。查血常规:白细胞7.9×10^9/L,中性粒细胞0.66。继用前法,以前方去大黄。

八诊 1971年12月3日。上药再服8剂,目前一般情况好转,食欲大增,二便正常,腹中包块有所缩小,约10cm×10cm,按之较前软,压痛(±),舌暗,苔白,脉弦。继用活血化瘀,消癥散结。用桂枝茯苓丸加减：

桂枝 6g　茯苓 15g　丹皮 12g　赤芍 12g　当归 12g　桃仁 12g　乳香 12g　没药 12g　三棱 12g　莪术 12g　丹参 15g　生牡蛎 30g　蒲公英 30g　夏枯草 30g　生姜 3 片

十一诊　1971 年 12 月 16 日。上药服 10 剂，自述除偶有腹中微痛外无他不适。继用前法，以前方去蒲公英、桂枝、茯苓，加黄芪 15g、党参 15g、土鳖虫 6g。

十三诊　1971 年 12 月 27 日。上方再服 8 剂，目前腹痛消失，诸症悉平，血象及体温均正常，腹中肿物约 10cm×6cm，质软。出院后继用前方调治，又服 20 剂，腹中包块消失，恢复工作。患者住院治疗月余，出院后继续治疗，历时 2 个月余，共服药 50 余剂，终获痊愈。随访 10 余年，一切正常。

按　本证属太阳蓄血证，由太阳不解，邪热陷里，在下焦少腹部与血结聚所致。《伤寒论》云："太阳病不解，……其人如狂，……外解已，但少腹急结者，乃可攻之，宜桃核承气汤。"今以桃核承气汤加减，服数剂，腑实得通，潮热已退，腹痛大减。因早期失治，蓄血日久，结聚而成癥瘕，《内经》云："坚者削之"，故改用破血消癥为主，酌加参芪佐以益气，数十剂后，癥结消失，诸症悉除。

（王海萍 整理）

案 2　急性盆腔脓肿形成包块

白某，女，32 岁。

初诊　2009 年 4 月 21 日。主因右下腹痛 1 个月余就诊。

患者于 2009 年 3 月初突然出现右下腹部疼痛，伴高热不退，住某医院妇科，查白细胞增高，诊断为急性盆腔脓肿，经抗生素等治疗 20 余天，腹痛减轻出院。出院查血沉正常。妇科 B 超示：右侧附件包块约 5. 9cm×3. 4cm。于今日上午来诊，要求中医治疗。

刻下症见：右下腹部疼痛，按之加重，纳可，腹不胀，大便偏溏。舌红，苔白根黄厚，脉弦细。

中医诊断：积证。

证属：瘀血内结，兼痰湿阻滞。

治法：活血化瘀消癥，化痰除湿散结。

方用：桂枝茯苓丸合活络效灵丹加减：

桂枝 6g　茯苓 15g　赤白芍各 12g　丹皮 10g　桃仁 10g　夏枯草 15g　乳没各 10g　丹参 15g　生牡蛎 30g　炮山甲 3g　莪术 10g　浙贝母 15g　败酱草 30g　三棱 10g　生薏仁 30g　甘草 6g　生姜 3 片

6 剂。

二诊　2009 年 4 月 28 日。2009 年 4 月 23 日妇科 B 超示：未见包块，盆腔积液。目前一般情况尚好，咽干，纳可，二便正常。舌红，苔黄根厚，脉弦。调方如下：

当归 12g　赤白芍各 12g　川芎 6g　白术 10g　茯苓 20g　泽泻 10g　生地 18g　生薏仁 30g　丹参 15g　莪术 10g　泽兰 30g　益母草 15g　败酱草 30g　赤小豆 30g　甘草 6g　生姜 3 片

6 剂。

三诊　2009 年 7 月 24 日。7 月 21 日某医院妇科 B 超示：右侧附件区包块（4. 3cm×3. 8cm），腹腔积液（2. 1cm）。目前少腹部有时不适，月经正常。舌红苔白根黄厚，脉弦细。调方如下：

当归12g 赤白芍各12g 川芎10g 桃杏仁各10g 丹参15g 莪术10g 三棱10g 夏枯草15g 浙贝母15g 生薏仁30g 败酱草30g 赤小豆30g 泽兰30g 香附10g 甘草6g 生姜3片

6剂。

六诊 2009年9月1日。以上方随证加减，再服19剂，目前自觉少腹稍不适，纳可，二便可，月经先期，舌红，苔白微黄，脉弦细。改用桂枝茯苓丸加味治疗：

桂枝6g 茯苓20g 丹皮10g 赤白芍各12g 桃仁10g 三棱10g 莪术10g 生薏仁30g 浙贝母15g 夏枯草15g 泽兰30g 赤小豆30g 香附10g 生牡蛎30g 甘草6g 生姜3片

7剂。

十一诊 2009年12月7日。以上方随证加减，再服35剂。2009年12月7日某医院妇科B超示：①宫腔内节育器位置正常；②右附件区囊肿(3.5cm×2.4cm)；③盆腔积液(0.8cm)。目前自觉右侧下腹隐痛，纳可，大便偏干，带不多，舌红苔白根黄，脉弦细。仍用桂枝茯苓丸加味治疗。以9月1日方随证加五灵脂、丹参、炮山甲、乳香、没药、太子参等。再服20余剂。

十四诊 2010年3月2日。2010年3月1日某医院妇科B超示：盆腔积液(子宫直肠窝1.1cm)；余未见异常。目前自觉少腹部有时隐痛，纳可，月经先期，大便正常，腹中喜暖畏寒，舌红苔白根黄厚，脉弦细。继用当归芍药散加丹参、莪术、泽兰、生薏仁、赤小豆、夏枯草、生牡蛎、五灵脂、益母草等继续调理，再服7剂后停药。

按 本病属于妇科之积证，多由下焦蓄血发展而来。本例患者初诊时证属瘀血内结，兼痰湿阻滞。治宜活血化瘀，消癥散结，化痰除湿。白老师采用桂枝茯苓丸、活络效灵丹、当归芍药散、当归赤小豆汤等加减治疗。以桂枝茯苓丸，活络效灵丹活血化瘀、消癥定痛。当归芍药散养血疏肝、健脾利湿。另加赤小豆、薏苡仁利湿消其盆腔积液，与清热药败酱草相伍，有散结排脓、清热解毒之功。加三棱、莪术、穿山甲、五灵脂破血消癥；泽兰活血利水；夏枯草、牡蛎、浙贝母清热化痰、软坚散结；香附理气行气，使气行则血行，共奏活血化瘀、化痰除湿、消癥散结之效。本例患者前后间断治疗半年余，服药近100剂，使得盆腔包块得以消失。白老师治疗此类病证，善于灵活据证运用经方化裁加减，有时常须守方进行治疗，最终取效。

(王 健 整理)

前后二阴发憋症

胡某，女，27岁，农民。

初诊 1974年7月23日。巡回医疗病例。主因前后二阴憋胀难忍3个月余来诊。

患者素来性情急躁，3个月前曾恼怒生气，之后出现前后二阴憋胀难忍，曾去县医院进行检查，未能明确诊断。于今日上午来医疗队要求治疗。

刻下症见：前后二阴憋胀，阵发性加重，甚时痛苦难忍，以月经前10天症状明显，经来量多，色红，伴手足心热，心烦，双侧头痛，腰困，大便不干。舌质红，苔薄黄，脉弦细数。

中医诊断：二阴发憋症。

证属：肝郁血虚，气郁化热，经脉痹阻。

治法：养血疏肝，清解郁热，宣郁通经。

方用：傅青主宣郁通经汤加减：

当归 15g　白芍 15g　柴胡 6g　丹皮 10g　栀子 10g　郁金 10g　香附 10g　川芎 6g　生熟地各 15g　青陈皮各 10g　川断 15g　益母草 15g　甘草 6g　生姜 3 片

4 剂。

二诊　1974 年 7 月 30 日。药后前阴憋胀大减，后阴憋胀亦明显减轻。继用上方，再服 4 剂而愈。

按　前后二阴憋胀之症，前人鲜有论述。因前阴为肝经所绕，且其症经前症状加重，说明与肝、与血有关。综其脉证，显系肝郁血虚，郁而化热，经脉郁阻。其形成机制与《傅青主女科》所述"经未来腹先疼"有相似之处："有经前腹疼数日，而后行经者，……人以为寒极而然也，谁知是热极而火不化乎！肝属木，其中有火，舒则通畅，郁则不扬，经欲行而肝不应，则气抑郁而疼生。……治法固宜大泄肝家之火，然泄其火而不先解其郁，则热之标可去，而热之本未除，其何能益。"虽然本例患者的临床表现为前后二阴憋胀，但其证与肝郁化热相关，故借用宣郁通经汤进行治疗，取得了效果。可见对前人的经验，在临床上当灵活应用，方能提高疗效。

（王海萍 整理）

老年皮肤瘙痒症

张某，男，65 岁，退休干部。

初诊　2007 年 7 月 20 日。主因全身皮肤瘙痒 1 年来诊。

患者素来体质尚可，近 1 年来无明显诱因出现全身皮肤瘙痒，近 2 个月来症状加重。曾在某医院皮肤科就诊，诊为老年性皮肤瘙痒症。

刻下症见：全身皮肤瘙痒，以上半身胸背及下肢为甚，夜间较重，以致经常影响睡眠，痒甚时搔破皮肤，伴口干、眼干、大便干。查体：胸背及下肢多处皮肤干燥、抓痕累累，搔破处有血痂。舌红苔少而黄，脉弦细数。

中医诊断：血风疮。

证属：阴虚血热。

治法：滋阴凉血，祛风止痒。

自拟方：生地 15g　元参 20g　丹皮 10g　赤白芍各 12g　槐花 10g　当归 15g　白蒺藜 15g　麦冬 15g　制首乌 15g　苦参 15g　白鲜皮 15g　栀子 10g　全蝎 5g　甘草 6g　生姜 3 片

二诊　2007 年 7 月 27 日。上药服 6 剂后，全身瘙痒症状明显减轻，夜间睡眠好转，大便仍偏干，舌脉如前，继用前方加重生地为 24g、元参为 30g、麦冬为 24g、丹皮为 12g、白蒺藜为 30g、槐花为 30g。

三诊　2007 年 8 月 3 日。上方再服 6 剂后，目前全身瘙痒基本消失，纳食、睡眠及二便均正常，要求继续服药巩固疗效。仍以前方去全蝎、栀子，加丹参 15g、火麻仁 15g。6 剂。

至 2007 年 9 月 1 日患者家属来电告知，上方 6 剂服完后，又抓 5 剂继续服用，服完后瘙痒症状完全消失。

按　老年性皮肤瘙痒症临床较为常见。本例证属阴虚血热，血燥生风而致的顽固性瘙痒。其治疗以生地、元参、麦冬滋阴，当归、白芍、制首乌养血，丹皮、赤芍、栀子、槐花凉血清热，白蒺蒺藜、苦参、白鲜皮祛风清热止痒，配用全蝎搜风通络，全方共奏滋阴养血，祛风止痒之效。由于治法切中病机，用药分清主次，故而取得捷效。

（白震宁、王海萍 整理）

结节性痒疹

朱某，男，19岁，学生。

初诊 1974年8月13日。主因全身起硬结，剧痒1年余来诊。

患者于1年前下乡劳动，受雨淋后，复受蚊虫叮咬致身起硬结作痒，曾在某医学院附属医院皮肤科就诊，诊为结节性痒疹。曾用西药治疗未效，病情逐渐加重，于1974年8月13日上午来诊。

刻下症见：胸、腰背、躯干部及四肢可见硬结疙瘩多个，剧痒，搔破后流水，夜间奇痒难眠。纳食二便正常，舌质红，苔白厚腻，脉弦滑。

检查：胸、腰背部、躯干部及四肢伸侧面散在分布高出皮肤半球形结节40余个，大者如指甲盖，小者如黄豆粒，触之坚硬，呈灰褐色，结节周围多为被抓破后形成之血痂。

中医诊断：马疥。

证属：湿热内蕴，兼感风毒，湿毒凝聚。

治法：清化湿热，祛风止痒，散结解毒。

处方：羌活10g 防风10g 苍术10g 苦参15g 茵陈15g 白鲜皮30g 生薏仁30g 白蒺藜20g 黄柏10g 当归12g 僵蚕10g 赤芍12g 全蝎6g 蛇蜕10g 甘草6g 生姜3片

7剂。

二诊 1974年8月20日。药后身痒稍减，继用前方加威灵仙15g、土茯苓30g、生槐花15g。以上方连续服用20余剂。

三诊 1974年9月21日。症状明显减轻，身痒明显好转，夜间能入睡，较小的结节已逐渐开始消退。唯有10余个较大结节仍坚硬作痒，嘱以上方去羌活，加丹参15g继续内服。且嘱用鸦胆子去皮捣碎外敷于大结节之上（选用一小块橡皮膏剪一结节大小之圆孔，贴于结节之上，把结节外露，然后外敷鸦胆子适量，外以橡皮膏固定）。

以上方法连续再用1个月余，自述身痒基本消失，小结节已都变平消失，较大结节亦缩小并且变软。嘱停服中药，大结节继续用鸦胆子外敷，再用1个月余。至1974年11月底其母告曰其子结节性痒疹已全部消退变平，但大结节部位遗留色素沉着。

按 结节性痒疹为临床难治性疾病。本例患者主因下乡受雨淋后，又兼蚊虫叮咬，外感风邪、湿邪及毒邪，湿邪风毒凝聚，又兼化热，形成风湿热邪毒阻碍气血，气血凝滞，形成结节。其病与《诸病源候论》所说的"马疥"相似。治法采用清热化湿，祛风止痒，散结解毒，兼以活血。方中以苍术、苦参、土茯苓、茵陈、黄柏、生薏仁、白鲜皮清化湿热兼以止痒；羌活、防风、威灵仙、白蒺藜祛风止痒；以僵蚕、全蝎、蛇蜕搜风止痒，解毒散结；以当归、赤芍、丹参活血通络。今用药治疗近3个月，取得了良好的效果。鸦胆子外用具有腐蚀作用，一般用于鸡眼或寻常疣，白老师把它用于结节性痒疹，来腐蚀坚硬之结节，取得了捷效。

（白震宁、王海萍 整理）

重症荨麻疹

谭某，男，37岁。

初诊 2010年10月29日。主因高热，身起红色片状风团4天来诊。

患者于4天前到外地出差，归来即出现发热、咽痛，2天后胸背出现红色片状风团，痒甚。经某医院皮肤科诊为急性荨麻疹。给予葡萄糖酸钙、复方甘草酸苷、左氧氟沙星等输液治疗，未见明显好转。查血常规：白细胞 $9.32\times10^9/L$，胸片未见异常。

刻下症见：发热，体温最高达39.3℃，全身起红色片状风团，高出皮肤，痒甚，夜寐不安，上身为甚，波及头面部及下肢。伴咽痛，咳嗽，胸闷，气紧，呼吸困难，上腹部胀满，恶心欲吐，饮食不下，大便干结，三日未行。舌红，苔黄厚，脉浮大而数。

中医诊断：风痦瘟。

证属：风热犯肺，波及营分。

治法：疏风宣肺，清热凉营。

方用：银翘散、桑菊饮、清营汤加减：

桑叶12g 菊花12g 桔梗10g 连翘15g 炒杏仁10g 薄荷6g 荆芥12g 牛蒡子10g 蝉蜕10g 生石膏30g 元参15g 生地24g 银花24g 瓜蒌30g 郁金15g 生大黄10g 甘草6g 生姜3片

3剂。

二诊 2010年11月1日。药后发热减轻，体温最高37.8℃，全身红色风团减退，未再新起，痒亦减轻，大便已通，呼吸困难、气紧、脘痞、恶心均好转，纳食增加，但仍有咳嗽、胸闷、咽痛。舌红苔黄厚，脉弦数。以前方去薄荷、郁金、大黄，加丹皮10g、赤芍12g、大青叶20g。4剂。

三诊 2010年11月6日。体温已正常，全身红色片状风团明显消退，身痒亦明显好转，咽痛消失，咳嗽、胸闷减轻，纳食及二便正常。舌红，苔薄黄，脉弦稍数。继用前方去荆芥、牛蒡子，加白蒺藜15g。继服5剂，告愈。

按 本例荨麻疹为外感风热之邪所致。由于风热犯肺，故见咳嗽、咽痛、胸闷、气紧，甚至呼吸困难；且又波及营分，故全身起红色片状风团，高出皮肤；邪热既在卫表，且又伤及气营，故见高热不退；热邪波及中焦，以致出现上腹部胀满、纳差、恶心欲吐、大便干结等症。治疗应以辛凉透表，清热宣肺，兼以清气凉营，透营转气为法。所处方中以银翘散、桑菊饮加蝉蜕辛凉透表，清热宣肺；加生石膏清肺胃之热；加瓜蒌、郁金清热涤痰，宽胸散结，而通胸膈之痹；生地、元参、银花、连翘为清营汤之主药，具有清营凉血、透热转气之效；生大黄清热通便。全方用后，症状明显减退，后加丹皮、赤芍、大青叶等凉血清热，化斑解毒之品，症状很快完全消失。可见此等病证必须按照中医外感温热病卫气营血辨证才能取得疗效。

（白震宁、王海萍 整理）

银屑病

案1 脓疱性银屑病

雷某，女，60岁，家庭妇女。

初诊 1983年5月16日。主因手足、小腿部起红色皮疹作痒5年,症状加重伴出现脓疱流脓水4个月来诊。

患者于5年前发现双手手掌、手背,双脚脚掌、脚背,及小腿部起红色皮疹,表面脱屑,瘙痒难忍。曾去某医院皮肤科诊治,诊为“银屑病”,用西药治疗,效果欠佳。4个月前症状逐渐加重,手足掌脱皮,剧痒,并出现脓疱,流出脓水,逐渐蔓延,波及手背、及小腿部,不能进行家务劳动。去某医院皮肤科就诊,诊为脓疱性银屑病,用西药治疗,未能明显好转。且患者自觉服西药上腹部不适,不能耐受。于今日上午来院门诊,要求中医治疗。

刻下症见:双手手掌几无完肤,全部脱皮脱屑,色红,掌面有大小不等之多个黄白色脓疱,脓疱破后,流出脓水,剧痒。手掌脚掌发热,脚掌亦有脓疱,手背部及小腿部亦有多个钱币大小之皮疹,表面覆盖银白色鳞屑,皮疹周围皮肤角化,变硬、变脆开裂,疼痛。同时伴有周身乏力,纳差,口黏,大便稀,睡眠差,舌胖,舌苔黄白厚腻,脉沉。

中医诊断:白疕风。

证属:湿毒内蕴,伤及营血。

治法:凉血清热,化湿解毒。

处方:当归12g 赤芍12g 丹皮10g 紫草10g 苍白术各12g 黄柏12g 生薏仁30g 苦参12g 白鲜皮12g 大青叶20g 蒲公英30g 土茯苓30g 陈皮10g 生甘草6g 生姜3片

5剂。

二诊 1983年5月21日。症状有所好转,以前方加生地15g。5剂。并加用外洗方。

荆芥15g 防风15g 地骨皮30g 黄柏15g 苦参30g 白鲜皮30g 红花15g 大枫子30g 生大黄30g。

水煎外洗手足。

三诊 1983年5月28日。药后皮疹作痒较前减轻,皮疹已停止发展蔓延,并且皮疹范围逐渐有所缩小,双手掌脓疱、脓点明显减少,渗出物已极少,纳食正常,睡眠好转,大便正常,舌胖,舌苔白,稍腻,脉沉,继用前法,调方如下:

当归15g 生地15g 丹参30g 紫草15g 苦参15g 苍白术各12g 黄柏12g 生薏仁30g 土茯苓30g 生槐花30g 白鲜皮30g 乌梢蛇10g 防风10g 蒲公英30g 大青叶30g 生姜3片

5剂。并嘱继用外洗方外洗患处。

四诊 1983年6月4日。皮损及脓疱较前明显好转,双手掌掌面之脓疱消失,脱皮减少,已无脓水渗出,并且掌面逐渐长出新肉,发痒明显减轻,其他部位之皮疹亦逐渐减少。但自述近几天上腹部不适,大便稀,舌稍胖,苔薄白,脉沉。继用前法,以前方去乌梢蛇、防风、丹参,加陈皮,并减少白鲜皮为15g、黄柏为10g、紫草为10g。7剂。

五诊 1983年6月15日。目前脓疱已消失,未再发现有脓水渗出,双手掌、下肢及脚掌皮疹明显好转,逐渐缩小,作痒轻微。但近来手脚掌又干燥开裂,裂处疼痛。上腹部不适好转,纳增,大便正常,小便黄,舌暗红,舌苔白,根黄厚。继用前法,调方如下:

当归15g 生地15g 赤芍10g 丹皮10g 紫草10g 丹参20g 生槐花30g 土茯苓30g 苦参15g 苍白术各12g 黄柏12g 生薏仁30g 白鲜皮30g 秦艽10g 蒲公英30g 甘草6g 生姜3片

10剂。

六诊　1983年7月2日。目前局部皮疹逐渐好转,未再新起。手背及小腿部皮疹基本消退,仅遗留有色素沉着。双手掌、脚掌之皮损范围明显缩小,干裂角化程度亦有所减轻。仍觉手足心热,上腹部仍有不适感,纳欠佳,大便稀,口苦,舌质暗红,舌苔白根黄,脉沉。继用养血凉血,健脾化湿法。以前方去生地、蒲公英,加陈皮10g。7剂。继续调治,巩固疗效。

按　本例患者病已数年,迁延不愈,初诊之时见有手足掌脱皮且掌面脓疱流脓水,手足小腿部皮损蔓延,剧痒,舌胖舌苔黄白厚腻。为湿热之邪,郁久化毒,而成湿毒,湿毒又伤及营血,而出现此等证候。故治宜凉血清热,化湿解毒。经用药20余剂后,脓疱即消失,未再出现脓水渗出,剧痒明显好转。但其后又出现手足掌干燥有裂,此属湿毒渐退,但有伤阴耗血之倾向,故治疗除继续清化湿热外,需加重滋阴养血,凉血活血之品,继续调治。

(白震宁、王海萍 整理)

案2　银屑病

武某,男,22岁,大学生。

初诊　2008年5月16日。主因全身出现红色斑块并覆有鳞屑2个月余来诊。

患者于今年2个月开始出现胸背、躯干部红色片状皮疹,之后逐渐加重,波及四肢及头面部,上有白色鳞屑覆盖。曾在某医科大学附属医院皮肤科就诊,诊为牛皮癣。因用药治疗效果不佳,要求中医治疗。

刻下症见:全身起钱币状红色皮疹,以胸背四肢为多,波及头皮及身后,皮疹表面覆盖银白色鳞屑,并逐渐扩大成片,瘙痒明显,口干,自觉身热,平素易“上火”,纳食及二便尚可。舌质红,苔薄白,脉弦数。

中医诊断:白疕风。

证属:风热伤营,血热风燥,热毒内盛。

治法:清热凉血,解毒祛风。

处方:生地18g　元参20g　赤芍15g　生槐花15g　丹皮10g　紫草15g　苦参15g　白蒺藜15g　苦参15g　白鲜皮15g　地肤子10g　生石膏30g　知母10g　麦冬15g　蝉蜕10g　甘草6g　生姜3片

8剂。

二诊　2008年6月3日。药后症状明显好转,皮损逐渐消退,局部稍痒,纳食、大便正常,舌红苔白,脉弦细。继用前法,调方如下:

生地24g　元参20g　赤白芍各12g　丹皮10g　紫草20g　苦参15g　生槐花30g　青黛10g　白鲜皮15g　土茯苓30g　银花30g　蝉蜕10g　白蒺藜20g　生甘草6g　生姜3片

6剂。

三诊　2008年6月17日。症减。继用前法,以前方加蒲公英30g、生栀子10g。12剂。

四诊　2008年7月11日。上药服后,症明显好转,皮损消退,未见新出现皮损,局部不痒。纳食、二便正常。舌质红,苔白,脉沉弦细数。继用前法,以前方去白鲜皮继服。

五诊　2008年8月15日。上药服12剂。目前症状消失,局部皮损基本消失,除后背偶有1~2个小皮损外,其余均好转,纳食及二便可。舌质红,苔白,脉沉弦。继用前法,以6月3日方加重紫草为30g。

六诊　2008年8月29日。上方服12剂,目前偶有皮疹出现,不觉痒,纳食及二便正常,但近日口干,自觉有“上火”之感。舌质红,苔薄白,脉沉弦。仍以清热凉血,解毒祛风为法。

生地 24g 丹皮 10g 赤芍 12g 元参 20g 青黛 10g 苦参 15g 土茯苓 30g 紫草 30g 生石膏 30g 白蒺藜 30g 银花 30g 生槐花 30g 蝉蜕 10g 地丁 30g 甘草 6g 生姜 3 片

七诊 2008 年 10 月 17 日。上药服 12 剂后,症状完全消失,皮损亦完全消退。故停药 2 个月。近来一般情况尚可,原先皮损局部仅可见有色素沉着,背部少数局部色红,呈花生粒大小皮损,口干欲饮,口疮时作,大便尚可。舌质红,苔白,脉弦细数。继用前方去蝉蜕、生石膏、地丁,加丹参 15g、栀子 10g、蒲公英 30g。6 剂。

八诊 2008 年 10 月 31 日。1 周前感冒,现已好转。局部皮损基本消退,仅留有色素沉着。舌脉同前,继用前法进退。处方:

生地 24g 元参 20g 赤白芍各 12g 当归 12g 丹参 15g 丹皮 10g 栀子 10g 生槐花 30g 青黛 10g 土茯苓 30g 白蒺藜 30g 乌梢蛇 10g 紫草 15g 蝉蜕 10g 甘草 6g 生姜 3 片

6 剂。

九诊 2009 年 2 月 27 日。目前一般情况好,皮疹未复发,局部不痒,纳食、睡眠、二便均正常。舌质红,苔薄白,脉沉弦细。继用前法,以前方去栀子,加白花蛇舌草 30g。10 剂。

十诊 2009 年 4 月 10 日。自述情况一直很好,未见发作。近日头部易生小疖,口干,要求服中药调理。舌质红,苔薄白而少,脉弦细。继用前方加蒲公英 30g、栀子 10g。再服 6 剂后停药。

此后病情稳定,随访至今,未见复发。

按 本例银屑病初诊时,证属血热内盛,伤及营血,热毒化风,故以清热凉血,解毒祛风为法。药用生地、元参、赤芍、槐花、丹皮、紫草等清热凉血;用生石膏、知母、麦冬等清热生津;用白蒺藜、苦参、白鲜皮、地肤子、蝉蜕等清热祛风止痒。用药 8 剂后,皮疹明显消退,之后随着气分热象的减退,则去掉生石膏、知母等清热药,加入银花、土茯苓、青黛等凉血清热解毒之品。当到病情基本控制,遗留色素沉着时,则加入丹参、当归、乌梢蛇等养血活血祛风之品。经过 4 个月的治疗,病情基本得到控制。

(白震宁、王海萍 整理)

男性乳腺增生

郭某,男,80 岁,退休干部。

初诊 2012 年 2 月 10 日。主因左侧乳房肿痛 1 个月余来诊。

患者既往有糖尿病史。1 个月前发现左侧乳房肿痛,今日本院乳腺 B 超所见:双乳腺体显示不清,左乳头下方可见一范围约 1.4cm×1.4cm 的低回声区,边界清,形状不规则,CDFI:可见血流信号。超声提示:左乳头下方低回声区。本院外科诊为“乳腺增生”,为防止恶变,建议手术治疗。患者不愿手术,于今日上午前来门诊,要求中医治疗。

刻下症见:左侧乳房肿胀疼痛,色暗红,扪之可触及一如杏核大小之肿块,边界不清,有明显触痛,纳食可,大便干,舌质暗红,舌苔薄白而少,脉沉弦。

中医诊断:乳癖。

证属:肝阴亏虚,痰凝气结。

治法：滋阴疏肝，化痰散结。

方用：一贯煎合消瘰丸加减：

沙参 15g　麦冬 15g　生地 24g　当归 12g　赤白芍各 12g　川楝子 10g　郁金 15g　浙贝母 15g　生牡蛎 30g　元参 15g　夏枯草 15g　柴胡 10g　枳壳 15g　瓜蒌 30g　青陈皮各 10g　甘草 6g　生姜 3 片

6 剂。

二诊　2012 年 2 月 17 日。症同前，自觉胸前灼热，喜太息，舌质红，苔薄白而少，脉沉弦。继用前法，以前方加丹皮 10g，山慈菇 10g，白花蛇舌草 30g。6 剂。

三诊　2012 年 2 月 24 日。喜太息好转，胸前灼热减轻，大便已不干，左乳肿块扪之明显缩小，触之疼痛不明显。舌质红，苔白微黄，脉沉弦。继用前法，调方如下：

沙参 15g　麦冬 15g　生地 24g　当归 12g　赤白芍各 12g　青陈皮各 10g　川楝子 10g　郁金 15g　瓜蒌 30g　丹参 15g　莪术 10g　浙贝母 15g　生牡蛎 30g　元参 30g　夏枯草 15g　山慈菇 10g　白花蛇舌草 30g　生姜 3 片

6 剂。

四诊　2012 年 3 月 3 日。胸前灼热消失，左乳肿块已摸不到，无触痛，用手搓亦无不适感，大便正常，舌暗红苔少，脉沉弦。以前方继服 6 剂。

五诊　2012 年 3 月 13 日。目前自觉症状已消失，左乳无任何不适感。今日复查乳腺 B 超，超声所见：双侧乳腺腺体结构可见，回声尚均匀，CDFI：彩色血流信号未见明显异常。超声提示，双侧乳腺腺体结构可见，未见异常。继用前法，以前方续服 6 剂，停药。

按　本例乳癖为高龄男性患者，初诊时除乳房肿痛之外，尚可见到阴虚证像，故其证属肝阴亏虚，痰凝气结，治以滋阴疏肝，化痰软坚散结。方用一贯煎滋养肝阴，兼以疏肝；消瘰丸清热化痰，软坚散结；并加赤芍活血，白芍柔肝；柴胡、枳壳、青陈皮疏肝理气；瓜蒌，夏枯草化痰散结。治疗过程中曾加丹参、莪术、丹皮等凉血活血；加山慈菇、白花蛇舌草等以清热解毒，消肿散结。经前后用药共 30 剂，癖块得消，完全治愈。

（白震宁、王海萍 整理）

血栓闭塞性静脉炎

于某，女，32 岁，干部。

初诊　1973 年 1 月 13 日。主因左下肢红肿疼痛伴发热 1 周来诊。

患者于 1973 年 1 月 3 日在本院妇科行输卵管结扎术，术后第 3 天出现左下肢红肿疼痛，高热。查血常规：白细胞 $14.7\times10^9/L$。外科诊为血栓闭塞性静脉炎，给予抗生素输液治疗，病情稍减。于今日要求中医会诊。

刻下症见：左侧下肢红肿疼痛，局部肿胀明显，且有灼热感，伴发热，午后明显，午后体温 37.5～37.9℃，纳食欠佳，大便偏干。舌质红，苔黄厚，脉弦数。

中医诊断：脉痹。

证属：瘀热互结，脉络痹阻。

治法：凉血活血，清热解毒。

处方：当归 12g　赤芍 12g　桃仁 15g　红花 10g　丹参 15g　丹皮 10g　元参 15g　山甲片

10g　川牛膝10g　银花30g　连翘30g　王不留10g　蒲公英30g　黄芩10g　地骨皮15g　甘草6g　生姜3片

3剂。

二诊　1973年1月16日。药后体温已降至正常，局部红肿疼痛稍减，复查血象正常，舌脉如前。继用前方加丝瓜络12g。

五诊　1973年2月8日。上方服12剂，一般情况好，局部疼痛明显减轻，体温一直正常，左下肢仍有肿胀感。舌质红，苔薄黄，脉弦。仍以前方进退。

十一诊　1973年3月19日。上方服20剂。目前左下肢疼痛基本消失，但仍有肿胀，舌脉如前，调方如下：

当归12g　赤芍12g　桃仁10g　红花10g　丹参15g　丹皮10g　乳香10g　没药10g　山甲片10g　蒲公英30g　忍冬藤30g　元参15g　黄芪15g　水蛭1条，丝瓜络10g　川牛膝10g　生姜3片

十二诊　1973年3月26日。上方服6剂，左下肢肿胀明显好转，走路稍多时有憋胀感，疼痛及发热未作。再用上方8剂后，症状消失，停药。

按　本例患者初诊时表现为瘀热互结，脉络痹阻，故治以凉血活血，化瘀通络，清热解毒。经用药后，体温降至正常，疼痛明显减轻。但仍有局部肿胀，说明热毒之邪已去大半，但脉络痹阻仍然存在，故在十一诊时去掉部分清热解毒之品，加入乳香、没药、水蛭等活血破瘀之品，再服10余剂后，病获痊愈。随访30年，未见复发。

（王海萍 整理）

第四部分
经验方辑要

四二调胃汤

柴胡 10g　白芍 12g　枳实 15g　陈皮 10g　姜半夏 9g　茯苓 15g　元胡 15g　川楝子 10g　苏梗 10g　甘草 6g　生姜 3 片

功效　疏肝和胃,化痰降逆,理气止痛。

主治　急慢性胃炎、消化性溃疡、功能性消化不良、胃黏膜脱垂、反流性食管炎等以及胃痛、痞满、泛酸、嘈杂等属肝胃不和、肝气犯胃者。

方义　方中以柴胡四逆散疏肝解郁;配二陈汤燥湿化痰,理气和中;合金铃子散行气活血止痛,并加苏梗以加强理气和胃之作用。因肝胃失和一类胃痛,其病机是一方面往往肝气横逆,气机失畅;另一方面是胃的腐熟受纳功能失常,产生痰湿,故以四逆散、二陈汤合方,名曰四二调胃汤。

加减　泛酸、烧心、嘈杂者加黄连、吴茱萸、浙贝母、乌贼骨;脘中灼热,化热明显者,加丹皮、栀子;脘中畏冷者,加干姜、砂仁;苔厚腻,湿邪中阻明显者,加苍术、厚朴;伴胆汁反流者,加郁金。

用法　水煎服,日 1 剂,日服 2 次,早晚分服。

六四和胃汤

党参 15g　白术 12g　茯苓 15g　陈皮 10g　半夏 9g　柴胡 10g　白芍 12g　枳实 15g　浙贝母 15g　广木香 10g　砂仁 6g　甘草 6g　生姜 3 片

功效　健脾化痰,疏肝和胃。

主治　慢性胃炎、消化性溃疡、功能性消化不良、胃黏膜脱垂等,以及胃痛、痞满、泛酸、嘈杂等属脾虚肝郁,胃失和降者。

方义　方中以六君子汤健脾化痰,兼以和胃;合柴胡四逆散疏肝解郁;加浙贝母以化痰,木香以行气,砂仁以健胃。因慢性胃病患者常见虚实夹杂,一方面脾易虚弱,化生痰湿;一方面常伴有肝郁不舒,气机失畅,故以六君子汤与柴胡四逆散合方,方曰六四和胃汤。

加减　化热、泛酸、烧心明显者,加黄连、吴茱萸、乌贼骨;脘中畏冷者,加干姜;脘痛明显者,加元胡、五灵脂;慢性胃炎伴肠化、增生者,加丹参、莪术;消化迟缓者,加鸡内金。

用法　水煎服,每日 1 剂,日服 2 次,早晚分服。

健脾消痞汤

黄芪 18g　太子参 15g　白术 10g　茯苓 15g　陈皮 10g　姜半夏 9g　丹参 15g　莪术 10g　广木香 10g　砂仁 6g　白芍 12g　浙贝母 15g　鸡内金 15g　白花蛇舌草 30g　甘草 6g　生姜 3 片

功效　益气健脾,化痰消痞,兼以活血。

主治　慢性萎缩性胃炎、胃癌前病变、胃息肉、结节性胃炎、反流性食管炎等以及顽固痞满之属脾胃虚弱、痰瘀互结者。

方义　方中以黄芪、太子参、白术、茯苓、陈皮、半夏、木香、砂仁、甘草益气健脾,化湿醒胃;丹参、莪术活血化瘀;以白芍养血敛阴,缓急止痛;浙贝母、鸡内金化痰消积,与丹参、莪术相伍,痰瘀并消，更加白花蛇舌草清热解毒。全方共奏益气健脾，和中消痞，化痰消瘀之功。

加减　化热者加黄连；脘痞明显者加枳实；疼痛明显者加五灵脂；脘中明显畏冷者加桂枝；湿邪盛者，加苍术、生薏仁。

用法　水煎服，每日1剂，日服2次，早晚分服。

养胃消痞汤

太子参15g　麦冬15g　百合30g　乌药10g　白芍12g　丹参15g　莪术10g　陈皮10g　佛手10g　浙贝母15g　鸡内金15g　白花蛇舌草30g　甘草6g　生姜3片

功效　养胃和中，化痰消痞，活血解毒。

主治　慢性萎缩性胃炎、胃癌前病变、胃息肉、结节性胃炎、反流性食管炎等，以及顽固痞满之属胃阴亏虚，痰瘀阻络者。

方义　方中以太子参、麦冬、百合滋养胃阴，乌药、佛手、陈皮理气消痞，丹参、莪术活血化瘀，白芍养血缓急止痛，浙贝母、鸡内金化痰消积，与丹参、莪术相伍，痰瘀并消，更用白花蛇舌草清热解毒。全方共奏养胃和中，化痰消瘀之功。

加减　如伴脘中灼热者，加栀子或黄连；脘痛明显者，加五灵脂、元胡、川楝子；脘中畏冷明显者，加砂仁、桂枝；脘痞明显者加枳实。

用法　水煎服，每日1剂，日服2次，早晚分服。

连理痛泻汤

党参15g　炒白术12g　茯苓15g　陈皮10g　广木香10g　黄连6g　炮姜6g　炒白芍12g　防风10g　生地榆30g　秦皮10g　败酱草30g　生薏仁30g　乌梅10g　甘草6g　生姜3片

功效　健脾温中，清肠化湿，调和肝脾，寒热并调。

主治　溃疡性结肠炎、慢性肠炎、肠易激综合征、吸收不良综合征、肠功能紊乱、肠道菌群紊乱等，以及慢性泄泻之属肝脾失和、寒热错杂者。

方义　本方为连理汤、痛泻要方、香连丸合方之加味方，方中以连理汤健脾温中，寒热并调；香连丸清热调气止泻；痛泻要方抑肝扶脾，防风升阳除湿；并加生薏仁健脾利湿止泻，生地榆清肠凉血止血，乌梅敛阴，秦皮清肠化湿止泻；败酱草清热解毒，合生薏仁能推陈致新，并随证加减。该方考虑到了这类慢性泄泻寒、热、虚、实、气、血各个方面，集健脾、温中、除湿、清热、调气、柔肝、酸收、止血、敛阴、解毒于一方。

加减　湿热较重者，加苦参、秦皮、黄芩、马齿苋；腹胀明显者，加焦槟榔、川朴；脓血便较多者，加三七粉、槐花炭、银花炭，防风用防风炭，炮姜用炮姜炭；湿邪较甚，苔白厚腻者，加苍术；腹痛较甚者，加元胡；恶心呕吐者，加半夏；里急后重明显者，加薤白；脾气不升，下坠感较甚者，加黄芪、羌独活、柴胡、葛根；伴腰困、肢末不温者，加肉豆蔻、补骨脂；大便次数较多，有滑脱不禁倾向者，加赤石脂或石榴皮。

用法　水煎服，每日1剂，日服2次，早晚分服。

理气顺肠汤

广木香10g　厚朴15g　大腹皮30g　陈皮10g　枳壳10g　乌药10g　元胡15g　川楝子10g　白芍12g　炒莱菔子30g　砂仁6g　甘草6g　生姜3片

功效　行气消胀，理气止痛。

主治　肠易激综合征、肠功能紊乱、功能性消化不良、肠粘连等，以及腹胀、腹痛原因待查等属肠腑气滞者。

方义　方中以广木香、厚朴、枳壳、大腹皮、陈皮、乌药等理气散满，行气消胀；元胡、川楝子理气止痛；以炒莱菔子配砂仁为消胀散，功专行气消食消胀；更以白芍敛阴，使理气之品不致伤阴。

加减　气滞日久化热者，加黄连、黄芩；伴寒邪阻滞肠腑者，加炮姜、附子；伴肠腑寒热错杂者，加黄连、炮姜；腹痛明显者，加川椒；伴饮食积滞者，加焦三仙、鸡内金；大便秘结者，加大黄；腹胀甚者，加槟榔。

用法　水煎服，每日1剂，日服2次，早晚分服。

清肠化湿汤

黄连6g　黄芩10g　苦参15g　生薏仁30g　白蔻仁6g　秦皮10g　马齿苋30g　广木香10g　生地榆30g　川朴10g　败酱草30g　槐花炭10g　炒白芍12g　甘草6g　生姜3片

功效　清肠化湿。

主治　急慢性泄泻、肠炎、溃疡性结肠炎、肠道菌群紊乱、肠功能紊乱等，以及腹胀、腹痛等属于湿热壅滞肠腑者。

方义　本方以黄连、黄芩、苦参、秦皮清热燥湿止泻痢；以马齿苋、生地榆、槐花炭清肠凉血止血；木香、厚朴理气散满；生薏仁、败酱草解毒排脓；白芍配甘草缓急止痛，且白芍敛阴，以防湿热伤阴。全方集清热、化湿、凉血、止血、止痢、解毒、敛阴于一方，重点清肠化湿，对湿热壅滞肠腑所致诸症有较好效果。

加减　大便中脓性物较多者，加槟榔、冬瓜仁；大便中血多于脓者，加银花炭、三七粉、侧柏炭、鸡冠花；腹痛较甚者，加元胡、川楝子；伴食滞者，加焦三仙、炒莱菔子。

用法　水煎服，每日1剂，日服2次，早晚分服。

椒梅宁肠汤

当归12g　白芍12g　元胡15g　川楝子10g　川椒10g　广木香10g　乌药10g　黄连6g　炮姜6g　乌梅10g　太子参15g　甘草6g　生姜3片

功效　寒热并调，兼理气和血止痛。

主治　肠易激综合征、肠功能紊乱、肠粘连、功能性消化不良等，以及原因不明之腹痛等属肠腑寒热错杂者。

方义　方中以川椒辛热止痛，黄连与炮姜相配合，一苦一辛，一寒一热，既可温脏祛寒，又可清其郁热。广木香、乌药、川楝子行气止痛，当归、白芍养血和血，太子参益气，乌梅敛阴。并以元胡配川楝子为金铃子散理气止痛，芍药配甘草为芍药甘草汤以缓急止痛。

加减　寒邪偏重者，加高良姜、桂枝，或加熟附片；热邪偏重者，加黄芩；腹痛较重者，加细辛、五灵脂；腹胀、大便偏干者，加炒莱菔子、川朴；大便偏稀者，加炒白术、茯苓。

用法　水煎服，每日1剂，日服2次，早晚分服。

加味良附丸

高良姜 10g　香附 10g　川椒 10g　桂枝 10g　广木香 10g　熟附片 10g　乌药 10g　砂仁 6g　白芍 12g　元胡 15g　甘草 6g　生姜 3 片

功效　温中祛寒止痛。

主治　肠易激综合征、肠功能紊乱、肠痉挛、肠粘连等，以及腹痛原因待查等属于肠腑寒邪凝滞者。

方义　方中以高良姜、桂枝、附子温里祛寒止痛；川椒、元胡散寒止痛；木香、乌药、香附、砂仁理气，助祛寒药以温通；更用白芍酸收，以防诸辛热药过燥而伤阴。全方具有温中祛寒，理气止痛之效。

加减　寒邪不甚者，可去附子；寒邪郁久化热者，加黄连；胃气失于和降者，加陈皮、姜半夏、茯苓、吴茱萸；伴饮食积滞者，加焦三仙、炒莱菔子；大便秘结者，加大黄。

用法　水煎服，每日 1 剂，日服 2 次，早晚分服。

香砂温肠汤

党参 15g　炒白术 12g　茯苓 15g　桂枝 10g　炒白芍 12g　炮姜 10g　广木香 10g　砂仁 6g　乌药 10g　小茴香 10g　川椒 10g　甘草 6g　生姜 3 片

功效　温肠健脾。

主治　肠易激综合征、吸收不良综合征、肠功能紊乱、肠结核、肠道菌群紊乱等，以及慢性泄泻之属脾肠虚寒者。

方义　方中党参、白术、茯苓、甘草为四君子汤益气健脾；加干姜为理中汤温中健脾；桂枝、白芍、甘草为小建中汤温中缓急补虚；川椒合炮姜、小茴香温肠散寒定痛；广木香、砂仁、乌药理气和中。全方共奏温肠健脾，祛寒暖中之效。

加减　伴湿邪明显者，加苍术、薏苡仁；伴肾阳不足，腰困者，加补骨脂、肉豆蔻；大便泄泻滑脱不禁者，加诃子、赤石脂、石榴皮；脾气虚甚，周身乏力者，加黄芪。

用法　水煎服，每日 1 剂，日服 2 次，早晚分服。

增液润肠汤

生地黄 24g　元参 30g　麦冬 24g　玉竹 30g　太子参 15g　生白芍 12g　当归 12g　火麻仁 30g　枳壳 10g　陈皮 10g　生首乌 15g　甘草 6g　生姜 3 片

功效　滋阴增液，生津润肠。

主治　肠易激综合征、肠功能紊乱、肠粘连等，以及便秘之属于肠腑津亏者。

方义　方中以生地黄、元参、麦冬、玉竹滋阴润肠通便；太子参、当归、白芍益气养血和血，使气血得充，肠腑得养；枳壳、陈皮调理气机；生首乌、火麻仁润肠通便。全方具有养阴生津，润肠通便之功。

加减　伴气虚症状明显者，加黄芪；伴胸闷、大便滞涩不畅者，加桃杏仁、紫菀、瓜蒌；伴肾阴不足者，加枸杞子、女贞子；睡眠欠佳者，加柏子仁；伴腹胀者加炒莱菔子。

用法　水煎服，每日1剂，日服2次，早晚分服。

凉血清肠汤

黄连6g　丹皮10g　生地15g　赤白芍各12g　黄芩10g　生地榆30g　槐花10g　秦皮10g　藕节30g　侧柏叶10g　白头翁15g　马齿苋30g　大黄6g　甘草6g　生姜3片

功效　清热解毒，凉血止血。

主治　小肠过敏性紫癜、急性出血性坏死性小肠炎、溃疡性结肠炎等，以及肠道出血之属热伤肠络，血热妄行者。

方义　方中以黄连、黄芩、秦皮、白头翁、马齿苋清肠解毒；以生地、生地榆、槐花、藕节、侧柏叶凉血止血；以丹皮、赤芍凉血活血止血；白芍配甘草缓急止痛；大黄清热通腑止血。全方具有清肠凉血止血之功效。

加减　出血较多者，加银花炭、三七粉、茜根；热盛伤津者，加麦冬、石斛；腹痛明显者，加元胡、川楝子；气阴两伤者，加太子参、麦冬、五味子、乌梅；大便稀者，去大黄、赤芍，加炒山药、乌梅，生地改用生地炭。

用法　水煎服，每日1剂，日服2次，早晚分服。

化瘀止血宁肠汤

当归12g　赤白芍各12g　川芎6g　桃仁10g　三七粉6g　广木香10g　藕节30g　丹皮10g　黑蒲黄10g　生地榆30g　血余炭10g　甘草6g　生姜3片

功效　活血化瘀止血。

主治　小肠过敏性紫癜、急性出血性坏死性小肠炎、溃疡性结肠炎等，以及肠道出血之属肠腑血瘀，大便出血者。

方义　方中以当归、赤芍、川芎、桃仁养血活血；以藕节、三七、血余炭、黑蒲黄化瘀止血；丹皮、地榆凉血止血；广木香行气止痛，白芍配甘草缓急止痛。全方具有活血化瘀，凉血止血之效。

加减　腹痛明显者，加五灵脂、元胡、川楝子；腹胀明显者，加厚朴；便血明显者，加侧柏叶；肠腑化热者，加黄连；伴气阴两虚者，加太子参、麦冬；伴气虚者，加黄芪、党参。

用法　水煎服，每日1剂，日服2次，早晚分服。

益气化瘀理肠汤

黄芪18g　党参15g　白术12g　当归12g　白芍12g　川芎6g　桃仁10g　蒲黄10g　五灵脂10g　元胡15g　广木香10g　小茴香10g　甘草6g　生姜3片

功效　益气健脾，化瘀定痛。

主治　肠粘连、小肠过敏性紫癜、肠结核、克罗恩病等以及腹痛之属气虚血瘀者。

方义　方中以黄芪、党参、白术益气健脾；当归、白芍、川芎、桃仁养血活血；蒲黄、五灵脂、元胡化瘀止痛；广木香理气止痛；小茴香祛寒止痛；甘草调和诸药。全方具有益气健脾，活血止痛之效。

加减　四肢及腹中畏冷者，加炮姜、桂枝；化热者，去小茴香，加丹皮、黄连；腹胀明显者，加厚朴；腹中有包块者，加丹参、莪术、鳖甲；纳呆者，加砂仁、陈皮、鸡内金。

用法　水煎服，每日 1 剂，日服 2 次，早晚分服。

加味柴胡四物汤

当归 12g　白芍 12g　川芎 6g　生地 18g　柴胡 10g　天麻 10g　半夏 9g　黄芩 10g　白蒺藜 15g　枳实 15g　陈皮 10g　茯苓 15g　珍珠母 18g　甘草 6g　生姜 3 片

功效　养血平肝，和解枢机。

主治　神经性头痛、梅尼尔综合征等，以及头痛、眩晕、耳鸣、失眠等属于血虚肝旺者。

方义　方中以四物汤养血和血，小柴胡汤和解枢机，温胆汤和胃降逆，加珍珠母、白蒺藜以平肝清眩。全方具有养血平肝，和解枢机，和胃降逆之功效。

加减　伴恶心、呕吐者，加竹茹；头晕明显者，加钩藤、菊花；头痛明显、经久不愈者，加全蝎；大便秘结者，加大黄；失眠者，去珍珠母，加远志、生龙牡、炒枣仁等。

用法　水煎服，每日 1 剂，日服 2 次，早晚分服。

芪瓜归芍兰豆汤

黄芪 30g　冬瓜皮 30g　木瓜 15g　当归 12g　白芍 12g　川芎 6g　白术 12g　茯苓 15g　泽泻 10g　泽兰 15g　赤小豆 30g　益母草 15g　生姜 3 片

功效　益气健脾，活血利水。

主治　特发性水肿、不明原因水肿、肾病水肿等之属脾虚血瘀、水湿内停者。

方义　方中以黄芪补气；白术、茯苓以健脾利湿；木瓜、冬瓜皮、泽泻以利水渗湿；当归、白芍、川芎以和血；泽兰、益母草以活血利水。全方具有益气健脾，和血活血，利水消肿之功。

加减　水肿明显者，加防己、生薏仁；肢冷全身畏寒者，加桂枝、附子；血分瘀阻明显者，加丹参；腹胀明显者，加陈皮、大腹皮、川朴；大便稀甚，舌苔厚腻者，加苍术。

用法　水煎服，每日 1 剂，日服 2 次，早晚分服。

四物通络汤

当归 12g　赤白芍各 12g　川芎 6g　生地 15g　丹参 15g　桑寄生 15g　鸡血藤 15g　泽兰 15g　地龙 12g　豨莶草 15g　独活 10g　甘草 6g　生姜 3 片

功效　活血化瘀，通经活络。

主治　四肢憋胀、疼痛、麻木等属血分瘀阻，脉络痹阻者。

方义　方中以四物汤养血活血；丹参、鸡血藤、泽兰活血通络；豨莶草祛风除湿，舒筋活络；桑寄生养血祛风，强壮筋骨；地龙通行经络。全方具有养血活血，舒筋通络之效。

加减　上肢麻木明显者，可加天麻、全蝎、片姜黄、桑枝；下肢麻木明显者，加牛膝、千年健、杜仲、天麻；下肢肿胀明显者，加防己、生薏仁、木瓜；气虚明显者，加黄芪。

用法　水煎服，每日 1 剂，日服 2 次，早晚分服。

（王海萍 整理）